The Embodied Teen

The Embodied Teen

A Somatic Curriculum for Teaching Body-Mind Awareness,
Kinesthetic Intelligence, and Social and Emotional Skills

Susan Bauer

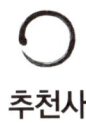

추천사

이 책이 나오게 되어 정말 행복하다. 이상하게 들리겠지만, 난 1976년 뉴멕시코의 산타페에 살고 있을 때부터 이 책을 기다리고 있었다. 사정에 의해 나는 당시 기존 교육에 잘 적응하지 못하는 학생들의 니즈를 충족시켜줄 공립 대안 고등학교를 만드는 일로 학부모들과 만나고 있었다. 그 과정의 일환으로 십대들의 움직임을 개선시켜줄 수업을 넣고 싶었고, 경험해부학 수업을 해달라는 요청도 받았다. 그러면서 매우 신중하게 학생들의 실질적인 참여를 높이는 방법을 고안해야만 했다. 정말 놀랍게도 학생들은 수업에 엄청 만족해 했다. 내 염려와는 반대로, 학생들은 지루해 하거나 산만해 하지도 않고, 또 정신없이 당황스러운 태도를 보이지도 않으며, 감지하고, 움직이고, 접촉하는 활동에 잘 참여했다. 그들은 마치 사막을 헤매다 발견한 샘물을 들이키는 것 같았다. 그 경험 덕분에 다시 대학에 돌아와서 당시 십대들을 대상으로 설계했던 버전을 좀 더 학문적으로 발전시켜 대학원생들을 위한 프로그램을 만들었는데, 수잔 바우어가 이 책에서 소개한 것과 다르지 않은 내용이다. 나는 많은 학교에서 이 훌륭한 책을 활용할 수 있길 희망한다. 지나치게 길에서 벗어난 것들에 변화를 줄 수 있을 것이다.

– 돈 한론 존슨 DON HANLON JOHNSON, PhD,
작가이자 샌프란시스코 "통합연구 캘리포니아 연구소" 소마틱스 프로그램 창설자 청소년들에 희망을 주기 위해 반드시 필요한 접근법이다! 수잔 바우어의 커리큘럼은 자신에게 정말 필요한 것을 찾는 십대들에게 위안을 줄 수 있는 명약이다. 학생들은 소마틱스 경험을 통해 가치 있는 것을 발견할 수 있다. 이 가이드를 통해 교사들과 청소년들은 체화 탐험이라는 독특하지만 사려 깊게 설계된 신체기반 학습을 습득할 수 있을 것이다.

― 칼린 맥호세 CARYN McHOSE, 소마움직임교육자,
『생명은 어떻게 움직이는가 How Life Moves: Explorations in Meaning and Body Awareness』의 공저자

『청소년을 위한 소마틱스』는 무용 교육 분야에 종사하는 이들에게 정말 중요한 정보를 전달해주는 책이다. 이 책이 비록 청소년들을 위해 쓰여졌지만, 그 내용은 어떤 연령의 사람에게도 가치가 있다. 수년 간 나는 메이블 토드의 『생각하는 몸 The Thinking Body』을 인용해왔다. 하지만 이제는 이 새로운 책을 활용하고 있다. 수잔 바우어는 명확하고 흥미로운 방식으로, 교사라면 누구나 새로운 아이디어와 영감을 받을 수 있는 책을 썼다. 무용 교사이자 배우는 이로서 이 책을 선택하지 않을 수가 없다.

― 안나 할프린 ANNA HALPRIN, PhD,
『생명으로의 움직임 Moving Toward Life: Five Decades of Transformational Dance』 저자,
타말파 연구소 공동설립자

『청소년을 위한 소마틱스』는 너무나도 가치 있는 커리큘럼을 포함하고 있으며 청소년들을 가르치는 전문가들을 위한 책이다. 이 책을 통해 십대들의 발달 과정에서 견고한 기반을 형성시켜줄 수 있는 정말 중요한 소마틱스 정보를 얻을 수 있을 것이다. 수잔 바우어는 소마틱스와 청소년 발달 분야에서 정말 경험이 풍부하고 많은 지식을 보유하고 있는 사람이다. 그녀의 삶이 집대성된 이 역작이 십대들, 전문가들, 그리고 다른 이들에게는 선물이 될 것이다.

― 엘레아노르 크리스웰 한나 ELEANOR CRISWELL HANNA, EdD,
「소마틱스 매거진 Somatics Magazine」 편집인, 소마틱스 연구와 트레이닝을 위한 노바토 연구소 디렉터

수잔 바우어가 제시하는 커리큘럼은 십대들이 신체지성에 접근하게 하여 자신에게 필요한 회복탄력성을 쌓게 해주는 매우 드물고도 중요한 매뉴얼이다. 나는 1990년대 초반부터 사회감정학습을 가르쳐 왔다. 이 책을 소마교육을 청소년 프로그램 안에 통합시키길 원하는 교육자들에게 가이드로 적극 추천한다. 우리의 어린 아이들에게 보다 온전하고 사려 깊은 교육을 제공하자!

– 마샤 에디MARTHA EDDY, CMA, RSMT, EdD,
『마인드풀 무브먼트Mindful Movement: The Evolution of the Somatic Arts and Conscious Action』 저자

이 책은 십대들이 좀 더 온전한 체화, 현존, 표현, 반응, 그리고 회복을 이루길 바라는 사람들에게 풍부하고 상세한 자료를 제공한다. 이러한 기술들은 자신의 몸, 정신, 마음과의 연결성을 확보하고 싶은 수많은 청소년들(그리고 성인들)에게 필수불가결하다. 여러분이 하는 일과 작업이 젊은이들이 좀 더 충만하게 살아가며 자신의 재능을 표출하는 것을 돕는 것이라면, 이 『청소년을 위한 소마틱스』는 그와 관련된 핵심적인 내용을 담고 있다.

– 에이미 살츠만AMY SALTZMAN, MD,
"교육분야 마음챙김 협회Association for Mindfulness in Education" 디렉터,
『십대들의 고요한 공간A Still Quiet Place for Teens: A Mindfulness Workbook to Ease Stress and Difficult Emotions』 저자

수잔 바우어는 소마교육 분야의 용감한 개척자이다. 그녀는 수년 동안 연구와 실험을 통해 소마틱스, 감정, 창조력 관련 프로그램을 개발하여 이 책을 출간하였다. 이 책 안에는 다양한 전문 분야에서 활동했던 그녀의 작업 결과물이 담겨있다. 이 프로그램을 통해 커서 리더가 될 아이들의 교육에 막대한 영향을 미칠 것이다.『청소년을 위한 소마틱스』에는 과거의 청소년 커리큘럼보다 훨씬 광범위하고 체계적인 정보와 프로그램이 포함되어 있다. 모든 교육자들이 필독해야 할 책이며, 모든 행정가들이 보고 실천해야 할 중요한 내용이 담긴 책이기도 한다. 우리가 사는 세계는 학문적으로 좀 더 능숙하기를, 직업적으로는 경쟁력 있는 기술을 발전시키길 원한

다. 하지만 이 책의 저자는 좀 더 온전한 인간 존재를 희망한다. 여기서 제시한 프로그램을 통해 가능성으로 열린 먼 길을 걸어가보자. 이 책을 그냥 읽는 것으로 끝내서는 안 된다. 읽고 행동하며, 그 비전을 젊은이들 교육에 실현시킬 수 있는 길을 모색해야 한다.

— 딘 후안 DEANE JUHAN, 움직임 재교육 치료사,
『욥의 몸 Job's Body: A Handbook for Bodywork』, 『여신의 접촉 Touched by the Goddess』 저자

수잔 바우어는 십대들이 자신의 건강을 확보하고, 궁극적으로는 건강한 사회를 만들어 나가는데 기준이 될 만한 커리큘럼을 저술하였다. 『청소년을 위한 소마틱스』는 빠른 속도로 발전하는 기술과 진보하는 소셜미디어 사회에서 살아가는 청소년들에게 소마움직임교육이라는, 의미와 목적이 있고, 행동 가능한 발판을 제공한다. 이 책에는 몸과 마음을 통합시켜 청소년들의 자기인지, 공감, 동감, 그리고 자존감을 향상시킬 수 있는 중요하고도 실용적인 정보가 담겨있다.

— 주디 간츠 JUDY GANTZ, MA, CMA,
"움직임 교육&연구 센터 Center for Movement Education and Research" 설립자

『청소년을 위한 소마틱스』는 놀라운 책이다! 여기엔 과학적으로 엄밀한 정보가 담겨 있고, 실제 교실에서 그리고 임상 환경에서 십대들에게 수년간 소마틱스 지혜를 제공했던 필수 가이드라인이 제시되어 있다. 적극 추천하는 바이다.

— 샤우나 샤피로 SHAUNA SHAPIRO, PhD, 심리학 교수,
『마음챙김과 마음챙김 원리에 대한 기술과 과학 The Art and Science of Mindfulness and Mindful Discipline: A Loving Approach to Setting Limits and Raising an Emotionally Intelligent Child』 저자.

『청소년을 위한 소마틱스』는 "너 자신을 알라"의 의미를 학생들이 온전히 체험하길 원하는 모든 교사들에게 선물 같은 책이다. 또한 교육 철학, 유용한 정보, 그리고 커리큘럼 가이드, 이 셋을 하나로 뭉쳐 좀 더 깊고 온전한 체화 교육의 기반을 형성해주는 책이기도 하다. 수잔 바우어는 배움을 갈구하는 다양한 연령대의 그룹들, 그리고 여러 문화와 커뮤니티 구성원 모두가 만족할 만한 명료하고, 풍부한 교수법 모델을 제공한다. 그녀가 수년간의 교육을 통해 추출한 이 모델은 사려 깊고, 지혜를 담고 있으며, 풍부한 예시까지 포함하고 있다. 이를 통해 학생들과 교사들 모두 체화를 통해 온전함에 다가가는 감각을 만끽할 수 있을 것이다.

— 다이앤 프랭크 DIANE FRANK, 강사(무용),
스탠포드 대학 "연극과 퍼포먼스 연구" 분과 강사(무용)

청소년기는 발달학적으로 매우 중요한 시기이다. 몸과 뇌 모두에서 중요한 변화가 일어나는 시기인데도, 주류 교육 모델에서는 이들에게 그러한 변화를 다룰 수 있는 견고한 바탕을 제대로 형성시켜주지 못하고 있다. 이 책에는 십대들이 좀 더 그라운딩을 이루고, 자기인지를 높이는 방법, 그리고 감정적으로 풍부하고, 건전한 관계를 설정할 수 있도록 도움을 주는 명료하고, 접근 가능한 양질의 자료들이 풍부하게 포함되어 있다. 놀라운 책이다! 강추하지 않을 수가 없는 책이다.

— 래 존슨 RAE JOHNSON, PhD, RSMT,
『사회정의 체화 Embodied Social Justice』 저자,
퍼시피카 대학원 연구소의 "심층심리학 프로그램 내 소마틱스 연구" 의장

『청소년을 위한 소마틱스』는 자신의 몸과의 연결성이 깨진 청소년들을 교육하는 이들에게 매우 유용한 정보를 제공한다. 최근 신경과학과 마음챙김 명상 연구를 바탕으로 한 보텀업(상향식) 관점을 채택하여 인체에 접근하며, 건강한 사회의 기반을 형성하고 감정적인 성숙을 이루는 방법이 제시되어 있다. 이렇게 경험에 기반한 소마틱스 교육 덕분에 십대들은 자기발견의

심오한 과정을 밟아 나갈 수 있다. 먼저 자신의 몸과 친해지고, 그 다음엔 몸을 자각함으로써 자기인지를 높인다. 이 과정에서 회복탄력성을 증진시키고, 궁극적으로는 타인과의 건강한 연결성을 확보해준다. 이 책은 십대들이 진실로 세상을 새로운 방식으로 살아갈 수 있는 방법을 전해준다.

— 마크 퍼셀MARK PURCELL, 임상심리학자, 『분노한 십대를 위한 마음챙김 Mindfulness for Teen Anger: A Workbook to Overcome Anger and Aggression Using MBSR and DBT Skills』 저자

『일러두기』

* 본문에서 원저자가 중요하게 생각하고, 새롭게 정의하는 개념들은 한글 옆에 영어를 같이 표기했다.
* 본문에 나오는 인명과 지명은 외래어 표기법을 따르며 관행상 굳어진 표기는 그대로 실었다.
* 본문의 의학용어는 구용어와 신용어를 적절히 병기하였다.
* 겹따옴표와 홑따옴표 표시를 구분하지 않고, 전체적으로 겹따옴표 하나로 통일하였다.
* 본문에서 책 명은 『』으로 표시하였고, 논문이나 아티클은 [ ]으로 표시했다.
 하지만 각주와 참고문헌에서는 원서의 표기대로 책 명은 이탤릭체로, 논문이나 아티클은 " "로 표시했다.

학생들과 교사들에게,
그리고 다음에 올 모든 세대에게
이 책을 바칩니다.

"한 세대가 나무를 심으면,
다른 세대가 그늘에서 쉰다네."

The Embodied Teen
청소년을 위한 소마틱스

목차

추천사 .... 5 p

감사의 글 .... 22 p

서론 .... 28 p
- 소마틱스 영역을 탐구해온 나의 여정 .... 31 p
- 청소년들과 교육자들을 위한 소마틱스 커리큘럼 개발 .... 35 p
- 책 내용 요약 .... 38 p
- 출처와 참조 문헌 .... 41 p
- 누구에게 도움이 되는 책인가? .... 41 p

1부. 청소년을 위한 소마틱스

1장. 왜 십대들에게 몸에 대한 교육을 해야 하는가? .... 46 p
- 몸에 대한 교육 .... 51 p
- 청소년 발달을 위해 소마움직임교육을 활용하는 법 .... 53 p
- 십대들에게 특화된 소마움직임교육 .... 62 p

2장. 소마틱스의 다양한 영역들 .... 66 p
- 소마움직임교육 .... 68 p
- 경험해부학 .... 71 p
- 움직임 수련과 연관된 영역 .... 73 p

The Embodied Teen

청소년을 위한 소마틱스

목차

2부. 시작하기: 촉진자를 위한 가이드

3장. 커리큘럼 기본 정보 82p
- 커리큘럼 디자인과 이 책의 구조 83p
- 소마움직임교육을 가르치는 방식 88p
- 소마움직임교육 커리큘럼을 학생들에게 소개하기 94p

4장. 십대들에게 소마움직임교육을 가르칠 때 필요한 8가지 교육학적 원리 102p
- 주관적 경험을 포함시켜라 104p
- 학생이 주도하는 커리큘럼을 활용하라 104p
- 감각 학습과 운동 학습의 균형을 잡아라 105p
- 고유수용감각에 대해 가르쳐라 108p
- 중첩학습법을 활용하라 111p
- 울타리와 유대감을 만들어라 113p
- 통합시킬 수 있는 시간을 주어라 119p
- 체화된 지식을 가르쳐라 121p

5장. 체화와 관련된 언어 124p
- 학생의 참여를 유도하기 125p
- 체화와 관련된 언어 사용하기 128p
- 특수한 용어 131p

6장. 접촉과 다른 민감한 주제들 138p
- 교육 환경에서 "의도적 접촉" 활용하기 141p
- "의도적 접촉" 기법을 가르칠 때 필요한 네 가지 기본 가이드라인 142p
- 다른 민감한 주제들: 십대들 겪는 스트레스, 트라우마, 그리고 성적인 문제 146p

The Embodied Teen

청소년을 위한 소마틱스

목차

3부. 소마움직임교육 커리큘럼: 십대를 위한 체화해부학
체화 기초 - 레벨1

7장. 바디리스닝 .... 154 p

바디리스닝이란 무엇인가? .... 155 p
탐험1. 바디스캔 .... 160 p
탐험2. 바디리스닝과 안정위 .... 162 p
무게와 공간 지향 수련 .... 172 p
탐험3. 인식 이동 - 이미지 .... 175 p
탐험4. 카운터밸런스 .... 182 p
바디스캐닝, 안정위, 그리고 시각화 기법 활용법 .... 185 p
움직임 매트릭스 활용하기 .... 185 p

8장. 인체 시스템 .... 188 p

인체 내부 .... 188 p
탐험5. 마음의 눈과 인체 시스템 .... 192 p
문화와 몸 .... 195 p
탐험6. 인체 시스템과 인식 .... 198 p
움직임 통합과 헌신 .... 206 p
탐험7. 통합 - 태양경배 .... 208 p

9장. 골격계 .... 214 p

골격계에 대한 인식 확인하기 .... 214 p
탐험8. 골격계 시각화와 그림 그리기 .... 219 p
뼈의 속성 .... 224 p
탐험9. 뼈 접촉 .... 225 p
탐험10. 뼈 추적하기 .... 229 p
뼈 추적과 움직임 .... 234 p

The Embodied Teen

청소년을 위한 소마틱스

목차

뼈 추적과 움직임	235 p
탐험11. 뼈 추적 – 발	235 p
탐험12. 뼈 추적 – 견갑대	241 p
탐험13. 뼈 추적 – 견갑골, 우리의 날개	243 p

10장. 관절, 고유수용감각, 운동감각 — 248 p

신체인지	249 p
탐험14. 관절의 움직임	254 p
탐험15. 형태	257 p
근육과 움직임	260 p
탐험16. 근육 톤과 긴장	262 p
탐험17. 원 그리기 – 팔과 어깨	265 p
탐험18. 원 그리기 – 다리와 엉덩이	270 p

11장. 장부 — 274 p

활력과 휴식	275 p
탐험19. 장부 휴식	278 p
탐험20. 장부 구동을 통한 몸 굴리기	282 p
삼차원 지지력을 받아 움직이기	285 p
탐험21. 뼈에서 구동되는 움직임, 장부에서 구동되는 움직임	288 p
탐험22. 장부와 감정(작문하기)	294 p

12. 막과 움직임의 질감 — 296 p

조직의 층	297 p
탐험23. 접촉 기법 응용	297 p
조직의 종류, 움직임의 질감, 그리고 감정	300 p
탐험24. 뼈, 관절, 근육, 막에서 구동되는 움직임	301 p

The Embodied Teen
청소년을 위한 소마틱스

목차

4부. 소마움직임교육 커리큘럼: 십대를 위한 체화해부학
체화 기초 – 레벨2

13장. 구조와 자세 ...... 310 p
    자세 인식 ...... 311 p
    탐험25. 구조란 무엇인가? 자세란 무엇인가? ...... 314 p
    탐험26. 자세 경향성 확인하기 ...... 315 p
    탐험27. 내 자세를 맞춰보세요 ...... 318 p

14장. 균형의 역동성 ...... 324 p
    정렬에 대한 인식 ...... 325 p
    탐험28. 균형이란 무엇인가? 스몰댄스 ...... 326 p
    척추 해부학 ...... 327 p
    탐험29. 척추와 골반 – 앉기 ...... 331 p
    탐험30. 척추 만곡 ...... 334 p
    탐험31. 머리, 흉곽, 골반 정렬 ...... 336 p
    탐험32. 척추 돌보기 – 핸드폰 보는 자세 ...... 338 p
    척추의 움직임 ...... 341 p
    탐험33. 척추의 움직임 – 앞으로 굽히기 ...... 342 p
    탐험34. 척추의 춤 – 등에서 등으로 ...... 349 p
    탐험35. 척추의 움직임 – 측굴 ...... 353 p

15장. 기본 호흡법 ...... 356 p
    호흡에 대한 인상 ...... 357 p
    탐험36. 호흡과 소리 ...... 360 p
    탐험37. 호흡과 움직임 ...... 361 p
    탐험38. 호흡과 감정(작문하기) ...... 362 p
    호흡 해부학 ...... 365 p

The Embodied Teen
청소년을 위한 소마틱스

목차

탐험39. 우리는 호흡을 어떻게 하는가?	367 p
탐험40. 내용물과 용기	372 p
탐험41. 폐와 심장의 허그	375 p
탐험42. 등 깨우기	377 p
탐험43. 흉곽, 폐, 횡격막	380 p
탐험44. 충만한 호흡	383 p
탐험45. 생명의 호흡	388 p

16장. 소마틱스 "웜업": 생활 속 수련에 대한 새로운 접근 … 394 p

웜업 운동 되돌아보기	395 p
탐험46. 웜업이란 무엇인가?	396 p
건강을 증진시키고 활력을 높이는 소마웜업	399 p
탐험47. 즉흥 동작	404 p
탐험48. 걷기	412 p
탐험49. 쉐이핑	415 p
탐험50. 불가사리 교차-스트레치	419 p
웜업 공식에 맞춰 수련하기	423 p
웜업 운동에 추가해야 할 요소들	425 p

17장. 충만한 원 그리기 … 429 p

저자 후기: 소마교육의 미래 … 436 p

역자 후기 … 444 p

부록A: 8가지 SME 교육학 원리 요약 … 446 p

부록B: 의도적 접촉을 가르칠 때 필요한 4가지 가이드라인 요약 … 450 p

사진과 그림 출처 … 454 p

각주 및 참고문헌 … 456 p

한국 독자들에게 전하는 저자의 글

열정과 비전을 가지고 소마틱스와 건강 분야 책들을 계속 출간하고 있는 소마코칭출판사에서 제 책의 한국어판 번역서를 내주어 감사하다는 말을 전하고 싶습니다. 이 책이 더 많은 독자들에게 전달될 수 있는 기회가 될 것 같네요. 이 번역서에 제 마음을 전할 수 있는 페이지를 허락해 주고, 원서에 삽입된 사진으로 멋진 칼라 표지 디자인을 해주어 좀 더 생동감 넘치고 다채로운 느낌의 책으로 변모시켜 준 점도 정말 감사합니다. 제가 지난 30년 동안 미국과 세계의 청소년들에게 많은 도움을 주었던 것처럼, 이 책이 한국의 독자들과 청소년들에게도 큰 도움이 될 수 있길 희망합니다.

전세계적으로 모든 이들이 도전 상황에 직면해 있고, 특히 청소년들은 높아져만 가는 부하를 견디며 하루하루 애쓰고 살아가고 있습니다. 이러한 시점에 이 번역서가 출간된 점은 정말 시의적절하다고 할 수 있겠네요. 사실 『청소년을 위한 소마틱스』 원서는 2018년에 출간되었습니다. 이후 세계를 덮친 팬데믹으로 인해 십대들의 정신 건강에도 지속적인 경종이 울리며 심각하고 복합적인 문제들이 대두되었습니다. 청소년들은 자신과의 연결성 그리고 타인과의 연결성을 점차적으로 상실해 가고 있습니다. 이런 상황에서 그들이 맞닥뜨린 문제를 해결하고, 나아가 더욱 성장할 수 있게 해주는 훌륭한 치료제가 바로 소마움직임 수련이라고 할 수 있습니다. 이 수련을 통해 청소년들은 자신의 몸을 이해하는 새로운 프레임워크를 형성하고, 정신적, 육체적, 그리고 감정적 웰빙 사이의 관계를 새롭게 구축할 수 있습니다.

이 책에 소개된 소마움직임교육 커리큘럼에는 청소년들에게 필수적인 사회-감정 학습도 포함되어 있습니다. 이를 통해 십대들은 자신과 타인에 대해 공감하는 마음을 얻고, 다양성을 포용하며, 우리 모두가 살아가고 있는 지구와의 내적 상호연결성을 깨닫는 데에도 도움을 받을 수 있습니다. 이러한 핵심적인 기술을 활용한다면, 우리 모두는 현재 개인적으로, 그리고 집단적으로 마주하고 있는 문제들을 더욱 잘 헤쳐나갈 수 있을 것입니다.

소마움직임 수련을 청소년들과 청년들의 니즈에 부합되는 창조적인 형태로 변용하여 적용하는 법을 배우는 일은 여러 분야의 전문가들, 즉 심리학자, 무용치료사, 소마교육자, 체육교사, 무용교사, 무예교사, 아웃도어교육자, 그리고 다양한 분야의 정신 건강 전문가 등에게도 유용합니다. 또한 청소년들을 키우는 부모들에게도 이득이 됩니다. 이 책을 읽는 분들의 직업이 무엇이든 상관없이, 여러분은 스스로 소마틱스 탐험을 해보아야 합니다. 이러한 내용을 누군가에게 가르치기 위해서는 스스로 경험하여 체화하는 것이 필수적이기 때문입니다. 이 책에는 "십대들에게 소마움직임교육을 가르칠 때 필요한 8가지 교육학적 원리"도 담겨 있고, 50개의 탐험 각각에는 "교사를 위한 조언"도 포함되어 있습니다. 이를 통해 여러분은 소마틱스 수련을 보다 능숙하게 청소년들에게 가르칠 수 있는 능력을 기를 수 있을 것입니다. 시간을 두고, 내용을 체화시켜 보세요. 그리고 배우는 "학생"으로, 그리고 가르치는 "교사"로서의 여정을 즐기시기 바랍니다.

마지막으로, 내가 정말 좋아하는 선불교 스승이자 작가인 틱낫한의 말을 빌어 이러한 체화 과정을 표현하고 싶습니다.

> 깊은 인지를 통해 한 가지에 접촉하면,
> 모든 것들에 접촉할 수 있습니다.

이 책이 여러분의 몸과 깊은 접촉을 이루는 도우미가 되길 희망합니다. 그리하여 자아감각을 발전시키고 모든 살아있는 것들과 상호연결된 느낌을 얻길 바랍니다. 여러분이 단 한 명의 청소년에게라도 이 수련의 깊이를 전달할 수 있다면, 우리의 다음 세대 모두에게 긍정적인 영향을 주게 될 것입니다. 그리고 그들이 지금 여기서 건강하게 살아가고, 또 그러한 어른으로 성장할 수 있게 도움을 주게 될 것입니다.

여러분에게 축복이 있길 따뜻한 마음으로 기원합니다.

2023년 3월 6일
미국에서
수잔 바우어

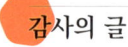 **감사의 글**　　　　　　　　　　　　　　　　　　　　　　　　　　　　**Acknowledgments**

　　이 책은 내 앞의 선구적인 영혼들과 많은 이들의 헌신이 없었다면 출간되지 못했을 것입니다. 난 지혜롭고, 온정 가득하며, 아낌없이 베푸는 수많은 선생님들로부터 축복의 가르침을 받아왔습니다. 내게 처음 이러한 가르침을 주신 선생님들께 가장 감사한 마음을 전합니다. 무용과 소마틱스 분야에서 앞길을 닦아 왔던 비전 가득한 모든 이들에게 충분히 이 마음을 표현하기는 불가능에 가까움을 잘 압니다. 그럼에도 불구하고, 내가 이러한 공헌의 책을 출간하고 그 길의 일부를 걷고 있음에 정말 감사한 마음입니다. 이 창작물을 내기까지는 정말 많은 이들의 지지가 있었으며, 그 과정에 무려 30년 이상의 시간이 걸렸습니다.

　　비록 23년 전에 이미 이 책의 초기 커리큘럼을 만들었지만, 당시엔 이 자료를 필요로 하는 이들이 없어서 출판사를 설득시킬 수가 없었습니다. 혼란스러운 점도 많았죠. "이게 뭐죠? 이건 과학인가요, 체육인가요? 웰빙 책인가요, 움직임 책인가요?" 이렇게 물어보면 나는, "예스, 예스, 예스, 예스!"라고 답했습니다. "타겟 독자는 누구죠? 무용 선생님들인가요, 체육 선생님들인가요? 움직임 교사들인가요, 상담사들인가요?" 그러면 다시 한 번, "예스!"라고 합니다. "십대들이 정말 이걸 할 수 있다고요?" "그럼요. 할 수 있죠." 그때 이후로 지금까지 소마틱스가 꽤 많이 알려져 왔고 또 현재는 다양한 전문 분야와 통합되었지만, 상황은 십 년 전이나 마찬가지입니다. 하지만 지난 5년 동안 나는 몇몇 진보적인 학교에서 현재 교육 환경에서도 "읽힐 만한" 내용으로 개선을 거듭해왔습니다. 이제 나는 소마움직임교육이 학교와 청소년들을 위한 프로그램에서 활용될 수 있을 만큼 시기가 무르익었다고 믿습니다. 마음챙김과 신경과학 분야에서 청소년 발달과 관련해 행해진 수많은 최신 연구가 내 커리큘럼의 여러 측면을 지지해주고 있기 때문입니다.

　　그런 점에서 나의 작업과 비전을 믿어주고 이 책을 출간해준 노스 아틀랜틱 북스_{North Atlantic Books(NAB)}에 특별히 감사한 마음을 전합니다. 특히 편집자인 히사에 마츠다_{Hisae Matsuda}, 출판인 팀

맥키Tim McKee에게 고마워하고 있습니다. 나를 바로 믿어주고, 이 책이 출간될 시기를 잘 잡아 주었습니다. 몇 년이 지난 후에 그들의 열정이 신선한 숨결이 되어 출간 컨펌으로 이어졌습니다. 이 책이 출간되기까지 살피고 헌신해준 편집자 에린 위건드Erin Wiegand, 에밀리 보이드Emily Boyd, 그리고 에보니 레드베터Ebonie Ledbetter에게도 감사한 마음을 전하며, 이 과정에서 도움을 준 NAB 모든 관계자들에게도 감사한 마음을 전합니다.

다음으로, 내가 이 일을 할 수 있도록 해준 십대들과 청년들에게 깊은 감사를 표합니다. 십대들은 용감하고 과감하며, 영감을 주면서도 호기심 가득한 존재입니다. 아마도 나는 우리 미래의 창조자인 젊은이들과 좀 더 공감하고 의식적으로 연결되고 싶은 희망과 비전에 이끌려 이 세계에 발을 들였는지도 모릅니다. 오랜 시간 나와 함께 하며, 오히려 나에게 가르침을 준 그들 모두에게 감사한 마음을 전합니다.

지난 한 해 동안 열정적으로 수업에 참여해 이 책에 나오는 사진 모델이 되어준 십대들에게 특별히 고맙다는 말을 하고 싶습니다. "십대들을 위한 몸-마음 인지" 수업에서 1시간 내에 처음 12개의 답변을 쏟아내며 내가 이 프로젝트를 계속 해나갈 수 있도록 고무시켜준 학생들, 여러분과 함께 했던 부모님들 그리고 주말에 여러 번 참여해준 시더Cedar, 에타Etta, 미라Meera, 쥴리아나Giuliana, 카메론Cameron, 크리스티아노Cristiano, 캘리Cally, 제이콥Jacob, 끌로에Chloe, 조나단Jonathan, 소피아Sophia, 메이시Macey, 시아라CieArra, 애비Abby, 아리Ari, 그리고 마테오Mateo, 그리고 숄-앤더슨Shawl-Anderson 센터와 경험해부학 수업에 참여해준 참가자들과 사진 허락을 해준 모든 이에게 감사한 마음을 전합니다.

매사추세츠 주의 윌리스턴-노샘프턴Williston-Northampton 스쿨과 맥-더피Mac-Duffie 스쿨, 태국의 무반덱 스쿨의 학생들, 그리고 캘리포니아 도미니칸Dominican 대학과 대만의 타이둥Taitung 대학에서 나에게 배운 대학생들에게도 고맙다는 말을 전합니다. 그들 중 몇몇은 이 책에 사례로 실렸습니다. 그들의 통찰을 공유함으로써 여러분 모두가 배움의 기회를 갖게 될 것입니다.

다음으로, 나에게 가르침을 주신 선생님들께 감사한 마음을 전합니다. 특히 바디마인드센터링BMC, Body-Mind Centering® 스쿨을 설립한 보니 베인브릿지 코헨 같은 분들은 열정 가득한 삶으로 나를 변화시켜 주었는데, 그녀는 1984년부터 체화의 가르침을 전해주었습니다. 우리는 오랜 시간 함께 우정을 나누며 배우고 성장할 수 있었는데, 그녀는 이 책이 나오기까지 따뜻한 지지와 날카로운 피드백을 해주었습니다. 인간 의식과 체화 작업에 대해 그녀가 전해준 영감에 감사한 마음을 전합니다. 특히 모든 아이들이 지닌 내적인 지혜와 배우고자 하는 열망을 대하는 보니의 온유함에 특별한 고마움을 전합니다. 그녀의 현존은 나의 삶에 깊은 영향을 주었답니다.

칼린 맥호세Caryn McHose는 오랫동안 체화에 관련된 도움을 주었으며 스스로도 깊은 수련을 한 사람입니다. 그녀는 몇 년 동안 제 작업을 열정적으로 지지해주었을 뿐만 아니라, 이 책을 집필하는 동안 통찰력 있는 조언을 해주었습니다. 감사한 마음을 전합니다.

안드레아 올슨Andrea Olsen은 작가로서 움직임과 관련해 놀랄 만한 저술을 하였으며, 저에게 영감 어린 가르침을 전해주었습니다. 또한 무용, 예술, 그리고 집필에 있어서 저의 생각을 존중하고 용기를 주었습니다.

아이린 다우드Irene Dowd는 제게 심상운동학과 리패터닝을 위한 핸즈온 기법을 소개해주었습니다. 특히 이를 무용을 가르치는 데 적용할 수 있게 해주었답니다. 몇 년에 걸친 다우드의 진심 어린 지지와 격려에 감사한 마음을 전합니다.

재닛 아들러Janet Adler는 오센틱 무브먼트Authentic Movement 원리를 알려주고 제 작업을 지지해주었는데, 저뿐만 아니라 성인들과 고객들에게 적용 가능한 다양한 레슨을 해주었습니다. 더불어 오센틱 무브먼트 분야 제 첫 선생님들인 조안 밀러Joan Miller, 수잔 셸Susan Schell, 알톤 와슨Alton Wasson, 그리고 매리 램지Mary Ramsy는 지혜롭고 공감 어린 태도로 수년 전부터 제 작업을 지켜봐 주고 조언을 해주었습니다.

딘 후안Deane Juhan은 그의 자극적인 저작을 통해 청소년들에게 소마틱스를 전하려는 저의 열망을 북돋워 주었습니다. 또한 글로써 세상에 영향력을 전하는 작업을 신뢰해주었으며, 이 책의 자료들을 지지해주었습니다.

신시아 진 코헨 벌Cynthia Jean Cohen Bull(예명은 신시아 노박Cynthia Novack)은 내게 무용 인류학을 소개해주었으며, 모든 종류의 무용, 심지어 우리의 몸까지 문화적 구조물이라는 사실을 일깨워주었습니다. 당신이 정말 그리워요.

안나 할프린Anna Halprin, 낸시 스타크 스미스Nancy Stark Smith, 시모네 포르티Simone Forti, 슈프랍토 슈로다모Suprapto Suryodarmo, 사르도노 쿠즈모Sardono Kusumo, 리차드 벌Richard Bull의 우정과 지지에 감사드립니다. 이들은 즉흥 동작을 무용, 교육, 퍼포먼스, 그리고 삶을 즐기는 방식에 애정을 가지고 변용시킬 수 있는 방법을 공유해주었습니다.

이부 상 아유 물켄Ibu Sang Ayu Mulken, 이다 바구스 오카Ida Bagus Oka, 아이 께뚝 깐또르I Ketut Kantor는 인도네시아 발리 선생님들입니다. 오랜 시간 저에게 예술적 통찰을 기꺼이 공유해주고 지지해준 점에 감사한 마음을 전합니다.

이 책이 출간되기까지 도움을 준 다른 분들도 많답니다. 이 과정엔 수많은 동료들의 장시간에 걸친 헌신이 필요했습니다. 우선 사진과 일러스트와 관련해서, 사진사인 모니카 슈Monica Xu와 대니 응우옌Danny Nguyen, 신이치 로바-코가Shinichi Iova-Koga, 예브 세인트 존Yev St. John, 그리고 케에라 체이스Kiera Chase에게 특별히 고마운 마음을 전합니다. 여러분의 사진 덕분에 책에 엄청난 생명력이 갖추어졌어요. 대만 소마교육 소사이어티의 메이-츄 리우Mei-Chu Liu와 태국 무반덱 스쿨의 학생들에게 감사한 마음을 전합니다. 이들은 이 책에 삽입될 사진 허용을 해주었는데, 저와 영감 가득한 시간을 함께 했었답니다.

일러스트레이터이자 BMC 교사인 마르헤 밀스-튜센Marghe Mills-Thysen과 BMC 전문가인 마이클 릿지Michael Ridge는 사랑스런 그림을 그려주었어요. 또한 몇 개월 동안 넓은 마음과 인내심, 그리고 엄청난 애정으로 사진을 체계적으로 준비하고 정리하여 편집해준 데얼드리 스페로Deirdre Spero에게도 감사한 마음을 전합니다.

집필 과정에서 오랜 시간 진심으로 성원을 보내주며, 나의 여정에 활력을 불어넣어주고 책을 완성할 수 있도록 도움을 준 자크 탈봇Jacques Talbot. 사려 깊은 대화와 깊은 철학적 이론이 담긴 페이지 편집에 기여한 주디 간츠Judy Gantz, 앤 밴더버그Ann Vanderburgh, 엘렌 타드Ellen Tadd, 킴벌리 맥키버Kimberly McKeever, 션 페이트Sean Feit는 이 책의 편집이 진행되는 동안 원고의 특수한 부위를 검토

해주기도 했습니다. 야스펜 아마데오Jaspen Amadeo와 제이미 맥휴Jamie McHugh는 집필 과정에서 적절한 순간에 윤리적 내용과 관련된 조언을 해주었습니다. 엘레아노르 크리스웰Eleanor Criswell은 [소마틱스 저널Somatics Journal]에 올린 나의 아티클을 이 책에 다시 기재할 수 있도록 허락과 지원을 해주었습니다.

이 책의 제작에 세부적인 지원을 해준 사람들도 정말 많습니다. 최상희Sanghi Choi, 안드레아 올슨Andrea Olsen, 모 마이너Mo Miner, 바샤 코헨Basha Cohen, 렌 코헨Len Cohen, 신디 마Cindy Ma, 그리고 테드 제프Ted Zeff가 그들입니다. BMC 교사인 아멜리아 엔더Amelia Ender와 BMC 전문가인 마이클 릿지Michael Ridge에겐 특히 고맙다는 말을 하고 싶네요. 이들은 이 책의 기반이 되는 원고를 편집하는 과정에서 많은 제안을 해주었습니다.

조안나 메시Joanna Macy, 돈 한론 존슨Don Hanlon Johnson, 윌 그란트Will Grant, 샤논 프레토Shannon Preto, 존 겐요 스프라그John Genyo Sprague, 데이빗 로젠밀러David Rosenmiller, 길 라이트 밀러Gill Wright-Miller, 그레그 베넬Greg Vennell, 에피 딜워스Effie Dilworth, 수지 리챠드슨Susie Richardson, 멜라니 리오스 글라스너Melanie Rios Glasner, 낸시 응Nancy Ng, 페트리카 리디Petrica Reedy, 페니 캠벨Penny Campbell, 페기 슈바르츠Peggy Schwartz, 레노어 그루빙거Renore Grubinger, 사라 화이트Sarah White, 갈렌 크랜츠Galen Cranz, 크리스 발므Chris Balme, 래 존슨Rae Johnson, 토니 스미스Toni Smith, 머르기트 갈란터Margit Galanter, 아만다 윌리암슨Amanda Williamson, 디안 버틀러Diane Butler, 마크 그리피스Mark Griffith, 시우테즈칼 마르티네즈Xiuhtezcatl Martinez, 카렌 리스돈Karen Risdon, 그리고 테리 센드그라프Terry Sendgraff. 이 모든 친구들과 동료들에게도 마음 가득 고마움을 전합니다.

ISMETA와 협회 위원들의 공헌에도 고마운 마음을 전합니다. 특히 나와 함께 하며 집단적 비전에 영감을 준, 엘리사 코트로네오Elisa Cotroneo, 마크 테일러Mark Taylor, 테리 카터Teri Carter, 엘리자베스 오스굿-캠벨Elisabeth Osgood-Campbell, 킴벌리 맥키버Kimberly McKeever, 크리스탈 데이비스Crystal Davis, 그리고 토니 레작Tony Rezac에게 감사하다는 말을 하고 싶습니다.

수많은 나의 학생들과 고객들, 너무 많아서 여기에 이름을 다 나열할 수는 없지만, 이들 또한 내 영감의 원천이 되었으며 공감 어린 성원을 보내주었습니다. 특히 "교육에서 체화Embodiment in Education" 워크샵에 참여해준 모든 이들에게 고마운 마음을 전합니다. 그들과 함께 한 시간에 정말 많은 것을 배웠답니다.

　　마지막으로, 제 어머니와 아버지께도 고마움을 전합니다. 내 꿈을 따라가도록 용기를 주시고, 작가로서 사랑과 영감을 주셨어요. 항상 나를 믿어준 가족과 자매에게도 마음 가득 고마움을 전합니다. 특히 내 인생에서 현재 십대로 살아가는 질녀 림레이Rimley와 시타라Sitara에게 특별한 사랑의 마음을 전합니다.

서론

Introduction

> 모든 사람은, 그가 어떤 누구든, 자신의 몸에 대해
> 원하는 만큼 배워야 한다.
> 여러분의 몸은 여러분과 늘 함께하기 때문이다.
>
> – 사라, 17세 고등학생

미국의 젊은이들은 대부분 12년 또는 그 이상의 정규 교육을 받는다. 이 정규 교육에서는 지성을 발전시키길 요구한다. 물론 대학에서도 주로 지성에 초점을 맞춘 학제가 이어진다. 여기엔 몸이 어떤 역할을 하는지에 대한 고려가 없다. 이렇게 지성에 초점을 맞춘 교육은 몸-마음을 분열시키는 경향성을 누적시키며, 결국 웰빙에 치명적인 영향을 미친다. 몸에 대해 배우고 또 "온전히" 현존하는 능력을 개발시키는 일, 즉 인간의 내부와 외부 세계 모두에 깨어있는 태도, 귀를 기울이고 주의를 집중하며 반응하는 태도는 삶의 모든 측면에 긍정적인 영향을 미친다. 몸에 대한 인지를 높이는 법을 배우고, 그러한 인지 능력을 다양하게 활용해 웰빙을 촉진시킬 수 있다면, 우리가 살아가면서 맞닥뜨리는 난관을 유연하게 극복할 수 있는 힘을 얻게 될 것이다.

이 책에서는 청소년들이 자기인지 self-awareness 를 체화시킬 수 있는 방법을 소개하며, 이를 통해 몸과 마음의 이원성 때문에 발생하는 문제를 치유할 수 있는 탐험을 제시한다. 체화 Embodiment 란 삶의 핵심이다. 이 체화를 이루는 방법, 즉 신체 감각을 일깨우고 이 세상 속에서 움직이며 자신을 표현하는 방법은 엄청나게 다양하다. 체화는 살아가는 내내 우리가 자신의 내부 환경과 외부 환경에 반응해 진화하는 과정이기 때문이다.

몸에 대해 배우고, 몸과 마음 관계의 중요성을 학습하며, 그래서 주기적으로 신체 지성을 일깨워 삶의 내적인 원천을 발달시키는 일은 청소년 교육의 핵심이기 때문에 이와 관련된 교육의 기회가 그들에게 제공되어야 한다. 소마틱스 수련의 기본 커리큘럼을 이 책에서 소개한다.

이를 통해 학생들은 역동적이고 능동적으로 학습 과정에 참여하여 평생을 두고 활용할 수 있는 체화 기법을 몸에 익히게 될 것이다. "Somatic"이라는 단어는 그리스어 "somatikos"에서 유래하였고 "몸과 관련이 있다"는 의미를 지니고 있으며, 오늘날에는 움직임과 감각 인식 학습 시스템 전반을 아우르는 개념으로 활용된다.

여러분이 지닌 소마틱스에 대한 배경지식과 상관없이, 이 책에 소개된 내용은 청소년들의 소마인지를 개발시킬 수 있는 견고한 기반을 제공해줄 것이다. 여기서 제시한 신체-기반 커리큘럼은 특별히 십대들에게 소마움직임교육을 올바로 인도할 수 있도록 디자인되어 있다. 그리고 그 안에는 내가 체득한 소마틱스 분야의 다양한 배경지식과 통찰이 담겨 있기도 하다. 따라서 여러 분야의 교사들이 이 커리큘럼을 기반으로 십대부터 청장년에 이르기까지, 흥미롭게, 그리고 점진적으로 소마움직임교육을 안내하는 기준으로 삼을 수 있다. 이 책을 읽고 있는 독자 중에는 이미 소마움직임교육을 지도하는 교사나 해부학적인 배경지식을 지니고 있는 이들도 있을 것이고, 스포츠, 무용, 연극, 요가, 무예, 마음챙김 명상을 청소년에게 가르치는 사람도 있을 것이다. 하지만 단지 자신이 진행하는 수업에 활용할 수 있는 소마틱스 관련 이해를 높이기 위해 이 책을 읽어도 괜찮다.

청소년을 위해 고안된 이 몸-마음 인지 커리큘럼을 성인들에게 가르치면, 일단 그들은 이게 정확히 뭔지 모른 상태에서 접근해 체험을 한다. 그리고 처음엔 한숨을 크게 쉬고서 곧 다음과 같은 반응을 보이곤 한다. "와우, 나도 이런 것을 내 삶에 적용했어야 했어." "십대 때 이걸 배웠다면 내 인생이 정말 달라졌을 거야." 몇몇은 그냥 믿지 않는다는 투로 이런 말까지 했다. "어떻게 십대들이 핸드폰을 안 보게 할 수 있다는 거죠?" 개인적으로 정말 마음에 들었던 반응도 있었다. "십대들이 자기 몸에 집중할 수 있게 한다고요? 그건 고양이한테 수영을 가르치는 것과 같은 거예요!" 나는 사실 이와 반대되는 경험을 했다. 십대들은 자신의 몸에 대해 좀 더 명확한 정보를 진정으로 원하고 있었고, 또 자신의 웰빙을 개선시킬 수 있는 방법을 찾고 있었다. 그래서 내가 소마움직임교육 수업을 열면 1년도 안 되어 30명 이상의 학생들이 수업 대기줄에 명단을 올리곤 했다. 십대들은 지지를 받고 싶어한다. 청소년들은 불안, 우울, 섭식장애[1] 등과 같은 정신적, 신체적 문제를 앓고 있는 이들이 많고, 소셜미디어와 TV에 정신을 빼앗기며 살아가고 있다. 그러니 어른들은 정말 청소년들의 웰빙에 대해 심각하게 고민해야만 한다.

"너 자신을 알라"는 경구를 들어본 적이 있을 것이다. 십대들이 자신의 웰빙을 확보하려면 일단 삶의 속도를 늦추고, 마음을 안정시켜, 자기 몸의 내적인 실체에 집중해야 한다. 내부인지inner awareness가 없이, 그리고 그러한 내적인 삶을 관리할 수 있는 실제적인 도구 없이 살아가는 십대들은 학교 공부와 삶에서 목적과 동력을 상실하여 흔들리는 배와 같다. 그런데 전통적인 교육은 학업 성취도에만 경도되어 있기 때문에, 십대들이 주도적으로 자신의 위치를 찾고, 즉각적으로 자기발전을 위한 항로 개선을 하기 어렵다. 십대들이 자신의 내적인 신체지성body intelligence을 일깨우고, 이를 복잡다단한 삶에 통합시킬 수 있다면 어떤 일이 일어날까?

우리 성인들은 보통 스트레스를 받거나 불안한 상황에서는 몸을 긴장시키고 움직임을 제한하도록 배워왔다. 사실 몸이 긴장되면 불안이 더욱 조장되고 문제는 점점 더 커지는 데도 그렇게 행동한다. 하지만 몸을 이완시키고 움직임을 유동적으로 만들면, 뭔가 "집에 돌아온 것처럼" 이완되고 편안한 느낌이 든다. "몸이라는 집에 편하게 거하고 있다는 이 느낌"을 어떻게 해야 스트레스와 투쟁하고 있는 십대들에게 제대로 전하여 성숙한 어른으로 성장시킬 수 있을까? 소마틱스를 통해 십대들이 그러한 체득을 할 수 있게 하려면 어떤 도움을 주어야 할까?

우리는 우리가 현재 있는 서 있는 곳에서부터 무언가를 시작할 수 있다. 그러니 몸이라는 기본을 배우는 것부터 시작하여, 움직임을 통해 감각인지sensory awareness를 높일 필요가 있다. 움직임이란 생명력의 표현이며, 몸은 그러한 표현이 일어나는 원천이다. 소마움직임교육을 통해 학생들은 자신의 몸과 움직임에 대해 배울 수 있는 기회를 갖게 된다. 누워서 가만히 있다 서로 그 느낌과 인상을 나누기, 내부에 의식을 집중하며 더욱 깊게 내려가기 등과 같은 체화 과정을 통해 십대들은 자기인지self-awareness에 대해 배우고, 운동지성kinesthetic intelligence을 개발하여, 건강한 신체이미지body image를 확립할 수 있다. 또 학생들은 자신이 몸에 대해 이미 알고 있던 것에 대해 발견하고 질문을 던지는 법도 익히게 된다. 이러한 학습 모델 덕분에 학생들은 자신이 현재 지닌 인지 수준이나 신체 능력과 상관없이 소마움직임교육에 참여할 수 있다.

소마움직임교육 커리큘럼에서 제공하는 인체 탐험 레슨을 통해 학생들은 스스로의 몸을 실험실 삼아 직접 움직이며 해부학을 깊게 배우고, 자신의 몸을 인지하고 돌보며, 부상을 예방하거나 감정을 다스리는 법을 체득하게 될 것이다. 이 커리큘럼은 뼈, 근육, 장부, 고유수용감각과 같은 기본을 먼저 배운 후에 정렬, 웜업 등과 같이 좀 더 발전된 과정으로 넘어갈 수 있도록 구성되어 있다. 학생들은 그러한 탐험을 통해 스스로 생각하고 움직이며 즐겁게 학습을 해 나갈 수 있다. 여기서 소개하는 소마움직임교육 기초 체화 커리큘럼은 스포츠, 무용 뿐만 아니라 학생들이 자신감 있게 기량을 뽐낼 수 있는 기술을 발전시키는 데에도 활용할 수 있다. 이 커리큘럼을 오랜 시간 발전시켜 오면서 나는 소마움직임교육이 우리의 다음 세대에게 정말 필요하다는 확신과 비전을 갖게 되었다.

소마틱스 영역을 탐구해온 나의 여정

나는 국내와 국외 지역 사회와 학단에서 아이들과 어른들에게 교육을 전하는 사람으로 살아온 것에 대해 자부심을 느낀다. 특히 어린이와 성인의 과도기에 해당하는 청소년들과 청장년들에게 온전한 인간으로 살아갈 수 있도록 기여할 수 있는 교육자라는 점을 자랑스럽게 생각한다. 내가 가르친 소마움직임교육을 통해 그들이 극적으로 변화하는 모습을 교육자로 커리어를 쌓아오는 내내 확인할 수 있었는데, 이는 개인과 집단 모두에게서 동일하게 관찰할 수 있었다. 이러한 경험 덕분에 나는 이 소마움직임교육 체화 프로그램을 개발할 수 있었고, 이렇게 책도 쓰고 있다.

나는 10대 초반에 움직임 학습과 무용 등에 큰 관심을 갖게 되었고 매주 무용 레슨을 받기 시작했다. 뉴저지의 작은 마을에서 발레, 재즈, 탭댄스 등을 배우며 성장했는데, 일주일에 5~6일 정도 무용을 하였고, 일요일에는 다니는 스튜디오에서 청소를 하며 수업료를 마련하는 생활을 했었다. 그러다 뉴욕에서도 무용 공부를 했다. 공립 고등학교에 다니던 중에는 오랜 시간 무용 트레이닝을 받으며 소개받아 해부학과 생물학 공부도 깊게 했는데, 결국 대학교에 가서도 몸에 대한 공부를 폭넓게 하는 기회를 갖게 되었다. 여기서 나는 바디위즈덤body wisdom라는 개념을 접하게 된다.

미들베리 칼리지Middlebury College에서 무용 수업을 받으며, 나는 칼린 맥호세Caryn McHose가 가르치는 경험해부학experiential anatomy에 대해 소개를 받았다.[2] 이 수업에서는 메이블 엘스워스 토드Mable Elsworth Todd가 1937년에 쓴 『생각하는 몸The Thinking Body: A Study of the Balancing Forces of Dynamic Man』에서

소개한 운동을 접하게 되었다. 무용가이며 움직임 교육자인 칼린은 버몬트Vermont의 한 오두막집에서 홀로 4년 동안 해부학과 생리학 공부를 함께 하며 토드의 책에 나오는 내용을 깊게 체화시키게 된다.³ 이 과정에서 그녀는 이미지 기법을 통해 깊은 감각인지를 체득한다. 움직임, 작문(체득을 글로 적기), 해부학 색칠하기 기법 등을 통해 배우는 그녀의 수업을 통해 나 또한 비슷한 체득을 깊게 할 수 있었다. 또한 창조적 시각화 기법 뿐만 아니라 다양한 움직임 탐험도 배우며 어떻게 하면 긴장을 최소로 줄이면서 새롭고도 자유로운 움직임을 만들 수 있는지도 함께 배울 수 있었다. 이러한 기법을 리패터닝repatterning이라고 한다.

칼린과 함께 한 경험해부학 수업은 안드레아 올슨Andrea Olsen의 현대무용 수업으로 이어졌다. 안드레아는 해부학을 자신의 무용 테크닉 수업에 결합하였다. 여기서는 한 달 동안 같은 형태의 웜업 프레이즈를 반복하는데, 매주 다른 부분에 집중한다. 예를 들어, 첫 주엔 뼈의 지지력을 느끼고, 다음 주에는 폐, 심장과 같은 장부의 충만감을 느끼며 움직임 탐험을 한다. 칼린의 수업에서와 마찬가지로, 이러한 다양한 움직임 탐험을 통해 나는 안드레아가 체화한 것이 나에게 영향을 주었음을 알게 되었다.

이 모든 경험적 학습을 통해 나는 나 자신의 몸에 대해 좀 더 실질적인 이해를 할 수 있었고, 관절가동범위를 대폭 개선시킬 수 있었으며, 무용을 할 때 좀 더 편안하고 생동감 있게 움직이는 법을 체득할 수 있었다. 또한 시각화 기법과 움직임 탐험 수업을 받는 과정에서 오랫동안 앓고 있던 발의 문제도 감소하게 되었다. 나는 태어날 때부터 발과 발목에 문제를 지니고 있었고 14세가 될 때까지 수술도 여러 번 했었다. 무용을 하며 여러 번 발목 부상을 당했고 심지어 담당 의사는 나에게 무용을 그만 두어야 한다는 말까지 했기 때문에, 소마틱스 움직임 탐험을 통해 내 발의 문제가 감소한 것은 특히 의미 있는 일이라고 할 수 있다.

무용에 대한 열정이 대단했던 나는 끊임없이 내 가능성을 확장시킬 수 있는 방법을 찾았고 경험해부학이라는 조력자를 발견할 수 있었던 것이다. 이 수업 마지막에 나는 바디포트폴리오body portfolio를 작성하는 프로젝트를 하였다. 여기서는 몸의 특정 부위를 탐험하며 그 부위의 해부학을 이해하고 동시에 자신의 몸과 맺고 있는 개인적인 관계를 발견하여야 한다. 내 프로젝트는 발에 초점이 맞추어졌다. 나는 이를 통해 발의 문제를 좀 더 깊게 살펴볼 수 있었고 내가 맞닥뜨린 문제를 통합시킬 수 있는 계기를 갖게 되었다. 수업에 참여한 다른 이들 또한 각자 자신만의 문제를 직시하고 체득을 통해 좀 더 자기 자신에 대한 새로운 통찰을 얻었다.

움직임에 대해 이렇게 전체적으로 접근하여 체득하는 일은 무용수인 나에게 매우 새롭게 다가왔다. 이전까지 나는 몸을 통제하고 다듬는 데에 많은 시간을 할애하였는데, 이는 몸을 단지 하나의 대상으로 또는 예술을 구현하는 일종의 "도구"로 바라보게 했다. 어린 시절부터 배웠던 무용을 통해 내가 자기통제, 자신감, 그리고 숙련된 기술을 익힌 것은 맞다. 하지만 움직임을 내적으로 경험하는 새로운 형태의 수업을 통해 단지 외적인 형태를 모방하는 것이 아닌 새로운 세상으로 나아가는 법을 배웠다. 안에서부터 움직이는 방식을 통해 나 자신을 새로운 방식으로 탐험하고 이해할 수 있게 되었다는 뜻이다. 이를 통해 부상의 위험은 줄이고, 움직임 표현력은 높이며, 좀 더 감각적으로 나를 지지하는 법을 배웠으며, 결국 이전보다 훨씬 현존하는 느낌, 나의 생명력이 북돋워지는 느낌을 받을 수 있었다.

인체 내부를 탐험하는 소마틱스 영역에 대한 공부가 깊어질수록, 특정 소마틱스 원리를 개발한 창시자들이 대부분 서양 의학만으로는 제대로 다루지 못하는 자신의 신체적 한계 상황에 대한 관심에서부터 개인적인 연구를 시작했다는 사실을 알게 되었다. 예를 들어, 알렉산더_{F. M. Alexander}는 알렉산더 테크닉_{Alexander Technique}의 창시자인데, 호주에서 배우를 했었다. 그는 후두염을 앓고 있었고 의사는 그에게 배우 일을 그만 두라는 진단을 내린다. 하지만 알렉산더는 의사의 조언을 따르는 대신 거울을 보며 자신의 신체 움직임을 관찰하기 시작했고, 자신이 말할 때 습관적으로 머리를 아래쪽, 뒤쪽으로 움직인다는 사실을 발견하게 되었다. 그래서 말할 때 머리를 앞쪽, 위쪽으로 움직이면서 말을 해보니 척추가 신장되면서 후두염 문제가 감소하고 목소리가 개선되는 것을 경험하게 되었다. 그는 나중에 이 억제_{inhibition} 원리를 기반으로 알렉산더 테크닉을 개발하였다. 억제란 의식적으로 특정한 움직임을 억제하면서 좀 더 통합적인 움직임 패턴[4]으로 대체하는 기법이다. 모세 펠덴크라이스는 펠덴크라이스 메소드를, 보니 베인브릿지 코헨은 바디마인드센터링을, 에밀리 콘라드는 컨티뉴 무브먼트, 그리고 토마스 한나는 한나 소마틱스를 개발했는데, 이들은 모두 자기 몸의 움직임을 관찰하는 과정에서 특정한 소마틱스 원리와 테크닉을 발견하였다.

대학을 졸업한 후에 나는 소마틱스 영역을 좀 더 깊게 파고들었다. 주로 보니 베인브릿지 코헨이 개발한 바디마인드센터링을 통해 경험해부학 수련을 심도 있게 하였는데, 이 바디마인드센터링 기법은 수십 년 동안 광범위한 연구를 통해 그 가능성을 활짝 꽃피우고 있다. 바디마인드센터링 외에도 아이린 다우드Irene Dowd에게 심상운동학Ideokinesis을 배우고, 펠덴크라이스 메소드와 바르테니에프 기본원리Bartenieff Fundamentals까지 익힐 수 있었다. 이 모든 소마틱스 분야 기법들은 각각 독특한 체화 테크닉을 지니고 있고, 실제로 무용과 움직임 수련 분야 뿐만 아니라 삶의 다양한 영역에 적용할 수 있다.(2장에서 이에 대해 좀 더 깊게 다룬다)

청소년들과 교육자를 위한 소마틱스 커리큘럼 개발

이 책에 소개된 교육 기법과 커리큘럼은 내가 배워온 무용과 소마틱스를 기반으로 한다. 나는 제자들, 동료들과 함께 계속해서 이를 발전시켜 왔으며 여기엔 나만의 통찰이 담겨있다. 내가 처음으로 십대들을 가르친 이후로 여러 해가 지났지만 소마틱스를 그들에게 전하겠다는 열정 가득했던 비전은 여전히 변함이 없다. 그리고 소마틱스를 통한 청소년 발전에 관한 최근 연구가 이를 뒷받침해준다. 여기엔 마음챙김, 사회지성, 감정지성 등을 교육에 적응하는 것에 대한 심리학과 신경과학 분야 최근 연구 성과도 포함된다. 이에 대해서는 1장에서 좀 더 깊게 다루도록 하겠다. 1990년대에는 이와 관련된 내용을 주류 교육 과정에 적용하기 어려웠다. 그 시기엔, 내가 앞에서 경험해부학 수련과 관련해 언급했던 마음챙김 명상과 현존을 높이는 수련, 소마틱스의 자기인지, 자기조율, 그리고 사회인지 등과 같은 주제가 독립적인 과정으로 청소년 교육에 존재하지 않았기 때문이다.

사실 당시엔 나도 대학을 막 졸업하고 뉴잉글랜드의 중학교와 고등학교에서 교육자로서의 첫 발을 떼던 때라 소마틱스 교육이 십대들에게 얼마나 효과적인지 증명해줄 수 있는 상황도 아니었다. 하지만 난 학생들이 "집 안에 편안히 거하는" 것처럼 자신의 몸 안에서 편안함을 느끼고 싶은 갈망이 가득하다는 사실을 빠르게 알아채고, 곧바로 내가 진행하던 무용 교육에 소마틱스 원리를 적용하기 시작했다. 또한 무용 커리큘럼을 배우지 않는 일반 학생들을 위한 독립된 경험해부학 코스도 개발했다. 단지 무용을 배우는 학생들 뿐만 아니라 다른 모든 학생들에게도 이 소마틱스의 풍부한 기법들이 도움을 줄 수 있다고 여겼기 때문이다. 무용을 배우든, 스포츠를 하든 상관없이 누구라도 자신의 내부 세계에 의식 집중을 하고 시간을 내어 탐험을 하는 이라면 소마틱스 원리를 통해 큰 성장을 이룰 수 있다. 치료적인 차원에서 접근하든, 교육 분야에 적용하든, 소마틱스를 통한 자기발견 탐험은 자신이 가진 독특한 문제를 해결하는데 도움을 주는 명확하면서도 강력한 도구이며 동시에 현명하고도 신뢰할 만한 가이드 역할을 해준다.

십대들을 대상으로 교육을 하면서 나는 소속된 문화 환경, 광고, 영화, 비디오 게임 등과 같은 미디어 매체에 의해 학생들의 신체이미지와 자존감이 엄청나게 영향을 받는다는 사실을 깨닫게 되었다. 그래서 나는 학생들이 지니고 있는 이런 내적인 경향성과 고정관념이 그들의 움직임, 나아가서는 자신과 타인을 바라보는 관점, 심지어 자세에 대한 인식에 어떤 영향을 미치는지 알아채고 개선시킬 수 있는 특수한 형태의 소마틱스 탐험 기법들을 개발하기 시작했다. 자신을 조건화시키는 문화적 환경을 알아채고, 좀 더 의식적으로 선택을 할 수 있도록 자신의 인지 능력을 높인 학생들은 자신 뿐만 아니라 친구들을 존중하는 태도를 갖게 된다. 시간이 갈수록 내 수업에 참여한 학생들은 많은 정보를 습득하면서도 함께 하는 친구들을 따뜻하게 포용하게 되었다. 자신의 관점을 친구들과 나누고, 자신과 자신의 몸에 대해 학습하면서 진정으로 풍부한 교육을 받게 된 것이다. 중고등 학생들을 대상으로 한 교육을 12년 정도 하면서, 나는 소마틱스를 통한 체화 학습이 삶의 민감한 시기를 살아가며 평생의 습관을 쌓아나가는 청소년들에게 정말 엄청난 영향을 줄 수 있음을 확신하게 되었다.

첫 번째 학교에 근무할 당시 나는 다양한 교육 콘텐츠를 가르쳤다. 고등학교 과학·인문 학부에서는 장기 학제를 만들어 교육을 했고, 중학교에서는 체육을 가르쳤다. 그러던 어느 날 체육 교사가 내 수업에 참여한 학생들의 집중력은 높아지면서, 부상을 적게 당하며, 경기력이 향상되는 것을 알고는 여학생 필드하키 팀의 여름 캠프 수업을 맡아달라고 했다. 또 내게 무용 테크닉 수업을 받던 학생들도 소마틱스 교육을 통해 기량이 향상되는 모습을 보게 되니, 이러한 경험에 고무되어 1994년에 소마움직임교육(SME, Somatic Movement Education)을 최초로 체계화하여 웨슬리언(Wesleyan) 대학 박사 과정 논문으로 제출하였다. 논문 제목은 「청소년 움직임교육을 위한 몸/마음 접근법(A Body/Mind Approach to Movement Education for Adolescents)」이다.

그 이후로도 오랜 시간 미국과 아시아를 오가며 중고등학교와 대학에서 십대들과 청장년들에게 계속 소마틱스 교육을 하며 내 커리큘럼을 다듬고 보강했으며, 그 과정에서 학생들이 필요로 하는 것 이상의 것들까지 배울 수 있었다. 나는 비록 나에게 배운 학생들이 자란 문화 환경이 매우 다르지만, 그럼에도 불구하고 그들이 공유하는 기본적이고 보편적인 움직임과 신체 이미지 관련 문제는 공통적으로 지니고 살아간다는 것을 깨닫게 되었다. 태국에서 십대들에게 교육을 할 때였다. 통역자는 내가 전하는 "몸-마음$_{body-mind}$"이라는 개념에 해당되는 단어를 찾느라 고심하고 있었다. 사실 태국 문화에서 몸과 마음은 데카르트 이원론으로 자르듯 분리할 수 있는 개념이 아니다. 그런데도 태국의 학생들은 지구 반대편에서 살아가는 미국 학생들과 마찬가지로 물리적인 몸에 대해 명료한 지식을 지니고 있지 못했고, 종종 스트레스와 자의식 관련 문제를 호소했다. 문화적으로 다른 환경에서 살아가는 태국 학생들 또한 자신의 몸에 대한 호기심이 가득했으며, 그러한 호기심이 충족되면 자신의 성장을 위해 열정적으로 커리큘럼에 참여했다.

내가 교육을 했던 태국의 한 학교에서는 학생들이 아무 수업이나 참여할 수 없었는데[5], 내 첫 수업이 있던 날엔 호기심 가득한 학생 12명이 나타나더니, 다음 날엔 24명으로 증가했다. 각각의 수업엔 능동적인 움직임 탐험 뿐만 아니라 인체 내부에 의식을 집중하며 성찰하는 과정도 존재한다. 첫 수업에서 나는 "마음의 눈과 인체시스템"이라는 주제로 탐험을 진행했다. 이 탐험에서 학생들은 눈을 감고 바닥에 누워 "마음의 눈"으로 자신의 신체 내부를 바라보고 거기에 무엇이 있는지 관찰한다. 나는 다음과 같은 질문을 하며 학생들이 시각화할 수 있도록 돕는다. "몸 안에 무엇이 보이나요?", "여러분이 본 것에 대해 어떤 느낌이 드나요?", "여러분 몸 안에 있는 것에 대해 무엇을 알고 있나요?", "미스터리하게 느껴지는 것은 무엇인가요?" 이런 탐험을 한 후에 학생들은 마음의 눈으로 인식한 것에 대해 그림으로 표현한 후, 소규모 그룹으로 모여 함께 토론하며 의견을 나눈다. 또한 탐험 과정에서 떠오른 질문 목록을 작성하고 나서, 최종적으로 모두 함께 모여 자신이 그린 그림과 적었던 질문 목록을 가지고 토론을 한다. 질문 목록엔 다음과 같은 것들이 들어간다.

* 우리 몸엔 얼마나 많은 뼈들이 있을까요?
* 몸에서 가장 큰 뼈, 가장 작은 뼈는 무엇일까요?
* 남자와 여자는 같은 골격계를 가지고 있을까요?
* 혈액 안에는 뭐가 있을까요?
* 인간의 소화계는 어떻게 작동할까요?
* 호흡은 어떻게 할까요?

이런 질문 다음에는 자연스럽게 학생들이 관심을 갖는 주제로 넘어간다. 이후에 나는(각각의 탐험은 이 책 안에 모두 소개되어 있다) "뼈 추적(몸에 있는 뼈의 모양과 위치를 찾고 용어를 익힌다)", "척추의 만곡(파트너와 함께 척추 마디를 확인하고 그 움직임을 탐구한다)", "호흡은 어떻게 하는가?(횡격막의 위치를 확인하고 흉강 안의 폐와 복강 안에 있는 내장의 관계를 이해하여 좀 더 호흡을 깊게 하는 법을 배운다)" 같은 세부적인 탐험으로 넘어간다. 나는 베트남 출신 스님인 틱낫한Thich Nhat Hahn의 마음챙김 명상에서 하는 호흡과 관련된 책을 추천하기도 하는데, 이미 이에 대한 내용을 잘 아는 학생들도 많다. 이렇게 단순한 기법만으로도 자신의 몸에 대한 이해가 높아진 학생들은 각각의 탐험에 큰 매력을 느끼게 되고, 탐험 과정에서 정신적, 신체적 긴장을 이완시키고 좀 더 편안하게 움직이는 법을 체득한다. 자기 몸에 대한 이해가 높아질수록 학생들은 개인간의 차이를 존중하면서도 인간의 보편성을 자각하게 된다. 이렇게 단순하면서도, 한편으론 심오한 자각으로 인해, 자신을 돌보고 타인을 위하는 마음이 성숙하게 되는 것이다.

2008년에는 "체화 교육"이라는 이름으로 전문 무용수와 움직임 교육자를 위한 트레이닝 워크숍을 열었다.[6] 여기서 나는 십대들과 청장년들에게 소마틱스 수련을 가르치는 법을 소개했다. 나는 이러한 주제에 도대체 누가 관심을 갖는지 호기심이 생겼는데, 지난 몇 년간 정말 다양한 분야의 사람들이 참여하는 모습을 보고 매우 고무되었다. 미국 전역과 추가로 다른 6개국에서 워크숍에 참가한 온갖 분야 전문가들 중에는 무용 교육가, 야외학습 교사, 소마심리학자, 무술가, 요가 선생님, 환경운동가 뿐만 아니라 다른 소마틱스 분야 전문가들도 많았다. 이들의 공통된 관심사는 학생들에게 살아있는 몸에 대해 가르치는 효율적인 방법이었다. 지난 몇 년간 이 프로그램이 계기가 되어 소마틱스 교육을 다양한 문화적, 교육적 환경에 접목시키는 것에 대한 토론의 장이 열렸다. 결과적으로 보다 참신한 접근법이 모색되었는데, 이 과정에서 나는 워크숍에 보니 베인브릿지 코헨, 칼린 맥호세, 딘 후안 같은 이들을 자주 초대하여 나의 관점을 확장시키는 계기를 마련하기도 했다.

이 모든 경험을 바탕으로 나는 소마움직임교육 커리큘럼이 청소년 교육에 필수적일 뿐만 아니라 21세기 교육 모델로도 적합하다는 사실을 깨닫게 되었다. 이 커리큘럼에서는 학생들이 자신의 잠재성을 온전히 발현시키기 위해 내적인 생명력을 키우는 것을 강조한다. 이 책에서 소개하는 내용이 바로 그것이다.

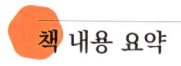 내용 요약

An Overview of This Book

- 1부. 청소년을 위한 소마움직임교육 소개

1부에서는 소마움직임교육이 청소년 교육에 있어 필수적이고 효과적인 이유를 제시한다. "왜 십대들에게 몸에 대한 교육을 해야 하는가?"라는 질문을 시작으로 소마움직임교육 커리큘럼의 철학적, 이론적 배경을 설명하고, 마음챙김 수련 또는 사회지성이나 감정지성을 학제에 포함시키는 최근의 교육이 학생들에게 어떤 이득이 되는지 소개한다. 또 무용, 체육, 과학, 보건, 웰빙 등과 같은 현행 학습 과목과 이 커리큘럼이 목표로 하는 것이 어떻게 연계되는지도 살펴보고, 이들이 어떻게 서로 관련을 맺고 있는지도 설명한다. 1장에서는 책의 다른 부위보다 좀 더 학술적인 관점을 소개하는데, 여기서는 최근 교육 분야에서 논의되는 것과 밀접한 관련이 있는 부분을 다룬다. 이를 통해 소마틱스 분야를 잘 모르는 교육자라도 이미 자신이 친숙하게 느끼는 개념과 수련을 통해 이 커리큘럼을 바라볼 수 있을 것이다. 물론 이미 소마틱스 분야 전문가라면, 소마틱스와 현재 교육 분야에서 부각되는 부분을 서로 비교해보는 계기를 갖게 될 것이다. 십대들에게 소마움직임교육 커리큘럼을 전하는 일은 일종의 도전 상황이다. 그렇기 때문에 이 책에서는 특별히 십대들의 니즈에 부합될 수 있는 형태로 커리큘럼의 형태를 변화시켜 제시하였다.

2장에서는 소마틱스 분야를 잘 모르는 독자들을 위해 간략한 정보를 제공하였다. 여기엔 이 커리큘럼의 기반을 이루는 경험해부학 또는 "체화해부학" 영역에 대한 소개도 포함된다. 이미 소마틱스의 이론과 수련의 역사를 잘 아는 독자라면 2장 끝부분에 소개한 내용에 흥미를 갖게 될 것이다. 여기서 나는 에코소마틱스 ecosomatics와 무용인류학 dance anthropology과 같은 특수한 형태의 소마틱스 영역을 간략하게 소개하였다. 이러한 소마틱스 영역 또한 내가 제시하는 커리큘럼에 어느 정도 영향을 미쳤다.

- 2부. 시작하기: 촉진자를 위한 가이드

2부에서는 소마움직임교육 커리큘럼을 진행하는 것과 관련된 특수한 주제를 다룬다. 예를 들어, 커리큘럼을 진행하는 교사의 태도, 소마틱스 탐험을 하기에 적합한 "교실"은 학생들의 연령에 따라 어떻게 구성할 것인지, 그리고 학교 안과 밖에서 수업을 진행하는 방법 등이 여기에 포함된다. 커리큘럼을 진행하는 공간을 구성하고 학생들에게 수업을 소개하는 방식, 그리고 필요한 보조 도구들을 준비하는 것 또한 수업을 디자인하고 시행할 때 핵심적인 논의 사항이다.

2부에서는 이 책을 가장 효과적으로 활용하는 방법도 다룬다. 3부에 소개된 움직임 탐험들을 학생들에게 이해시킨 후 수업을 제대로 진행하기 위해서 필요한 사항도 이 커리큘럼의 중요한 부분이다. 따라서 소마움직임교육을 청소년들의 니즈와 감수성에 맞게 적용할 수 있는 핵심적인 8가지 교육학적인 조언 또는 원칙에 대해서도 논의할 것이다. 이러한 교육 원칙은 학생중심student-centered 접근 수업을 진행할 때 필수적인 요소이다. 여기엔 탐험을 진행할 때 언어로 학생들과 소통하는 핵심적인 내용이 담겨 있다. 이를 통해 교사들은 체화 학습을 효과적으로 이끌기 위해 언어를 어떻게 사용하는지 알게 될 것이다.

마지막으로, 소마움직임교육을 할 때 고려해야 할 복잡한 부분도 설명한다. 특히 학교에서 또는 청소년들을 위한 다른 프로그램에서 접촉 기법을 시행할 때 주의해야 할 4가지 특수 원칙을 소개한다. 접촉기반touch-based 탐험 기법을 프로그램 내에서 활용할 때는 염두에 두어야 할 가이드라인이 필요하다. 자기접촉self-touch 기법을 이용해 발에 위치한 특수한 뼈의 위치를 찾는 탐험을 할 때, 또는 학생들이 서로의 몸에 접촉해서 탐험을 하는 접근법은 상황에 따라 빼거나 더하며 유연하게 활용하여야 하기 때문이다. 스트레스, 트라우마, 성과 성성향 문제와 같이 민감하고 복잡한 주제에 대해서도 2부에서 다룬다. 이를 통해 독자들은 3부와 4부에 소개된 커리큘럼을 교육하는데 필요한 준비를 할 수 있다.

- 3, 4부. 소마움직임교육 커리큘럼: 청소년을 위한 체화해부학

3, 4부는 이 책의 핵심이다. 여기서는 소마움직임교육 커리큘럼을 7장부터 16장에 걸쳐 소개하였는데, 3부에서는 소마움직임교육 체화 기초 레벨 1에 해당하는 바디스캔, 인체시스템, 고유수용감각 등과 같은 기초적인 부분을 배우고, 체화 기초 레벨 2에 해당하는 4부에서는 정렬, 호흡, 소마웜업 등과 같은 보다 진보된 형태의 탐험을 배운다. 각각의 장에서는 주제와 관련된 기초 해부학 정보와 함께 탐험을 하기 위해 필요한 내용, 그리고 학생들의 반응 등을 소개하였다. 또한 다양한 사진들을 제공하여 탐험을 실제로 어떻게 진행하는지 알 수 있게 하였으며, 학생들이 작성한 글과 그림도 참고 자료로 첨가하였다. 여기엔 성인 참가자들이 참여해서 탐험을 진행하는 모습도 포함되어 있다. 탐험을 촉진시키는데 유용한 "교사들을 위한 조언"도 있으며, 집에서 할 수 있는 숙제나 그룹 프로젝트를 하는 것과 관련된 정보도 포함시켰다. 4부 마지막에 위치한 17장에서는 이 커리큘럼에 참여한 학생들이 직접 쓴 글을 통해 소마움직임교육의 독특한 매력을 소개하였다.

후기에서는 "소마틱스 교육의 미래 비전"에 대해 간략히 다루었다. 여기서는 내가 가르쳤던 학생들, 그리고 함께 했던 동료들과 나누었던 대화를 예로 들어 소마틱스 기반의 교육, 즉 신체기반body-based 교육의 잠재력을 보다 선명하게 부각시켰다. 독자들은 후기를 통해 소마틱스 교육을 매우 다채롭게 응용하여 적용하는 것과 관련된 정보를 접하게 될 것이다. 또한 다양한 소마틱스 관련 영역에 접근하여 좀 더 깊은 전문성을 쌓아 원하는 목표를 달성할 수 있는 조언도 듣게 될 것이다.

부록A에서는 소마움직임교육을 청소년들에게 교육할 때 고려해야 할 8가지 교육학적 원칙을 요약해서 소개하였고, 부록B에서는 내가 의도적 접촉intentional touch이라고 명명한 것을 구현하기 위한 4가지 가이드라인을 요약해서 제시하였다.

출처와 참조 문헌

이 책에서 "탐험"이라는 이름으로 소개한 것들은 내가 체득했던 움직임 교육, 경험해부학, 그리고 몇 가지 다른 소마틱스 원리를 조합하여 만든 것이다. 이 중에서 "생명의 호흡", "즉흥 동작" 등, 자세 탐험과 관련된 다양한 탐험은 내가 직접 디자인한 것이다. 물론 몇 가지 탐험은 특수한 소마틱스 원리를 그대로 소개하기도 하였고, 다른 소마틱스 교사에 의해 변형된 것을 차용하기도 하였다. 이 경우 출처를 밝혔고, 각주에 표기하였다. 원래 버전과 내가 청소년과 청장년 버전으로 응용한 것을 비교해서 살펴보길 원하는 독자에게 도움이 될 것이다. 보통은 본문 안에 해당 내용을 명시적으로 밝혔다.

나는 이 커리큘럼에 나온 내용을 전적으로 나만의 힘으로 창조했다고 주장하지 않는다. 원래의 소마틱스 원리와 관련된 자료를 바탕으로 응용했다고 보는 편이 적합하다. 물론 가능한 원래 탐험의 출처를 밝히기는 했지만, 그 원류와 전승 과정을 추적하기 어려운 부분도 존재한다. 특히 무용이나 창조적 움직임 분야에서 기원한 탐험일수록 그러하다. 의도치 않게 삭제나 누락된 부분, 또는 잘못 소개한 부분이 있다면 양해를 구한다.

누구에게 도움이 되는 책인가?

이 책은 청소년과 청장년을 교육하는 이들을 대상으로 썼다. 특히 움직임, 사회-감정 학습, 건강과 웰빙, 명상, 마음챙김, 드라마, 무용, 체육, 그리고 요가, 기공, 아이키도 등을 가르치는 경험 많은 교사들에게 적합한 책이다. 여러분이 이러한 분야에 종사하는 사람이라면, 학생들의 내적 인지를 높이고 삶의 핵심적인 기술을 가르치는 일이 매우 중요하다는 사실을 이미 알고 있을 것이다. 해부학적인 배경지식을 지니고 있는 소마움직임교육자나 청소년을 가르치는 경험 많은 교사라면 이 책에 나오는 내용을 통해 특히 큰 도움을 받을 수 있다.

스포츠 코치, 캠프 스태프, 아웃도어 리더쉽 코스 진행자, 그리고 신체 트레이너, 무용 치료사, 물리치료사와 작업치료사 등도 이 책에서 가치 있는 무언가를 발견하게 될 것이다. 이렇게 다양한 분야의 전문가들이 고객의 신체 역량을 증진시키기 위해 소마틱스의 체화 기법을 도입하고 있다. 중고등학교 교사 뿐만 아니라 상담사, 치료사, 사회복지사, 분쟁해결사, 회복적 사법정의 리더, 행정가, 가정교사, 그리고 컨설턴트 등도 십대들 교육에 참여하는데, 이들 역시 소마틱스 접근법을 통해 큰 도움을 받을 수 있다. 부모가 이 책을 본다면 자신이 십대 때 겪었던 일들을 되돌아보는 계기가 될 것이고, 십대들의 몸-마음 관계에 대한 이해가 깊어질 것이다. 여기서 소개하는 커리큘럼은 자녀들의 학교 생활 뿐만 아니라 가정에서의 삶에도 긍정적인 영향을 주기 때문이다.

마지막으로, 자신의 배경이 무엇이든 상관없이, 나는 이 책을 통해 여러분이 스스로의 몸과 좀 더 친밀해지는 과정에서 새로운 경험을 얻게 되길 기대한다. 삶의 여정을 통해 나는 인체가 끊임없이 변화하는 기적과도 같은 존재임을 깨닫게 되었다. 인간은 누구나 움직임과 인지라는 역동적 과정을 통해, 좀 더 다채로우면서도 스스로를 더 잘 이해하는 충만한 삶을 살아갈 수 있다는 것을 기억하길 바란다. 우리는 각자가 맞닥뜨리고 있는 도전 상황이 있으며, 동시에 지구 공동체의 일원으로 살아가고 있다. 자신의 몸을 깊게 인지하며, 감사한 마음을 지니고, 움직임을 구동시키는 생명력을 바탕으로 살아가는 것 자체가 삶의 심오한 비밀을 발견하는 탐험의 과정이다. 소마틱스를 청소년들에게 가르치는 교사로서 탐구를 계속 해오면서, 나는 다가오는 세대들은, 좀 더 온전하고, 열정적이며, 생명력 넘치고 체화된 개인으로 살아갈 수 있으리라는 믿음을 마음 깊이 새기고 있다.

서론

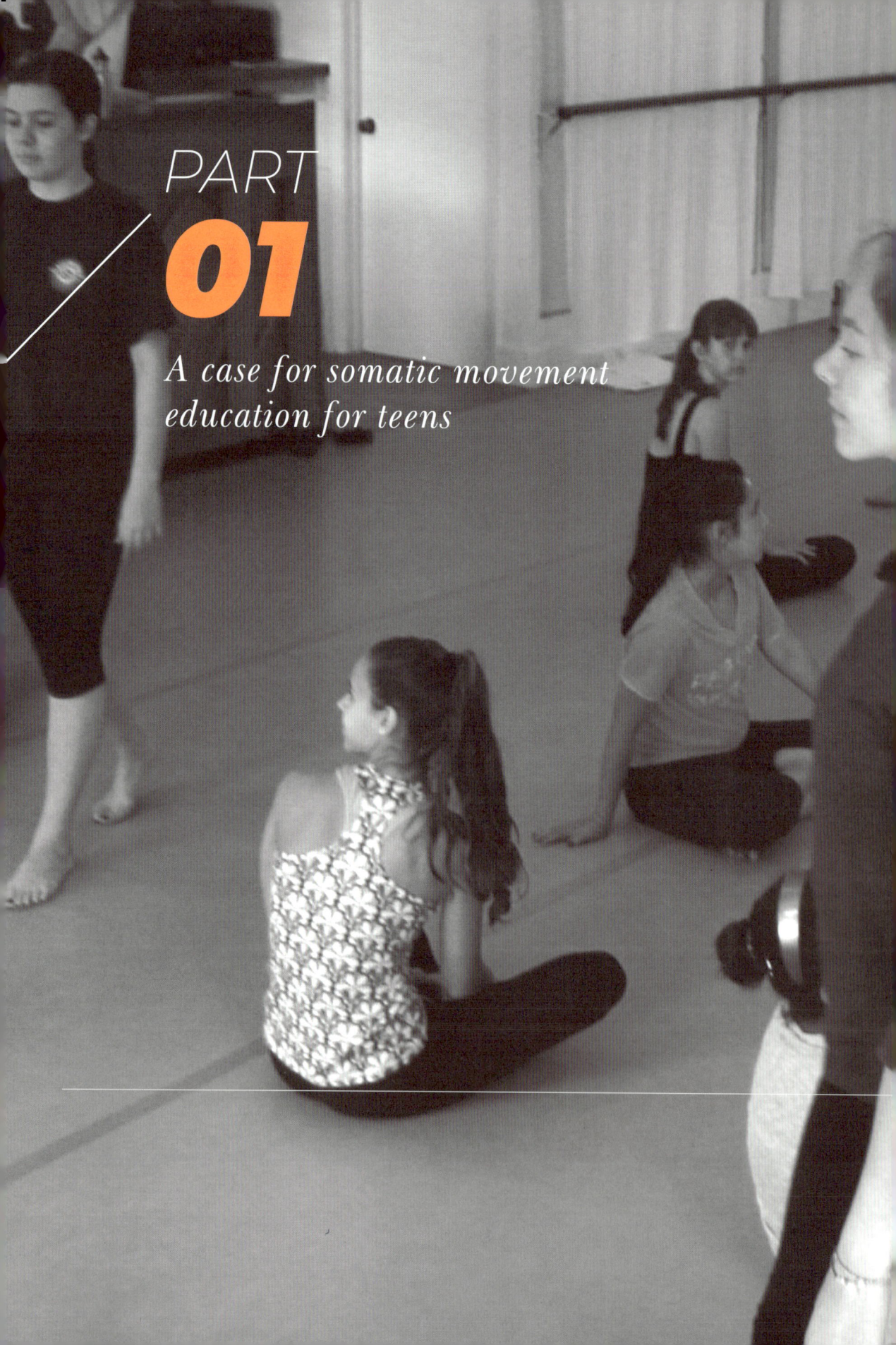

PART 01

A case for somatic movement education for teens

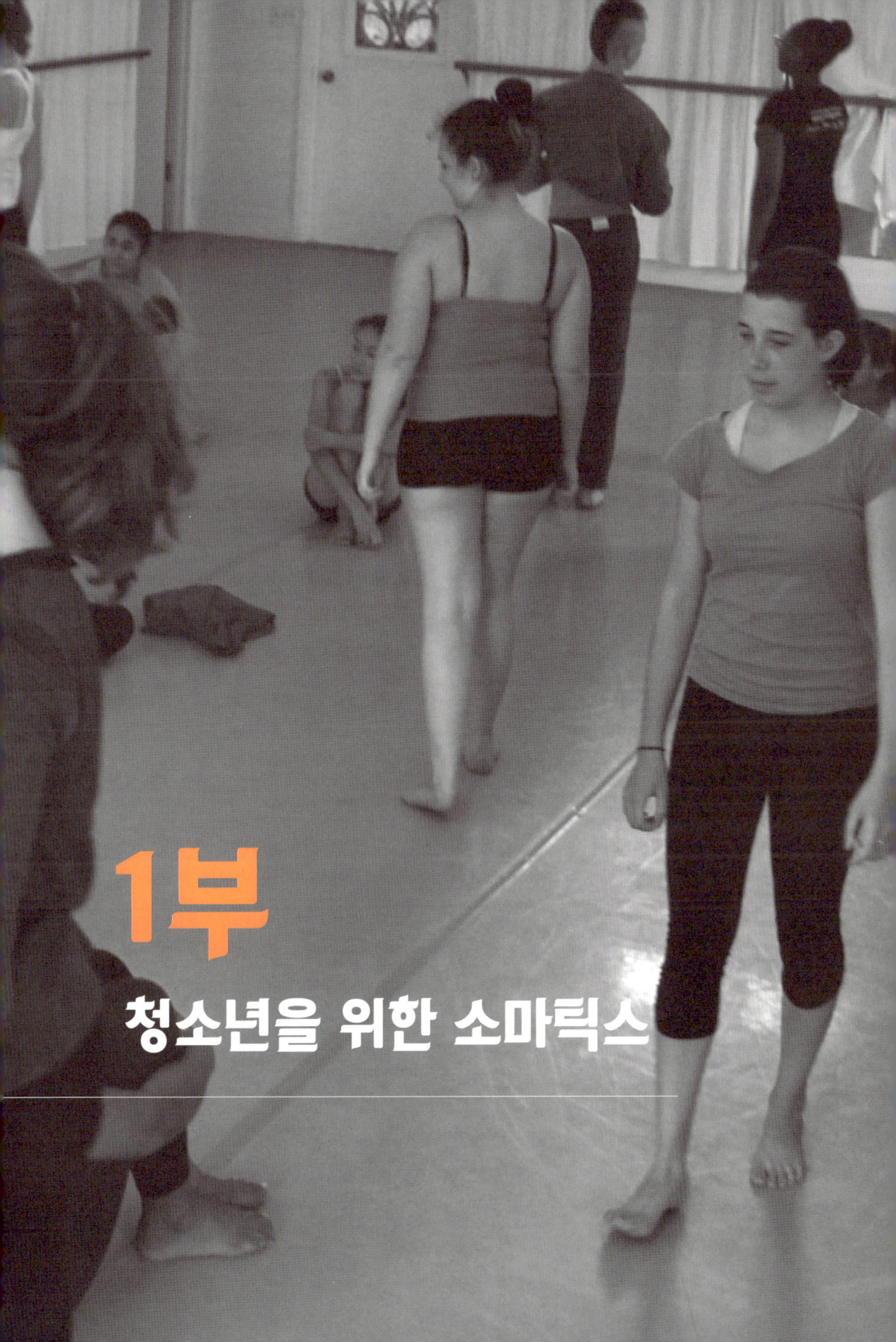

1부
청소년을 위한 소마틱스

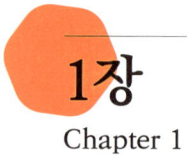

1장
Chapter 1

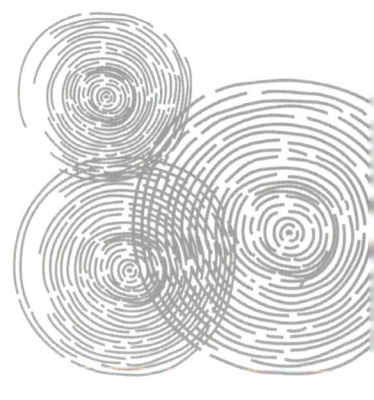

왜 십대들에게
몸에 대한 교육을
해야 하는가?

인체는 사용해야 할 도구가 아니다. 경험하고, 탐구하고,
풍요롭게 하고, 그래서 학습해야만 하는 개인적 영역이다.

– 토마스 한나 Thomas Hanna

청소년기는 인생의 전환기이다. 자기발견을 할 수 있는 시기이자, 이를 통해 잠재력을 탐구하는 시기이기도 하다. 또 각자가 지닌 독특한 재능을 발전시키며 남은 인생 전체에 영향을 미칠 건강의 궤적을 설정하는 때이기도 하다. 하지만 대부분의 사람들은 청소년기를 겨우 한 아이가 자라 어른이 되는, 그 과정에서 적응을 위한 질풍노도를 겪는 때로 대충 규정하곤 한다. 십대들의 뇌에서는 화학작용과 호르몬 변화가 급격히 일어나고 있으며, 이 시기엔 학교와 집에서, 그리고 친구들에게도 핍박을 받는 등, 내적, 외적으로 엄청난 도전에 직면한다. 이들은 다이어트, 수면, 운동, 성, 약물, 알코올, 그리고 인간관계 등, 자신의 웰빙에 영향을 줄 수 있는 복잡한 선택 상황 속에서 투쟁하고 있다. 폭증하는 소셜 미디어는 이들에게 정신을 분산시키는 요소이자 삶의 방식이기도 하다. 대중문화를 통해 접하는 엄청난 이미지와 메시지는 청소년기에 형성되는 자기이미지와 자존감에 큰 영향을 미친다. 또한 공교육을 통해 제공되는 시험은 학년이 올라갈 때마다 십대들의 스트레스를 가중시키는 요소이기도 하다. 더하여 학교에서는 왕따, 자살, 폭력 등과 같은 문제 상황이 계속 증가하는 추세이다. 이 수많은 문제 상황을 껴안고, 복잡성이 갈수록 증가하는 현대를 살아가는 청소년들을 제대로 보살피는 것은 점점 힘든 일이 되어가고 있다.

십대 청소년들은 장래에 대학교를 결정하여 학업을 해 나가고 직업을 선택하여 생활 전선을 헤쳐 나가는 문제로 스트레스를 받고 있을 뿐만 아니라, 자신이 속한 커뮤니티에서 아직은 어린 성인으로서 협력하며 살아가야 하는 문제로 고민하고 있다. 더구나 변화하는 세계사적 문제와 환경 재앙 속에서 또 다른 형태의 스트레스, 불안, 염려를 지닌 채로 압박을 받으며 앞으로 나아간다. 자연이란 존재는 복잡하고 정신없는 삶에 위안을 주는 요소여야 함에도 불구하고, 우리는 자연이 제공하는 내적 또는 외적 영향력과 다양한 형태로 단절되어 살아가고 있다. 이 모든 요소들이 함께 복합되어 청소년이 지닌 문제 상황을 좀 더 복잡하게 만든다. 그렇기 때문에 청소년들이 이토록 중요한 인생의 시기를 성공적으로 헤쳐 나갈 수 있도록 돕는 일은 잠재적으로 매우 긍정적인 결과를 이끌어 낼 것이다.

그렇다면 이토록 여러 측면에서 신체적, 감정적, 심리적 불안의 시기를 지나는 청소년들에게 어떤 도움을 줄 수 있을까? 다행히 교육자들과 부모들은 생존을 위해 학업에 열중하는 것보다 좀 더 핵심적인 삶의 기술, 다시 말해 단지 지성을 높이는 학습의 울타리 너머의 기술을 청소년들에게 가르칠 필요가 있다는 사실을 공감하기 시작했다.[1] 이러한 기술을 "소프트 스킬 soft skills" 또는 "비인지 스킬 non-cognitive skills"이라 부른다. 이 기술은 자기성찰을 촉진하고 좀 더 진취적으로 자발적인 학습을 진행할 수 있도록 학생들의 내적인 역량을 높이는데 초점을 맞춘다. 이런 기술들은 요즈음 교육 현장에서 점차 각광을 받고 있으며, 이는 단지 하나의 기술을 습득하는 것을 강조하는 차원을 넘어 학생 스스로 자신의 삶 전체를 주도해 나갈 수 있는 역량을 탐색할 수 있도록 돕는데 방점을 둔다. 점차 많은 학교에서 독학 프로그램을 운영하며 마음챙김 mindfulness이나 사회정서학습 SEL, Social-Emotional Learning 같은 프로그램을 도입하고 있다. SEL 프로그램 중 다수가 다니엘 골맨 Daniel Golemans이 쓴 책 『감정지성 Emotonal Intelligence』에서 영감을 받았는데, 이 프로그램을 통해 학생들은 자기인지 self-awareness, 자기관리 self-management, 그리고 사회인지 social awareness와 같은 삶의 핵심 역량을 개발시키게 된다. 마음챙김 프로그램은 존 카밧진 Jon Kabat-Zinn과

틱낫한(Thich Nhat Hanh)이 제시한 방법을 기반으로 하며, 이외에도 다양한 형태의 SEL 프로그램이 교육현장에 도입되어, 청소년들이 명상 또는 이와 관련된 수련을 통해 자기인지를 높이며 동시에 스트레스와 불안을 다룰 수 있도록 돕는다.

20년 전에는 이러한 프로그램이 별로 없었다. 하지만 현재는 마음챙김과 SEL 커리큘럼이 점차 증가하는 추세이며, 이를 통해 많은 학생들이 핵심적인 삶의 기술을 익히는 데 도움을 받고 있다. 예를 들면, 현재 약 10여 개 나라들과 미국의 15개 주에 있는 학교에서 이러한 독립교실 프로그램을 통해 마음챙김 명상을 가르치고 있으며[2], SEL은 적어도 미국의 7개 주에 있는 다양한 지역에서 시행되고 있다.[3] 프로젝트 기반 학습(Project-based learning) 또한 현재 학교 교육에서 증가하고 있다. 여기에는 참여교육(engaged education)과 체험교육(experiential education)이 포함된다. 확실히 현재는 사회정치적으로 다양하고 복잡한 변화가 일어나고 있는 가운데, 교육 분야에서도 혁명이 일어나고 있는 시기이다. 이에 따라 성인들은 청소년들이 끊임없이 변화하는 세상을 살아갈 수 있는 준비를 잘 할 수 있도록 학교 교육을 좀 더 심층적이고, 전체적으로 강화시키고 혁신시키기 위해 많은 노력을 기울이고 있다.

하지만 교육 혁명이 좋은 의도를 지닌 이들을 통해 활발하게 일어나는 와중에도 아직 청소년 교육의 핵심적인 영역, 즉 "청소년 웰빙에 있어서 몸과 움직임의 핵심적인 역할"에 대한 탐구는 미흡한 부분이 존재한다. 슬프게도, 어른들과 마찬가지로, 오늘날을 살아가는 십대들은 대부분 자신의 몸보다 스마트폰에 대해 더 잘 알고 있다. 물론 자신의 몸에 관심을 많이 갖고 있는 십대들도 있지만 그 방식이 건강에 위배되는 형태일 때가 많다. 십대들은 자기 몸의 외양, 몸무게, 스포츠와 헬스를 할 때 드러나는 물리적인 기술에 더 관심이 많으며, 특히나 친구들이 자신을 어떻게 바라보는가에 훨씬 민감하게 반응한다. 이렇게 십대들이 자신의 몸에 대해 정신적, 감정적으로 관심을 두고는 있는데도 실제 몸에 대한 학습은 학교 커리큘럼에서 빠져 있는 경우가 태반이다. 그리고 그런 교육이 있다고 해도 생물학이나 체육 시간에 아주 미미하게 배우는 정도에 불과하다.

안드레아 올슨(Andrea Olsen)은 그의 책 『바디스토리(BodyStories)』에서, "평생 몸을 지니고 살아가지만, 우리는 그 몸에 대해 잘 모른다"는 표현을 했다. 긍정적이든 부정적이든 몸은 자존감의 원천이기 때문에 특히 십대들이 더 관심을 지니고 있다. 청소년기에는 몸이 성적으로 성숙해지는 시기이다. 그렇기 때문에 부모와 교사들도 몸의 문제에 대해 터부시하거나 열린 대화를 회피하는 경향이 있다. 솔직히 말해, 청소년의 몸은 방안에 든 코끼리와 같다. 그래서 이 커다란 짐승을 다루는 문제에 대해 도움을 줄 수 있는 학교도 거의 없는 것이 사실이다.

어린이들 교육에서 댄스와 움직임 학습과 관련된 커리큘럼이 어느 정도 보급되어 있긴 하지만, 청소년을 위한 움직임 프로그램은 스포츠와 헬스, 또는 댄스를 통한 신체교육_{PE, Physical Education} 프로그램이 주를 이룬다.[4] 물론 요즘 몇몇 학교에서는 좀 더 과감하고 진보적인 커리큘럼을 운영하기도 하지만, 대다수가 여전히 공던지기, 허들넘기처럼 육체의 기량을 측정하는 스포츠에 초점이 맞추어져 있어서 건강이나 웰빙을 제대로 측정하지는 못한다. 헬스와 팀스포츠에도 이점이 없는 것은 아니지만, 이러한 스킬 기반의 프로그램은 이를 제대로 못하는 학생들에게 소외감을 느끼게 하거나 부정적인 신체 이미지를 형성시켜서 일반적인 몸의 움직임을 개선하는데 부정적인 영향을 미칠 수도 있다.

신체교육 프로그램이 아닌 다른 영역에서 움직임_{movement} 기법의 역할은 그동안 매우 미미했으며, 그 효과 또한 간과되어 왔다. 학생들은 대부분의 시간을 의자에 앉아 많은 시간을 보내고 있으며, 그렇게 조용히, 부동자세로 오래 버티는 이를 "좋은 학생"으로 간주해왔다. 심지어 체육 시간이나 수업 사이 휴식 시간에도 학생들은 움직이지 않고 단지 다음 수업을 위한 "재충전"을 위한 "휴식"이 필요한 시간으로 여기고 있다. 이는 움직임 학습을 통해 개인이 발전할 수 있는 내적인 가치를 높일 수 있다는 사실을 모르기 때문이다. 현재는 미국 내 여러 주에서 예술, 스포츠 팀, 그리고 방과 후 프로그램 등과 같은 신체교육 프로그램에 대한 예산이 줄어들거나 제한되는 일도 발생하고 있다. 기술이 점차 발전하고 현대적인 삶에서 기술의 중요성이 높아질수록 복잡다단한 문제가 함께 발생하며, 이로 인해 지식과 경험보다는 정보와 데이터에 과도하게 가치 우선을 두는 현상이 두드러지고 있다. 조사 기관인 닐슨_{Nielsen}의 통계에 따르면 미국 내 아이들과 어른들은 모두 하루 평균 6시간 정도를 스크린이나 모니터 앞에 가만히 앉아서 보낸다고 한다.[5] 질병통제예방센터에 따르면 미국에서 소아비만을 지닌 아이들이 5명 중 1명 정도 비율을 이룬다고도 하며,[6] 비만 문제가 점점 더 악화될 것이라는 연구 결과도 있다.[7]

청소년들은 체육 시간에 단순히 일어나서 돌아다니는 정도 이상의 무언가를 필요로 한다. 특히 십대들은 자신의 몸에 대해 이해하고 육체적 웰빙과 감정적 웰빙 사이의 관계를 체험할 수 있는 전적으로 새로운 형태의 프레임워크가 필요하다. 청소년들은 자기 자신의 신체를 편안하게 활용하여 발전시킬 수 있는 구조적, 경험적 수단이 있어야 하는데, 여기에는 신체에 대해 배우고 건강한 신체이미지와 자기인식을 발전시킬 수 있는 명확한 요소가 포함되어야 한다. 단지 십대들이 성취할 수 있는 것이 무엇인지 판단하는 것 말고, 자신이 누구인지에 대해 확인하고 감사할 수 있는 태도를 함양할 수 있는 프레임워크가 있어야 한다. 소마틱스는 신체기반 접근법이며, 이를 통해 십대들은 자신에 대해 좀 더 많은 것을 배울 수 있는 시간과 공간을 확보할 수 있다. 그뿐만 아니라 소마틱스 원리를 통해 십대들은 자신의 몸에 대해 좀 더 명확한 정보를 얻을 수 있으며, 자신감과 소속감 그리고 충만함을 지닌 개인으로 성장할 수 있다. 사실 자신의 몸에 대한 정확한 정보를 얻지 못한 십대는 미디어나 인터넷 또는 주변에서 무분별하게 전해지는 안 좋은 정보들에 노출된 채로 살아갈 수밖에 없다.

예를 들어보자. 대부분의 십대들이 자신의 척추가 만곡되어 있는 것이 아니라 직선으로 되어 있다는 잘못된 이미지를 지니고 있다는 사실을 아는가? 이는 끊임없이 반복해서 "똑바로 서", "구부정하게 서있지 마" 등과 같은 말을 주변에서 들어왔기 때문이다. 척추를 당겨서 똑바로 서라는 말을 들으면 대부분의 사람들이 "똑바른 막대" 이미지를 상상할 수밖에 없다. 그리고 척추가 막대처럼 되어있다는 잘못된 개념이 각인되면 몸에 불필요한 긴장이 야기될 수밖에 없다. 십대들 중에서 숨을 들이쉴 때 복부를 안으로 당겨야 한다고 믿는 이들도 많다. 이는 "빨래판 복근"을 이상적인 것으로 오해하기 때문이다. 숨을 들이쉴 때는 호흡을 깊게 하기 위해 횡격막이 아래로 내려가는데 이때 복부를 당기면 호흡이 얕아질 수밖에 없다. 이는 내가 몇 년 동안 청소년들을 가르치면서 마주친 잘못된 신체이미지 중 겨우 두 가지 놀라운 사례에 불과하다. 어른들도 마찬가지다. 자신의 신체에 대해 제대로 된 교육을 받지 못해 청소년들과 마찬가지로 잘못된 이미지를 지니고 살아가는 어른들이 많다. 많은 이들이 자신이 이러한 나쁜 신체이미지를 지니고 있다는 사실조차 자각하지 못한 채로 삶을 살아가고 있으며, 이러한 왜곡된 이미지가 자신의 웰빙과 삶의 행복에 어떠한 영향을 미치는지도 모르고 있는 것이 현실이다.

몸에 대한 교육

우리가 살아있는 자신의 몸에 대한 교육을 별로 받지 못하고 살아온 이유는 무엇일까? 미국 문화 관점에서 이에 대한 역사적 과정을 심도 있게 탐구하는 것은 이 책의 범위를 넘어서지만, 그래도 몇 가지 가치있는 설명을 해보도록 하겠다. 신경학자인 스티븐 포지스Stephen W. Porges는, 데카르트가 "나는 생각한다. 그러므로 존재한다"고 한 이래로 "똑똑함"과 인지 기술을 동등한 것으로 여겨왔던 전통 때문에 몸에 대한 교육 저하가 발생했다고 지적한다.[8] 인지지능Cognitive intelligence을 우선순위로 두고 있기 때문에 생기는 문제를 간과해서는 안 된다는 뜻이다. 포지스의 말에 따르면, "인간이 많이 똑똑해지긴 했지만, 정말 자신의 신체가 무엇을 좋아하는지 무감각해졌다."[9] 우리가 받는 교육에도 보편적인 몸에 대한 내용이 포함되어 있지만, 이러한 교육에서는 일반적으로 몸을 대상으로 다루며 스스로 인지하는 방식을 개인에 맞게 학습시키지는 않는다.

예를 들어, 생물학 시간엔 책에 나오는 그림을 보고, 글을 읽으며, 플라스틱 인체 모형을 통해 학습한다. 이런 학습법에서는 인체 구조와 움직임 기전을 배울 때 보통 몸을 직접 만지거나 움직이면서 하진 않는다. 바디마인드센터링Body-Mind Centering 스쿨을 만든 보니 베인브릿지 코헨Bonnie Bainbridge Cohen은 보통 오감이라고 부르는 감각에 의해 내적인 신체 인지를 제대로 하지 못하게 되었다고 놀라워한다. 그녀는 "모든 과학은 당시의 사회, 정치, 종교적 관념을 반영하며, 서양 문화에서는 역사적으로 신체 감각을 억압하는 전통이 전해져 왔는데, 이런 내용이 과학적 사실로 포장되어 왔다.[10] 몸에 대한 교육과 다양한 형태의 댄스 기법에서도 몸을 대상화하며, 특별한 목표를 달성하기 위해 몸을 정련하거나 통제해야 하는 도구로 간주한다. 하지만 좀 더 전체적이고 통합적인 신체기반 교육body-based education을 창출하기 위해서는 물리적인 몸의 기량을 뽐내는 방식 이상의 것을 고려해야만 한다.

1980년대 하버드 대학의 발달 심리학자인 하워드 가드너Howard Gardner는 다중지능multiple intelligences 이론을 제시하며 "신체운동 인지bodily/kinesthetic awareness"가 몸과 움직임 교육에서 중요하다고 말했다. 그는 언어, 음악, 논리, 공간, 신체운동, 대인관계, 자기성찰, 이렇게 7가지 범주로 "지능"을 정의하며 이들은 서로 연결되어 있다고 주장했다. 그의 이론 덕분에 운동 지능kinesthetic intelligence이라는 용어가 국가 교육 개혁을 논의하는데 있어 성공적으로 도입되었다.[11] 하지만 하워드 가드너조차도 몸을 대상으로 간주하며, 테니스 선수나 바이올린 연주자의 핵심적인 신체 지능을 "몸의 움직임을 통제하고 기술적으로 물체를 다룰 수 있는 능력"이라고 정의했다.[12] 선구적인 댄스 테라피스트인 메리 화이트하우스Mary Whitehouse는 특수한 기법을 발전시키려는 목적으로 움직이는 것과 심층 정신신체 인지deepened psychophysical awareness를 경험하기 위해 움직이는 것 사이엔 차이가 있다고 말한다.

> *몸을 움직이는 것은 도움이 된다... 적어도 움직임을 돕는다는 점에서는... 하지만 이런 방식으로는 자신과의 연결성을 갖지 못한다. 왜냐면 이 방식에서는 자신을 경험하기 위해 여전히 외적인 동기가 존재하기 때문이다. 이는 어떤 목적을 갖고 몸의 위치를 이동시키는 방식이지, 자신을 인지하는 방식이 아니다.[13]*

운동지성에 대한 가드너의 모델Gardner's model은 탑다운top-down 접근법이다. 다시 말해, 마음이 몸에 명령을 내려 움직임이 발생하고, 그 결과 외적인 목적을 달성한다는 이론이다. 하지만 이러한 접근법은 움직임을 바라보는 일면일 뿐이며, 운동지성을 단지 한쪽에서만 바라보고 평가한다. 소마 교육자인 제이미 맥휴Jamie McHugh는, "이건 바디위즈덤으로 보기 어렵다. 잘 쉬는 사람이 현명하다고 보는 것에 불과하다"는 말을 했다.[14] 목적은 달성할 수 있다. 하지만 그 과정에서 치러야 할 대가는 무엇일까? 탑다운 접근법으로도 몸에서 전해지는 신호를 무시한 채, 피로와 통증 가득한 상태로 목적지에 도달할 수는 있다. 자기훈련과 힘은 얻을지는 모르지만, 이러한 접근법에 경도되면 스트레스, 부상, 심지어 경쟁의 늪 속으로 자신의 가치가 추락하는 느낌을 받다 끝나곤 한다. 현대엔 우리의 정신을 분산시키는 요소들이 너무도 많다. 따라서 이런 기술기반skill-based 모델이 몸을 외적으로 인식하는 측면에서 좋은 결과를 가져오게 할 수도 있지만, 자신에게서는 다소 멀어지게 한다. 소마 교육자이자 바디워커인 딘 후안Deane Juhan은 다음과 같이 말했다.

> *내 몸을 나는 얼마나 완벽하게 감지하고 또 몸 안에서 일어나는 특별한 사건들 간의 관계를 얼마나 잘 느끼고 있을까? 태도, 자세, 행동패턴, 그리고 생리적 기능이 이 몸이라는 유기체 안에 융합되어 있다. 나는 주로 의식적 인지를 통해 나의 웰빙을 통제하는 것 같다. ..... 나에게 정말 현실적으로 다가오는 것은 나 자신의 주의력을 활용해 집중했을 때이다.[15]*

주관적 경험, 즉 내부 감각, 감정, 그리고 인식 등에 주의력을 집중하여 운동지성을 개발시키는 일이 정말 십대들의 웰빙을 개선시키고 그들의 삶에 큰 의미를 준다면, 그러한 접근법은 시행되어야만 한다. 하지만 십대들이 경험하길 원하는 주관적인 체득을 어른들이 원하지 않는다면, 그래서 오히려 십대들을 좌절케 하는 상황을 야기한다면, 그런 접근법은 시행되기가 어렵다.[16] 심리학자인 셰팔리 챠바리 Shefali Tsabary 는 그녀의 책 『깨어있는 부모 The Awakened Family』에서 이러한 악영향에 대해 다음과 같은 말을 했다.

> 아이들이 당당하게 자기 목소리를 낼 수 없는 상황에서 어른들이 중요하게 여기는 것에 의해 그들의 의견이 매몰된다면, 그런 환경에서 자라는 아이는 불안하고 우울한 마음을 갖게 된다. 그렇게 자신의 생각을 박탈당하는 아이들이 많다. 단지 자신이 누구인지 말하고 있을 뿐인데 정말 다양한 방식으로 아이들은 상처를 입는다. 술을 마시고, 약물을 복용하고, 부적절한 성관계를 하는 것,... 이 모든 행동들이 자신을 보아달라고 어른들에게 보내는 아이들의 울부짖음이다. 제대로 보아주길, 존재를 알아주길, 그리고 보살펴 주길, 간절한 마음으로 표출하는 몸부림이다.[17]

이런 행동의 이면에는 정말 복잡한 정신신체적, 사회경제적 이유가 존재한다. 하지만 어떤 경우든 이러한 자기 학대 행위는 단기적, 장기적으로 큰 문제를 야기한다.

교육자들은 학생들이 스스로를 표현할 수 있는 장을 마련해주어야 한다. 다양한 방식으로 자신과 자신의 몸에 대해 배울 수 있는 계기를 마련해주고 그들의 삶을 지지해주어야 한다. 소마틱스를 통해 신체기반 체화 학습을 제공하고 학생중심 접근법을 취하면, 청소년들은 자기인지 self-awareness 능력을 개발시킬 수 있다. 이 자기인지라는 기반을 통해 청소년들은 스스로를 존중하고, 생명의 고귀함에 대해 감사하는 마음을 갖게 되며, 자신의 몸을 좀 더 귀하게 여기면서, 보다 건강한 행동을 지향하게 될 것이다.

청소년 발달을 위해 소마움직임교육을 활용하는 법

이 책에서 나는 청소년들의 정신신체적 니즈에 부합되는 신체기반 접근법을 제시하며, 여기서는 청소년들을 보다 온전한 인간으로 지지한다. 물론 균형이 잘 잡히고 심도 깊은 교육 커리큘럼도 많다. 하지만 나는 몸을 해부학적, 생리학적으로 이해하고 이를 바탕으로 개인적인 차원에서, 그리고 신체적인 차원에서 접근한다는 점이 소마틱스 기반의 통합적인 교육이 갖는 장점이며 핵심 경쟁력이라고 믿는다. 소마틱스 교육은 운동지성이라는 용어 정의를 넘어선다. 이 교육은 단지 특수한 집단 뿐만 아니라 모든 학생들이 보다 심도 깊은 운동감각 인지를 체화할 수 있게 해주며, 이를 바탕으로 좀 더 복잡하고 거시적인 운동 기술을 익힐 수 있게 도움을 주어, 건강을 증진시킬 수 있는 전체론적인 접근법이다.

탑다운 방식과 달리, 소마틱스 접근법은 보텀업 bottom-up 방식의 운동감각 학습 kinesthetic learning 을 특징으로 한다. 이 방식에서는 마음이 몸에서 오는 정보를 받아 피드백을 하고, 정보를 주고 받으며 대화하듯 소통한다. 예를 들어, 소마틱스 움직임 탐험을 할 때, 초기엔 몸의 한쪽 측면에서 동작을 하는 기법들이 많다. 한쪽 측면을 탐험한 다음에는 "보통" 상태와 비교하는 과정을 통해 변화를 알아챈 후 반대쪽에서 다시 같은 동작을 반복한다. 소마틱스는 우리가 하는 동작의 형태보다 어떻게 그러한 동작을 하는지에 초점을 맞춘다. 어느 부위에 의식을 집중하고, 어디에서 움직임이 구동되며, 그렇게 구동된 움직임이 어떻게 몸, 정신, 감정에 영향을 미치는지 알아채는 방식을 쓴다. 그래서 탑다운과 보텀업 과정을 유연하게 오가며 리스닝하거나 지시하는 방식으로 매 순간 가장 적합한 움직임을 창출한다. 소마틱스는 자신에게 다가가 재연결을 이루고, 더 많이 접촉하여 몸이 지닌 지혜를 일깨우는 접근법이다. 그 과정에서 인지를 높여 자신을 더 잘 돌보는 법을 배우게 된다. 이를 소마지성 somatic intelligence 이라 부를 수도 있다. 소마지성은 운동지성과 자기이해지성 intrapersonal intelligence 을 아우른다. 이러한 지성은 정신신체적 성장을 기반으로 하는 다른 모든 종류의 학습을 통해서도 드러난다.

가이 클랙스턴 Guy Claxton 은 『몸 안의 지성 Intelligence in the Flesh』이란 책에서 "체화지성 embodied intelligence"에 대해 방대한 연구를 기반으로, 지성에 대해 집중적으로 논의한다. 여기서 그는 단지 뇌에 집중하는 방식보다는 몸 전체를 통합적으로, 시스템적으로 활용하는 것의 중요성에 대해 이야기한다.[18] 클랙스턴은 가드너 Gardner 의 다중지성 multiple intelligences 이론을 참조로 하여, 나와 비슷한 결론을 도출하였다.

체화와 관련된 새로운 과학 관점에서... 이러한 지성들은 서로 분리되지 않고, 그렇다고 동등한 가치를 지니는 것도 아님을 시사하는데... 체화지성은 가장 심오하고, 가장 오래되고, 또 가장 근본적이면서도 가장 중요한 지성이다. 다른 지성들은 단지 이 기본적인 가능성에서 분화되거나 뻗어나

간 가지일 뿐이다. 감정지성은 신체지성의 한 측면이며... 장인들이 지니고 있는 지성에서 단지 "신체운동" 지성만을 부각시키는 것은 훨씬 더 깊은 레벨에 존재하는 하나의 지성을 놓치는 결과를 야기한다. 사실 다른 모든 지성은 바로 이 뿌리 시스템에서 뻗어 나온 가지에 해당된다.[19]

움직임 탐험은 단지 청소년 학습에서 "고차원적" 레벨을 달성하기 위한 수단이 아니다. 오히려 움직임을 통해 신체 인지를 높이는 일은 삶의 모든 단계에서 핵심적인 가치가 되어야 한다. "사용하지 않으면 잃게 될 것이다"라는 신경가소성 원리를 반영하는 경구가 있다. 신경과학자인 마리온 다이아몬드 Marion Diamond는 근육과 마찬가지로 인간의 신경 회로가 많이 사용되면 강화되고 사용하지 않으면 약화된다고 지적하였다.[20] 클랙스턴 또한 우리가 몸에 의식집중을 하지 않아 습관적 긴장이 쌓이면 사회정서 지성뿐만 아니라 인지 능력에도 매우 부정적인 영향이 미친다고 주장한다.[21] 최근 연구 결과에서도 신체인지 수준이 높은 사람일수록 자신의 몸에 가해지는 스트레스 증후를 빠르게 알아채고, 그 스트레스가 몸에 쌓여 병으로 이어지기 전에 회복시킬 수 있는 능력, 즉 회복 탄력성이 매우 높다는 사실을 증명하였다.[22]

이러한 정보는 성공을 향해 질주하며, "오직 일만 하고 놀지 않는다"는 낡은 가치를 지니고 살아가는 현대인들에게 특히 중요하다. 학교와 직장에서는 긴 시간 좌식 생활만 하고, 스포츠와 헬스를 할 때는 과도하게 용을 쓰며, 정신 에너지를 과하게 낭비하면서도 육체와의 균형을 유지하지 못하는 현대인들의 불균형한 삶의 방식은 부상과 질병을 넘어, 현대를 살아가는 이들의 정신 건강 문제까지 야기한다. 그렇기 때문에 어린 시절부터 소마지성을 키우는 신체 교육을 제공하는 건강한 사회 패러다임이 형성되어야 한다. 그래야 삶의 리듬, 몸의 리듬, 자연의 리듬을 느끼며, 모든 살아있는 생명체의 내적 독립성을 존중하는 어른으로 성장할 수 있다. 우리가 자신의 몸의 소리를 리스닝하는 법을 배운다면, 멈춰야 할 때와 행동하여 나아가야 할 때를 자각하는 힘이 생긴다. 이러한 배움이 우리를 좀 더 균형 잡힌 삶으로 이끌 것이다.

청소년들이 소마틱스를 통해 몸과 마음에 대한 체화가 깊어질수록 긍정적인 측면은 더욱 커진다. 이러한 교육을 제공하는 학교는 공부뿐만 아니라 신체적, 사회적, 그리고 감정적 배움의 장이 될 수 있다. 사실 최근 연구에서는 움직임 교육과 학업 성취 사이의 상관관계를 검증한 후, 움직임 관련 교육이 지력을 높인다는 과학적 결과를 내놓고 있다. 운동을 하면 혈류 순환이 증가하고 엔도르핀 레벨이 높아져 스트레스는 감소하고, 기분은 좋아지면서, 집중력까지 개선된다. 그뿐만 아니라 새로운 신경세포를 성장시키는 인자들이 증가하여 신경가소성이 촉진된다.[23] 선구적인 교육철학자인 존 듀이 John Dewey는 정신신체적 학습이 추상적 사고와 이성적 판단의 기반이 된다는 사실을 믿었다. 듀이 또한 알렉산더테크닉을 배우며 자신의 자세를 바르게 정렬시키고 근육과 정신의 긴장을 감소시켰다. 그는 소마틱스의 내적인 가치를 크게 여겼으며, 소마교육이 다른 많은 교육의 기반을 이루는 데 중요한 기여를 할 것으로 생각했다.[24]

- 소마움직임교육은 무용, 체육, 과학, 보건과 웰빙 커리큘럼을 보완해준다

소마움직임교육은 경험해부학 원리를 커리큘럼 안으로 가져왔으며, 자기 자신의 몸을 "실험실"로, 그리고 움직임, 접촉, 그림 그리기, 작문과 토론을 도구로 삼아 교육을 진행한다. 그렇기 때문에 소마움직임교육은 과학적이면서도 인문학적이며, 대인관계, 자기이해, 이성, 그리고 운동 능력을 관통하는 다양한 주제를 통합시킨다. 과학, 움직임, 마음챙김, 그리고 사회-감정 학습과 관련된 내용을 종합적으로 다루기 때문에 현대를 살아가는 중고등학교 학생들의 무용, 체육, 과학, 그리고 보건과 웰빙 교육의 목표를 어렵지 않게 충족시킬 수 있다.

소마움직임교육의 장점은 많다. 학생들이 운동지성을 높일 수 있도록 도움을 주고, 무용, 스포츠를 잘 할 수 있도록 해주기도 한다. 또한 운동에 특별한 관심이 있는 학생이든, 없는 학생이든 상관없이 다른 의미의 "신체 교육"도 제공한다. 경험해부학 원리가 현행 체육 커리큘럼에 반영되면, 학생들은 기술기반의 거시적인 운동을 할 때 좀 더 균형을 잘 잡게 되고, 감각기반의 체험 학습 전반에 걸쳐 수행 능력이 향상된다. 소마움직임교육은 해부학과 생리학에 대한 과학적 연구를 기반으로 하며, 생물학이나 생명공학을 배울 때 학생들은 좀 더 역동적이면서 또 개인에게 특화된, 신체기반 커리큘럼을 경험할 수 있다.

또한 학생들은 이 커리큘럼을 통해 자신에게 좀 더 집중할 수 있는 기회를 갖게 되며 동시에 자기발전의 원동력이 되는 몸과 마음의 연결성을 체득할 수 있다. 미국 청소년 보건 기준 단체에서는 청소년 보건 교육에 필요한 다양한 기술을 제시하는데, 여기엔 청소년들이 자신의 건강을 증진시키는데 필요한 개인적 책임을 이해시키는 교육, 부상을 줄이거나 예방하는 방법에

대한 교육, 그리고 건강을 유지하거나 증진시킬 수 있는 좋은 운동 등이 포함된다.[25]

이 책에서 소개하는 탐험들을 통해 학생들은 자신이 속한 문화에 의해서 스스로의 몸이, 자아에 대한 감각이, 그리고 세상을 향한 표현이 어떻게 조건화되었는지 인지하게 될 것이다. 자신에게 형성된 무의식적인 패턴과 고정관념을 좀 더 잘 인지하면 할수록, 학생들은 궁극적으로 더욱 많은 선택을 하게 되고 의식적으로 자신의 발전 방향을 설정할 수 있는 가능성까지 얻게 된다. 또한 십대들 자신이 소속되어 배우고 상호작용하는 커뮤니티를 존중하는 마음도 갖게 된다. 미국 보건 기준 단체에서도 문화와 미디어가 청소년들의 신체이미지와 성 역할 인식에 미치는 영향, 테크놀로지의 발전이 신체 활동과 개인의 건강에 주는 영향을 청소년 교육 커리큘럼 안에 포함시킨다. 그리고 안전하고, 귀감이 되며, 책임감 있는 관계를 형성하는 방법도 탐색하고 있다.[26] 이 모든 주제가 이 책에서 제시하는 소마움직임교육 커리큘럼 안에 포함되어 있다.

자신의 정체성을 탐색하는 시기에 몸과 마음의 연관성을 확인할 수 있는 다양한 주제에 대해 고찰해 보는 일은 청소년들의 발달과 웰빙에 반드시 필요하다. 그렇기 때문에 십대들이 친구들과 함께 배우는 공동체 안에서 이러한 커리큘럼이 시행되어야 한다. 그래야 다양성에 대해 감사하고 타인의 의견에 공감하는 능력을 키울 수 있는 큰 기회를 얻을 수 있다. 사회-감정 학습과 마음챙김 관련 프로그램에서도 이러한 자기책임과 커뮤니티 참여 형태의 기법들이 다양하게 시도되고 있다.

- 소마움직임교육은 사회정서학습과 마음챙김 프로그램을 보완해준다

청소년 발달과 관련된 최근 연구에서는, 학생들이 스스로의 잠재력을 개발할수록 자신의 삶을 능숙하게 살아갈 수 있다는 점을 강조한다. 소마움직임교육 SME, Somatic Movement Education은 요즈음 교육 현장에서 활용되는 사회정서학습 SEL, Social-Emotional Learning과 마음챙김 mindfulness 관련 프로그램을 보완해줄 수 있다.

- 소마움직임교육[SME]과 사회정서학습[SEL]

사회정서 학습 협회[CASEL]는 사회정서학습[SEL] 프로그램을 연구하고 전파하는 단체이다. SEL 프로그램은 다음 5가지 핵심 영역을 기반으로 자기이해 역량, 대인관계 역량, 그리고 인지 역량을 증진시키는 것을 목표로 한다.

* 자기인지[Self-awareness] : 감정을 명확하게 이해하기, 정확한 자기인식, 자신의 강점 알아채기, 자신감
* 자기관리[Self-management] : 스트레스 관리, 자기훈련, 자기동기부여
* 사회인지[Social awareness] : 다른 관점 수용하기, 공감하기, 다양성 존중하기, 타인에 대한 존중
* 대인관계 기술[Relationship skills] : 소통, 사회 참여, 관계 형성, 팀워크
* 책임있는 의사결정[Responsible decision making] : 성찰, 윤리적 책임, 상황 분석, 평가[27]

소마움직임교육을 사회정서학습만 독립적으로 시행되는 학교에서 단독 수업으로 소개하는 것보다는 다양한 교육 상황에서 수많은 다른 학습 기법들과 융합해서 활용했을 때 더욱 효과적이다.

여기서 소개한 5가지 학습 영역의 기법들 중에서 우선적으로 고려해야 할 것은 무엇일까? 연구에 따르면 이러한 비인지적 기법들은 대부분 서로 밀접한 관련을 맺고 있기 때문에, 학습의 모든 분야를 아우르는 "특효약" 같은 접근법은 없다고 한다.[28] 그럼에도 불구하고 로렌스 스타인버그[Laurence Steinberg]가 2014년에 쓴 『기회의 시대[Age of Opportunity: Lessons from the New Science of Adolescence]』에서는 자기관리 또는 자기조절[self-regulation]을 십대들이 학업 과정에서 그리고 사회에 나와서도 필수적으로 성취해야 할 핵심 역량으로 정의한다. 그는, "자기조절(자율) 능력과 이러한 능력으로 인해 형성되는 개인의 성품은, 의사결정 능력과 마찬가지로, 여러 형태의 성공을 담보할 수 있는 강력한 변수이며, 그렇기 때문에 학업 성취, 직장에서의 성공, 좀 더 만족스러운 …관계 형성, 그리고 육체 건강과 정신 건강까지도 자기조절 능력에 의해 결정된다"고 말하였다.[29]

로렌스 스타인버그는 마음챙김, 요가, 무예, 유산소운동 등과 같은 다양한 수련법을 제시하

면서, 육체적 활동과 마음챙김 그리고 자기수양을 결합시켜 자기조절 능력을 더욱 강화시킬 수 있다는 주장을 하였다.[30]

소마움직임교육을 통해 학생들은 소마인지를 높일 수 있기 때문에 스타인버그가 제시하는 수련법들을 잘 익힐 수 있는 기반을 형성할 수 있다. 자기조절 능력이 커지면 환경의 변화에 맞춰 자신의 감정, 사고, 그리고 궁극적으로 행동까지 통제하고 적응할 수 있다. 하지만 신경생리학자들은 인식할 수 있는 것만 통제할 수 있다는 말을 한다. 다시 말해, 자신의 현재 상태를 감지하지 못하는 이는, 신체나 감정을 능숙하게 통제하거나 조절하지 못하게 된다. 하지만 일단 몸과 몸 내부에서 일어나는 일을 명확하게 감지할 수 있다면 자신을 관리하는데 필요한 정보를 더 많이 획득할 수 있을 뿐만 아니라 주변 환경에 적응할 수 있는 능력도 커진다.[31] 결국 소마교육을 통해 감각인지력이 높아질수록 자기조절력 또한 커진다. 감각인지력이 높아져 자기조절이 잘 되면, 끊임없이 변화하는 인체 내부와 외부 환경에 더 잘 적응할 수 있게 된다는 뜻이다.

청소년들은 특히 감각인지 능력을 잘 갖춰야 한다. 십대는 자기인지와 자기조절 능력이 개발되는 시기이기 때문에, 이게 부족한 십대들은 삶의 여러 측면에서 안 좋은 선택을 하곤 한다. 예를 들어, 내부인지가 부족한 청소년들은 운동을 하다 부상을 당하기 쉽고, 오랜 시간 앉아서 지내는 과정에서 불안한 마음이 들 수도 있다. 그래서 앉은 자세에서 일어나 몸을 움직여야 할 필요성을 못 느끼기도 한다. 또한 혈당이 떨어져 음식을 섭취해야 하는 순간에 인내심이 저하되거나, 책을 읽으면서도 이해를 못하거나, 정말 피곤해 휴식을 취해야 할 때에도 쉽게 잠이 들지 못하게 될 수도 있다. 하지만 내부인지가 높아진다면 몸과 마음이 형성하는 복잡한 관계를 좀 더 잘 알아챌 수 있다. 예를 들어, 내부인지 개발을 통해 감정과 소화의 관계, 수면과 집중의 관계, 그리고 몸에 가해지는 스트레스와 건강의 관계를 훨씬 쉽게 알아챌 수 있다. 이렇게 자신의 몸을 보다 명료하게 인식한다면, 이러한 인지 능력을 활용해 좀 더 능동적으로 건강을 증진시키는데 활용할 수 있는 잠재력이 커진다. 정보력과 인지 능력은 선택을 돕기 때문이다.

우리가 알든 모르든, 인체는 다양한 차원에서 작동한다. 모리스 메를로 퐁티 Maurice Merleau-Ponty 는 체화와 관련된 그의 몸-주체 body-subject 모델을 설명하며, "살아있음을 경험하는 일이 해부학과 생리학 지식에 의존하지 않는다"는 말을 하였다.[32] 하지만 인체가 어떻게 움직이고 기능하는지에 대한 정확한 정보를 확보하는 일은 발전을 위한 중요한 토대가 된다. 몸이 어떻게 기능하는지 알아가고 몸과 마음의 복잡한 상호관계를 감지하는 일이 웰빙에 지대한 영향을 미친다는 뜻이다. 존 카밧진Jon Kabat-Zinn은 마음챙김 기반 스트레스 감소MBSR, Mindfulness-Based Stress Reduction 프로그램의 창시자인데, "가장 마음을 분산시키는 것은 아이폰이 아니라, 바로 여러분의 마음이다"라는 말을 했다.[33] 인지 능력이 커질수록, 십대들은 자신의 성장에 방해가 되는 선택보다 도움이 되는 선택을 잘 하게 되고, 동시에 신체지성까지 높일 수 있다. 그렇기 때문에 십대 때 기초적인 몸-마음 기술을 익힌다면 평생 건강하고 활력 넘치는 삶을 살아갈 수 있는 기반을 형성할 수 있다. 청소년기는 신체적, 사회적, 감정적, 그리고 학문적 측면에서 앞으로의 발전을 위한 토대를 쌓아 나가는 시기이다. 스타인버그 또한, "자기조절 능력을 개발하는 일은 청소년들의 중점 과제이다. 부모, 교사, 그리고 건강관리 전문가들은 이 목적을 추구하여야 한다"고 강조하였다.[34]

사회정서학습에서 강조하는 자기조절 역량은 CASEL이 승인하여 미국 내에서 시행되는 여러 형태의 프로그램을 통해 증진시킬 수 있다. 사회정서학습 프로그램은 달라이 라마가 설립한 마음과 삶 연구소Mind and Life Institute와 같은 기관을 통해서도 세상에 전파되고 있는데, 이 연구소에서는 저명한 과학자들과 교사들이 사회정서학습을 과학적 탐구와 명상 수련을 가교하는 수단으로 활용하고 있다.[35] 소마움직임교육은 경험적, 그리고 신체기반 접근법을 제공하기 때문에 사회정서학습을 보완해줄 수 있다.

- 사회정서학습과 마음챙김

마음챙김 프로그램에서도 비슷한 형태의 학생중심 접근법을 취하기 때문에, 사회정서학습을 시행하는 학교에서는 이 마음챙김 트레이닝 요소를 커리큘럼 안에 포함시키고 있다. 마음챙김과 소마틱스는 둘 다 인지기반 수련이다. 따라서 이들은 웰빙을 증진시키기 위해 내면에 의식을 집중한다는 점에서 공통점을 지닌다.[36] 존 카밧진이 이야기했듯 이러한 수련법들을 통해 우리는, "의도적으로, 지금 이 순간, 판단없이, 지속적으로 의식을 집중함으로써" 인지를 개발시킬 수 있다.[37] 사실 마음챙김 수련은 소마틱스 인지 수련에 도움을 주고, 그 반대도 마찬가지다. 소마틱스 영역의 접근법을 통해 우리는 몸이 부드러워지고 마음이 고요해진다. 덕분에 집중이 쉬워져 좀 더 편안하게 앉아 명상에 들 수 있다. 이는 마음챙김 수련에서도 가르치는 내용이다.[38] 마음챙김 수련을 통해 움직임이 개선된다는 증거도 존재한다. 어떤 연구에 의하면 마음을 다하여 의식을 집중하면 자세 통제력과 균형이 개선된다고 한다. 이는 소마틱스 인지 수련과 마음챙김 명상이 신체를 통해 표현하는 퍼포먼스에 영향을 줄 수 있다는 생각을 지지해준다.[39]

마음챙김과 소마움직임교육은 서로 연관성이 있다. 하지만 학교에서 가르치는 마음챙김과 소마움직임교육 사이엔 구별되는 부분도 존재한다. 마음챙김 수련은 보통 고요한 상태에서 진행된다. 앉아서 호흡에 의식을 집중하거나, 산책하기, 음식 섭취하기 등의 단순한 행위가 마음챙김에서 중점을 두는 부분이다. 물론 마음챙김 프로그램에도 다양한 종류가 있어서 요가 자세나 간단한 스트레칭을 가미한 "마음챙김 기반의 움직임" 수련도 가능하다. 하지만 보통 청소년들을 위해 고안된 마음챙김 프로그램에서는 학생들에게 가능한 고요하고 정적인 자세에서 팔다리를 꼼짝도 하지 말고 가만히 있으라고 가르친다.[40] 그리고 이런 프로그램 대부분은 감정에 의식을 집중하고 고요한 상태를 유지하게 한다. 소마틱스 수련에서도 마음챙김 수련처럼 고요한 상태에서 단순한 탐험을 할 수 있지만, 보통은 관절가동범위를 의도적으로 넓히거나, 정신신체적 표현을 자극해 안전지대 comfort zone 를 확장하고, 회복 탄력성을 높이는 것을 목표로 한다. 그렇기 때문에 소마틱스 수련을 통해 우리는 의식을 몸에 집중한 상태에서 다양한 방식으로 움직이는 법을 배울 수 있다.

소마움직임교육을 통해 우리는 정적인 상태와 동적인 상태 모두에서 몸에 대해 인지하는 법을 배울 수 있고, 이 과정에서 운동감각 인지도 높일 수 있다. 이러한 인지가 깊어질수록 몸은 더욱 고요해지고 이 순간에 현존하는 능력도 커진다. 체화는 과정이다. 목적지가 정해진 과정이 아니라 끊임없는 탐구 과정이다. 이러한 과정을 통해 우리는 일상의 삶을 영위하는 중에도 손쉽게 온전한 체화를 이룰 수 있다. 소마교육자인 크리스틴 콜드웰 Christine Caldwell 은 영어를 쓰는 사람들에게 이러한 개념에 대한 이해가 부족하다고 지적하며 이렇게 말한다. "영어 어휘에 몸에 현존하거나 몸을 인지하는 상태를 나타내는 단어가 없다는 사실은 매우 흥미롭다. 깊은 소마 각성 상태, 심오한 현존 상태를 나타내는 적확한 단어가 없다는 뜻이다. 대신 육체, 신경, 뼈 등과 관련된 표현은 존재한다."[41] 소마움직임교육을 통해 우리는 내적인 각성 상태에 접근하고 그 상태를 형성할 수 있는 잠재력을 얻을 수 있다. 그렇기 때문에 소마움직임교육과 소마틱스 기반의 움직임 프로그램은 마음챙김 프로그램을 보완해준다.

청소년을 위한 마음챙김 프로그램을 진행할 때 보통 신경과학에 기반한 상세한 뇌 정보를 전달한다. 예를 들어, 편도체의 구조와 편도체가 스트레스와 공포에 어떻게 반응하는지에 대한 연구 결과를 알려주어 스트레스를 이해하고 다룰 수 있도록 돕는 방식이 그것이다.[42] 소마움직임교육을 통해서 학생들은 뼈와 장부에 대해 배우고, 고유수용감각이 움직임 학습에 어떤 영향을 미치는지 알게 되며, 몸의 긴장을 알아채고 해소하는 법을 체득할 수 있다. 이 모든 배움은 청소년 발달과 평상시 삶을 개선시키는데 적용할 수 있다. 소마움직임교육에서는 몸과 마음을 이원론적으로 보지 않으며, 마음이 몸을 통제한다는 위계적인 관점을 취하지도 않는다. 그렇기 때문에 청소년들은 이를 통해 자신의 몸을 좀 더 깊게 이해하고 더 나은 성장을 위한 발판으로 삼을 수 있다.

마음챙김과 소마움직임교육은 모두 커리큘럼 안에 의식을 호흡에 집중하여 몸을 이완하고 좀 더 현존할 수 있는 방법이 포함되어 있다. 탐험의 과정에서는 폐, 횡격막, 흉곽, 등과 같은 실제 몸에 대한 정보가 생략될 수도 있다.[43] 하지만 이러한 탐험을 통해 깊게 호흡하는 법을 먼저 배울 수 있는데, 이때의 체득을 바탕으로 학생들은 해부학과 생리학을 더 깊게 이해할 수 있다. 예를 들어, "심호흡을 하세요"라는 말을 들으면, 많은 이들이 숨을 들이쉬며 상부 흉곽을 확장해야 하는 것으로 이해한다. 대부분 습관적으로 그렇게 호흡을 했기 때문이다. 심지어 손을 복부에 올리고 심호흡을 하라고 해도 여전히 습관적으로 "흉곽 호흡"을 하는 학생들이 많다. 소마 교육자들은 학생들이 실제로 몸으로 드러내는 반응을 확인해야 한다. 흉곽 호흡은 깊은 호흡이 아니라 얕은 호흡이기 때문에, 교사들은 학생들 스스로 이러한 차이를 인식할 수 있게 한 후 좀 더 건강한 호흡을 할 수 있도록 지도해야 한다.

십대들에게 특화된 소마움직임교육

소마움직임교육이 십대들에게 정말 도움이 된다면, 이 접근법을 학교 커리큘럼에서 어떻게 구조화시킬 수 있을까? 연구에 따르면 1) 자신이 능동적으로 참여하여 친구들과 협력해 새로운 기법을 배우는 환경에서,[44] 2) 공부에 활용되는 도구를 스스로 선택했을 때,[45] 그리고 3) 해당 학습 과제를 진행하며 스스로 발전할 수 있다는 믿음이 있을 때,[46] 청소년들의 학습 효과가 최대화된다고 한다. 다시 말해, 학생들은 현행 학습 체계 내에서 고정되고 주어진 요소보다는 유연하면서도 자신과 관련이 있는, 그래서 "성장형 사고방식growth mindset"을 갖게 해주는 커리큘럼을 선호한다.[47] 간단하게 표현하면, 자신의 노력으로 성장할 수 있다는 사실을 믿을 수 있을 때 학습 효과가 커진다. 이 책에서 제시하는 소마움직임교육 커리큘럼에는 이 세 가지 요소가 적절히 반영되어 있다. 독자들은 이 책을 읽어가는 과정에서 좀 더 세부적인 내용을 확인할 수 있겠지만, 여기서 간략하게 요약해보도록 하겠다.

첫째, 여기서 제공하는 커리큘럼은 본질적으로 체험을 바탕으로 한다. 학생들은 자신의 몸을 실험실로 삼아 직접 움직이며 각각의 탐험을 진행한 후 토론을 한다. 이 과정에서 그들은 능동적으로 학습 과정에 참여하게 될 수밖에 없다. 친구들과 그룹을 이루어 경험을 공유하는 과정에서 통합이 일어난다. 둘째, 4장에서 소개한 교육학적 원리를 기반으로 촉진자(교사)가 학습 주제를 선택할 수 있도록 인도하면 학생들은 상황에 맞는 학습 컨텐츠를 스스로 결정한다. 셋째, 움직임의 생리학적 측면을 학습하면서 학생들은 인체의 역학적 측면을 배우게 되고, 자신의 신체 수준이 어느 지점에 있든 상관없이 발전을 이룰 수 있는 유연한 기술들을 배우게 된다.

특히 이 세 번째 요소가 중요하다. 왜냐면 십대에 도달한 아이들은 보통 자신이 움직임에 "재능이 있는" 사람, 또는 "서투른" 사람인지에 대한 정체성을 확립하게 되고, 이때의 믿음은 살아가는 내내 지속되곤 하기 때문이다. 십대가 되기 전엔 자신이 건강하고 균형잡힌 몸을 지니고 있다고 여겼던 아이들도 청소년기에 급속히 변화하는 몸 때문에 뭔가 이상하고, 불균형한 몸으로 변했다고 믿기도 한다. 어떤 경우든 소마움직임교육을 통해 운동 역량이 증진되어 어렵지 않게 동작을 할 수 있게 된 학생들은 자신감이 높아져 특정한 동작을 일시적으로 못한다 하더라도 좌절하는 태도는 갖지 않는다. 소마인지가 커질수록 좀 더 거시적인 움직임 기술까지 구현할 수 있는 기반을 형성할 수 있는데, 몸에 장애가 있든 아니면 특정한 운동을 오래해서 자신감이 넘치든 상관없이, 누구라도 소마움직임교육을 통해 신체인지를 확장시킬 수 있다.

소마움직임교육은 청소년 교육에 긍정적인 역할을 한다. 하지만 내 경험에 따르면, 대부분의 소마틱스 원리들은 주로 성인들을 위해 개발되어왔기 때문에 청소년 교육에 광범위하게 활용되지 못하고 있다. 소마틱스 원리를 십대들 교육에 적용하기 위해서는 여러 가지 문제점이 존재한다. 사실 내가 처음 학교에서 경험해부학 수업을 진행했을 때에도 이미 나에게 익숙한 소마틱스 기법들 중 대부분이 교육학적 측면에서 보면 십대들에게 적용하기 쉽지 않았었다. 여러 가지가 있겠지만 명백한 3가지 이유를 들면 다음과 같다.

첫째, 소마틱스 탐험 대부분이 지나치게 열린 결말을 취하며 너무나 즉흥적인 측면이 있다. 그래서 학생들 대상으로 소마틱스 움직임 탐험을 진행할 때 지나치게 많은 자유가 주어지면 뭔가 두려운 마음을 불러일으키기도 한다. 이는 학생들이 자신의 성취를 평가하는 방식(예를 들어, 얼마나 빨리 달릴 수 있는지, 공을 얼마나 잘 던지는지, 팔굽혀펴기를 몇 개나 할 수 있는지 등등)에 이미 익숙해져 있기 때문이다. 또 청소년들은 어릴 때 이미 자유롭게 움직이며 노는 방식을 즐겼었다. 그렇기 때문에 소마틱스 기반의 자유로운 움직임 탐험도 그와 비슷한 종류로 생각하며 깔보는 마음이 들 수도 있다.

둘째, 청소년을 대상으로 한 연구에서 계속해서 비슷한 결과를 내지만, 어른에 비해 십대들은 확실히 집중력을 유지하는 시간이 짧다. 또한 몸이 활성화된 상태에서 기어를 바꿔 속도를 늦추기까지 어려움을 겪는다. 그래서 집중력을 좀 더 높여줄 수 있는 프로그램이 필요하다. 청소년들은 자신의 내면 세계로 진입하기까지 일종의 신뢰의 다리가 필요한 존재이다.

셋째, 비록 청소년 학습이 협력을 통해 극대화될 수 있다고는 하지만, 이게 말처럼 쉽지는 않다. 서로 신뢰 관계를 구축하고, 커리큘럼 안에서 그룹으로 토론하는 방식을 적용하여 효과를 보기까지는 난관이 존재한다. 내 경험에 따르면, 성인들을 대상으로 체화 수업을 진행하면 그룹 구성원들 간에 상호 관심사가 비슷해 어렵지 않게 눈에 띄는 결과를 이끌어낼 수 있었다. 하지만 최근 연구 결과가 지적하듯, 십대들은 자신이 소속된 커뮤니티의 어른들이 옳다고 여기는 방식에 쉽게 동조된다.[48] 쉽게 얘기해서, 십대들은 신뢰가 확보된다면 급속도로 환경의 자극에 동조하게 된다는 뜻이다. 특히 청소년들은 속으로 받아들이지 않는다 해도 또래들과 주변 어른들의 의견에 민감하게 동조하는 경향이 있다. 그렇기 때문에 교사가 학생들을 소마틱스 체화 탐험을 통해 몸을 이완시키고 그 과정을 즐길 수 있도록 만들기까지는 요령이 필요하다. 하지만 일단 신뢰 관계가 구축되어 편안하고 열정적인 분위기가 조성된다면 십대들은 소마움직임 교육에 적극적으로 임하게 될 것이다.

나는 이 모든 것들을 고려하여 소마틱스 수련에 구조적으로 큰 변화를 주었다. 특히 학교 수업을 할 때 학생들의 니즈에 맞는 형태로 발전시켰다. 이에 관해서는 4장의 "소마움직임교육을 십대들에게 가르치기 위한 8가지 핵심 교육학 원리" 편에 소개하였으며, 책 전반에 걸쳐 상세하게 설명하였다.

• • •

소마움직임교육을 통해 좀 더 신체기반 수업을 받게 된다면, 학생들의 학습 능력은 심화되고 몸엔 활력이 생기게 될 것이다. 몸을 일종의 에코시스템ecosystem으로 바라볼 수 있는 체득의 기회를 통해 자신의 감정, 사고, 그리고 몸에서 일어나는 과정을 민감하게 감지할 수 있는 능력을 갖게 된 학생들은 그 몸에 대해 감사하는 마음을 갖게 된다. 결국 몸에 감사하는 마음을 지니고 살아가게 되면서, 학생들은 자기 자신을 좀 더 친절하게 대하고 돌보아야 한다는 개인적 통찰까지 얻게 될 것이다.

인간은 자신이 사랑하는 것을 돌본다. 하지만 사랑의 마음을 지니려면 개인적 연결성을 확보해야만 한다. 내가 나 자신을 돌보는 방식은 타인을 대하는 방식, 주변 환경을 바라보는 관점에 큰 영향을 미친다. 그렇기 때문에 우리가 자신의 몸을 좀 더 존중하고, 그 몸이 자연과 내적으로 연결되어 있다는 사실을 이해할수록, 자신을 좀 더 풍부하게 이해하고, 타인에게는 좀 더 공감하게 되며, 결국 우리가 살아가는 지구를 존중하고 돌보아야 한다는 마음까지 갖게 될 것이다.

인간의 몸엔 여전히 미스터리한 부분이 많다. 그렇기에 알고, 느끼고, 이해해야 할 것들이 여전히 많이 남아있다. 소마움직임교육을 통해 체화 수업을 진행할 때, 교사는 학생들이 스스로 흥미를 가질 수 있도록 인도하고, 그들이 커리큘럼을 통해 발견하고 통찰을 얻을 수 있도록 도움을 주어야 한다. 학생들이 자기 자신에 대해 더 많은 것을 배우고, 자신을 적극적으로 표현할 수 있도록 기회를 제공해야 한다. 이를 통해 청소년들은 체화가 이루어진 전체적인 인간으로 성장해 갈 것이다.

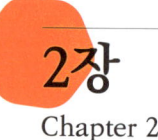
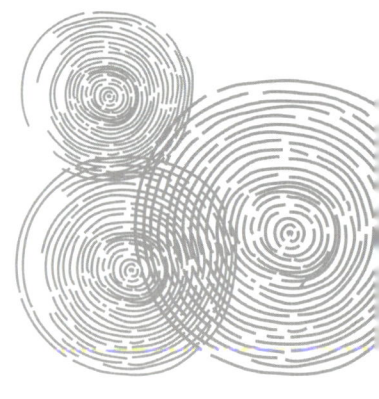

2장
Chapter 2

소마틱스의
다양한 영역들

소마움직임교육 커리큘럼의 뿌리

> 소마틱스는 소마를 연구하는 학문 분야이다.
> 소마란 내부에서 1자 관점으로 인식한 몸이다.
>
> — 토마스 한나 Thomas Hanna

소마교육Somatic Education을 단순하게 소마틱스로 명명하기도 하는데, 이 분야는 20세기 중반에 발흥한 공식적인 연구 분야이다. 소마틱스 영역 안에는 다양한 몸-마음 접근법들이 존재하며, 이러한 접근법들은 주로 유럽과 미국에서 개발되었다. 소마틱스 분야 접근법들은 다양하게 존재한다. 그중에는 바디워크, 바디테라피, 움직임리패터닝 등과 같이 여러분에게 익숙한 이름도 있을 것이다. 1970년대 들어 철학자인 토마스 한나가 그리스어 sōmatikos에서 가져와 somatics란 용어를 제창하였는데, 그리스어의 원래 의미는 "물리적인 몸과 관련이 있다"는 뜻이다. 이 과정에서 한나는, "스스로 생생하게 경험한 몸one's lived experience of the body" 또는 "내부에서 경험한 몸the body experienced from within"이라는 의미로 소마soma를 정의하고 "물리적인 형태the physical form"인 바디body와 구분하였다. 대부분의 소마틱스 원리들은 공통적으로 "바디"와 "자아의 다양한 측면the many aspects of the self" 사이의 관계에 초점을 맞춘다.[1]

"소마틱Somatic" 또는 "1자 관점first-person perspective"이라는 형용사는 자신의 정신신체적 경험psychophysical experience에 가치를 부여하는 단어로 쓰이며, "생동감 있게 하는to enliven", "자율권을 주는to empower"이라는 의미를 담고 있다. 소마심리학자인 돈 핸론 존슨Don Hanlon Johnson은 이러한 개념을 "신체적 권위bodily authority"로 표현하면서, 인간은 자신에 대한 자율권을 체계적으로 빼앗겨 왔으며 전문가들에게 의존하는 상태로 전락하게 되었다는 주장을 한다.[2] 우리는 모두 자신의 몸과 재연결하는 법을 배워야 하며, 감각인지를 활용해 웰빙을 얻는 교육을 받아야 한다. 소마틱스 기법들은 몸-마음 인지를 이해의 주된 수단으로 삼는다.

소마틱Somatic이라는 단어는 다양한 전문가들에 의해 광범위한 맥락에서 사용된다. 다른 소마틱스 분야 뿐만 아니라 이 책에서도 사용하고 있는 몇 가지 기본 용어를 명확하게 정의하면 독자들의 이해를 도울 수 있을 것이다.

* 소마틱/소매틱Somatic : 형용사, "몸과 관련이 있는", 문맥에 따라 다양한 의미로 사용됨, 앞의 정의 참조.

* 소마틱스Somatics : 명사, 20세기 주로 서양에서 개발된 전문적인 학문 영역, 앞의 정의 참조.

* 소마교육Somatic Education : 소마틱스 영역의 기법 중 하나. 특히 교육적인 요소(마사지와 같은 기법들과는 대비된다)를 포함한다. 바디마인드센터링에서는 소마훈련somatic disciplines으로 명명되기도 하는데, 보통 특정한 소마틱스 탐험을 소마수련somatic practices, 소마메소드somatic methods, 소마테크닉somatic techniques 등으로 다양하게 부르기도 한다.

* 소마움직임교육Somatic Movement Education : 주된 소마테크닉으로 움직임을 포함하는 전문 소마틱스 기법.

* 경험해부학 또는 체화해부학Experiential or Embodied Anatomy : 소마움직임교육의 부분 집합. 주된 소마테크닉으로 움직임과 인체 시스템 체화 원리를 포함한다.

소마움직임교육도 소마틱스 영역의 부분 집합이기 때문에 움직임을 웰빙과 자기이해selfunderstanding를 향해 나아가는 핵심 도구로 활용한다. 소마움직임교육은 교육적인 접근법이기도 하며, 기본 커리큘럼 안에 체화해부학을 포함시킨다.

소마움직임교육

소마틱스 영역의 기법들을 창시한 사람들은 다양한 움직임 수련법에서 영감을 얻어 자신만의 원리를 개발하였다. 메이블 엘스워스 토드Mabel Elsworth Todd(신체 교육), 모세 펠덴크라이스Moshe Feldenkrais(유도), 루돌프 라반Rudolph Laban(무용), 알렉산더 F. M. Alexander(연극), 아이다 롤프Ida Rolf(요가), 마가렛 두블러Margaret H'Doubler(무용, 신체교육)는 소마틱스 분야 선구자들에 해당된다. 이들은 20세기 초반에 활동을 했으며 연구, 교육, 저술을 통해 자신만의 기법을 개발하였는데, 각각의 기법들은 몸과 움직임을 다루는 체계적인 구조를 갖추고 있다.

이 모든 접근법들은 누군가가 나에게 무엇을 하는 방식보다는 스스로 함으로써 학습을 해나가는 것을 특징으로 한다. 이미 확정된 기존의 프로토콜을 따르기보다는 스스로 경험하는 방식을 통해 삶의 더 다양한 측면을 탐구할 수 있기 때문이다. 소마틱스 분야 선구자들은 인지를 높여 인간의 몸이 지닌 내적 지혜를 개발시킬 수 있는 길을 열었다.

예를 들어, 소마움직임교육은 긴장, 스트레스, 부상 또는 신체적/감정적 문제를 일으키는 습관적인 움직임 패턴을 알아채고 리패터닝시키는 기법이며, 여기엔 간혹 숙련된 교사에 의한 핸즈온 리패터닝도 포함된다. 소마교육자들의 역할은 학생들의 몸을 단지 교정하고 바로잡는 것을 떠나, 배우는 이 스스로가 자신을 돌볼 수 있는 능력을 극대화시킬 수 있는 방법을 알려주는 것이다. 그렇기 때문에 소마학습 과정에는 스스로 시간을 내어 자기탐험을 하고 자신을 되돌아볼 수 있는 계기를 갖게 하는 것까지 포함된다. 물론 배우는 이의 상태와 주변 상황에 따라 소마움직임교육은 움직임 가동범위를 편안하게 넓히는 일, 부상을 예방하는 일, 퍼포먼스를 향상시키고 건강과 웰빙을 증진시키는 일, 그리고 창조적 표현력을 높이며 몸-마음의 통합을 이뤄 개인적 변형을 이루는 등의 광범위한 목적을 포괄한다.[3]

다음 세대 소마틱스 움직임 기법 창시자들은 1930년대에서 1970년대까지 활동했는데, 이름가르트 바르테니에프(바르테니에프 기초원리), 보니 베인브릿지 코헨(바디마인드센터링), 토마스 한나(한나 소마틱스), 마리온 로젠(로젠 메소드), 그리고 에밀리 콘라드(컨티늄)가 여기에 해당된다. 이들은 각자의 방식으로 소마틱스를 건강과 웰빙을 증진시키는 다양한 분야에 적용시킨 선구자들이다. 예를 들어, 이름가르트 바르테니에프는 뇌성마비 환자를 치료하였고, 보니 베인브릿지 코헨은 발달움직임과 관련된 그녀의 연구를 신경학적 문제를 지닌 아이들에게 적용하였다. 에밀리 콘라드는 척수손상 환자를 위한 프로토콜을 개발하였으며 UCLA에서 움직임 스페셜리스트Movement Specialist로도 참여하였다. 토마스 한나는 부인인 엘레아노르 크리스웰 한나Eleanor Criswell Hanna와 함께 1976년 [소마틱스 저널Somatics Journal]을 발행한 소마교육자인데, 이 저널을 통해 한나 소마틱스Hanna Somatics에 관한 정보를 소개하며 소마틱스 영역에 대한 담론을 크게 확장시키는 데 기여하였다.

소마틱스 분야가 성장함에 따라 소마움직임교육 또한 그 자체로 전문성을 지닌 기법으로 자리매김을 하였으며, 1988년엔 국제소마움직임교육&치료협회 ISMETAInternational Somatic Movement Education and Therapy Association가 설립되었다. ISMETA는 소마움직임교육의 수련 기법들을 정의하고 전문가들을 교육하는 표준을 마련하는 단체이다. 최근 ISMETA는 세계적으로 약 30개 이상의 공인 트레이닝 프로그램을 운영하고 있으며, 공인 소마움직임 교육자&치료사RSME/T, Resistered Somatic Movement Educators and Therapists 자격을 지닌 전문가들을 관리하고 있다. 이들 전문가들은 자신들이 개발한 체화 기법을 발전시키며, 연구를 통해 다양한 소마틱스 접근법들을 통합시키고 있다.

ISMETA 같은 단체와 거기에 소속된 전문가들의 작업 덕분에 심리학, 물리치료, 작업치료, 의학, 피트니스, 그리고 무용교육 등과 같은 전문 분야까지도 큰 영향을 받고 있다. 어떤 소마교육자들은 자신의 작업을 소마움직임somatic movement, 체화embodiment, 마음챙김 움직임mindful movement 등과 같은 용어를 통해 정의하는데, 이는 소마틱스 관련 책을 저술하는 작가들도 자주 사용하는 용어들이다. 예를 들어 소마심리학자인 돈 핸론 존슨은 그가 1995년에 출간한 『뼈, 호흡, 몸짓Bone, Breath, and Gesture: Practices of Embodiment』, 그리고 1998년에 출간한 『그라운드워크Groundworks: Narratives of Embodiment』에서 소마심리학과 다른 형태의 소마틱스 움직임 기법 선구자들의 특출한 체화 작업을 소개하고 있다. 마샤 에디Martha Eddy는 그녀가 2016년에 발행한 책 『마음챙김 움직임Mindful Movement: The Evolution of the Somatic Arts and Conscious Action』에서 무용, 소마틱스, 그리고 현대의 소마틱스 전통과 이어진 전통적인 수련법들을 조망하면서 방대하고도 자세한 조사와 연구를 통해 소마틱스 분야의 확장된 모습을 소개하고 있다.

많은 소마틱스 원리들이 사실 전통적인 지혜에 뿌리를 두고 있는데, 이미 다양한 문화권 안에, 우리가 요즘에야 "somatic"이라는 표현을 통해 정의하는 수련법들이 풍부하게 함장되어 있었다. 소마틱스 선구자들 중 많은 이들이 이러한 전통적 형태의 움직임 수련법들에 큰 영향을 받았다. 예를 들어 모세 펠덴크라이스는 유도 검은띠를 받은 유단자이며[4], 이름가르트 바르테니에프는 기공 연구를 했다[5]. 또한 보니 베인브릿지 코헨은 아이키도와 태극권 수련을 한 사람이다[6]. 다양한 형태의 전통 무예 안에 이미 고유수용감각 인지를 높이고, 균형을 개선시키며, 감각운동 개발을 이끌어 생리적 효과를 이끄는 소마틱스 수련법들이 내포되어 있는데, 소마움직임교육 또한 이와 관련된 다양한 원리들에 큰 영향을 받았다. 세계적으로 유명한 시모어 클라인먼 Seymour Kleinman은 오하이오 주립대학에 소마틱스 연구와 관련한 박사 과정 프로그램을 개발한 사람이다. 그는 외적인 움직임에 집중하며 경쟁을 기본으로 삼는 현대 스포츠보다는 요가와 태극권같은 전통 수련법을 통해 연결성, 그라운딩, 그리고 센터링을 이루는 움직임 수련법을 자신의 교육 프로그램 안에 소개하였다.[7]

소마움직임교육은 서양에서 새롭게 개발된 기법이며, 단지 특정한 동작을 잘 하기 위한 기술을 쌓아가는데 초점이 맞추어져 있지 않다. 이 기법은 감각인지와 움직임 통합을 목표로 한다. 이는 무용이나 스포츠 또는 일반적인 형태의 "운동" 모델과는 차별화된다. 복부 근육을 단련시키기 위해 윗몸일으키기를 여러 차례 반복하여 신체를 강화시키며, 특정한 시퀀스를 계속해서 반복하는 형태를 추구하지 않는다는 뜻이다. 소마움직임교육은 인지 능력을 높이는 것을 강조한다. 따라서 삶의 다양한 측면에 적용 가능하다. 긴장되고 고정된 상태를 인지를 통해 풀어낼 수 있다면, 인체의 코어를 통합시키고 스스로의 내적인 측면을 지지할 수 있다. 이를 통해 인체의 내적 지성을 좀 더 신뢰하는 법을 학습할 수 있다. 이는 결국 자기탐구 과정으로 이어지며, 지속가능한 자기돌봄을 이루고 개인의 창조성과 표현력을 증진시키는 밑거름이 된다.

경험해부학

소마움직임교육은 경험해부학 또는 체화해부학으로 부르기도 하는데, 이는 인체 구조와 기능을 적극적인 탐험을 통해 학습할 수 있기 때문이다. 이를 위해 소마움직임교육에서는 몸-마음의 변화를 이끌기 위한 소마테크닉 중의 하나로 해부학적 구조를 체화하는 접근법을 활용한다.[8] 경험해부학을 통한 교육엔 해부학적 정보가 포함되기는 하지만, 여기서는 마음이 단지 기억을 위해 존재한다기보다는 몸 전체를 학습 과정의 장으로 간주한다. 보니 베인브릿지 코헨은 이런 말을 했다. "우리의 교육은 지나치게 신경계로 무언가를 기억하는데 초점이 맞추어져 있다. 이것은 신경계를 잊고 세포의 생명력으로 기억하는 것과 관계가 있다."[9] 경험해부학과 관련해서 내가 가장 잘 알고 있는 심상운동학과 바디마인드센터리에 대한 정보를 간략하게 소개하도록 하겠다.

- 심상운동학

심상운동학Ideokinesis이라는 용어는 1973년에 메이블 엘스워스 토드의 학생이었던 룰루 에디스 스웨이가드Lulu Edith Sweigard에 의해 소개되었다. 심상운동학은 이미지를 활용해 신경계 트레이닝을 하는 요법이며, 이러한 접근법을 통해 우리는 습관화된 패턴을 인지한 후 이미지와 움직임 기법을 활용해 좀 더 효율적이고 새로운 패턴을 형성시킬 수 있다. 시각화 기법을 활용하면 다양한 근육과 연계된 특정 신경로를 활성화시키거나 억제시킬 수 있기 때문에, 이 기법이야말로 움직임을 리패터닝시키는 첫걸음이라고 할 수 있다.[10] 이러한 심상운동학 원리는 대중적으로 많이 알려져 왔다. 예를 들어, 테니스 선수들은 경기 전에 마음 속으로 스윙 동작을 "리허설"하는 이미지 기법을 활용해 경기력을 향상시키기도 한다. 최근 뇌과학 연구에서도, 마음 속으로 특정 동작을 반복하면 실제 그 동작과 관련된 뇌 영역이 사용된다는 결과가 발표되었다.[11]

토드는 자신의 책 『생각하는 몸The Thinking Body』에서 몸과 마음의 균형을 이루어 움직임 가능성을 높이는 중요한 원리를 소개하였다. 그녀는 인체의 균형이 골격계 정렬과 관련이 있기 때문에, 관절 주변에서 근육의 움직임이 균형을 이루면 직립 자세를 유지하는데 활용되는 근육에너지를 최소화시킬 수 있다는 주장을 하였다. 움직임이 효율적으로 이루어질수록 부상과 만성 통증이 생길 위험은 최소화된다.[12] 마음의 균형은 내적인 대화를 잠재우는 것과 관련이 있다. 이러한 마음의 균형을 이루기 위한 다양한 이완 기법과 명상 테크닉들이 존재하지만, 시각화 기법을 활용하면 우리가 의식을 집중하는 곳에 이미지를 부여함으로써 기존의 사고 패턴을 좀 더 효율적으로 변화시킬 수 있다.

심상운동학을 통해 우리는 습관화된 움직임 패턴을 인식하고 몸의 변화를 이끌 수 있다. 또한 시각화 기법을 통해 우리는 자기비판적인 마음을 내려놓고 좀 더 집중력을 증진시킬 수 있다. 그렇기 때문에 심상운동학의 기법은 삶을 살아가는 과정에서 매우 유용하게 활용될 수 있다.

- 바디마인드센터링

1970년대 미국은 소마교육 발전에 있어 풍요로운 시기였다. 보니 베인브릿지 코헨은 1973년 뉴욕에 BMC 스쿨을 세웠는데, 작업치료사이자 신경발달치료사였던 그녀는 BMC 이외에도 무용, 무용치료, 무예, 요가, 그리고 발성에 대해서도 연구하였다. 그렇기 때문에 이 혁신적인 테크닉 안에는 그녀의 경험뿐만 아니라 움직임과 치료법에 대한 전통적 요법과 대체의학적 접근법이 통합되어 있다. BMC는 해부학적, 심리학적, 정신신체적 원리, 그리고 발달움직임 원리를 적용하고 체화하는 학문이다.[13]

BMC 패러다임은 움직임을 기술하고 몸-마음 관계를 탐험하는데 광범위한 신체기반 언어를 제공하며, 교육 분야에 있어 창조적이고 혁신적인 교육학적 테크닉을 소개한다. 예를 들어, 학생들은 따뜻한 물이 가득 찬 풍선으로 몸에 있는 장부를 탐구하는 BMC 테크닉을 통해 해부학 수업에 생명력을 부여할 수 있다. BMC 원리는 세계적으로 무용, 요가, 체육, 바디워크, 물리치료, 작업치료, 언어치료, 심리치료, 의학, 유아 발달, 교육, 그리고 예술 분야에서 다양하게 적용되고 있다.[14]

보니 베인브릿지 코헨이 소마교육 분야에 기여한 독특한 것 중 하나는 바로 움직임을 통해 각각의 인체 시스템을 탐험하는 방법이다. 그녀는 인체의 어떤 시스템에서도 움직임을 구동시킬initiate 수 있다는 혁신적인 개념을 제시했다. 이 개념으로 인해 우리는 개인적으로 인체를 구성하는 각각의 시스템을 체화하고 통합시킬 수 있으며, 그 결과 움직임의 질적인 수준을 높이고 "마음"과 연계된 특정 인체 시스템에 접근할 수 있다. 우리는 종종 "마음"을 뇌와 연관된 지적 또는 사고 과정으로 간주한다. 하지만 BMC에서의 마음은 전체적인 존재 상태state of being 그 이상을 의미한다. 예를 들어, BMC에서는 뼈에서 구동되는 움직임은 명료하고 명쾌한 마음 상태를 촉발시키고, 근육에서 구동되는 움직임은 활력과 자신감을, 장부에서 구동되는 움직임은 감정과 충만함을 촉발시킨다는 주장을 한다.[15]

BMC 교사인 린다 하틀리Linda Hartley는 정신적 기능, 감정, 그리고 신체적 과정은 상호연계되어 있다는 말을 한다. 이미 이런 사실은 많은 이들이 직관적으로 알고 있지만, 현대 신경학 연구에 의해서도 지지를 받고 있다. 뇌와 몸 전체에 존재하는 신경펩티드neuropeptides와 그 수용기같은 화학메신저chemical messengers를 추적하는 과정에서, 신경학자들은 뇌와 다른 인체 시스템, 면역계나 호르몬계 같은 시스템이 내적으로 연계되어 있다는 사실을 밝혀냈다.[16] 이는 제 2의 뇌 또는 "장뇌"라고 불리며 위창자관gastrointestinal tract 전반에 걸쳐 존재하는 장신경계enteric nervous system의 중요성을 밝히는 연구를 통해 이미 증명이 되었다.[17] BMC는 움직임, 신체, 그리고 의식이라는 주제에 좀 더 전체론적인 관점에서 체화 중심의 접근을 취한다.

BMC를 통해 우리는 해부학적 구조에 기반한 직접적인 감각인지 기법을 배울 수 있다. 이 과정을 통해 자기 자신의 몸과 의식 상태를 내부에서부터 체화하여 개발시킬 수 있는 통합적인 프레임워크 또한 얻게 된다. 정신신체적인 측면에서 보아도 BMC는 인체의 움직임을 질적으로 상승시키며, 감정과 마음 상태에 대한 자기인지를 높이고 회복 탄력성을 높이는 도구가 된다.

움직임 수련과 연관된 영역

이 책에서 소개한 커리큘럼에 영향을 준 영역 중에서 주목할 만한 것들이 있다. 이들에 대해 폭넓게 이야기하기엔 지면의 제한이 있지만, 우선 첫 번째로 에코소마틱스를 소개하려고 한다. 이 분야는 에코심리학과 같이 발전한 소마교육의 새로운 영역이다.

- 에코소마틱스

에코소마틱스에서는 인체가 자연 환경의 일부이며, 분리되지 않았음을 직접 감각적으로 체험을 하고 인식할 것을 강조한다. 우리의 호흡, 뼈, 체액이 사실 우리를 둘러싼 자연 세계의 일부임을 깨닫게 되면, 타인과의 깊은 연결성을 자각할 수 있고 지구를 진심 어린 마음으로 대할 수 있는 창조적 영감을 얻게 된다.

무용 교육자인 레베카 앤하우저 Rebecca Enghauser가 2007년에 이 용어를 처음으로 사용하였다.[18] 이후에 활동했던 안드레아 올슨(『몸과 지구 Body and Earth』의 저자), 칼린 맥호세와 케빈 프랭크(『생명은 어떻게 움직이는가 How Life Moves』의 공동 저자) 같은 선구적인 무용 전문가이자 소마교육자의 생각이 여기서 제시하는 커리큘럼에도 반영되어 있다. 북 캘리포니아에서 아웃도어 무용 수업을 소개하며 거의 반 세기가 넘게 활동했던 안나 할프린 Anna Halprin의 작업 대부분이 에코소마틱스이다. 이외에도 타말파 연구소 Tamalpa Institute에서 안나 할프린과 함께 교수진으로 활동한 제이미 맥휴 Jamie McHugh도 아웃도어 워크샵을 통해 에코시스템 내부와 외부의 관계를 탐구하는 법을 교육하였는데, 그는 이를 소마표현 Somatic Expression®이라 명명하였다.[19] 에밀리 콘라드 Emilie Conrad는 컨티뉴 Continuum 기법의 개발자이며 『땅 위의 삶 Life on Land』이라는 책을 썼는데, 그녀는 "액체몸 fluid body"으로부터의 움직임을 더욱 강조하였다. 액체몸은 물로 가득한 지구에서 탄생한 원시 생명체로부터 인간이 출현했음을 상징한다.[20] 작가이자 환경운동가인 조안나 메이시 Joanna Macy의 "재연결 작업 Work that Reconnects"은 심층생태론 deep ecology에 기반을 두고 있으며, 에코소마틱스 철학에 큰 울림을 주었다.[21]

이들과 동료로 활동하며 나는 에코소마틱스와 관련된 일련의 탐험들을 개발하였고, 이 책 안에 그 중 몇 개를 소개하였다. 나는 에코소마틱스 수련이 단지 이론으로 그치지 않고 개인에게 체험적 지식을 전해줄 수 있는 큰 가능성을 지니고 있다고 믿는다. 이 수련법은 우리의 다음 세대에게 긍정적인 영향을 미칠 뿐만 아니라 그들이 좀 더 지속가능한 생활 속 수련을 할 수 있도록 도울 것이다.

- 무용인류학, 문화연구, 사회소마틱스

나는 대학에서 무용인류학 dance anthropology 과 문화연구 cultural studies 를 배웠는데, 이들 모두 이 책에 나오는 몇 가지 탐험을 개발할 때 영감을 주었다. 이런 탐험을 나는 "문화인류학적 렌즈 anthropological lens"라고 부른다.[22] 이러한 관점 덕분에 문화적 조건화 cultural conditioning 뿐만 아니라 사회에 만연한 무의식적인 믿음, 경향성, 그리고 편견들을 좀 더 면밀히 관찰할 수 있었다. 이 과정을 통해 나는 자기인지를 훨씬 높이면서도, 평가하는 태도를 줄이며, 보다 객관적인 시야를 갖게 되었다. 나는 1990년대부터 내 수업에 이러한 문화적 관점을 통합시켜 교육하기 시작했는데, 당시엔 이런 방식이 소마교육의 일부로 간주되지 않았다. 하지만 최근엔 문화적 맥락을 고려하고 소마교육을 이루는 요소들 간의 내적 관계성을 반영하는 접근법이 시도되고 있으며, 이를 "사회소마틱스 social somatics"라고 부른다.[23] 어떻게 진행하느냐에 따라 사회소마틱스는 불평등 사이클을 변형시키고 상호존중을 향한 새로운 패러다임을 형성시키기 위해 특권과 탄압에 의해 만들어지는 복잡한 사회 역학을 인지하는 체화 활동의 형태로 활용될 수 있다.[24] 나는 이런 사회적 측면이 십대들 소마교육에 있어 매우 필요할 뿐만 아니라 잠재적 가치가 있다고 믿는다. 이러한 교육을 받은 십대들은 평생에 걸쳐 자신과 세상을 바라보는 관점을 확장시키게 되기 때문이다.

- 무용, 접촉 즉흥춤, 오센틱 무브먼트

창조적 움직임 creative movement, 현대무용 modern dance, 접촉 즉흥춤 Contact Improvisation, 그리고 오센틱 무브먼트 Authentic Movement 또한 내가 배워온 특수한 움직임 탐험인데, 이 또한 커리큘럼 안에 반영되어 있다. 무용수로서 살아온 경험 덕분에 나는 몸 전체를 능동적으로 움직이는 방식을 소마교육을 학습하는 과정 안에 통합시킬 수 있었다. 어른들과 마찬가지로 십대들도 특정한 움직임 방식을 자신의 경험 안에 통합시키기 위해서는 시간이 필요하기 때문에 점진적인 접근 방식이 필요하다. 예를 들어, 나는 놀이와 즉흥적인 상호작용 방식을 활용해 창조적으로 움직임을 배울 수 있는 다양한 방식을 수업에 도입하였다.

1972년에 스티브 팩스턴Steve Paxton이 발전시킨 접촉 즉흥춤 수련법도 커리큘럼 안에 포함되어 있다. 여기서는 무용수들이 듀엣을 이루어 접촉, 모멘텀, 몸무게 교환 등과 같은 방식으로 즉흥적인 움직임 탐험을 한다. 접촉 즉흥춤 방식 덕분에 우리는 좀 더 신속한 방식으로 반사적인 반응을 탐험할 수 있게 되었다. 또한 중력과 모멘텀을 활용해 지구와의 연결성을 확보할 수도 있다. 이는 고전 발레 트레이닝에서 하는 중력에 저항하는 방식과는 대치된다. 접촉 즉흥춤의 테크닉들은 체험과 실험을 통해 점차 진화하여 소마틱스 수련과 통합되곤 한다. 이 접촉 즉흥춤 연구를 통해 나는 다양한 소마틱스 수련법들을 움직임 교육에 통합시키는 법을 배울 수 있었다. 이 책에서 소개한 카운터밸런스 탐험이 바로 그 중 하나이다. 이런 탐험을 통해 학생들은 골반과 다리를 통해 지면에 그라운딩하는 법을 심도 있게 배울 수 있고, 골반 중심에서부터 움직이는 법을 체득할 수 있다. 이는 무예를 배울 때 자주 익히는 방식이다. 접촉 즉흥춤의 철학 대부분이 나의 소마움직임교육 철학에도 영향을 주었는데, 실제 움직임 탐험을 하는 학생들 모두에게도 큰 영향을 줄 것으로 본다. 즉흥 움직임의 근본적인 철학은 수년간 특정 테크닉을 트레이닝해야만 댄서가 될 수 있다는 관점을 거부하고, 모든 사람들이 움직임 탐험에 있어 큰 가능성을 지니고 있다는 믿음에 뿌리를 내리고 있는데, 이는 1960년대 성숙한 반문화counterculture 운동에서 비롯되었다.[25]

오센틱 무브먼트Authentic Movement는 1984년에 시작되었는데, 나는 이 기법을 수련하고 가르치는 데 오랜 시간을 보냈으며 이 원리 또한 커리큘럼 안에 반영하였다. 오센틱 무브먼트라는 용어는 무용치료사인 자넷 아들러Janet Adler가 1960년대 메리 스타크스 화이트하우스Mary Starks Whitehouse와 함께 연구하던 자기주도적인 움직임 기법을 지칭한다.[26] 이 수련에서는 동작자mover와 숙련된 목격자witness가 필요하다. 일정한 시간 동안 동작자가 자신의 몸에서 발생하는 내적 충동에 따라 눈을 감고 움직이면, 목격자는 그가 하는 움직임을 살피며 판단 없이 지지하는 동안 자신의 내부에서 일어나는 반응을 관찰한다. 동작자가 하는 움직임 세션이 마무리되면 양자는 자신의 체험에 대해 서로 대화를 나눈다. 이러한 형태의 움직임 탐험은 내면을 리스닝하는 동안 자신이 필요로 하는 것이 무엇인지 알게 된다는 믿음에 기반을 두고 있다.

오센틱 무브먼트 수련을 통해 동작자 또한 마음 안에서 일어나는 생각을 관찰하게 된다. 이는 다양한 형태의 명상 수련을 시작하는 초심자들이 겪는 현상과 유사하다. 시간이 흐르면, 동작자는 목격자의 비판단적 주시 상태를 내재화하기 시작한다.[27] 오센틱 무브먼트는 몸과 마음에 대한 명상으로 발전한다. 그렇기 때문에 나와 동료들은 오센틱 무브먼트를 수련한 후 이를 명상이나 다른 종류의 마음챙김 수련과 서로 비교하곤 한다.[28]

의식을 내면에 집중하고 내면의 "관찰자"가 내리는 판단을 최소화시키는 것과 관련된 수련 원리 또한 이 책의 커리큘럼 안에 포함되어 있다. 이에 관해서는 16장에서 소개한 소마틱스 웜업 수련의 형태와 철학을 잘 반영한 "즉흥 동작" 탐험에서 좀 더 심도 있게 서술하였다.[29] 오센틱 무브먼트는 내면을 다루는 작업을 할 때 신뢰할 만한 목격자가 필요함을 강조한다. 우리의 학생들 또한 편안하고 믿음을 주는 조력자의 존재를 필요로 한다. 4장에는 소마움직임교육의 교육학적 원칙이 소개되어 있는데, 이 또한 오센틱 무브먼트 철학의 영향을 받았다.

- 제례: 공헌과 헌신

인도네시아 발리에 살면서 나는 발리댄스와 그 지방의 제례에 대해 연구할 기회가 있었다. 이를 통해 나는 움직임을 통해 표현할 수 있는 다양한 차원을 배울 수 있었음에 감사한 마음을 지니고 있다. 여기엔 신체적 영역뿐만 아니라 감정적 영역도 포함되며, 개인적 공헌과 집단적 공헌을 하는 행위까지 해당된다. 이런 체험으로 무용과 움직임이 우리의 삶에 강력하고도 긍정적인 영향을 미친다는 나의 믿음이 한층 깊어졌다. 또한 무용가이자 교육자로서 내가 하는 일들을 좀 더 의식적인 공헌 행위로 변모시킬 수 있게 하는 영감도 얻게 되었다. 특정한 목적, 결과, 또는 이상적인 상황을 세팅하고 움직임 탐험을 하는 중에 헌신하는 태도로 진행하는 기법도 커리큘럼 안에 포함되어 있는데, 이 책 8장에서 이 기법을 청소년들에게 적용할 수 있는 형태로 변화시켜 소개하였다.

● ● ●

우리는 다양한 종류의 소마틱스 기법들을 통해 집으로 돌아온 느낌을 얻고 살아있음을 체험하게 된다. 이는 범람하는 정보에 빠르고 신속하게 접근해야만 하는 디지털 사회의 가치와는 배치된다. 인체는, 그리고 우리가 살아가고 있는 자연 세계는 나름대로의 속도를 지니고 나아간다. 이들은 모두 조금 느리지만 뭔가 미묘한 고유의 언어를 지니고 있다. 하지만 현대 사회는 외부에 의식을 집중하고, A에서 B로 남보다 빠르게 이동하길 바란다. 소마틱스는 여러분이 안으로 느, 리, 게 나아가, 호흡하고, 도달하는 방법을 알려준다. 난 여러분이 잠시 멈추어 이 수련을 스스로 해보길 권한다. 속도를 멈추고 안으로 나아가 느리게 호흡한 후 책을 계속 읽길 바란다. 그렇게 하면 새로운 정보와 경험을 얻을 시공간을 준비할 수 있을 것이다.

2장. 소마틱스의 다양한 영역들

PART 02

Getting Started :
A guide for facilitators

2부

시작하기 :
촉진자를 위한 가이드

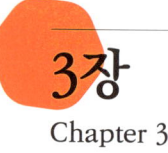
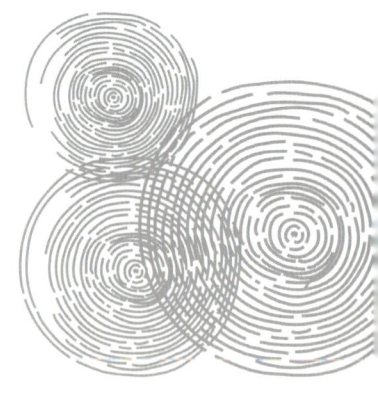

3장
Chapter 3

커리큘럼 기본 정보

> 살아가는 동안, 특히 청소년기에…
> 우리의 내면에서 전해지는 것에 대한
> 관심이 점점 줄어들고 있다.
> 우리는 물리적 신체와 건강한 대화를
> 나누는 법을 자주 배울 필요가 있다.
>
> – 안드레아 올슨 Andrea Olsen

원래 커리큘럼curriculum이란 용어는 지적인 이해를 목표로 선형적, 순차적으로 제시할 콘텐츠가 담긴 자료를 가리킨다. 여기서 핵심은 그 새로운 자료를 가르치는 교사가 보통 전문적 식견을 갖추고 있어서 각각의 학생들 성취도를 판단할 만하다는 전제가 깔려 있다. 교사는 종종 작문 테스트와 같은 외적 수단을 통해 학생들을 평가하곤 한다. 반면, 이 책에서 이야기하는 커리큘럼은 학생들 스스로 개인적 체험과 탐구를 통해 발견을 하고, 동시에 자신의 발전을 스스로 평가하는 데 관여할 수 있도록 고무한다. 이러한 신체교육을 통해 학생들은 자신이 겪은 내적, 외적 체험과 소통하는 과정에서 지식을 얻고 자기인지를 높일 수 있다. 이 커리큘럼은 자기돌봄self-care을 향한 의식전환a shift in consciousness을 핵심 목표로 삼는다. 도구는 움직임movement이다. 하지만 해부학에 대한 지적 이해가 동반된다. 이 과정에서 학생들은 자기 몸의 움직임에 대한 실질적인 지식을 얻게 되고, 교사는 가이드이자 목격자로 참여한다.

독자들은 일단 이 책을 읽는 과정에서 신비한 인체에 대해 호기심을 갖고 스스로 "초보자의 마음"으로 탐험에 임할 필요가 있다. 소마틱스 분야를 처음 접하는 독자라면 일단 3부와 4부에 소개된 탐험들 각각을 스스로 해보고 체득하길 권한다. 스스로 체화 과정을 거쳐야 타인에게 이 과정을 전해줄 수 있기 때문이다. 이를 위해서는 시간이 필요하다. 이 바쁜 세상에서 살아가며 체화가 필요한 탐험을 하기 위해서는 현재 하고 있는 일을 옆으로 제쳐놓고 적절한 시간과 공간을 찾아야 한다. 내면을 탐구하는 과정에서 그 체득을 자신만의 언어로 쓰고 싶은 마음이 들기도 할 것이다. 비록 여기서 소개한 탐험들 대부분이 주로 그룹 활동을 목적으로 디자인되었지만, 몇 개의 콘텐츠는 학생이나 독자들이 개별적으로 탐구할 수 있게 변형시킬 수 있으며, 대부분의 탐험들은 스스로 시도해 볼 수 있다.

커리큘럼 디자인과 이 책의 구조

3부와 4부의 각 장에는 탐험과 관련된 해부학 정보가 소개되어 있다. 교사들 대부분이 이미 여기서 소개한 해부학 정보를 잘 알고 있겠지만 그러한 자료를 적절히 활용하여 학생들에게 잘 전달할 수 있는 방법을 포함시켰다. 십대들이 어렵지 않게 수련을 통해 체화시킬 수 있을 정도로 매우 기본적인 해부학 정보이다. 나중에 좀 더 복잡한 형태의 해부학, 생리학 정보를 포함시켜 특정한 그룹과 특수한 수업을 진행할 때 활용하면 된다. 다양한 연령대의 아이들, 십대들, 그리고 성인들에게 소마움직임교육을 실질적으로 전하기 위해서는 단순한 접근법을 써야 한다.

단지 교훈적인 태도로 해부학 자료를 소개하기보다는 학생들이 궁금해 하는 것과 흥미를 가지는 것에 맞춰 수업을 진행하는 편이 낫다. 움직임을 인도하며 특정 정보를 통합하는 기법을 이 책 전체를 통해 소개하였다. 나는 이를 "탐험"이라고 부르는데, 이 책에서 소개한 커리큘럼의 핵심 콘텐츠이다.

- 탐험: 움직임과 토론의 조합

"탐험"은 활동과 토론의 조합이며 커리큘럼의 핵심이다. 활동/토론 탐험을 통해 학생들은 일단 자신의 몸으로 물리적인 체험을 하며, 그 체험을 타인의 것과 비교한 후 익힌 것을 공유한다. 그러면 학생들은 서로를 통해 배우며 자신들이 체험한 것들 사이의 유사점과 차이점을 알아채기 시작한다. 활동을 통해 움직인 다음 토론을 하고, 이 토론은 다시 다음 활동에 통합된다. 예를 들어, 관절에 대해 배울 때, 학생들은 자신의 몸에서 관절의 위치와 그 관절에서 이루어지는 동작을 탐험한다. 호흡에 대한 토론을 할 때는 양손을 흉곽 위에 올리고 들숨과 날숨의 움직임을 느낀다. 그런 다음 관절의 움직임에 대해 느낀 점을 글로 쓰고 나중에 그룹으로 모였을 때 그 체험을 공유한다.

활동을 하고나서 토론을 하면 이미 배워서 알고 있는 주제와 활동을 통해 발견한 것을 통합시키는 데 도움이 된다. 예를 들어, 호흡을 주제로 학습한 후 학생들은 자신의 호흡을 살피고, 검사한 다음 호흡이 일어나는 과정에 대해 고찰하며 시각화하는 활동을 하게 된다. 그런 다음 파트너와 또는 소규모 그룹으로 모여 호흡 메커니즘과 목적에 대해 토론을 하고, 자신이 알고 있는 것과 탐험 과정에서 발견한 것의 목록을 만든다. 이러한 종류의 토론을 통해 학생들은 자신의 지식을 확인하고 공유할 뿐만 아니라 수업에 참여한 학생들이 지닌 지식과 겪은 경험 전반을 살펴볼 수 있는 기회까지 갖게 된다. 학생들이 현재 지니고 있는 수준 이상의 정보를 통합시키려는 접근은 기본적으로 수업에 부하를 가할 뿐이다. 적절한 정보를 제공해 그걸 온전히 이해할 수 있도록 탐험을 진행하는 편이 낫다. 이러한 접근법은 체화를 우선순위에 놓기 때문에 오히려 학생들의 지식을 확장시키는 데에도 도움이 된다.

이 책에서 소개하는 탐험은 다음 세 부분으로 구성된다.

1. 목적 Purpose : 해당 탐험의 특수한 교육학적 목적에 대해 간략히 요약하였다.

2. 활동 Activity : 수업에 참여한 학생 그룹에게 탐험을 안내하는 지침이 담겨 있다. 또는 그 활동을 촉진시키는 참조 자료로 활용할 수도 있다.

3. 토론 Discussion : 활동 이후 그룹으로 모여 대화를 할 때 도움이 되는 질문들을 예시로 들었다. 교사들은 이 질문을 상황에 맞게 변형시키거나 발전시켜 사용하면 된다.

나는 각 탐험의 목적 부분에 예상 시간을 표시하였다. 하나의 탐험에는 하나 또는 그 이상의 체험 활동이 포함되어 있는데, 그림 그리기, 작문 하기 등이 추가되기도 한다. 활동 이후엔 파트너와 또는 그룹으로 모여 최종적인 토론을 이어간다. 몇 개의 탐험엔 "응용" 편이 추가되기도 한다.(해당 탐험의 활동과 연관되어 있거나 대체할 만한 방법이 소개되어 있다)

탐험의 마지막 부분에는 "교사를 위한 조언" 섹션이 있어서 활동과 관련되어 추가적인 제안을 하였다. 이 조언 섹션에는 탐험을 보조하는 "숙제(학생이 교실 밖에서 할 수 있는 추가 활동)"나 "연관된 프로젝트(학생이 개인적으로 또는 그룹으로, 교실에서 배운 콘텐츠 이상의 것을 수행할 수 있게 하는 탐구 과제)"가 추가되어 있다. 이렇게 추가된 항목을 통해 탐험의 촉진자나 교사는 특수한 교육 환경에서도 성공적으로 탐험과 관련된 콘텐츠를 응용하여 적용시킬 수 있을 것이다.

각 장에는 주제와 관련해서 본격적인 탐험 초기에 할 수 있는 예시 탐험도 소개되어 있다. 이러한 구조 덕분에 독자들도 내가 십대들을 위해 디자인한 이 경험해부학 커리큘럼의 개념을 전체적으로 살펴보고 스스로 수련을 해볼 수 있을 것이다. 여기서 소개한 탐험은 레슨 지침이나 특정 계획서와는 다르다. 따라서 교사는 내가 "움직임 매트릭스"라고 부르는 방식을 적용해 수업과 관련된 특정한 움직임 활동을 선별하여 사용할 수도 있다. 이 움직임 매트릭스 덕분에 이전에 했던 레슨을 복습하거나, 앞서 사용했던 수업 도구를 활용해 새로운 탐험으로 이어갈 수 있다. 이러한 형태의 움직임 활동은 각각의 수업에 예측 가능한 포맷을 제공하기 때문에 커리큘럼 전체에 응집력을 부여한다.

- 움직임 매트릭스: 수업 콘텐츠에 응집력 형성하기

움직임 매트릭스란 소마틱스 관련 수업을 진행할 때 하나 또는 두 개의 탐험을 통합시키는 방법이다. 단순하게 ABA 포맷으로 설명할 수 있다.

A) 움직임 : 바디스캔이나 다른 신체 인지 기법을 활용하여 열린 형태로 시작한 후 교실 안에서 몸

전체를 활용한 움직임 탐험을 한다. 그런 다음,

B) 탐험 : 특수한 탐험과 연계된 특정 주제를 소개한다.(예를 들어, "바디리스닝", "우리는 호흡을 어떻게 하는가?", "팔로 원 그리기" 등의 탐험 주제를 소개) 눈을 감고 바닥에 누워서 탐험을 시작하기도 한다.

A) 움직임 : 다시 바디스캔을 하며 최종적인 몸 체크인을 한다. 그런 다음 움직임 가이드를 통해 체험을 통합시키고, 그 다음엔 그룹 토론을 한다.(때로는 각 탐험을 설명하는 란에 포함되기도 한다)

움직임 매트릭스를 활용한다면 수업을 진행할 때 예측 가능성이 높아진다. 처음에 원형으로 선 자세에서 바디스캔으로 시작을 하고, 그 다음에 관절 흔들기, 교실 안을 걷기, 이미지 활용하기, 몸의 변화 알아채기 등과 같은 활동을 한 후, 얼마간 누워서 쉬는 형태의 포맷이 반복적으로 진행되기 때문에 학생들이 쉽게 익숙해질 수 있다. 이렇게 하면 앞에서 배웠던 것을 복습한 후 지금 탐험하는 주제를 통합시키기도 용이하다. 이렇게 순서대로 활동이 이어지면 진행하는 수업에 전반적인 "스코어"를 매길 수도 있다. 이 "스코어score"라는 용어는 즉흥춤이나 연극에서 사용되었는데, 공연을 하는 매 순간에 형성되는 창조적 변용을 지칭한다. 이러한 스코어를 매길 수 있다면 수업에서 진행하는 콘텐츠의 윤곽을 뚜렷하게 하고, 새로운 콘텐츠를 통합하면서 다른 것을 반복하는 것도 용이해진다.(이에 대해서는 4장에서 좀 더 상세하게 논의할 예정이다) 움직임 매트릭스 덕분에 학교에서 이 커리큘럼을 진행할 때 움직임 자체를 우선순위에 놓고 토론 섹션을 적절히 가미시킬 수 있다. 이를 통해 학생들은 정신신체적 수련을 하면서 배운 것을 통합시킬 수 있는 수단을 얻게 된다.

원형으로 모여 수업을 시작하고 마무리하는 방식은 요가나 무용을 할 때처럼 한 줄로 서서 하는 전통적인 방식의 움직임 수업과 구조적으로 확연한 차이점이 존재한다. 원형으로 탐험을 하는 방식은 이러한 종류의 수업에 적합할 뿐만 아니라 학생과 교사가 동등한 위치에서 바라볼 수 있게 해준다. 물론 학생들 또한 다른 친구들과 그룹 안에서 같은 위치에서 서로를 바라보면서 앉고 설 수 있다. 결과적으로 수업의 예측 가능성과 응집력이 더욱 좋아진다.

- 학생중심, 프로젝트기반 학습

소마틱스 기반 움직임 탐험 커리큘럼을 진행할 때는 학생들의 관심사에 민감하게 반응해야 한다. 이러한 학습 모델을 교육학에서는 "학생중심 student-centered" 또는 "발현적 emergent" 학습이라 하고, 이를 기반으로 디자인된 커리큘럼을 "발현적 커리큘럼"이라 부른다. 발현적 커리큘럼에서 교사는 "촉진자 facilitator"로서 참여하는데, 전통적 모델에서처럼 교사가 제안하거나 결정한 주제가 아니라 수업을 진행하는 그룹에서 "발현된 emerged" 탐굿거리를 중심으로 학생들이 호기심을 갖고 탐구하는 것을 가이드하는 역할을 담당한다. 발현적 학습 과정에서는 학생들을 능동적으로 지식을 탐구하며 자신의 관심사를 충족시켜 나가는 호기심 어린 학습자로 바라본다.[1]

사실 이 프로그램이 주로 몸-마음 관계를 증진시킨다는 주제로 디자인이 되어 있어 그 자체로 발현적 커리큘럼은 아니지만, 여러 중요한 방식에 있어 발현적 커리큘럼을 지향하고 있다. 이 책을 통해 나는 일련의 탐험들을 순차적으로 구성해 소개했다. 하지만 교사들은 학생들의 관심사에 맞게 유연한 방식으로 원하는 주제를 선별해도 괜찮다. 예를 들어, 수업을 받는 학생들 중 무릎에 상처를 입은 이가 있어서 학급 친구들이 그 주제에 좀 더 호기심을 갖고 있다면, 관절과 관련된 학습과 탐험을 먼저 할 수도 있다. 여기서 소개한 커리큘럼은 학생들의 호기심을 자극하는 세 가지 방식으로 진행되는데, 수업 내에서 할 수 있는 활동, 집에서 하는 숙제, 그리고 관련된 프로젝트가 그것이다. 만일 학생들이 무릎이라는 주제에 대해 더 많은 것을 알고 싶다면, 다음 수업의 활동 파트에서 무릎을 관리하는 방식에 더 초점을 맞추면 된다. 또는 방과 후 집에서 무릎 해부학 그림 색칠하기 숙제를 하거나, 부모님이나 친구들의 무릎을 관리할 수 있는 방안과 관련된 발표를 준비하는 프로젝트를 진행할 수도 있다.

또 바른 신체 정렬이 무엇인지, 다양한 자세가 감정적 반응과 어떻게 연관성을 지니는지, 그리고 여기서 미디어의 역할은 무엇인지 알고 싶다면 "내 자세를 맞춰보세요"라는 탐험을 한 후 다음 수업 시간에 신체이미지와 관련된 문화적 인식 학습을 하면 된다. 나중에 할 주제를 미리 앞당겨서 해도 된다는 뜻이다. 이 경우 학생들은 집에서 자세와 관련해 미디어가 어떤 이미지를 형성해 왔는지 숙제를 할 수 있으며, 이와 관련된 그룹 프로젝트로 부모님과 선생님께 선보일 작품을 제작할 수도 있다.

개인 또는 그룹 프로젝트를 구상할 때 학습 맥락에 따라 학생 각자가 더 깊게 탐구하고 싶은 단일하고 독립적인 연구 주제를 선택해도 되고, 최종적인 형태의 그룹 프로젝트를 학급 전체가 함께 진행할 수도 있다. 수업의 일부로 하든, 수업 외적으로 진행을 하든, 이러한 프로젝트를 통해 학생들은 자신의 호기심이 이끄는 대로 탐구를 계속해 나갈 수 있다.

수업 내 활동, 숙제, 그리고 관련 프로젝트, 이렇게 세 종류의 방식을 통해 학생들은 자신이 수업을 주도하는 느낌을 받게 되고, 호기심을 충족시킬 수 있는 충분한 기회를 갖게 되며, 재미있게 참여하며 배움을 이어나간다. 여기서 제시한 내용이 특정 그룹에겐 불충분하거나 비실용적일 수도 있다. 하지만 책 전반을 통해 여러 수업 맥락에서 활용 가능한 사례들을 제시하려 노력했다. 교사라면 이를 가이드 삼아 원하는 방식으로 커리큘럼을 변용하여 활용하길 바란다.

소마움직임교육을 가르치는 방식

여기서 소개한 소마움직임교육_SME_을 다양한 교육 환경에 적용할 때, 최선의 선택을 고려해야 하다. 그룹의 크기, 수업 주제, 학교 또는 프로그램 관련 스케줄, 현재 동원할 수 있는 전문가, 학교 문화, 그리고 재정적인 요소까지 다양한 것들을 고려해야 한다. 서론에서 이야기했듯, 나는 이 내용을 다양한 환경과 교육적 맥락에서 가르쳐 왔다. 고등학교의 학기별 수업에서 중학교 체육까지, 지방 스튜디오의 무용수 교육과 대학교 해부학 코스까지 모두 진행을 했었다. 그렇기 때문에 SME를 여러분의 상황, 배경, 그리고 흥미 정도에 따라 해당 학교나 그룹에 가장 적합한 형태로 변용해서 활용할 수 있다.

SME는 학생 중심 그리고 프로젝트 기반 학습이 진행되는 소규모 수업 또는 야외 교육 프로그램에 가장 잘 어울린다. 여러분의 학교에서 이미 이러한 혁신적인 프로그램이 시행되고 있다면, 또는 사회, 감정 학습 프로그램이나 요가, 아이키도, 마음챙김 수련을 채택해 가르치고 있다면, 학교의 핵심 의사 결정권자들이 SME 또한 수용할 가능성이 높다. 이런 경우 단순한 소마틱스 활동을 좀 더 특수한 교육의 장, 예를 들어 마음챙김 수업, 체육 수업, 자문 그룹, 또는 야외 교육 프로그램 등과 결합해 가르치면 된다.

SME를 하나의 독립적인 코스로 가르칠 수도 있다. 이 커리큘럼에서 제시하는 활동들을 시간을 두고 차근차근 가르쳐 학생들을 깊은 경지로 이끄는 방식이다. 이렇게 하면 학습의 깊이가 점진적으로 깊어지고 체화의 수준이 높아지기 때문에 이상적인 접근이라고 할 수 있다. 어떤 경우든 각각의 상황에 맞게 교사는 전문성의 수준을 끌어 올려야 할 필요가 있다.

- 교사의 자질

SEM 커리큘럼은 체험 학습에 기반을 두고 있기 때문에, 특정 그룹을 이끄는 교사 또한 각 탐험들에 대한 자신만의 체험이 반드시 필요하다. 자신의 체화된 경험을 학생들에게 전달하는 일, 즉 여러분 자신의 소마soma 또는 살아 있는 경험에서 비롯된 내용을 가르쳐야 한다. 스스로의 신체적, 주관적 경험을 통해 배운 내용은 학생과 교사 모두에게 의미가 있다. 사실 교사들 각자의 숙련도 자체가 다르다 해도 결국엔 자신이 현재 위치한 곳에서부터 시작할 수밖에 없다. 내 수업에 참석했던 교사들도 교육학적인 부분에 대한 흥미보다는 자기 자신을 알아가는 시간을 더 필요로 했다. 내면에 의식을 집중하고, 움직이고, 자기인지를 좀 더 높이는 일은 많은 시간을 투자해야 책임감 있게 가르칠 수 있는 자신감이 생긴다. 나에게 SME를 배우러 온 교사들은 처음엔 자신이 가르치는 학생들에게 마음을 집중했는데, 자신이 준비되었다는 느낌이 들 때까지 많은 시간을 투자해 이 소마틱스 수련을 온전히 체화하려고 노력했다.

학생들에게 소마틱스를 가르치기 위해서는 자신의 내적인 자원을 관리하고 성장시키는 지속적인 탐구가 필요하다. 소마틱스를 전하는 전문가는 능숙하게 타인의 신체에 접촉하고 움직임을 촉진하여 새로운 움직임 패턴을 통합시킬 수 있게 해주는 능력과 함께 "외부의 눈"을 갖추고 있어야 하며, 수련을 하는 중에 감정적 반응을 보이는 이를 도와줄 수도 있어야 한다. 여기서 소개한 일련의 탐험은 혼자서도 할 수는 있다. 하지만 타인에게 능숙하게 강습할 수 있는 수준에 도달하기 위해서는 이를 도와줄 소마틱스 전문가를 찾는 편이 좋다. 해당 소마틱스 기법이 현재 자신의 분야와 동떨어져 있는 것처럼 보이더라도 열린 마음으로 시간을 두고 접근하라.

경험해부학과 소마교육을 전하려면 어쨌든 트레이닝이 필요하다. 이 책을 읽는 독자들 중엔 이미 방대한 소마틱스 수련 배경을 지닌 이들도 있을 것이다. 교사들 중에는 무용, 연극, 체육, 요가, 또는 다른 형태의 움직임 학습을 했던 경험이 있을 수도 있다. 이런 사람들은 최소한의 해부학적 지식 또한 이미 갖추고 있고 그걸 타인에게 가르친 경험이 있을 것이다. 이 책에서 제시한 탐험들을 진행하려면 해부학, 운동학, 생리학에 대한 기본적인 지식이 필요하다. 각각의 장에는 기본 해부학 개념이 레퍼런스로 첨가되어 있기 때문에 전체 내용을 이해하고 주제를 전달하는 데 큰 무리가 없을 것이다. 무용, 움직임 교육, 마음챙김, 협력 학습, 집단 역학, 갈등 해소, 회복적 정의, 그리고 사회 학습과 감정 학습 등에 대한 수련이 가미되면, 여기서 제시한 탐험을 좀 더 깊게 뒷받침 해줄 수 있다. 촉진자들에게 이전에 청소년들을 교육했던 경험이 있거나, 특수한 방식의 움직임 관련 수련을 했거나, 웰빙, 마음챙김, 또는 사회 학습과 감정 학습 관련 경력이 있다면 금상첨화다.

앞으로 보게 되겠지만, 이 책의 탐험들 중 몇몇은 최소한의 해부학 지식과 움직임 경험만으로도 어렵지 않게 가르칠 수 있다. 하지만 어떤 것들은 보다 심층적인 해부학 지식과 소마틱스 수련의 체득을 필요로 한다. 소마틱스 수련을 한 번도 해보지 않았고 해부학적 지식도 없다면 스스로 기본적인 탐험을 중심으로 시도를 해보거나, 다른 교육자 그룹과 함께 하는 수련을 한 후 학생들을 가이드하는 편이 낫다. 학교에서 가르치는 마음챙김 수업을 통해 이미 바디스캔이나 다른 종류의 유사한 탐험을 지도하는 데 익숙하신 분들도 있을 것이다. 교육자라면 해부학적인 공부를 좀 더 해야 7장에서 9장까지 소개되어 있는 1단계 기본 탐험들을 편안한 마음으로 전할 수 있을 것이다.

10, 11, 12장과 2단계 탐험이 소개된 13~16장의 움직임 리패터닝 관련 탐험들을 하려면 보다 깊은 해부학과 생리학 지식이 필요하다. 이를 위해 소마틱스 체화 수련을 좀 더 깊게 할 필요가 있다. 학생들의 반응을 정확하게 판단하고 커리큘럼을 진행하기 위해서는 기술이 필요하다. 움직임이 구동되는 신체의 특정 부위를 평가하는 기술, 불안하거나 통합되어 있는 움직임을 파악하는 기술, 그리고 학생이 어려움을 겪고 있을 때 말로 정확히 전달하기 어려운 상황에서도 적절하게 움직일 수 있도록 돕는 기술이 그것이다. 비록 탐험 안에 "교사를 위한 조언" 란을 마련했지만 각각의 탐험 과정에서 교사가 학생들을 도울 수 있는 다양한 평가 기법들을 상세하게 소개하진 않았다.

특정한 탐험을 학생들에게 가르치거나 평가하는 법을 잘 모르겠다면, 1) 자신에게 익숙하거나, 이미 체화되어 교습이 어렵지 않은 내용을 선택하여 진행하거나, 2) 탐험의 목적과 관련해서 어떤 평가가 필요한지 질문을 던져보라. 그렇게 하면 자신감이 생기고 수업 진행과 관련된 숙련도 또한 점차 높아질 것이다. 소마움직임교육을 전문적으로 배우고 싶다면 ISMETA 웹사이트에 있는 방대한 프로그램 목록을 참조하면 된다. 이 책에 나온 커리큘럼을 좀 더 깊게 트레이닝하고 싶다면, 내가 대중들을 위해 교육에서 체화Embodiment in Education라는 이름으로 짧은 소개 강좌를 올려 놓았으니 참조하라. 또 교사를 위한 자격 인증 프로그램 심화 과정도 해당 웹사이트에서 확인할 수 있다.

최종적으로, 교육자들은, 자신의 체험 수준이 어느 정도이든 상관없이, 4장에서 소개한 교육학 자료를 읽고 숙고함으로써 도움을 받을 수 있다. 나는 4장을 이 책의 "핵심"으로 간주하기도 한다. 왜냐면 거기엔 지난 30년 이상 소마움직임교육을 가르친 나의 경험이 녹아있고, 이 책의 커리큘럼을 효과적으로 적용시킬 수 있는 핵심적인 정보가 담겨있기 때문이다. 나는 이 교육학 자료를 통해 두 가지 목표를 달성하고 싶다. 첫째는, 이 분야에 갓 입문한 이들이 소마교육과 관련된 다차원적인 학습 환경을 이끌어 나갈 수 있는 통찰을 얻길 바라고, 둘째는, 이미 청소년들을 대상으로 소마틱스 교육을 깊게 해본 경험이 있는 교육자나 그런 교육을 하고 싶어하는 이들이 이 교육학 원리를 참조로, 자신만의 소마틱스 체험을 바탕으로 하여, 학생들을 위한 좀 더 심화된 커리큘럼을 개발하길 희망한다. 이렇게 비옥하고 견고한 소마움직임교육 모델을 기반으로 다른 이들에게 도움이 되는 프레임워크를 다양하게 그리고 창조적으로 제공할 수 있는 여러분이 되길 기원한다.

- 수업의 크기, 스케줄, 그리고 공간적인 고려 사항

이 커리큘럼을 진행할 때 수업에 참여하는 학생의 수는 10~15명 정도의 소규모 그룹으로 진행하면 좋다. 물론 나는 20인 이상으로 규모가 큰 그룹에서도 진행을 했었다. 하지만 이런 수업 초기엔 새로운 기법을 학생들이 잘 따를 수 있도록 충분한 시간을 제공해야 하고 수련이 통합될 수 있는 여유가 필요하다. 예를 들어, 해당 수업의 스케줄이 45분, 한 시간 반, 또는 2시간 정도로 한정되어 있다면, 참여하는 학생들의 연령에 맞춰 일주일에 2~3회로 약 3~4개월 정도 소마움직임교육을 진행하면 된다. 적어도 몇 개월 이상, 그리고 여러 학년에게 1년 내내 수업이 진행되는 것이 이상적이다. 소마움직임교육의 성공 여부를 평가하는 것은 내가 여기서 제시한 시범 수업 기간이 지난 후에 하는 편이 낫다.

이러한 움직임 기반 프로그램을 교육할 때 자주 듣는 질문 중의 하나는, "어디에서 이 수업을 진행해야 하나요?"이다. 공간이 중요하다. 대부분의 학교엔 책상이 일렬로 늘어선 교실이 갖추어져 있다. 커다란 체육관도 있긴 하지만, 이 양자 모두 이상적인 것은 아니다. 소마틱스 활동을 할 때 학생들은 내면에 집중할 수 있어야 한다. 그러니 지나치게 외부 환경에 영향을 받지 않는 공간이 필요하다. 교사들은 이를 위해 수업 상황에 맞는 도구를 다양하게 세팅할 수 있어야 한다. 소마움직임교육 커리큘럼을 교육하는데 이상적인 공간을 소개하자면 다음과 같다.

일단 교실은 따뜻해야 한다. 충분한 조명이 있어야 하고, 청결한 환경에 원목으로 된 실내, 카펫이 깔려 있지 않은 바닥을 갖추고 있으면 이상적이다. 개인적이고 조용하며 평온함을 자극하는, 그래서 내면에 집중하기 쉬운 환경에서 움직임 표현을 할 수 있어야 한다. 옆방에 있는 다른 그룹을 방해하지 않을 정도의 소리를 낼 수 있다면 더 좋다. 체육관이나 다용도실 또는 무용이나 요가 스튜디오처럼 학교 공간을 세팅할 수도 있다. 거울이 없는 공간이면 더 좋다. 거울은 종종 외부 이미지에 정신을 뺏기게 만든다. 그래서 내부의 느낌과 자신의 움직임에 의식을 집중하지 못하게 할 수도 있다. 여기서 소개한 탐험들은 가능한 실내에서 할 수 있도록 설계되어 있지만, 어떤 것들은 실외에서 할 수 있도록 고안되어 있기도 하다.

탐험을 할 만한 공간이 없거나, 조용한 교실이 없거나, 실외에서 하는 것이 안전함을 확보하지 못하거나, 소그룹으로 진행할 수 없는 난감한 상황도 생길 수 있다. 이 경우 상황에 맞게 환경을 변화시킬 수밖에 없다. 한계 안에서 최선을 다하고 때가 되면 좀 더 쾌적한 환경을 마련하면 된다.

- 몇 학년부터 수업에 참여할 수 있는가?

이 커리큘럼은 주로 14세에서 18세 사이 고등학생들을 위해 디자인되었다. 하지만 어떤 탐험들은 중학생이나 청년들에게도 적용할 수 있다. 1단계에서 소개한 단순한 탐험들은 모든 연령대의 청소년들에게 적합하다. 하지만 2단계에서 소개한 탐험들은 고등학생 이상이 배웠을 때 효과적이다.

고등학교 2~3학년들은 자기를 이해하고 스스로를 돌보는 기술에 관심이 많기 때문에, 이 커리큘럼에 나오는 대부분의 탐험을 좋아할 것이다. 그들은 집을 떠나 대학에 가거나 취직을 해야 하는 상황에 있다. 그래서 1단계 이상의 좀 더 복잡한 탐험들을 배워도 능동적으로 참여하곤 한다. 학년이 높은 학생들은 자신의 몸을 다루고 그들이 움직이고 살아가면서 겪는 개인적인 문제나 사회적인 문제, 그리고 문화적 인식의 문제 등을 살피며 계속해서 성숙해가고 있기 때문이다.

교사들은 십대 이전의 학생들에게도 여기 나오는 기본 탐험들을 가르칠 수 있다. 이는 참여 그룹의 성숙도에 따라 결정할 수 있다. 기본적인 활동들은 초등학교 어린 학생들에게 적용할 수 있는데, 이때는 좀 더 단순한 접근 방식이 필요하다. 하지만 몸에 관한 내용을 너무 어린 이들에게 가르치긴 어렵다. 여기서 소개한 탐험들은 나이가 너무 어린 그룹을 위해 고안된 것은 아니다.

비록 이 커리큘럼이 주로 청소년들을 위해 고안되었지만, 내 경험에 의하면 대학생들에게도 적용할 수 있다. 하지만 고등학생과 대학생 그룹은 다소 차이가 있다. 대학생들 중에 나이에 비해 성숙함이 다소 떨어진 이들도 있다는 말을 하려는 것은 아니다. 오히려 대학생들 중 대다수가 청소년들과 비슷한 발달 문제를 겪고 있다는 뜻이다. 최근 신경과학과 청소년 심리학 관련 연구에 따르면, 요즘 젊은이들이 조금 이른 나이에 성숙해지기도 하지만, 동시에 청소년 시기가 연장된다고도 한다. 어떤 연구자들은 10세에서 25세까지 약 15년 정도를 꽉 채워서 청소년기가 진행된다고 주장하기도 한다.[2] 이는 십대들과 청년들을 동일한 선상에 놓고 도움을 주어야 할 필요성을 부각시킨다. 대학에 가도, 직장을 얻어도 청소년기가 끝났다고 보기 어려울 수 있다는 뜻이다.

이 책의 커리큘럼은 주로 고등학교에 다니는 십대들을 대상으로 한다. 하지만 대학생들에게도 동일하게 적용할 수 있는 내용으로 구성되어 있다. 십대들을 위한 움직임 처방전이 주를 이루지만 19세에서 25세 청년들의 이야기도 소개되어 있으며, 다양한 형태의 체험기를 소개하여 독자들이 이 커리큘럼 활용폭을 넓힐 수 있게 하였다.

마지막으로, 이러한 커리큘럼을 다양한 연령의 그룹에게 교육할 때, 그들이 지금 이 순간에 집중하게 하고 참여할 수 있도록 이끄는 최고의 전문가는 바로 당신이라고 말하고 싶다. 이 사실을 꼭 기억하기 바란다. 교사들은 청소년 발달, 뇌 기능 등과 같은 과학적 데이터에 기반하여 젊은이들의 잠재력을 높이는 영역에 발을 올리고 있다. 하지만 개인마다 성숙도가 다르고, 사회-감정적 기술 기반도 다르며, 신체적 발달 정도와 가족, 문화적 성장 환경도 천차만별로 다르기 때문에, 이 다양한 요소들을 적절히 평가하고 대처할 수 있는 사람은 오직 당신이라는 사실을 잊지 말기 바란다.

소마움직임교육 커리큘럼을 학생들에게 소개하기

보통의 학제에서는 교사들이 첫 수업을 진행할 때, 수업 계획표를 선보이고 그 내용을 학생들이 익숙한 방식으로 소개한다.(예를 들어, 미국의 교사들은 미국사 수업을 할 때 21세기부터 일어난 사건을 다룰 것이다) 거기에 더하여 수업 과정에서 어떤 활동이 포함되는지도 알린다.(에세이, 토론, 구두 발표 등) 여름 캠프를 진행할 때는 중간에 쉬는 시간이 있는지, 프로그램을 진행하는 무대는 어떠한지 설명을 할 수도 있다. 소마움직임교육도 마찬가지다. 이 수업이 어떤 것인지 학생들이 이해할 수 있도록 가능한 자세한 설명을 해야 한다. 다양한 수업 환경에서 진행할 수 있기 때문에 참여한 학생들이 익숙하지 않은 부분에 대한 안내도 필요하다. 이 커리큘럼을 학생들에게 소개한 다음엔 구체적인 사항을 설명해야 한다. 이에 대해서는 이어지는 글에서 소개하겠다. 처음 몇 번의 수업을 어떻게 세팅하는지, 바닥에서 하는 탐험은 어떤 규칙을 지켜야 하는지, 그리고 이 커리큘럼을 수업 안에 결합시킬 수 있는 실질적인 기본 원칙과 수업에 필요한 사항도 다룬다. 이런 세부 사항을 통해 교사들은 수업의 범위를 설정하고, 적절한 시작점을 찾고, 성공을 위한 방향을 조율할 수 있다. 수업을 준비할 때는 의도와 목표를 명확히 해야 한다. 이를 통해 탐험의 순간에 좀 더 현존하며 자신감 있게 수업을 진행할 수 있다.

- 초기 움직임 평가와 학생들이 할 수 있는 질문

소마움직임교육 커리큘럼을 학생들에게 소개하는 다양한 방식이 존재한다. 그들의 니즈를 평가하고, 프로그램을 성공시킬 수 있는 단계를 설정하면서, 교사 자신에게 최적화된 대안책을 찾아야 한다. 이는 자신에게 가장 효율적인 가이드라인이 존재하기 때문이다. 일단 수업을 시작할 때, 학생들이 서로를 알아갈 수 있도록 가벼운 게임을 진행할 수 있다. 예를 들어, 원형으로 서로를 바라보고 선 학생들이 돌아가며 자신의 이름을 말하며 간단한 동작을 해보게 할 수 있다. 그런 다음 돌아가며 친구들의 이름을 부르며 그가 한 동작을 흉내 내도록 한다. 그렇게 하면 원형으로 선 학생들 그룹 전체가 서로에게 친근함을 느낄 수 있다. 이렇게 단순한 활동을 통해 처음 몇 번의 수업을 진행하면서 학생들 각자가 친해질 수 있는 시간을 갖게 한 후, 본격적인 움직임 탐험으로 넘어가면 좋다.

새로운 그룹과 작업을 할 때 나는 그 그룹의 니즈를 평가하기 위해 두 가지 방법을 쓴다. 하나는 움직임 평가이고 다른 하나는 질문지 작성이다. 처음 몇 번의 수업에서 나는 수업에 참여한 개개인의 움직임과 전체 그룹의 움직임을 관찰한다. 첫 수업에서는 현재 진행하는 수업이 무엇이고 그 범위가 어디까지인지 간략하게 소개한다. 그런 다음 커리큘럼을 진행한다. 그들을 일단 움직이게 하고, 웃고, 놀게 한 다음 가만히 멈추라고 요청하는데, 이때 이미지에 집중하게 한다. 그런 다음 그날의 경험에 대해 서로 대화를 나누게 한다. 며칠 지나면 나는 그 그룹에 대해 감을 잡는다. 그룹 구성원 개개인의 신체적 활력, 선호하는 동작, 동적인 것과 정적인 것 중 무엇을 좋아하는지, 집중력의 정도, 그리고 그룹 구성원들과 자신의 경험을 나누는 방식 등을 파악하게 된다. 또한 해당 그룹의 구성원들과 전체 그룹 사이의 특수한 관계도 알게 된다.

첫 수업이 끝나면 나는 학생들에게 질문지를 나눠준다. 여기엔 수업에 대한 학생들의 초기 관심 정도와 원하는 주제 목록을 파악할 수 있는 질문이 담겨 있다. 스트레스를 감소시키는 법, 집중력을 증가시키는 법, 유연성을 높이고 부상을 예방하는 법, 그리고 알고 싶은 해부학 등이 그 주제에 포함될 수 있다. 가장 좋아하는 신체 활동이 무엇인지, 몸에 부상은 없는지 등도 여기에 포함시킬 수 있다. 학생들이 작성해 제출한 질문지를 통해 나는 수업에 대해 학생들이 어떤 느낌을 갖고 있는지, 그들의 관심과 기대 사항을 확인할 수 있다. 또한 그룹 전체의 관심사까지도 알 수 있다. 움직임을 관찰해 평가하고 질문지를 만들어 제공함으로써, 나는 내가 학생들의 니즈에 어떻게 직관적으로 반응을 해야 할지 알게 되고 그들이 말로, 글로 하는 반응도 접할 수 있다. 이러한 정보 덕분에 나는 적절한 도구와 접근법을 선택할 수 있다.

개인적으로 궁금한 점을 바로 묻는 학생들도 있기 때문에, 나는 다음 수업에서 질문지를 통해 나타난 결과를 그룹 전체에게 개략적으로 소개하며, 수업의 목표에 대해 그룹 구성원들이 서로 토론을 해볼 수 있는 기회를 제공한다. 대부분의 경우 학생들은 질문지 결과 우선 순위에 해당하는 주제를 선택할 확률이 높다. 그렇기 때문에 나는 확신을 가지고 학생들이 궁금해 하는 주제로 관심을 유도하여 참여도를 높이고 차별화를 한다.[3]

학생들 중에는 이미 이전에 해부학과 생리학 수업을 받는 이들도 있다. 하지만 시간을 두고 자신의 몸을 탐험하고 해부학적 지식을 통합시키게 되면, 그러한 감각적 경험에 만족스러워 한다. 탐험 전에 가볍게 몸에 대한 토론을 하면, 십대들은 자신이 체득한 것을 자양분 삼아 머리로 이해한 지식과 소마학습 사이의 차이를 스스로 이해해 나간다. 몸에 대해 별다른 지식이 없는 학생들도 운동학적인 접근을 통해 이를 매우 빠르게 이해할 수 있다. 물론 이미 많은 지식을 지니고 있는 학생들이라면 소마학습에 어렵지 않게 접근할 수도 있지만, 때로는 그러한 지식 때문에 쉽게 체득을 못하는 경우도 생긴다. 물론 시간이 갈수록 여러분은 어떤 방식으로 학생들을 도울지, 다양한 상황에서 어떻게 적용할지 분명히 알게 될 것이다.

- 수업 가이드라인, 참석자와 수업 환경

수업 초기에 나는 학생들이 100퍼센트 각각의 탐험 모두에 참여하길 권한다. 이는 "실제로 해보기 전에는 그 효과를 제대로 평가하지 못하기" 때문이다. "먼저 해보고, 판단은 나중에 하라"가 이 수업의 모토이다. 학생들 중에는 여러분이 자신을 단지 훈련시키려고 계책을 쓰는 것으로 오해하는 이들도 있기 때문에, 수업 초기에 명시적으로 밝히는 것이 매우 중요하다. 나는 학생들에게, 자신의 웰빙에 가장 책임 있는 사람은 바로 자기 자신이기 때문에, 100퍼센트 동의를 하고 참여하지 않아도 되는 예외적인 경우도 있다는 점을 상기시킨다. 몸에 상처가 있어서 뛰거나 비트는 동작을 못한다면 해당 탐험을 해서는 안 된다. 처음 질문지를 확인한 후 몸에 부상이 있는 학생의 존재를 확인했더라도, 나는 그 학생에게 그날의 수업이 진행되는 동안 뭔가 새로운 문제가 발생한다면 꼭 알려주라며 주지시킨다. 여기에는 신체적인 측면뿐만 아니라 감정적인 문제도 해당된다.

질문지 결과를 통해 토론을 한 후에 수업의 방향성을 설정했다면, 수업에 참여한 참가자들을 위해 좀 더 섬세한 가이드라인을 설정해야 한다. 난 가끔 협력학습 cooperative learning 모델을 활용하는데,[4] 이는 학생들의 행동과 대화를 존중하고 안전한 공간을 확보해준다. 기본적인 규칙은 탐험을 할 때 다른 이를 밀어 넘어뜨리지 말고, 비난하지 않으며, 말로도 또는 행동으로도 비꼬지 않는 것이다. 누군가 말할 때 끼어들지 말게 하는 긍정적인 가이드라인을 설정하면 된다. 교사는 학생들과 이런 대화를 나누며 상황에 맞게 필요한 제안을 첨가하라. 글로 써서 확인한 다음 나중에 다시 언급하거나, 또는 학생 모두가 그러한 규정이 적힌 종이에 사인을 하게 할 수도 있다. 연령이 높은 학생들이라면 함께 모여 열린 토론을 가끔 하는 것으로도 충분하다. 그러니 그룹 상황에 따라 어떤 방식이 가장 좋을지 선별하라. 이미 다른 수업을 들으며 이와 비슷한 상황을 겪은 학생들이라면, 지금 진행하는 수업과 관련된 특수한 항목만 추가하는 것으로도 충분하다. 깊은 토론이 굳이 필요치 않을 정도로 이미 이러한 사실을 잘 인지하고 있는 그룹도 존재한다.

학생들 중에서 자신이 참여하고 싶지 않은 탐험이 있다면 그 사실을 알리게 한다. 또는 그날은 "관찰만 하는 날"로 정하고 그냥 참여하지 않아도 될 수 있도록 하라. 소녀들은 생리가 있거나, 몸에 불편함과 통증이 생기는 날이 있을 수도 있다. 또 몸에 특수한 상처가 있거나 감정적으로 흥분된 날엔 그냥 다른 이들이 하는 탐험을 관찰하기만 하게 하라. 그냥 "관찰만 하는 날"을 요청하는 학생들도 간혹 있다. 그러면 이런 학생들에겐 자신이 참여하고 싶은 수업을 결정하게 한다. 또는 특정 탐험을 하고 싶지 않다고 하면, 그걸 그냥 건너뛸 수 있게 하라. 이러한 유연성 있는 태도가 학생들에게 좀 더 편안함을 제공하고, 궁극적으로 좀 더 지속적이고 성실한 참여를 유도한다. 어떤 수업을 관찰만 하기로 결정한 학생들도 그 관찰 결과를 글로 써서 수업이 끝날 때 제출할 수 있다. 이렇게 하면 그들이 타인의 움직임을 관찰하고 스스로 판단할 수 있는 능력을 높여준다. 교사는 나중에 이들이 제출한 관찰 결과를 가지고 대화를 나눌 수 있는 기회를 가질 수도 있다. 관찰만 하던 학생에게 나중에 수업 중에 자신의 관점을 발표할 수 있도록 제안할 수 있다. 이렇게 하면 탐험에 참여한 그룹에 대한 관찰자의 통찰을 제공한다. 이 또한 일종의 수업 참여이다.

잘 짜여진 수업 구조와 즉흥성, 웃음과 고도의 집중, 이들 사이의 균형이 잘 갖추어져야 학생들을 참여시키기 용이하다. 유머는 길을 열고, 놀이와 즉흥성을 활용한 길은 다채롭게 열려 있다. 일상적이고 상식적인 움직임, 예를 들어 걸으면서 서로 "하이파이브"를 하게 하는 방식도 좋다. 때론 움직이다 어느 순간 슬로우 모션을 취하고, 그러다 다시 빠르게 가속하는 방식도 재밌다. 이런 형태의 움직임은 십대들이 이미 보았거나 경험했던 동작이라서, 더욱 재미를 유발할 수 있다. 보통의 속도로 농구공을 드리블하거나 슛을 하는 동작을 흉내 낸 다음 느리게 움직이는 방식도 훌륭하다. 스포츠 동작을 참조하여 움직임 탐험 수업을 진행하면 특히 십대 소년들이 쉽게 받아들이다. 이는 그들이 현재 유행하는 스포츠를 통해 문화적 연결성을 느끼기 때문이다.

어쨌든 움직임 탐험을 하는 과정에서 뭔가 예상을 넘어서는 요소를 적절한 순간에 활용하는 일은 분위기를 환기시키고 마음을 고양시킨다. 이는 다양한 탐험을 할 때 좀 더 고요한 상태에서 내면에 집중할 수 있는 균형 감각을 형성한다.

- 수업 중의 복장, 준비물, 공간 구성

복장은 편안하고 헐렁한 옷이면 가장 좋고, 맨발 또는 양말만 신고 수업에 참여한다. 양말을 선호하는 학생들에겐 맨발을 추천하라. 양말을 신든 맨발이든 발의 고유수용감각을 높이긴 하지만, 양말을 신고 걷거나 달리는 등의 활동적인 움직임 탐험을 하면 미끄러져 넘어질 우려가 있다. 이에 대해서는 각각의 탐험에 맞춰 요령 있게 대처해야 한다. 발에 상처가 있는 학생들에겐 무용 신발이나 스니커즈 또는 실내용 신발을 추천한다. 바닥에 누워서 하는 탐험도 있기 때문에 바닥은 청결을 유지해야 한다.

바닥에 누워서 탐험을 할 때는 수건이나 부드러운 천을 준비해 머리와 천골이 불편하지 않게 한다. 가능하면 운동매트 또는 요가매트 등을 활용하면 도움이 된다. 나는 실제 요가 수련을 하는 상황이 아니면 수업 초기엔 요가매트를 선호하는 편이 아니다. 하지만 일단 수업 분위기가 확립되고 나면 요가매트를 추천하기도 한다. 바닥에 앉아 토론을 하는 시간엔 방석이나 베개가 필요하다.

- 수업 준비물

소마틱스 관련 수업을 실내에서 할 때와 실외에서 할 때에 따라 다양한 종류의 준비물이 필요하다. 하지만 이는 수업 시간, 예산, 학교의 과제 관련 정책 등에 따라 천차만별이다. 여기서 제시하는 준비물은 내 경험상 창조적이고 역동적인 수업 환경을 형성하는데 도움이 되었던 것들이다. 이들은 다양한 수업, 움직임 학습, 사회-감정 관련 수업을 진행할 때도 효과적이었다.

- 움직임 탐험과 관련된 도구들

짐볼, 커다란 천, 골격 모델, 장부 모델 등이 있으면 커리큘럼에서 소개하는 다양한 탐험을 하는데 도움이 된다. 탄력밴드, 풍선 등도 경험해부학 수업에 적합하며, 생동감 있는 탐험을 하기 위한 도구이다. 특히 골격 모델은 크기가 작든, 크든 수업을 진행하는데 엄청난 도움이 된다. 당부의 말을 덧붙이자면, 이러한 도구를 학생들이 보면 일단 "유치하다"는 생각을 하기 때문에 잘 살펴야 한다. 예를 들어, 커다란 천을 수업 도구로 제시하면, 청소년들은 어린 시절 했던 놀이를 연상한다. 물론 어떤 이들은 이를 재밌는 놀이로 환영하기도 한다. 수업을 진행하는 그룹의 감수성에 맞게, 언제 그리고 어떻게 이런 도구들을 활용할지 잘 판단해야 한다.

- 해부학 색칠 노트

관련된 탐험에 따라 해부학 색칠 노트를 준비한다. 해부학적 구조물을 직접 색연필을 활용해 그려보면, 해당 구조의 크기, 모양, 위치를 좀 더 정확하게 시각화할 수 있기 때문에 상상력이 필요한 탐험을 진행할 때 큰 도움이 된다. 학생들은 보통 이런 탐험을 좋아한다. 비록 색칠을 하는데 시간이 걸리지만, 관련 도구를 활용에 자신의 몸을 시각화하면 궁금했던 것을 발견하는데 큰 도움이 되기 때문이다. 해부학을 배울 수 있는 책에 색칠을 하는 일은 수업 중에 또는 집에서, 학생 혼자 또는 그룹으로도 할 수 있다. 예를 들어, 한 대학생 그룹은 모두 함께 정기적으로 방과 후에 공원에 갔다가 저녁에 열리는 해부학 그림 색칠하기 관련 수업에 참여하곤 했다. 지루한 내용을 함께 진행하면 수업 과정이 좀 더 재미있기 때문이다. 어떤 십대 그룹은 집에 모여 음악을 함께 들으며 해부학 그림책에 색칠을 하기도 했다.

해부학 색칠하기 교재를 추천하고, 색칠하는 법을 소개할 수도 있지만, 학생들이 자신의 몸을 구성하는 척추, 특정한 뼈 등의 모양과 위치를 느끼는 대로 그리게 할 수도 있다. 물론 해부학 그림책을 통해서도 탐험을 할 수 있고, 해부학 책에 나오는 구조물을 모방하여 그릴 수도 있지만, 백지에 자유롭게 그림을 그릴 수도 있다.

- 작문하기

수업에서 움직임 탐험을 하고 이에 대한 결과로 작문을 할 수 있다. 이를 바디저널 body journal 이라고 한다. 바디저널을 작성하는 일, 다시 말해 탐험의 느낌을 작문하는 일은 수업 중에도 할 수 있고, 집에서 숙제로 할 수도 있다. 이 방법에 대해서는 이 책 전체에 걸쳐 소개되어 있다. 어떤 작문은 "자유 연상" 방식으로 진행할 수 있다. 의식의 흐름에 따라, 또는 해당 주제와 관련해서 자유롭게 떠오르는 내용을 글로 적는 방식이다. 예를 들어 "나의 발", "나의 뼈", "나의 손" 등과 같은 신체 부위나 "나의 호흡" 등과 같은 생리학적 과정에 대한 작문을 할 수도 있다. 학생들에게 그날 수업에서 경험했던 것을 몇 분간 글로 적어보라며 열린 결말 방식의 접근을 쓸 수도 있다.

작문하기는 수업 중에 파트너와 하거나 또는 소규모 집단이나 전체 그룹 모임으로도 진행할 수 있다. 작문 결과 중에서 교사에게 제출해야 하는 것도 있지만, 그렇지 않는 것도 있다. 어떤 경우든 학생이 쓴 글을 공개적으로 발표하는 경우엔, 그 글을 쓴 학생들의 동의를 얻어야 한다. 수업에 참여한 다른 학생들과 공유를 희망하는지, 단지 교사에게 제출하고 끝낼지, 비밀을 지켜야 할지를 잘 확인해야 한다. 수업 중에 발표할 작문을 수입할 예정이면, 일단 학생들이 자신이 작성한 글을 집에 가져가 검토한 다음 넘겨도 좋은 것 중 2~3가지를 선별해 제출하게 하라. 이 또한 상황에 따라 잘 조율하여야 한다.

비밀 유지와 관련된 문제를 어떻게 다룰지는 수업을 진행하는 그룹과 함께 토론을 통해 결정하는 편이 낫다. 학생들이 말로 또는 작문으로 공유하겠다고 선택한 내용이라도 민감한 주제와 결부되어 있다면 공개 여부를 결정할 때는 신중해야 한다. 이 모든 사전 준비 작업이 잘 갖추어진다면 학생들은 몸에 대한 글을 쓰고, 좀 더 생산적인 결과를 이끌어내는 탐험 과정에 편안한 마음으로 참여하게 될 것이다.

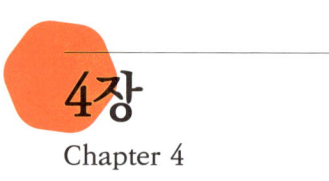
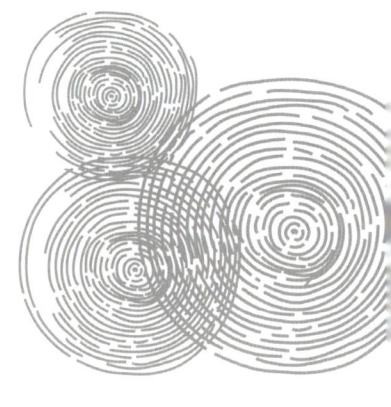

4장
Chapter 4

십대들에게 소마움직임교육을 가르칠 때 필요한 8가지 교육학적 원리

> 인체에 대한 연구엔 미스터리와 사실이 모두 포함된다.
> 잘 알려진 것도 있지만 알려지지 않은 것도 동일하게 존재
> 하기 때문이다. 이러한 모순은 인간의 의미가 무엇인지에
> 대해 알려진 정보와 알려지지 않은 의문 모두에 가치를
> 매겨야 할 필요가 있다는 점을 암시한다.
>
> — 안드레아 올슨 Andrea Olsen

몸에 대해 배울 때는 발견을 위한 시간이 필요하다. 특히 청소년들은 자신이 학습 과정의 통합된 일부라는 느낌이 들 때 집중하는 경향이 있다. 교사는 단지 촉진자이며, 탐험에 참여하는 특정 그룹에게 적합한 학습 환경을 설정하는 존재로 남아야 한다. 그래서 교사들은 탐험 초기에 학생들이 특정 지식을 이해할 수 있게, 그리고 인간이라는 미스터리를 받아들일 수 있도록 일종의 가이드 역할을 하여야 한다.

이 책을 쓰면서 나는 16살이 된 내 질녀에게 이런 수업을 학교에서 하면 어떨 것 같냐는 질

문을 했다. 움직임 탐험을 통해 자신의 몸에 대해 배우고, 동작을 이해하고, 몸, 마음, 감정이 어떻게 서로 연결되어 있는지 배우는 수업에 대해 소개를 하니, 눈을 반짝거리고 열정적으로 고개를 끄덕이며 이렇게 말했다. "좋아요!" 하지만 잠시 후 멈칫하더니 매우 근심스러운 표정으로 이런 말을 재빠르게 덧붙였다. "음, 그런데 그건 가르치는 사람이 누구냐에 따라 달라질 거예요." 그녀의 이런 덜컹대는 반응이야 말로 사실 청소년의 내면 세계로 다가가는 열쇠라고 할 수 있다. 가르치는 사람이 경험을 체화하고 있어야 학생들도 불안하지 않은 마음으로 잘 받아들일 수 있음을 시사하기 때문이다. 결국 동료들과 그룹을 이뤄 움직임 탐험을 하며, 특정한 동작을 하라는 말을 들었을 때, 지도하는 교사가 강압적인 태도로 학생들을 조롱하는 사람이라면 어떤 일이 일어날까? 내 질녀가 머뭇거리던 그 순간에 그녀의 머릿속을 스쳐 지나갔던 것은 아마도 몸에 대한 수업을 할 때 배우고 싶지 않은 교사에게 배웠던 과거의 불편했던 기억이었을 것이다.

이러한 문제는 교사의 개성과도 밀접한 관련이 있다. 교육학적 원칙을 바탕으로 자신이 체득한 것을 전할 때 수업 환경을 어떻게 이끌어 나갈 것이냐 하는 것은 중요한 문제이다. 하지만 교사 개인의 성향을 여기서 논할 수는 없으니, 학생들의 경험의 질을 확보할 수 있는 교수법을 주의 깊게 살펴보려고 한다. 오랜 시간 십대들을 대상으로 소마틱스 관련 수업을 진행하면서 내가 발견한 것은 신뢰가 가는 분위기를 조성하고, 이런 종류의 수업을 진행할 때 필요한 경험을 관리하는 데 효과적인 핵심 교육학 요소가 몇 가지 존재한다는 사실이다. 이 중에서 하나라도 결여된다면 움직임 학습 과정에 문제가 발생할 수 있다. 비록 여기서 소개하는 원리가 중첩되는 부분도 있지만, 나는 총 8개의 핵심 교육학 원리라는 이름으로 정리하였다. 이 책에서 소개한 커리큘럼을 진행할 때 이런 원리를 전체적으로 적용한다면 소마움직임교육에 십대들을 몰입시킬 수 있는 견고한 기반을 갖추게 될 것이다.(부록 A에 이 8가지 원리를 요약해 첨부하였다) 여기서 제시한 원리는 해부학과 생리학을 좀 더 깊게 다루는 장에서 상세하게 소개하기 때문에 여기서는 각각의 원리를 수업과 관련해 간략하게 정리만 하였다.

주관적 경험을 포함시켜라

- 1. 객관적 정보와 주관적 경험 사이의 균형을 맞추어라.

핵심 원리: 소마틱스 수련에서 효과를 보기 위해서는 해부학과 움직임을 소개할 때 객관적 정보와 주관적 경험을 포함시키도록 한다.

어떤 정보를 습득할 때, 살아있는 경험에서 우러나온 것이 진정한 지식이다. 그러므로 이런 지식을 전할 때는 체험이 중요하다. 학생들이 자신의 감각과 인식에 집중하게 하면서 학습 과정에 학생들의 주관적 경험이 녹아들게 하라. 이게 바로 소마다. 소마란 안에서부터 경험된 몸, 즉 생생한 경험 자체이다. 여기서 제시하는 모든 탐험들은 학생 자신의 주관적인 신체 지식에서 이끌어낸 해부학을 바탕으로 체득을 높일 수 있게 디자인되어 있다.

이러한 과정이 효과적으로 진행되려면, 학생들의 정신신체적 반응이 무르익을 수 있는 여유가 필요하다. 이를 위해 그림을 그리거나 작문과 토론을 하는 것과 같은 다양한 방식을 도입한다. 이를 통해 학생들은 한 명의 파트너 또는 전체 그룹과 자신의 경험을 공유한다. 그러므로 모든 탐험에 과정을 촉진시키는 기법을 포함시켜라. 이에 대해서는 두 번째 원리에서 더 설명하도록 하겠다.

학생이 주도하는 커리큘럼을 활용하라.

- 2. 학생이 주도하는 커리큘럼을 활용하고 교사는 가이드로서 참여한다.

핵심 원리: 학생들이 이미 알고 있는 것에서부터 시작하고 거기에서부터 그들의 관심 영역을 넓혀 나간다.

학생들은 호기심이 있는 배움에 더 쉽게 몰입한다. 그러니 자신이 이미 알고 있는 것이 무엇인지 발견하고 그 지식을 전체적으로 공유할 기회가 생긴다면 스스로의 발전 과정에 자신감을 갖는다. 이런 학생들은 이미 알고 있어야만 한다고 누군가 주장하는 외석인 기준에 흔들리지 않는다. 자신이 느낀 점을 공유하는 과정에서 학생들은 공감 그룹을 발견하게 되고, 자신의 배움을 지지해주는 환경을 만나게 된다. 소마움직임교육에서는 먼저 체험을 해본 다음 해당 주제에 대해 생각해볼 수 있도록 디자인되어 있다. 전통적으로 교사는 학생들이 이미 알고 있는 것 이상의 정보를 제공하는 역할을 맡았다. 하지만 이 커리큘럼에서는 학생 중심, 체화 학습을 우선시한다.

예를 들어, 호흡에 대해 가르칠 때 교사는 일단 학생들의 눈을 감기고 자신의 몸에서 일어나는 호흡을 느껴보게 한다. 그런 다음 호흡과 관련된 물리적 구조(해부학)와 호흡 과정(생리학)에 대해 생각해볼 수 있는 시간을 갖게 한다. 호흡을 어떻게 하나요? 몸에서 무슨 일이 일어나고 있죠? 호흡을 할 때 어떤 느낌이 들었나요? 호흡을 하는 목적은 무엇인가요? 호흡에 대한 탐험을 한 다음 학생들은 소그룹으로 모여 토론을 하면서 자신의 경험을 나누고 호흡에 대해 아는 것과 경험한 것에 대한 목록을 작성한다. 마지막엔 모든 그룹이 함께 모여 탐험 과정에서 체득하며 발견한 것과 몸에 대해 알고 있는 지식을 통합시킨다.

학생들이 궁금해서 질문을 하는데, 그룹 중의 누구도 그 질문에 답을 하지 못하는 경우엔 촉진자가 해부학적 정보를 제공하며 참여할 수 있다. 이때 나오는 일반적인 질문들은 다음과 같다. 폐 아래에 있는 것이 횡격막이에요? 횡격막은 근육인가요? 늑골은 어떻게 움직이죠? 이런 질문이 나온 이후엔 토론이 좀 더 심화될 수 있다. 그렇다면 해부학 모형이나 그림책을 살펴보고 또 그와 관련된 탐험을 이어가면 된다. "화가 날 때 왜 사람들은 숨을 참나요?" 등과 같은 감정적인 측면과 연관된 질문이 나올 수도 있다. 이렇게 호흡과 정신신체적 측면의 관계성을 확인하는 탐험도 커리큘럼 안에 마련되어 있다.

감각 학습과 운동 학습의 균형을 잡아라.

- 3. 각각의 수업을 진행할 때 감각 경험과 운동 경험의 균형을 잡아라.

핵심 원리: 고요하게 내부를 감지하고 능동적으로 몸을 움직이는 활동 사이에서 균형을 잡아야 수업에 대한 몰입도를 높일 수 있다.

쉬지 않고 움직이면 결국 피곤해 휴식을 원하게 된다. 하지만 너무 오래 쉬어도 피곤함, 무기력, 혼미함, 지루함을 야기한다. 휴식과 활동은 균형을 이뤄야 한다. 내부 집중과 외부 집중 또한 균형을 이뤄야 건강한 활력을 유지한다. 정말 중요한 것은 균형이다.

감각과 운동 활동의 균형을 갖춘 커리큘럼은 십대들의 몰입을 유도한다. 활동적인 십대들이 지나치게 내면을 감지하는 탐험을 하면 난관에 봉착하게 된다. 여기엔 다양한 원인이 존재한다. 등을 대고 바닥에 고요히 누워 자신의 내부를 감지하는 수련을 처음 해본 학생들은 두렵고도 헷갈리는 감정과 마주하게 될 수도 있다. 몸을 움직이지 않고 내면만 바라보고 있으니 무얼 해야 할지 모르는 것이다. 이는 그토록 미묘한 레벨까지 의식 집중을 해본 적이 없기 때문이다. 움직임을 늦추고 의식을 내면에 집중하면 어떤 때는 꺼림직한 감정이 올라오거나 불편한 신체 부위 또는 통증이 인지의 표면 위로 부상하기도 한다. 어쨌든, 십대들에겐 고요함이 불편함으로 또는 심지어 압박감으로 다가올 수도 있다는 말이다.

학생들에게 자신이 움직일 때 사용하는 운동감각에 대한 정보를 충분히 전해주기 위해, 이 책의 커리큘럼에서는 다양한 체험 학습을 통해 내부를 감지하는 데 의식을 집중시키는 방식을 적용한다. 이러한 감각 활동 sensory activities은 부교감신경계(자아를 찾아 안으로 향하는 내부 감지력과 관계가 있다)를 자극하고, 운동 활동 motor activities은 교감신경계(환경을 향해 밖으로 향하는 행위와 관계가 있다)를 자극한다. 그렇기 때문에 능동적인 움직임과 고요한 내면 감지 사이에 균형을 이룰 수 있는 계획을 세워 수업을 진행하여야 한다.

예를 들어, 나는 종종 학생들에게 방 안을 걸으며, 방 안에 있는 사물들이나 함께 움직이는 친구들 그리고 걷고 있는 사람들 사이의 공간을 알아채 보라고 주문한다. 이를 통해 좀 더 의식을 밖으로 돌리며 탐험하는 그룹 구성원들 간에 놀이하듯 상호작용하는 분위기를 조성할 수 있다. 이렇게 계속 걷는 가운데 멈추라는 말을 한다. 그런 다음 눈을 감게 하고 의식을 발바닥에 두게 한다. 그리고 나서 눈을 뜨고 다시 걸으며, 이번엔 방 안의 친구들을 인식하면서 발바닥에 걸리는 무게감을 계속 느끼게 한다.(탐험 48을 참조하라) 이러한 탐험은 내부 인지와 외부 인지를 활성화시키며, 내부에서 외부로 또는 외부에서 내부로 인지 전환을 의식적으로 할 수 있게 해준다. 학생들은 이를 통해 결국 움직이는 가운데 운동감각 인지를 유지하는 법을 배우게 된다.

수업 초기에 이런 활동으로 학생들을 인도하면 그룹 내의 상호작용을 이끌면서 동시에 몸 전체의 움직임까지 깨울 수 있다. 이런 운동 활동은 교감신경계를 자극한다. 십대들은 내부에 집중하는 상태, 즉 부교감 상태에 도달하기까지 시간이 걸린다. 그렇기 때문에 이런 "중간 다리"를 필요로 한다. 일단 부교감 상태에 도달하면 누워서 내면에 집중하는 탐험을 잘 하게 된다. 어른들 중에는 내부 집중을 통해 고요한 상태에 바로 도달하는 이들도 많지만, 활동적인 아이들과 십대들은 먼저 몸을 움직이며 어느 정도 시간을 보낸 후에 내부 감각에 집중하는 것이 더 편하다. 그렇기 때문에 수업 초기에 하는 이런 움직임 활동을 통해 학생들은 뭔가 놀이를 하는 기분으로 의식을 바깥에 두었다가 휴식을 취하거나 즐거운 마음으로 내면으로 감각을 돌리게 된다.

시간이 지나 쉽게 안정된 상태에 이른 학생들은 결국 활동적인 동작을 좀 더 즐기면서도 내부를 감지하는 활동 또한 좋아하게 된다. 하지만 이런 지점까지 도달하기 위해서는 촉진자의 역할이 중요하다. 날짜를 정하여 감각 활동과 운동 활동의 적절한 균형을 갖춘 수업을 진행하기 위해서는 그룹의 수준에 맞춰 섬세한 조율이 필요하다.

커리큘럼에서 소개하는 내부 감지 기법은 신경계, 사고 과정, 그리고 움직임을 재구조화 하는데 중요한 역할을 한다. 이러한 과정이 효율적으로 이루어지기 위해서는 감각 인지가 잘 일어날 수 있도록 집착을 내려놓아야 한다. 보니 베인브릿지 코헨은 다음과 같은 말을 하였다.

무언가를 감지하는 것은, 그것을 느끼거나 단순하게 행동하는 것과는 다르다. 내 생각에 감지를 할 때 필수적인 것 중 하나는 의식하는 지점에 도달한 후 그걸 놓아두는 태도이다. 그래서 감지 그 자체가 아닌 행동, 바로 인식에 기반한 행동이 동기가 되게 하는 것이다.[1]

내부 지향적인 탐험을 더 깊게 하려면, 능동적인 움직임, 그중에서도 단순히 재미로 움직이는 것과 같이 의식적으로 자신의 움직임에 집중하지 않고도 할 수 있는 활동을 늘려야 한다.

수업을 마칠 때에 이러한 활동을 포함시킨다면 수업 중에 경험했던 신체적 변화를 통합시키는데 도움이 된다. 신체를 인지했던 경험이 움직임에 통합된다면 계속 의식하지 않아도 인지가 행위의 기반을 이루게 되기 때문이다. 이는 마치 면허증을 딴 후 운전을 자연스럽게 하는 것과 비슷하다. 소마틱스 탐험을 통해 학생들은 자신의 움직임 가능성을 향상시킬 뿐만 아니라 삶의 질까지 증진시킬 수 있다. 이는 단지 정신없이 바쁜 삶 가운데 잠깐 휴식을 취하는 것과는 차원이 다르다.

이리저리 걸으며 즉흥적으로 움직이는 방식과 구조화되고 정형적인 동작 프레이즈(예를 들어 요가, 아이키도, 무용 등에서 하는 전형적인 동작 시퀀스)를 적절히 섞는 것도 이러한 목적을 달성하는데 도움이 된다. 그래서 나는 요가 수업에서 자주 하는 태양경배 프레이즈를 커리큘럼 안에 포함시켰다.

필요하다면 가끔 그룹 전체가 신나게 즐기며 움직일 수 있는 "축제일"이나 완벽하게 쉬며 내적인 고요함을 즐길 수 있는 "휴식일"을 마련하는 것도 좋다. 물론 순간적인 필요에 따라 이런 일들이 이루어진다면 최상이다. 하지만 수업 몰입도를 높이기 위해서는 보통 감각 활동과 운동 활동의 균형을 미리 설정하는 것이 중요하다.

고유수용감각에 대해 가르쳐라.

- 4. 고유수용감각과 방향감각에 대해 가르쳐라.
그리고 불편한 느낌과 방향감각상실이 일어나는 상황을 고려하라.

핵심 원리: 고유수용감각에 대해 가르쳐라. 새로운 기술과 움직임 패턴을 익힐 때 이 감각 세포가 어떤 역할을 하는지 알려주어라. 그러면 학생들은 운동감각 학습 과정에서 인내를 가지고 새로운 것을 수용할 것이다. 새로운 것을 익히기 위해서는 오래된 패턴을 씻어내는 과정이 필요한데, 이때 방향감각상실 *disorientation* 을 경험하곤 한다.

운동감각 인지에 기반한 체화 수련은 생소하고 낯선 느낌을 선사한다. 하지만 곧 그 탐험들을 즐기는 학생들이 생긴다. 쥴리아나Giuliana라는 이름의 10학년 여학생은 첫 번째 수업을 듣고 다음과 같은 글을 남겼다.

오늘 내가 겪은 것은 정말 흥미로웠어요. 이완되고 편안한 느낌을 받았죠. 이전에 배웠던 것과는 매우 달랐어요. 정말 내 몸에 대해 깊게 생각할 수 있게 해준 수업이었어요. 눈이 열린 느낌이었죠. 몸이 작동하는 방식에 대해 생각할 수 있었고, 특정한 시간에 특정한 방식으로 느끼는 이유도 알게 되었죠. 즐거운 경험이었어요.

8학년 카메론Cameron은 이런 글을 남겼다. "매우 행복한 경험이었어요. 이완된 채로 주변 사람들과 편안하게 있는 느낌이었죠. 움직이는 것도 좋았고 인체 해부학을 더 배울 수 있었던 것도 즐거웠어요." 18세 여학생 캘리Cally는 첫 수업을 마치고 짧은 감상을 남겼다. "마음챙김, 이완, 인체 해부학. 소리와 움직임 덕분에 편안함을 느낌. 대부분 재밌고, 이완되고, 고요했음. 안전 지대가 넓어진 느낌."

"안전 지대가 밀려나는 느낌"을 탐탁치 않게 여긴 학생들도 있었다. 이런 학생들은 수업 초기에 뭔가 불만스러운 표현을 남겼지만 나중엔 그 가치를 인정했다. "처음엔 뭔가 우스꽝스러웠죠." 또는 "우리가 하고 있는 게 정말 이상했어요." 이런 표현을 했던 학생들도 시간이 지나면서 변하였다. 11학년 브라이언Bryan은 6주간의 수업을 마치고 다음과 같은 작문을 했다.

이 수업은 정말 나를 놀라게 했어요. 처음엔 확신이 없었죠. 하지만 얼마 지나지 않아 내 몸의 긴장이 정말 많이 빠져나갔다는 것을 알게 되었어요. 안정위 자세로 탐험을 하는 중에, 그리고 한 후에도 크게 이완이 일어났어요. 운동을 하기 전에 이렇게 몸을 이완한다면 실력이 100퍼센트 향상된다는 것도 알게 되었죠. 중심을 잡고 경기할 준비를 할 수 있게 만들어 주기 때문에 게임을 할 때 더 집중하게 돼요.

불편한 느낌이 일어날 때 이를 확인하고 넓은 시야에서 파악하는 능력을 유지할 수 있는 학생은 자신에게 일어나는 일들을 더 잘 이해하게 될 것이다. 이는 고유수용감각과 운동감각을 직접적으로 체득할 수 있게 해주는 탐험(10장을 확인하라)을 통해 확보할 수 있다. 독자들도 이 책을 읽어나가다 보면 고유수용감각 수용기가 근육과 관절에 위치한 신경 세포라는 것을 알게 될 것이다. 우리가 공간에서 위치를 감지하고 새로운 움직임 패턴을 학습할 수 있는 것도 바로 이 수용기에 의해 이루어지는 신체 인지 능력 덕분이다. 고유수용감각 수용기는 내장에 위치한 내수용감각 수용기와 더불어 운동감각 형성한다. 이 운동감각 덕분에 우리는 움직이는 몸을 인지할 수 있다.

하지만 먼저 오래된 움직임 패턴을 벗어나야 새로운 움직임 패턴을 학습할 수 있다. 이 과정에서 방향감각을 상실한 느낌을 받을 수 있는데, 이는 이미 이전에 신경계에 구축되었던 고유수용감각 신경로에 더이상 의지하지 못하면서 새로운 신경로는 아직 제대로 형성되지 않은 상황에 처하기 때문이다. 이러한 방향감각상실 현상에 대해 촉진자들은 숙지하고 있어야 한다. 또한 이로 인해 일어나는 "방전" 현상도 알고 있어야 한다. 자율신경계 방전 현상이 일어나면 하품이 나오거나, 웃음이 터지며, 농담을 하게 된다. 이는 방향감각상실 현상을 지나 새로운 움직임 패턴 학습 단계로 넘어가는 과정에서, 그 상황에 편안하게 적응하려고 몸에서 일어나는 자연적인 반응이다. 이런 현상은 다른 수업에서도 일어나지만, 특히 소마틱스 수련을 할 때 더 잘 나타난다. 학생들에게 고유수용감각에 대해 잘 가르치면 새롭게 경험하는 현상을 이해시키는 데 큰 도움이 된다. 소마틱스 수련 중에 나타나는 현상들을 낯설고 이상하게 여기기보다 자신의 움직임 가능성을 확장시키는 과정으로 바라볼 수 있게 해준다. 고유수용감각과 내수용감각을 계발시키는 일이 필요하다는 사실을 쉽게 받아들인다는 뜻이다. 이를 통해 학생들은 자신뿐만 아니라 친구들에 대해 더 많이 이해하게 된다. 커리큘럼 과정에서 자신과 친구들의 몸에서 일어나는 변화를 필요한 이행 과정으로 받아들이게 되는 것이다.

시간이 지나 이러한 소마틱스 탐험에 대한 경험치가 쌓이면, 학생들은 움직이는 과정, 새로운 움직임 리패터닝이 일어나는 형태, 그리고 자신에 대해 배워가는 일에 대해 좀 더 큰 책임감을 갖고 즐기는 단계로 나아간다. 대학생들을 대상으로 소마움직임교육을 가르칠 때로 이러한 현상이 관찰되었다.[2] 학생들이 겪는 불편하고 이상하며 낯선, 그래서 저항감이 생기는 현상을 겪고 나면 "운동감각과 관련된 해부/생리"에 대해 열린 대화를 나누게 되고, 탐험에 참여한 모든 이들이 편안하게 느낄 수 있는 공통된 기반을 형성하는 단계에 도달한다.

십대 뿐만 아니라 많은 이들이 자신의 몸에 대해 꽤 불편한 느낌을 갖고 있다. 특히 청소년기에는 몸에 엄청난 변화가 일어나기 때문에 이 시기를 힘들게 지나가는 이들이 많다. 다른 친구보다 몸에 털이 먼저 나거나 늦게 나는 현상을 겪는 소년들, 가슴의 성장과 초경의 시작이 친구들보다 빠르거나 늦는 경험을 하는 소녀들이 존재한다. 이런 것들 외에도 신체이미지, 자존감 등과 같은 복잡한 문제를 겪다 보니 괜히 자신의 몸을 두렵게 여기는 십대들도 있다. 이 수업은 이런 십대들이 자신의 몸에 대해 갖고 있는 원초적인 두려움과 불편함을 극복할 수 있도록 돕는다. 10학년 여학생 쟌느Jeanne가 4개월간의 수업을 마치고 제출한 글에 이런 내용이 잘 반영되어 있다.

나는 이 수업을 통해 자신에 대해 보다 잘 이해하게 되었다. 난 내 몸에 대한 두려움이 있다. 하지만 그 몸 안에 무엇이 있고 어떻게 움직여야 더 편해지는지 인지하게 되었다. 이러한 몸에 대한 지식 덕분에 좀 더 자신감이 커지게 되었다.

자신의 몸에 대해 정말 아는 바가 없었다고 토론한 학생들도 있었다. 하지만 호기심을 갖고 열정적으로 배우고 싶어 하는 학생들도 많았다. 처음엔 뭔가 주저하며 까다롭게 구는 학생도 분명히 있다. 이런 현상은 중학생, 고등학생, 대학생 모두에게서 일어난다. 우리 몸이 어느 순간 낯설게 느껴지는 현상은 나이에 상관없이 일어난다.

교육자들이 이런 복잡다단한 상황에 대해 심사숙고하고 깊게 이해할수록 체화 수련이 전하는 선물을 보다 성공적으로 전할 수 있다. 또한 운동감각 학습 과정을 십대들과 청년들에게 전할 때 발생하는 잠재적 난관을 더 쉽게 돌파할 기회가 많아진다. 결국 고유수용감각, 내수용감각, 운동감각 인지를 가르치는 길이 훨씬 평탄해진다.

중첩학습법을 활용하라.

- 5. 커리큘럼을 진행할 때 중첩학습법을 활용하라.

핵심 원리: 중첩학습법을 적용하면 학생들이 별다른 어려움 없이 수련도를 높여 나갈 수 있다. 중첩학습법이란 이전에 익혔던 것에 새로운 내용을 더하는 방식이다.

이전에 배웠던 것과 새로 배울 것 사이에 균형을 맞추면 학생들이 받아들이는 느낌을 좋게 할 수 있다. 이미 배웠던 탐험을 복습한 후 새로운 움직임 탐험을 하는 방식이 그것이다. 무용과 움직임 교육자들은 이미 이러한 중첩학습법이 새로운 것을 배울 때 겪는 어려움을 낮추고 친숙함을 높이는 효과가 있다는 사실을 잘 알고 있다. 이러한 접근법은 정신심리적 학습 과정에도 적용할 수 있다. 새로운 종류의 움직임 학습을 할 때는 새로운 형태의 고유수용감각 자극을 해야 할 필요하다. 하지만 중첩학습법을 활용한다면, 학생들이 별다른 어려움 없이도 숙련도를 높일 수 있다.

예를 들어, 척추를 롤링다운rolling down 하는 동작을 배운다고 가정하자. 롤링다운은 허리에서부터 이완하면서 상체의 몸무게가 바닥을 향하도록 굽히는 동작인데, 턱을 가슴 방향으로 이완한 다음 상체가 바닥 방향으로 이완되도록 하면 된다. 하지만 이 동작을 하기 전에 척추와 추간판의 구조에 대해 먼저 배우면, 학생들은 머리에서부터 이완이 먼저 일어나 점진적으로 각각의 척추 마디가 이완되고, 이 과정에서 척추 사이에 있는 추간판이 중력에 반응해 확장된다는 사실을 알게 된다. 또한 롤링업rolling up 하며 원래 자세로 되돌아 올 때엔 척추 마디 사이 공간에서 떠오르는 느낌을 확인할 수도 있다. 해부학 수업을 한 후엔 특정 척추 마디의 이름과 개수를 배우는 내용을 중첩시킬 수도 있다. 7개의 경추, 12개의 흉추, 그리고 5개의 요추로 되어 있는 척추가 서로 관절을 이루고 있다는 사실을 배우고, 또 각각의 이름을 C1~ C7, T1~T12 등과 같이 구체적으로 익히면 척추를 롤링다운, 롤링업 시킬 때 일어나는 점진적인 동작에 대해 인식한 상태에서 움직임 탐험에 참여할 수 있다. 이런 방식으로 중첩학습법을 적용한 후 움직임 탐험에 들어가면 동작에 익숙해져 있기 때문에 단순 반복 작업을 하지 않아도 되며, 새로운 정보와 도전 상황에 학생들이 좀 더 깊게 몰입할 수 있다.

이를 "발판"을 놓는 트레이닝이라고도 하며, 청소년 교육에서 중요한 측면으로 간주된다.[3] 로렌스 스타인버그Laurence Steinberg는 그의 책『기회의 시대Age of Opportunity: Lessons from the New Science of Adolescents』에서 이러한 접근법이 청소년 교육에 효과적인 주된 수단이 될 수 있다고 주장한다. "트레이닝엔 발판이 필요하다. 활동은 어려울 필요가 있지만, 학생들의 현재 능력으로 극복하지 못할 정도로 어려워서는 안 된다... 학교 교육에서 이러한 트레이닝이 효과적으로 접목되려면 일종의 '지대'가 필요하다. 도전의식을 불러일으켜야 하지만 아이들이 좌절을 느껴 포기하고 싶은 마음이 들 정도로 난이도가 높지 않아야 한다. 아이들이 일단 어떤 활동을 마스터했다면 난

이도를 증가시켜야 한다. 하지만 아주 약간만 높여라."[4] 중첩을 하거나 발판을 만드는 과정을 통해 점진적으로 탐험의 수준을 높이는 방법은 이 책 전반에 걸쳐 소개되어 있다.

체험 학습을 진행할 때 약간씩 난이도를 높이는 중첩학습법을 다르게 적용하려면, 소수의 학생들에게 그들이 이미 배운 것을 수업 중에 다른 학생들에게 가르치게 하는 방식을 쓰면 된다. 예를 들어, 수업 중에 학생들이 작문을 하고 있거나 해부학 그림 색칠을 하고 있을 때, 이와 관련된 단순한 활동을 소수의 다른 학생들에게 가르친다. 대퇴골이 고관절 소켓 안에서 어떻게 돌아가는지 느끼는 탐험을 알려주는 것을 예로 들면, 이 탐험을 모두 체험한 학생들이 그 방법을 그림을 그리던 다른 학생들에게 알려준다. 이런 방식으로 모든 학생들이 새로운 탐험을 마치면 다시 전체 그룹으로 돌아와, 해당 탐험을 하는 동안 학생들을 관찰했던 것을 바탕으로 추가적인 제안을 하거나, 새롭게 제기되는 질문에 답을 한다. 십대들은 서로를 가르치면서 주인의식을 갖는다. 이는 또한 자신에 대해 잘 몰랐던 부분을 발견할 수 있는 질문을 발견하는 단계로 이어진다. 이런 것들은 정말 가르치기가 쉽지 않다. 서로를 가르치는 방식은 학생들 사이에 강력한 유대감을 형성하는데, 이에 대해서는 다음 원리에서 더 논의하도록 하겠다.

울타리와 유대감을 만들어라.

- 6. 울타리를 만들고 유대감을 쌓아라.

핵심 원리: 존중하고 애정과 동감이 함께 할 때 학습 효과가 극대화된다. 그러니 상호존중과 친절함이 학습과 성장의 바탕이 되는 유대감을 형성하라.

십대들에게 소마틱스 수련을 가르칠 때 안전한 울타리를 형성하는 것은 결코 사소한 일이 아니다. 내면으로 들어가 자신의 몸에 집중하는 일은 어른들에게도 때론 황홀한 일이지만 때론 좌절감을 불러 일으키는 작업이다. 앞에서 설명한 교육학 원리 안에 이미 학생들의 배움을 위한 안전한 울타리(안전지대를 형성해 탐험을 중첩시켜 커리큘럼을 진행하는 일) 형성 방법과 유대감(열린 토론을 통해 학생들이 서로의 발견과 경험을 공유하는 일)을 쌓는 접근법이 포함되어 있다. 울타리와 유대감은 밀접하게 연계되어 있다. 왜냐면 유대감이 쌓이면 그룹 구성원들 사이에 믿음이 형성되고 이는 결국 소마틱스 수련을 하기 위한 울타리 형성으로 이어지기 때문이다. 물론 움직임 탐험 자체로 이미 유대감이 형성된다. 함께 움직이는 것은 강력한 결속력을 낳고 결국 편안함과 소속감을 갖게 하기 때문이다.

강한 결속력과 따뜻한 마음이 함께 하는 울타리를 형성하는 데는 여러 중요한 요소들이 함께 어우러져야 하며 이를 통해 소마움직임학습에 참여하는 십대들의 참여도를 높이게 된다.

- 공감, 친절, 동감

심리학과 신경과학 분야의 최근 연구에 의해, 우리가 직관적으로 이미 알고 있는 것, 즉 보살핌과 동감이 어우러진 분위기에서 학습 효과가 극대화된다는 사실이 명백히 밝혀졌다. 공감이란 관계성과 연관이 있다. 이는 자기 자신과의 관계, 타인과의 관계 모두에 해당된다. 공감이 형성되려면 자기공감, 우리와 우리 학생들 사이의 관계, 그리고 학생들 사이의 관계, 이 세 가지 측면이 모두 고려되어야 한다.

학생들 교육에 필요한 공감과 동감 환경을 어떻게 하면 만들 수 있을까? 이를 위해 필요한 태도 중 하나는 바로 개인은 현명하고, 전체적이며, 각자 자신의 주관적 경험 분야에서 전문가라는 사실을 기본 전제로 깔고 들어가는 것이다. 동시에 각자가 성장하고 있고, 배우고 있고, 그로 인해 시간이 흐름에 따라 진화하며, 강점과 약점 모두를 지니고 있기 때문에, 때론 성공하고 때론 난관에 봉착하기도 한다는 사실을 인지하고 있어야 한다. 이러한 관점을 견지하고 있다면, 학생들이 뭔가 힘든 난관에 부딪쳐 넘어지는 순간이 오더라도, 인내하고 기다리면서 그들이 최선을 발휘할 수 있는 잠재력을 이끌어낼 수 있다. 이는 여러분 자신에게도 필요한 덕목이다. 교사 자신의 성장과 배움에 대한 공감 또한 똑같이 중요하기 때문이다. 그러니 커리큘럼에 참여한 각각의 그룹이 지닌 최고의 잠재력을 이끌어내면서도 자기평가와 비판적 태도에 열린 마음을 지니고 있어야 한다.

십대들이 편안함을 느끼고, 서로 공감하며, 친절한 태도도 함께 하는 공동체를 형성할 수 있도록 하기 위해 우리는 어떤 도움을 줄 수 있을까? 일단 자기 자신에게 공감하고 친절하게 대하는 태도를 형성하도록 돕는 게 우선이다. 크리스틴 네프Kristin Neff가 행한 최근 연구에 따르면, 자기공감은 자기돌봄을 이끌고, 불안감을 낮추며, 우울증을 감소시키고, 창조성을 높이면서, 건강 전반에 좋은 영향을 미친다고 한다.[5] 이 책에서 소개한 다양한 탐험들은 학생들이 자기공감, 자기돌봄 능력을 갖게 하고, 몸과 마음의 통합을 이끄는 도구가 되며, 자신의 삶을 좀 더 편안하게 헤쳐나갈 수 있게 해준다. 그로 인해 학생들이 좀 더 자신감을 갖고 스스로를 편하게 느끼게 되면, 타인에 대해 함부로 판단하거나 내치는 태도가 줄어들게 될 것이다.

교사들은 학생들이 인간 존재로서 기본적인 공통점을 지니고 있음을 인지할 수 있도록 도움을 줄 수 있다. 예를 들어, 모든 인간에게 골격계가 있다는 사실을 배우면 자신과 타인에 대한 공감과 동감의 마음을 촉발시킬 수 있다. 연구에 따르면 나와 타인이 공통점을 지니고 있다는 사실을 인지하면 공감하는 반응이 형성되어, 그 타인에 대해 친절하게 대하는 정도가 커진다고 한다.[6] 타인을 걱정하는 마음은 인간이 지닌 자연스러운 태도이다. 그런데 서로 간의 유사성을 거부하는 마음 때문에 자연스럽게 공감하지 못하는 부정적인 행동이 형성된다. 이는 정형화stereotyping, 대상화objectification, 인간성파괴dehumanization, 악마화demonization로 이어진다.[7] 십대들은 자신과 타인에게 유사성이 있음을 이해할 수 있는 체화 학습을 필요로 한다. 이런 태도가 형성되어야 "타자"를 포용할 수 있는 능력을 길러 다양한 사회적 문제를 대처할 수 있는 힘을 얻을 수 있다.

진실로 모두가 공감하고 편안한 환경을 형성하기 위해서는 서로의 차이를 인정하는 태도가 필요하다. 여기서 소개하는 일련의 교육학 원리는 이러한 포용 환경을 형성하기 위해 디자인되었다. 예를 들어, 각각의 탐험 내에 포함된 토론의 장에서는, 학생 개개인이 자신의 다채로운 경험을 소개하고 또 반대 의견 또한 편안하게 내보일 수 있게 하였다. 누군가 특정한 활동을 한 후 이완되고 활력이 생긴 경험을 했다고 말하는데, 다른 학생은 같은 활동을 불편하게 느꼈다고 표현할 수도 있다. 보다 이완된 느낌을 받았다고 하는 학생도 있지만, 오히려 전보다 긴장이 높아졌다고 불만을 토로하는 학생도 있을 수 있다. 이런 상황에서 여러분은 어떤 태도를 보일 것인가? 이때 교사가 침묵하고 있으면 학생들은 친구들의 눈치를 본다. 하지만 소마움직임 교육 과정에서 학생들이 느끼는 몸의 긴장, 불편함, 지루함, 슬픔, 심지어 역겨운 느낌조차도 때론 체득의 일부이며, 이완되고 열린 느낌과 같은 긍정적 반응을 이끌어내는 중요한 지표가 되기도 한다. 물론 불편함과 불만족을 표출하는 학생들이 많으면 탐험을 즐겼던 학생들이 자신의 마음을 표현하기를 꺼려할 수도 있으니 잘 살펴야 한다.

보니 베인브릿지 코헨에게 배운 질문인데, 내가 학생들과 탐험을 한 후에 그들이 겪은 모든 경험을 포괄할 수 있었던 한 가지 질문이 있다. "다른 경험을 한 사람 있나요?" 이 질문을 통해 나는 학생들이 자신의 안 좋은 경험을 그냥 참고 넘기기보다 다른 경험으로 전환시킬 수 있게 도울 수 있었다. 이런 질문을 하면 학생들은 교사가 열린 태도로 자신들의 다양한 경험, 생각, 의견을 존중한다고 여기고 용기를 얻어 그룹 내의 다른 친구들과 자신의 경험을 공유한다. 심지어 그 경험이 친구들과 다르다고 해도 말이다. 서로 다른 경험을 할 수 있다는 사실을 직설적으로 표현하고 들어가도 된다. 이런 분위기가 조성되면 학생들은 좀 더 성실히 탐험에 임하게 된다.

주저하고, 저항하고, 반대하며, 기타 다른 부정적 감정 표현을 하는 것은 학생들이 교사를 존중하기 않기 때문에 발생하는 현상이라는 것을 기억하라. 하지만 학생들이 진정으로 안전한 느낌을 받으면 자신이 겪는 모든 경험에 대해 열린 토론을 하게 된다. 이러한 토론에 익숙한 교사들도 많지만, 그렇지 않은 이들도 있을 수 있다. 그러므로 이 책 안에 열린 대화를 유도할 수 있는 예시를 첨부하였다. 분쟁 해결과 커뮤니티 중재 등과 같은 분야에서 트레이닝을 한다면 좀 더 자신감을 갖고 다양한 상황 변화에 대처할 수 있는 기를 수 있을 것이다. 이러한 트레이닝이 어느 정도 되어 있지 않고 갈등 상황을 능숙하게 다루지 못한다면, 학생들과 교사 관계는 권련 투쟁의 장으로 쉽게 변모할 수 있다. 이는 내면을 다루는 작업을 하는 데 바람직한 환경을 제공하지 못하는 결과를 낳는다. 교사는 촉진자로서의 역할에 충실하고, 열린 마음으로 포용적인 대화를 하며, 학생들이 자신의 관점을 마음껏 표현할 수 있 환경을 형성하여야 한다. 또한 서로들 간의 차이점을 존중하는 태도를 가질 수 있도록 해야 한다.

- 질서와 규율, 구조와 즉흥성

공감하는 분위를 조성하는 것에 더해 질서와 규율 같은 요소가 있어야 학생들이 탐험에 편안하게 집중할 수 있다. 청소년 발달 연구에 따르면 십대들은 견고한 규율과 따뜻한 이해가 함께 해야 최선을 다한다고 한다. 스타인버그 Steinberg 는 이를 옹호하며 짧은 주장을 덧붙였다.[8] "따뜻해져라. 견고해져라. 그리고 지지하라."[9] 소마틱스 탐험을 할 때 집중하는 환경을 조성하려면 모든 활동에서 "명확한 방향성과 경계"를 형성하는 것이 중요하다.(이는 접촉을 동반한 탐험을 할 때 특히 중요하다. 6장을 참조하라) 그룹 내에 공감도를 높이려면 구조와 즉흥성에 있어 균형을 유지하는 것도 중요하다. 그래야 배움이 지루해지지 않는다.

이러한 관점에서 소마움직임교육 커리큘럼은 구조화된 즉흥성 structured improvizations 을 추구한다. 이는 게임에서 어떤 특정 규칙에 따라 "점수"를 매기는 것과 같다. 규칙과 목적을 설정하지만 목적 달성 여부는 참가자들에 의해 결정되는 방식이다. 청소년들을 대상으로 한다면, 명확한 규칙을 정하여 게임을 진행해야 참여 그룹 구성원들 사이에 유대감과 믿음을 쌓을 수 있다. 만일 "점수" 매기는 방식이 지나치게 자유롭고, 열린 결말을 지향하며, 즉흥적이기만 하다면, 청소년들은 자신들이 "옳게 행했는지", 또는 왜 그런 활동을 해야만 하는지 전혀 납득하지 못해 불만이 쌓인다. 그냥 자유롭기만 하다면 유치함을 느껴 초등학생 시절을 상기시키기 때문에, 중학생이나 고등학생이 된 십대들이 하찮게 여기는 마음을 갖게 한다. 학생들이 소마틱스 인지 수련에서 제공하는 정형화되고, 구조화된 탐험에 익숙해지면 자유롭고 즉흥적인 형태의 탐험을 소개해도 쉽게 받아들이게 된다.

다시 말해, 구조가 잘 갖춰진 탐험은 딱딱하며 반복적인 수련이 필요하다. 그렇기 때문에 십대들은 흥미를 잃거나 참여를 거부하기도 한다. 이러한 행동을 정신신체적 관점에서 잘 살펴보고, 단지 행동 문제로 여기기보다는, 학습 환경에 뭔가 결여된 요소가 있다는 점을 즉시 자각하고 필요한 조치를 취하는 편이 낫다.(이 주제는 다음 장에서 더 깊게 다룬다) 어쨌든, 구조적인 요소와 즉흥적인 요소가 적절한 균형을 이뤄야 안전한 울타리를 형성하고 십대들이 체화 탐험에 몰입할 있는 환경을 만들 수 있다.

- 움직임이 필요하다

교육자들은 가만히 앉아 의식을 집중하는 방식에 조건화되어 왔다. 그래서 학생들이 조용히 있으면 의식을 집중하는 걸로 착각하곤 한다. 또 학생들이 교사에게 집중하는 모습을 보이면, 스스로 수업을 통제하고 있다는 착각에 자신감을 느끼기도 한다. 하지만 이는 전혀 사실과 다르다. 학생들이 수업에 집중할 수 있게 하려면, 특히 그게 앉아서 그룹 토론을 하는 것과 같이 지적인 능력을 필요로 하는 상황이라면, 가끔씩 학생들의 자세를 바꿔줘야 집중도를 유지시킬 수 있다. 이는 학습장애 또는 ADHD로 진단을 받은 학생들 뿐만 아니라 모든 학생들과 대다수의 어른들에게도 적용된다. 사실 움직임의 효과에 대한 연구 덕분에, 선 자세로 공부할 수 있는 책상, 밸런스볼, 자전거 책상 등과 같이 수업 중에도 학생들의 움직임을 자극하는 혁신적인 도구들이 수없이 개발되었다.

이러한 수업을 잘 이끌어 나가려면, 특히 토론을 할 때 학생들이 자신의 자세를 주기적으로 관찰하여 필요할 때 맘껏 변화시킬 수 있게 하면 된다. 짐볼 위에 앉거나, 불편한 바닥보다는 의자를 활용하게 하라. 소마틱스 관점을 전하는 수업이라고 해서 "맘대로 해라" 식의 접근을 하면 무질서한 상황이 될 수도 있다. 하지만 학생들은 필요할 때 자유롭게 움직이고 싶기 때문에, 이를 교사의 필요에 맞춰 허용하면서도 서로를 존중하는 상황에서 집중을 높이는 형태로 사용하는 것은 괜찮다. 상대를 무시해서 나오는 행동만 아니라면, 움직임 교육에서 이루어지는 자유로운 자기 탐험은 괜찮다. 다시 말하지만, 소마틱스 학습을 진행할 때는 존중하며 리스닝하는 태도와 자유로운 행동에 있어 엄밀한 균형이 필요하다. 학생들은 자유롭게 자신의 몸을 움직일 수 있다. 하지만 교사와 친구들을 지나치게 방해해서 수업의 흐름을 깨뜨릴 정도로 과하면 안 된다. 이러한 균형은 그룹 내에서 깊게 논의가 되어야 한다. 그리고 야외수업을 할 때에도 혼란을 야기하는 상황에 대해 미리 토론을 하고 접근해야 한다.

- 애정 어린 가르침

가르침은 애정이 바탕이 되어야 하며, 이를 매우 중요하게 여기는 교육자들이 많다. 십대들을 교육할 때 짜증난 태도로 가혹하게 가르치는 이들도 종종 있기 때문에, 이 문제는 특히 중요하게 다루어져야 한다. 신경과학 연구 결과에 따르면, 안전하고 애정 어린 보살핌을 받은 청소년들은 감정조절 기술의 발판을 마련할 수 있다고 한다.[10] 명상을 교육하는 교사들은, 이러한 연구를 바탕으로, 아이들에게 애정을 주었을 때, 불편한 상황을 인내하는 감수성이 예측 가능할 정도로 높아졌다는 말을 한다.[11] 애정 어린 교육은 소마틱스 교육에서 특히 중요하다. 왜냐면 움직임을 통해 새로운 것을 배울 때는 어쩔 수 없이 맞닥뜨리는 불편함을 어느 정도 감수해야만 하기 때문이다. 애정 어린 환경에서 배우는 청소년들은 자신이 감정에 경도되지 않고 점진적으로 자신을 스스로 돌보는 기술을 발전시켜 나가리라는 것을 신뢰한다. 결국 청소년들의 자기돌봄self-care 능력은 점차 자기통제self-regulation 단계로 발전한다.[12]

애정이 바탕이 된 교육은 단순히 학생들에게 사랑과 공감의 마음을 갖게 하는 효과를 넘어선다. 교사는 "교육 과정의 일환으로라도 학생들의 의견과 경험을 존중하고" 인간적으로 대하며 애정을 보여야 한다. 그러면 학생들은 자신의 존재 자체로 "괜찮다"는 사실을 깨닫게 된다. 내가 가르쳤던 한 대학생이 이에 대해 아름다운 글을 남겼다.

난 종종 사랑에 빠질 때나 누군가에게 받아들여졌을 때 왜 마음이 안정되는지 궁금했다. 사랑은 우리 어깨에 걸린 삶의 무게를 눈에 띄게 감소시킨다.

드러난 외양과 부모의 사회적 지위 너머를 보고 독립된 개인으로 대하면, 학생들 또한 이를 안다. 그러면 아이들은 주변 친구들을 또 그렇게 바라본다. 소마틱스 수련을 통해 학생들은 가지고 있는 휴대폰, 입고 있는 옷, 피부의 색, 그 아래에 위치한 더 깊은 곳을 관조할 수 있다. 그러니 교육 과정의 일환으로라도 학생들의 내적 경험을 애정 어린 눈빛으로 대하라. 그러면 그들은 자존감이 살아난다. 이는 어려운 학습을 극복하는 힘으로 작용하게 된다. 애정으로 가르쳐라. 그러면 최고의 학습 환경을 마련할 수 있다.

통합시킬 수 있는 시간을 주어라.

- 7. 새로운 과제와 경험이 통합될 수 있는 시간을 갖게 하라.

핵심 원리: 탐험의 마지막에 걷기와 같은 활동을 포함시켜라. 그러면 탐험했던 소마운동을 좀 더 내재화시킬 수 있도록 부교감신경을 자극할 수 있다. 또한 여러분이 진행하는 수업이나 세션이 무엇이든, 다음 탐험을 잘 헤쳐나갈 수 있도록 해준다. 최종 토론 후에 여유의 시간을 갖게 하라. 그러면 학생들이 그날의 경험을 더 쉽게 통합시킬 수 있다.

수업을 끝낼 때 고요하고 내면에 집중된 상태로 마무리할 수 있다. 하지만 대부분의 학생들이 수업 이후에 점심을 먹으러 가거나, 긴 복도를 걸어가거나, 도로를 지나 지하철을 타러 가는 등 매우 자극적인 환경에 노출된다. 그러니 소마틱스 수련 후에 바깥 세상에 적응할 수 있는 이행 시간이 필요하다. 아주 잠시라도 수업 후에 눈을 뜨고 하는 활동을 첨가하면, 외부 지향적인 인식 상태로 이행할 때 도움이 된다. 소마틱스 수업을 마무리할 때, 보통 5~10분 정도 혼자 또는 파트너와 함께 눈을 감고 끝내는 경우가 많다. 다양한 움직임 탐험이나 게임에서도 이러한 방식이 사용된다. 하지만 모두 마치고 눈을 뜬 채로 방 안을 걸어보거나, 원형으로 서서 파도타기를 하거나, 특정한 리듬으로 박수를 치는 세션을 첨가시켜보라. 이런 마무리는 교사가 주도할 수도 있지만 학생들 스스로 진행할 수도 있다.

그룹마다 최선의 마무리 방식을 설정할 수도 있다. 종을 치거나, 원형으로 서서 함께 박수를 치는 것도 괜찮다. 수업을 시작할 때에 이런 의식을 활용해도 된다. 그러면 수업의 시작과 끝에 일관성이 생긴다. 특정한 의식으로 수업을 열고 닫으면 명료하고 예측 가능한 공감대가 형성된다.

수업을 마치기 전에 이렇게 여유 시간을 두고 그룹을 다시 모이게 한 후, 학생들이 떠나기 전에 필요한 부연 설명이나 질문을 던질 수 있다. 이때 필요한 시간을 잘 체크하라. 그러면 각각의 수업을 만족스럽게 마무리할 수 있다. 사실 특정한 날에, 특정한 목표를 가지고, 특정한 수업을 강박적으로 진행하는 것보다, 여유를 갖고 마무리 하는 일이 더 중요할 수도 있다. 어떤 탐험을 할 때 어느 정도의 시간이 필요한지는 그룹마다, 진행하는 날마다 다를 수 있다. 소마틱스 수업을 진행할 때 정말 중요한 것은 그 시간에 꼭 맞는 우선 순위를 지킬 때 유연성을 유지하는 일이다.

말을 하지 않아야 할 때가 언제인지, 학생들 스스로 탐험하는 시간을 어느 정도로 갖게 할지, 그리고 배운 것을 스스로의 몸에 통합시키는 시간은 얼마나 필요한지 잘 살피도록 하라. 수업을 시작할 때는 원형으로 모여 체크인 시간을 가져라. 그리고 수업이 끝나면 통합의 시간을 갖게 하고, 다음 수업을 위해 논의해야 할 것이 더 남았는지 확인하라.

체화된 지식을 가르쳐라.

- 8. 스스로의 몸으로 이해하고 경험한 것을 가르쳐라.
체화 수업 과정에서는 여러분 또한 배우는 학생임을 염두에 두어라.

핵심 원리: 여러분은 학생들에게 구조가 잘 갖추어진 탐험을 전하는 존재이기도 하지만 자신의 움직임을 통해서도 가르친다는 사실을 명심하라. 교사이면서 또 학생이라는 사실을 수업 과정에서 기꺼이 밝혀라.

체화 수련을 가르칠 때는 말보다 "신체적 현존" 자체가 더 중요하다. 과거와 현재, 자신에게 체화된 경험이 수업을 진행하는 핵심 요소이기 때문이다. 이는 수련 과정에도 적용되지만, 정신 신체적 측면에서 보아도 그러하다. 예를 들어, 마음챙김 수련을 할 때, 학생들에게 명상을 가르치면서 자신이 긴장된 상태에 있다면, 그 수련이 제대로 진행되지 않을 가능성이 높다. 왜 그런가?

- 체화와 움직임 전이

우리는 자신의 움직임과 현존을 통해 타인이 특정 상태에 도달할 수 있도록 돕는다. 예를 들어, 명상 상태에 들었다면 고요함과 편안함이 발생한다. 이는 부교감신경과 관련이 있다. 여러분 자신의 신체적 현존 own physical presence 상태가 세포 공명 cellular resonance 을 통해 학생들에게 활발하게 전이되면, 학생들 또한 고요한 상태에 이를 가능성이 높아진다. 소마틱스 움직임 수련을 할 때는 모든 인체 시스템, 그리고 그와 연계된 마음 상태가 자극을 받는다. 그러니 가르치는 자가 다채로운 움직임을 편안하게 할수록, 배우는 학생 또한 자신의 몸에서 표현되는 움직임을 풍부하게 할 수 있다. 타인을 돕기 위해서는 먼저 스스로 그것을 할 수 있어야만 한다.

- 교사이며 동시에 학생으로 남아라

이전에 어떤 경험을 얼마나 했든, 우리 모두는 여전히 몸의 체화 과정에 있어서 학생일 뿐이다. 왜냐면, 인체와 인간 의식은 너무나도 심오한 미스터리이기 때문이다. 그러니 수업 과정에 여러분 또한 참여하고 있다는 사실을 알리는 데 두려운 마음을 갖지 말라. 여러분의 배경지식과 습득한 기술을 내보이는 데 주저하지도 말라. 그러면 학생들은 여러분의 지식 맥락을 기꺼이 이해해줄 것이다. 그렇지 않으면 학생들은 몸에 대한 정보를 전할 때 여러분이 그 모든 것을 다 알고 있다고 간주한다.

난 수업을 진행할 때, 예전에 무용을 배웠고 어떤 소마틱스 수련을 했는지 간략하게 소개하곤 한다. 그러면 학생들은 내가 특수한 의학적 지식이 없다는 사실을 인정하고 넘어간다. 나는 이를 오랜 시간에 걸쳐 체득했다. 수업 도중에 학생들은 정말 다양한 형태의 의학적 질문을 한다. 예를 들어, 심장과 순환계에 대한 토론을 할 때 학생들은 내게 심장절개수술을 어떻게 하는지 물어보고, 호흡에 대한 탐험을 진행한 후엔 천식 치료를 어떻게 하는지 궁금해하기도 한다. 그들의 질문이 단지 호기심에서 비롯된 거라면, "잘 몰라요"라고 대답하거나, 스스로 조사를 해보는 방향으로 이끌면 된다. 또 학생 자신이 겪고 있는 특수한 질병 때문에 하는 질문이라면 부모와 상담을 하게 하거나 해당 분야 건강 전문가를 찾을 수 있게 도움을 줄 수도 있다. 어떤 경우든, 여러분 경험 한계를 솔직하게 인정하는 것이 좋다. 그러면 학생들은 자신의 호기심을 유지하면서도 지금 하는 탐험에 계속 집중을 유지한다.

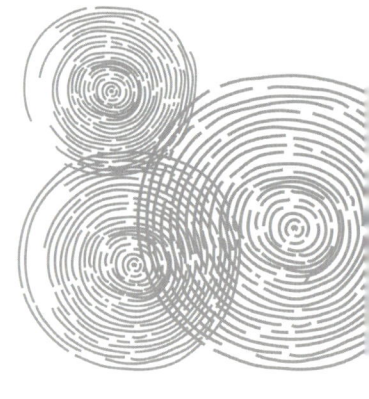

5장
Chapter 5

체화와 관련된 언어

이러한 운동을 할 때 핵심은
인식을 확장시키는 움직임 방식과 존재 방식을 창출하는 것이다.
그래야 습관적으로 하던 것들을 인지를 활용해 발견하고
새로운 방식으로 대치할 수 있다.
새로운 혁신을 이끌고, 흥미로 가득한 삶의 의미를 탐구하는 일은
인지가 존재하는 곳, 바로 인체 안에서부터 비롯된다.

– 칼린 맥호세, 케빈 프랭크 Caryn McHose and Kevin Frank

움직임은 그 자체로 일종의 언어이다. 소마움직임교육을 가르치면서 우리는 몸으로, 그리고 비언어적 방식으로, 다른 이들이 움직임 언어를 체득하고 발전시킬 수 있도록 돕는다. 체화의 본질적인 면은 주로 세포 레벨에서 이루어진다. 그러니 우리가 사용하는 언어가 가르치고 전달하는 몸의 움직임 탐험과 연결되어 있지 않다고 할 수는 없다. 왜냐면 이 언어 자체가 그러한 관점을 관통하고 있기 때문이다. 그러니 주의 깊게 의도를 가지고 잘 활용한다면, 언어를 통해 좀 더 정확한 의미를 전달하고 깊은 체득을 전할 수 있다. 소마틱스를 가르칠 때는 특히 단

어를 선택하고 그 단어에 의해 드러나는 반응을 주의 깊게 살펴야 한다. 선택한 단어가 학생들의 배움을 돕는지 방해하는지, 인지를 이끄는지 확인해야만 한다.

여러분이 사용하는 언어를 주의 깊게 관찰하고 일관성을 유지하라. 몸과 움직임에 대한 정보를 전할 때 날카롭게 벼려진 어휘를 활용하라. 이에 대해서는 이 책의 커리큘럼 전반에 걸쳐 소개해 놓았다. 수업에서 사용하는 개념, 경험을 기술하는 언어를 잘 다루어야 학생들이 그 수업에 대한 주인의식을 갖게 된다. 여기서는 특히 십대들을 대상으로 수업을 진행할 때 관심을 갖고 선별해야 할 개념들을 소개하였다. 교실에서 말을 할 때, 특히 해부학과 생리학 관련 용어를 어떻게 사용해야 하는지 이해할 수 있을 것이다.

학생의 참여를 유도하기

- 긍정적 명령문 vs. 부정적 명령문

소마틱스 수업을 진행할 때는 긍정적인 명령문을 사용하라. 예를 들어, "x, y, z를 하지 마세요"라고 하는 대신, 학생들이 현재 하고 있는 것을 잘 할 수 있도록 하는 표현을 써라. "이런, 저런 것들을 한 번 해보세요." 이런 문장이 좀 더 부드럽고 고무적이다. 또한 학생들이 이해하고 행동에 옮기기에 더 수월하다. 나는 예전에 이러한 표현 차이가 가져오는 심리적 효과를 잘 표현한 재밌는 애니메이션 영화를 본 적이 있다. 그 애니메이션에서는 두 아이가 정원에 있는 나무 위로 높게 올라가 있었고, 그들의 부모들이 아래에서 아이들이 안전하게 내려오게 하는 방법을 고심하고 있었다. 그때 바람이 크게 풀어와 나무를 이리저리 흔들기 시작했다. 한 아이의 부모는 "나무를 꽉 잡고 있어"라고 외쳤다. 반면 다른 아이의 부모는 "떨어지지 마라"고 했다. 첫 번째 아이는 나무를 꽉 잡고 있다가 천천히 그리고 안전하게 나무에서 내려왔지만, 다른 아이는 놀라서 나무에서 떨어졌다. 이 이야기가 주는 교훈은 이렇다. 떨어지지 말라는 말을 들은 아이는 일단 떨어지는 것을 상상할 수밖에 없다. 그래서 떨어지지 않으려고 몸을 더 긴장시킨 후 떨어졌다. 반면 꽉 잡고 있으라는 말을 들은 아이는 들은 대로 한 후 몸을 자유롭게 움직였다. 긍정적 명령문이 훨씬 더 쉽게 따를 수 있다는 것을 알 수 있는 사례이다.

그러니 "팔을 위로 뻗을 때, 어깨를 들지 마세요"라고 하는 대신, "팔을 위로 뻗을 때, 어깨를 부드럽게 이완하세요"라고 하라. 또는 이렇게 질문을 던질 수도 있다. "팔을 위로 뻗을 때, 어깨를 이완시킬 수 있나요?" 소마틱스 탐험을 할 때 좀 더 열린 결말을 유도하는 문장은 이렇다. "팔을 위로 뻗을 때, 어깨에서 무슨 일이 일어나는지 감지해보세요." 또는 이렇게 표현할 수도 있다. "팔을 위로 뻗을 때, 어깨에서 무슨 일이 일어나나요?" 단지 복종을 강요하는 형태의 문장보다는 인지를 증진시킬 수 있는 기회를 제공하는 문장을 사용하는 편이 더 낫다. 이 차이는 미묘하지만 중요하다. 특히 전자가 자동적이고 습관적인 반응을 유도한다면, 후자는 탐구를 자극하기 때문이다.

- 설명하기 전에 물어보라

설명하기 전에 물어보라. 그러면 의문을 남기기보다 호기심을 자극할 수 있다. 또한 교사의 판단과 평가를 덧씌우지 않고 학생들의 관점과 경험을 존중할 수 있다. 예를 들어, 학생이 그린 그림을 보고 여러분이 관찰한 내용을 설명하는 대신, 일단 몇 가지 질문을 던지는 편이 낫다. 또는 움직임 활동을 할 때, 여러 번 눈을 감고 하라는 지시를 했음에도 불구하고 눈을 뜨고 하는 학생에게 마냥 질책을 하기보다는, 왜 눈을 뜨고 하는 것을 선호했는지 물어볼 수 있다. 그렇게 하면 그 학생에 대해 더 많은 정보를 얻을 수 있는 기회가 생길 수밖에 없다. 뭔가 행동 문제가 있거나 명백히 수업을 방해하는 학생이 있더라도 마냥 나무라기보다는, 호기심 어린 질문을 던지는 편이 훨씬 더 나은 결과를 가져온다.

이렇게 하기 위해서는 교사 입장에서 특별한 주의가 필요하다. 왜 그 학생에게 그러한 경향성이 생길 수밖에 없었는지 고심하며 탐구하는 명상적 태도가 장착되어 있어야 하기 때문이다. "우리 모두에게" 호기심을 가지고 접근하는 태도는 학생의 관점을 더욱 많이 수용할 수 있는 공간을 마련해준다.

- 활동 vs. 운동

이 책에서는 운동exercise보다는 신체적 활동activity이라는 표현을 다양하게 사용한다. 이는 운동이라는 용어가 피트니스 모델을 연상시키는 용어이며, 또 어떤 목표를 필요로 하기 때문이다. 우리는 날씬해지고, 살을 빼고, 무게를 더 많이 들고, 살을 찌우려는 목표를 가지고 운동을 한다. 운동은 어떻게 움직이는 방식보다, 그 움직임을 어떻게 달성할지에 초점이 맞추어져 있다. 반면 소마틱스 수련을 할 때는 움직임의 내적 경험에 집중한다. 어떤 느낌이 드는지, 무엇이 감지되는지가 특정 목표를 성공적으로 달성했느냐 못했느냐보다 중요하다. 물론 어떤 운동을 하든 소마틱스 관점의 인지를 적절히 접목시킬 수는 있다. 몸을 움직이면서 하는 대부분의 운동은 그에 따른 목표와 이점이 존재하지만, 소마틱스 차원에서 그 차이를 구별하는 것은 중요한 작업이다.

어쨌든 이 책에서는 운동이라는 용어보다 활동이라는 용어를 주로 사용한다. 이 책의 커리큘럼에서 소개한 활동activity은 특수한 움직임 수련specific movement practice을 지칭한다.(이에 대해서는 앞의 3장에서 이미 설명하였다. "탐험"이라는 전체 섹션 안에는 특수한 움직임 활동이 들어가 있는데, 여기엔 탐험의 목적과 관련된 토론 섹션도 포함된다) 따라서 여러분도 이 소마움직임 교육 수업을 진행할 때는 "운동"보다 "활동"이라는 용어를 사용해주길 권한다.

- 여러분 vs. 당신들

소년, 남자, 그놈이라는 표현보다는 남성이, 소녀, 여인보다는 여성이 낫다. 소녀, 소년, 남성, 여성이 모두 함께 하는 집단을 향해 "당신들"이라고 하는 것보다 "여러분"이라고 하는 것이 존중의 표현이다. 불필요하게 차별적 어감이 있는 단어나 특정 성을 배제하는 단어를 주의하라. 여러분이 진행하는 수업에 남성과 여성, 소년과 소녀 모두가 참여하고 있다면, 그들 모두를 지칭할 때 "여러분"이라고 표현하는 것이 맞다.

체화와 관련된 언어 사용하기

이 책에서 나는 소유격을 매우 주의해서 사용했다. 해부학, 생리학 수업에서 내가 "몸"이라는 표현을 했다면, 이는 몸의 뼈와 장부, 몸에서 일어나는 호흡 등과 연관되어 있다. 탐험 안의 특정 활동을 진행할 때 소유격이 들어간 표현을 하곤 하는데, 이때는 "팔" 대신 "여러분의 팔", "몸" 대신 "여러분의 몸" 또는 "그것"이라는 표현을 썼다. 이건 미묘하지만 중요한 차이가 있다.

예를 들어, 요가 수업에서 "여러분의 팔을 뻗으세요"라는 표현 대신 그냥 "팔을 뻗으세요"라는 말을 들었다고 하자. 누구나 다 그런 것은 아니겠지만, 좀 더 개인적인 표현이 들어가면 친근감이 높아진다. 성인을 대상으로 하는 소마움직임교육 개인 수련을 진행할 때였다. 자신의 몸을 그냥 무의식적으로 "몸", "다리" 등으로 지칭하는 사람을 보았다. 나중에 안 일이지만, 이중 몇몇은 몸과 관련된 트라우마가 있어서, 자신의 주관적인 몸, 감각적인 경험을 멀리하는 경향이 있었다. 그러다 소마틱스 수련을 통해 자신의 몸에 대해 편안한 느낌이 증진되자 자주 "내 몸", "내 호흡", "내 다리" 등과 같이 주관적인 용어를 많이 쓰기 시작했다.

학생들이 사용하는 언어를 유심히 관찰해보면 그들의 경험과 관련된 정보와 단서를 풍부하게 파악할 수 있다. 그러니 교사가 자신이 사용하는 언어에 주의를 기울이고 선별해 사용할수록, 학생들이 자신의 움직임을 좀 더 개인적인 차원에서 체화할 수 있는 계기를 마련해줄 수 있다.

- 일상적인 용어 vs. 해부학적 용어

몸과 관련한 수업을 시작할 때는 척추, 목, 머리, 엉덩이, 몸통, 어깨 등과 같이 일상적인 용어를 사용하는 편이 낫다. 하지만 수업이 진행될수록 학생들은 해부학적 용어를 많이 접하게 되기 때문에, 이때는 수업 중에 그러한 용어를 섞어서 사용하면 된다. 예를 들어, 골격계 수업을 통해 학생들은 특수한 뼈 이름을 배운다. 목은 "경추"로, 다리의 움직임은 "골반의 절구 안에서 움직이는 넙다리뼈" 등으로 표현할 수 있다.

이런 용어는 움직임을 표현하는 것으로 확장된다. 예를 들어, 코어의 움직임과 말단의 움직임,(움직임이 축 골격인 코어에서 구동되느냐, 또는 부속 골격인 말단에서 움직이느냐에 따른 구분) 또는 근위 구동과 원위 구동,(지체의 움직임을 지칭한다. 근위 구동은 축 골격에 매우 가까운 관절에서 일어나는 움직임이고 원위 구동은 축 골격에서 매우 먼 관절에서 일어나는 움직임이다) 이렇게 해부학적 용어를 활용해 몸에 대해 좀 더 섬세하게 이해할 수 있고, 움직임 관련 용어를 선택해 좀 더 다양한 움직임을 표현할 수 있다.

- 해부학적으로 정확한 움직임 관련 용어를 활용하라

움직임을 표현할 때 해부학적으로 정확한 용어를 활용해야 한다. 일상적인 용어로는 몸의 움직임을 적확하게 표현하기 어렵다. 예를 들면, 학교에서, 요가 스튜디오에서, 그리고 명상 센터에서 우리는 "척추를 똑바로 펴세요"나 "바르게 앉으세요"라는 표현을 자주 접하곤 한다. 이런 명령을 내리는 이는 뭔가 변화되길 희망하지만, 배우는 이들은 똑바른 모습을 보이게 하려고 몸을 밀고 당기는 과정에서 오히려 긴장이 커지곤 한다. 나는 "척추를 신장시키세요"라는 표현을 선호한다. 척추는 똑바로 펴져있지 않고 자연스럽게 만곡을 이루고 있다. 그러므로 해부학적 관점에서 척추를 내적으로 교정하기 위해서는 똑바로 편다는 표현보다 신장시킨다는 표현이 더 적확하다.

이는 하나의 예일 뿐이다. 이 책 전체에 걸쳐 나는 몸을 정교하게 바라보고 움직임을 보다 쉽게 할 수 있도록 도움을 주는 용어를 활용했다.

- 인식과 관련된 용어: 느끼다, 시각화하다, 상상하다

몸을 변화시키기 위해, 다양한 방식으로 몸에 집중할 수 있다. 그중 하나는 몸의 감각에 집중하는 방식이다. 예를 들어, 바닥에 닿는 발바닥을 느껴본다. 인지가 높아지면 몸무게가 좀 더 앞쪽의 발가락에 가해지는지, 또는 뒤쪽의 뒤꿈치로 이동해 있는지 알아챌 수 있다. 이렇게 학생들이 자신의 몸 감각에 집중할 수 있도록 하려면, "느끼다", "알아채다" 등과 같은 단어를 사용하면 된다.

"여러분의 몸을 느껴보세요" 또는 "어떤 변화가 있는지 알아채 보세요" 등과 같은 표현을 활용하면, 학생들이 자신의 경험을 좀 더 열린 마음으로 받아들이도록 도움을 줄 수 있다. 예를 들어, 특수한 움직임 활동이 모두 끝난 후에 이런 표현을 하면, 학생들은 자신의 인지 안에 두드러지게 부각되는 변화를 발견할 수 있는 기회를 갖게 된다.

학생들이 몸의 특수한 부위나 영역에 좀 더 의식을 집중시키기 위해서는 다음과 같이 보다 특수한 명령어를 써야 한다. "몸무게가 한쪽 발보다 다른쪽 발에 더 많이 가해지는 느껴보세요." 이렇게 좀 더 구체적인 표현을 하면 의식을 섬세하게 집중시킬 수 있기 때문에 관련된 감각을 더 잘 알아챌 수 있다. 진행하는 활동의 목적에 따라 일반적인 용어와 특수한 용어를 잘 융합시켜 활용해야 한다는 점을 명심하라. 이에 대해서는 이 책의 커리큘럼 전반에 걸쳐 잘 소개되어 있다.

소마틱스 탐험을 할 때, 시각화 과정을 활용하면 몸의 특수한 부위를 더 잘 인지할 수 있다. 몸 안에 있는 장부, 흉곽을 구성하는 늑골, 또는 동맥과 정맥 안을 흐르는 혈액의 움직임은 눈에 보이지 않기 때문에 시각화 기법을 활용하면 좋다. 시각화 기법은 몸에 대한 학습을 보조할 뿐만 아니라 특정 신체 시스템 사이의 차이를 구분할 때에도 활용할 수 있다. 이는 이 기법을 통해 특정한 부위에 감각을 이동시키거나 움직임의 연결성을 증진시키는 목적으로도 활용할 수 있기 때문이다. 시각화 기법은 이미지 기법과 함께 사용할 수도 있다. 발이 지구 안으로 뿌리를 내린다고 상상하는 것이 이미지 기법의 일종이다. 이는 앞에서 소개한 심상운동학에서 활용하는 다양한 기법 중 하나이다. 심상운동학에서는 이미지를 활용해 인체에 변화를 준다.

사실 근육은 단일하게 움직이는 것이 아닌 여러 개가 그룹을 이뤄 기능하기 때문에 명령어나 지시어보다는 이미지에 더 잘 반응한다. 안드레아 올슨은 그녀의 책 『바디스토리 BodyStories』에서 다음과 같은 말을 했다.

몸은 "목의 흉쇄유돌근을 이완하세요"라는 명령어에 반응하지 않는다. 대신 (누운 자세에서) 머리의 측면을 이완시키라는 기능적인 형태의 명령어나, 목이 베개 속으로 잠겨들도록 이완하라는 시각화 또는 이미지 접근법에 더 잘 반응한다. 이는 머리를 지탱하기 위해서 많은 근육 그룹이 함께 작용하기 때문이다.[1]

이는 반드시 이해해야 할 엄청나게 중요한 개념이다. 스포츠 트레이닝에서는 특정한 신체 부위 트레이닝을 위해 근육 공부를 깊게 한다. 하지만 이 책의 커리큘럼에는 뼈를 기반으로 이미지를 활용하는 다양한 방법이 제시되어 있다. 근육이 동작을 일으킨다고 생각하는 사람들이 많다. 하지만 실제로는 뼈 지지 bone support 를 명료하게 하고, 이미지를 활용하는 방식이 단순 근육 트레이닝보다 훨씬 효과적이다.[2]

특정한 이미지가 어떤 효과를 주는지는 개인에 따라 그 변수가 다양한다. 이는 개인이 살아온 환경, 겪어온 경험 등에 영향을 받기 때문이다. 그러니 어떤 방식이 여러분과 여러분이 수업을 진행하는 그룹에 가장 적합한지 실험을 해보라. 시각화와 이미지를 활용한 방식은 이 책의 커리큘럼 전반에 걸쳐 소개되어 있다.

특수한 용어

여러분이 낯설게 느낄 수 있는 특수한 용어와 개념 몇 가지가 이 책 전반에 걸쳐 소개되어 있다. 물론 이를 전통적인 해부학, 운동학, 생리학 책에서 접한 이들도 있을 것이다. 이러한 용어를 이해한다면 이 책에서 소개한 탐험에 내재된 정신신체적 측면을 좀 더 깊게 이해할 수 있을 것이다. 여기서는 이를 간략하게 소개하였고, 커리큘럼이 진행되는 섹션에서 좀 더 자세히 설명하였다.

- 인체 시스템과 연계된 "마음"

바디마인드센터링(2장에서 이미 소개하였다) 원리에 따르면, 특정 인체 시스템과 관련된 표현expression은 특정 마음 상태를 활성화시킨다. 그러므로 특정 마음 상태에 진입하면, 관련된 인체 시스템을 활성화시키게 된다. 예를 들어, 뼈에서 비롯되는 움직임은 명료함, 방향성과 관련된 마음 상태를 구동시키고, 근육에서 비롯되는 움직임은 저항 또는 활력 상태를 구동시킨다. 여러분도 아마 상식적으로 이미 이를 알고 있을 것이다. 매우 긴장되고 화가 났을 때를 상상해보라. 이때의 움직임은 뭔가 제한되고, 근육에도 긴장이 가득하다. 언어 또한 이를 직관적으로 반영한다. "Muscle-up(힘껏 도전해봐)", 또는 "just muscle through it(그냥 힘내서 돌파해)"이라는 영어 표현을 보면, 저항을 근육의 힘으로 앞으로 나아가야 함을 암시한다. "Put more muscle into it(거기에 더 많은 노력을 쏟아라)"이라는 표현은 근육의 힘을 활용해 활력 넘치게 통제하고 행동하라는 의미가 담겨있다. 이러한 관점에서 봤을 때, 근육에서 비롯되는 움직임은 긴장과 저항에서 활력과 힘에 이르는 광범위한 상태 표현과 관련이 있다. 바디마인드센터링 교사인 린다 하틀리Linda Hartley는, "특정한 움직임은 특수한 관심, 인식 과정, 에너지, 그리고 집중 방향.... 등의 질감을 표현한다. 이는 특수한 움직임이 지닌 '마음'과 연관된다."[3] 각각의 인체 시스템은 다른 질감을 표현한다. 바디마인드센터링에서는 다른 인체 시스템에 접촉해 체화하고 그 시스템에서부터 움직임을 구동시키는 법을 배운다. 그러므로 서로 다른 질감을 표현 수단으로 활용할 수 있다.[4]

우리는 다른 이들이 움직이는 모습을 관찰하고, 현재 상태를 확인함으로써, 그들이 어떠한 상태에 있는지 인식할 수도 있다. 보니 베인브릿지 코헨은 1984년에 했던 인터뷰에서, 지금은 매우 유명해진, 다음과 같은 말을 남겼다.

나는 몸을 모래와 같은 것으로 본다. 바람을 알기는 어렵다. 하지만 바람에 의해 만들어지는 모래의 패턴, 그리고 그 패턴이 사라졌다 다시 나타나는 방식을 보면 바람의 패턴을 유추할 수 있다. 이 경우 바람은 마음이다.[5]

움직임을 특수한 마음 상태 또는 존재 상태로 바라보는 방식에 익숙해지면, 여러분 자신의 움직임과 주변 사람들의 움직임을 더 잘 이해하게 될 것이다. 그렇게 되면 다른 이들의 움직임을 돕기 위해 좀 더 확신을 가지고 관여할 수 있는 방법도 깨달을 수 있다. 그리고 여러분의 움직임을 변화시킬수록, 여러분의 존재 상태 또한 변화시킬 수 있을 것이다.

이것을 이해하는 것이 중요한 이유는 무엇인가? 우리 모두는 각자 이 세상에 존재하며 삶을 헤쳐나가기 위해 특수한 형태의 경향성, 즉 자신만의 표현expression을 발전시켜왔다. 그 과정에서 우리가 주로 표현하는 인체 시스템은 삶의 최전선에 위치하지만, 잘 표현하지 않는 인체 시스템은 저 뒤편 또는 무의식 속에 남겨져 우리를 지탱하기만 했다. 이러한 경향성 덕분에 개성이 형성되었기 때문에, 그 개성이 전적으로 좋거나 나쁘다고 판단할 수는 없지만 항상 한 가지 방식으로 자신을 표현한다면, 그와 관련된 인체 시스템은 과부하가 걸려 피로해지고, 뒤에서 지지하기만 하는 시스템들은 사용도가 줄어들어 약해진다. 다시 한번 베인브릿지 코헨의 말을 들어보라. "우리가 항상 하는 것만 더 강조해서 행하면, 그 시스템은 과하게 피로해진다. 이러한 작업(바디마인드센터링)을 하는 것은 단지 인체의 모든 시스템을 동등하게 사용하는 것으로 끝내는 것은 아니다. 우리는 좀 더 온전해진 자기 자신으로.... 끝을 볼 수 있다."[6]

자신의 경향성을 좀 더 알아가고, 그것을 표현하는 것에 보다 능숙해지면, 신경계와 몸-마음 전체에 필요한 균형을 더 원활하게 잡을 수 있다. 이를 통해 우리는 자신의 일상에 꼭 필요하며 실질적인 방식으로 자기돌봄self-care을 이룰 수 있다. 예를 들어, 평소 내향적인 성향의 사람이라면 친구와 하이킹을 하거나 농구, 축구를 해볼 수 있다. 그렇게 하면 안으로 향하던 마음을 세상으로 돌려 몸의 시스템들이 좀 더 균형을 잡는다.

반대도 마찬가지다. 늘상 외부에서 집중하며 과도한 학업에 시달리는 학생들이라면, 명상과 신체인지 등과 같은 보다 내부 지향적인 활동을 하여 스트레스 가득한 삶에 균형을 갖출 수 있다. 학생들이 자신의 성향을 잘 관찰한다면, 삶에 균형을 맞추고 필요한 집중도를 변화시킬 수 있다. 개인적인 차원에서 이를 적용시킬 수도 있다. 컴퓨터 앞에서 공부를 오래 하다 피곤함이 쌓인 학생, 또는 함께 하는 학습을 통해 지나친 자극을 받아 산만한 느낌이 드는 학생이라면, 잠시 멈추어 혼자 시간을 보내며 그러한 스트레스를 떨쳐버리면 된다. 반대로, 방 안에서 혼자 공부하던 학생이라면 잠시 산책을 하거나 몇 분간 친구와 채팅을 한 다음 다시 집으로 돌아와 공부를 이어나가면 된다. 힘 빠지고, 활력이 떨어지며, 과하게 지친 상황에서는 자기인지를 통해 자기조절하는 기법으로 집중력을 계속해서 이어나갈 수 있다. 그러한 내부인지 덕분에 독립성을 유지하면서도 삶의 균형을 다양한 형태로 맞추어 나가는 힘을 얻을 수 있다.

한 무용과 대학생 그룹을 대상으로 하는 해부학 수업을 진행한 적이 있었다. 수업은 두 시간 반 동안 진행되었는데, 중간에 가끔 휴식을 취했다. 그때 나는 학생들 대부분이 휴식 시간 20분 전부를 핸드폰을 보며 보내는 것을 알게 되었다. 다음 탐험이 무엇이든, 학생들은 수업이 절반도 진행되지 않아 피곤해지며 정신이 멍해지곤 했다. 어느 날은 신경계의 균형이라는 주제로 수업을 하였는데, 쉬는 시간에 학생들에게, "핸드폰 체크하지 말고, 자신을 체크하세요!"라는 말을 해주었다. 학생들은 이 말에 웃음을 터뜨렸는데, 수업이 진행되면서 점차 휴식 시간을 다른 형태로 사용하는 모습을 보였다. 그러자 그 다음 수업에서는 함께 하는 수업의 질이 개선되고 능률도 눈에 뜨게 향상되는 모습이 보였다. 수업이 진행되면서 자기인지가 높아지니 균형, 에너지 등이 전체적으로 향상되었고, 이는 결국 창조적이고 생산적인 배움의 환경을 형성하는 것으로 이어졌다. 이렇게 배운 기술은 평생을 함께 하는 인지 도구가 되며, 신체 회복력과 활력을 높이고, 개인 뿐만 아니라 집단 모두에게도 도움을 준다. 학생들은 이러한 배움을 통해 좀 더 의식적으로 자신의 건강과 성장 과정에 관여하는 힘을 얻는다.

자신의 경향형을 확인하고 회복시키는 개념을 배운 학생들은 신체적 표현에 있어 큰 발전을 보였다. 또한 그러한 상태를 언어로 표현할 수 있게 되면서 자신의 안전지대를 넓히고 새로운 자기돌봄 기술을 획득할 수도 있었다. 몸-마음 표현 *body-mind expression* 기술을 발전시킨 학생들은 회복탄력성이 높아지고, 배움에 대해 열린 마음을 갖게 되며, 보다 쉽게 변화하고 적응하게 된다. 이를 통해 학생들은 인체 시스템에 깃든 "마음"이라는 개념과 연계된 정신신체적 과정에 대해 좀 더 깊은 이해를 하게 된다.

- "공간의 마음"을 인식하고 기술하기

어느 하나의 인체 시스템에 의식을 집중하고 움직이면 특정한 "마음"의 질감, 또는 존재 상태가 촉발되는데, 이러한 탐험을 하는 집단도 그 집단의 "마음"을 자신들의 현존과 신체적 표현을 통해 드러낼 수 있다. 그렇게 되면 순간에서 순간으로 *from moment to moment* 변화가 일어난다. 보니 베인브릿지 코헨은 이를 한 그룹이 특정 순간에 표현하는 현존의 질감이며 "그 공간의 마음 the mind of the room"이라고 명명하였다. 이러한 상태를 인식하는 일은 생각으로 하는 것이 아니다. 오히려 해당 공간 안에 있는 자신과 타인의 신체적 현존을 통해 "그 공간의 마음"을 감지하는 것이다. 예를 들어, 특정 그룹이 탐험을 하고 있는 공간의 마음은 유산소 운동이나 킥복싱을 한 다음과 명상 수련을 한 다음에 현격한 차이를 보인다. 마찬가지로, 해당 공간의 마음을 느끼며 그 안을 걸어보면, 참여한 사람들의 현존의 질감 또한 꽤나 다르다는 것을 알 수 있다. 이러한 차이를 인식하기 위해서는 전체를 인지할 수 있는 열린 주의력과 확장된 감수성이 필요하다.

"그 공간의 마음"을 인식하는 일은 소마움직임교육을 하는 촉진자들이 배워야 할 필수적인 기술이다. 교사나 그룹의 리더 또한 주의를 집중하는 방식으로 이러한 감지 능력을 개발시킬 수 있다. 이 책의 커리큘럼을 통해 여러분은 열린 인지로 "그 공간의 마음"을 감지할 수 있는 다양한 기회를 접하게 될 것이다. 어쩌면 이미 그러한 감각을 지니고 있는 이들도 있을 것이다. 예를 들어, 내부에 집중하는 활동을 한 후 학생들이 고요해져서 다음 탐험을 보다 쉽게 하는 것을 알아채는 교사들도 있다.(파트너와 마주 앉아 이때의 체험을 공유하는 모습을 보고도 알 수도 있다) 따라서 깊은 내면 집중 탐험 이후에 멍한 모습을 보이며 몸을 잘 가누지 못하는 학생들이 있다면, 공을 친구들에게 건네거나, 특정한 리듬에 맞춰 손뼉을 치는 활기찬 움직임이 가미된 게임을 통해 내면 인지 탐험에 균형을 가져올 수 있다.

시간이 어느 정도 지난 후에, 특정 인체 시스템과 관련된 탐험을 하며 움직임을 구동시키기 위해 여러분이 취했던 "촉진자의 선택"에 대해 학생들과 이야기를 나눌 수도 있을 것이다. 탐험을 진행하는 그룹이 이 사실을 이해하게 되면 그룹 그 자체로 이러한 인지와 자기조절 기법을 적용할 수 있다. 오랫동안 이러한 수업을 진행하면서, 나는 학생들이 "그 공간의 마음"을 알아채고 개인적으로 그룹에게 필요한 제안을 하는 모습도 보았다. 예를 들어, 앉아서 토론을 하며 시간을 보낸 후 한 학생이, "일어나서 리듬에 맞춰 손뼉을 치는 게임을 해보면 어때요? 조금 졸리네요"라고 제안하기도 하였다. 또 다른 학생은 그룹의 친구들이 너무 많은 활동으로 집중력이 떨어진 느낌을 감지하고는 5분간 누워서 쉬거나 작문을 하자고 제안을 하기도 했다. "경험을 통한 앎"에 기반한 이러한 종류의 지식을 습득한 학생들이 생긴다면, 권위가 교사에게서 학생으로 넘어간다. 학생들 스스로 자신들의 관심도 정도를 모니터하고, 그룹에 필요한 것을 발견하며, 주어진 시간을 생산적으로 쓰는 분위기가 형성되는 일이기 때문에 권위의 이전은 좋은 현상이다.

"그 공간의 마음"을 읽음으로써 여러분은 여러분이 가르치는 내용이 학생들의 몸에 실질적으로 구현되었는지 아닌지 알아챌 수도 있다. 어떤 때는 해당 탐험이 학생들에게 체화되었어도 자기들 스스로는 이를 아직 알아채지 못하는 상황도 발생한다. 이는 몸의 세포 레벨에서는 학습이 이루어졌지만 아직 신경계의 높은 차원에서는 이를 처리하지 못한 경우이다. 아직은 "아는 것을 아는" 단계에 이르지 못한 것이다. 보니 베인브릿지 코헨은 다음과 같은 표현을 하였다.

내 가르침의 주된 특징 중 하나는 학생들의 무의식과 의식 모두에 가르침을 전한다는 점이다. 예를 들어, 수업 중에 특정 탐험을 진행하면, 나는 곧 해당 탐험의 핵심적 측면과 관련된 의식 또는 마음 상태가 '그 공간의 마음'과 공명하는 것을 느끼게 된다. 그러면 나는 다른 탐험으로 넘어간다. 이전 탐험을 통해 도달해야 할 마음 상태가 정확히 무엇인지도 모르거나, 이를 의식적으로 인지하지 못한 몇몇의 학생들에겐 다음 탐험으로 넘어가는 일이 아직은 설익은 작업일 수 있다. 하지만 그들 또한 뭔가가 일어났지만 그게 무엇인지는 모르고 있다는 사실은 안다.[7]

이러한 방식을 가르치다 보면, 몸의 경험이 우선이고 의식적 인지나 말로 그 경험을 적절히 표현하는 일은 그 다음이라는 것을 알게 된다.[8] 이런 종류의 신체 학습은 성장과 배움을 단지 머리로 이해했는지 평가하는 일반적인 형태의 기존 교육과는 확연한 차이를 보인다.

예를 들어, 이 커리큘럼에서도 몸에 있는 뼈의 이름을 외우고 "인체는 물체가 아니라 역동적인 에코시스템"이라는 개념을 전달하지만, 이러한 지적인 학습과 체화가 가미된 탐험엔 차이가 있다. 인체에 대한 지식을 얼마나 알고 있는지에 대해서는 직접적인 평가 방법을 통해 파악할 수 있다. 하지만 움직임이 구동되는 지점을 전환하거나, 얕은 호흡을 깊은 호흡으로 바꾸는 법을 배우는 것은 지적인 학습이 있든 없든 상관이 없다. 탐험을 통해 학생들은 이 새로운 인체 지식을 좀 더 의식적으로 이해하게 될 것이다. 소마교육자로서 우리들은 어떤 상황에서든 가르치는 학생 그룹의 수준과 목적에 부합되는 지적인 지식과 몸으로 체화하는 지식 모두에 가치를 두어야 한다. 그러한 균형을 이루는 방법은 이 책 전반에 걸쳐 소개되어 있다.

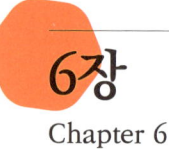

6장
Chapter 6

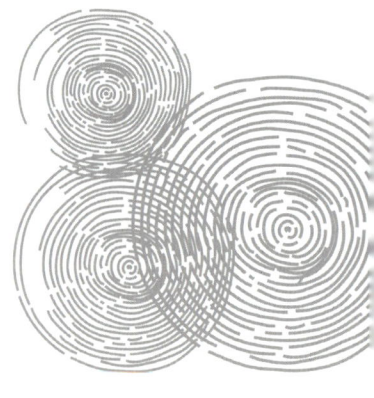

접촉과 다른 민감한 주제들

접촉은 움직임의 다른 측면이다.
움직임은 접촉의 다른 측면이다.
이들은 각자의 그림자이다.

– 보니 베인브릿지 코헨 Bonnie Bainbridge Cohen

인간은 정신없고 복잡한 삶을 사느라 움직임movement과 접촉touch 감각을 잃어가고 있다. 하지만 이 두 감각은 우리가 어머니 자궁 안에 있을 때부터 발전되어 왔으며, 자라나는 태아조차 접촉과 움직임을 기반으로 세포인지cellular awareness를 통해 주변 환경과 자기 자신을 배운다. 다시 말해, 태아의 몸을 구성하는 세포들은 주변에 있는 액체와 상호작용을 하고 몸은 자궁 벽에 접촉하는데, 이 과정에서 태아는 일단 어머니의 움직임을 통해, 그 다음엔 스스로 구동하는 움직임에 의해 배움을 넓혀 나간다. 태아는 접촉과 움직임이 어우러진 춤을 통해 자기지식selfknowledge의 기본 바탕을 형성하며, 이 자기지식은 삶의 과정 내내 계속해서 발전해 나간다.

아이와 어른은 접촉과 움직임을 통해 세상을 새로운 방식으로 경험한다. 세포는 복잡한 신경계의 감지 능력 덕분에 어느 방향으로 나아가야 할지 바로 알며, 인간 또한 자신과 타인을 구별하는 능력을 통해 계속 발전해 나간다.[1] 적절한 보살핌과 새로운 인식을 통합시킬 수 있는 충분한 시간이 주어진다면, 인간은 접촉과 움직임을 통해 명료하고 직접적인 형태로 새로운 고유수용감각 피드백을 받고, 그러한 인식 기반을 확장시킬 수 있는 새로운 인지 능력을 갖게 된다. 그렇기 때문에 이 책에서 제시하는 온전한 인간을 목표로 한 새로운 교육 모델에서는, 감각 능력을 생동감 있게 발전시키고 웰빙을 증진시킬 수 있는 핵심 가치 요소로 접촉과 움직임을 바라본다.

딘 후안Dean Juhan은 그의 책 『여신의 접촉Touched by the Goddess』을 통해, 서로를 존중하며, 성과 관련된 문제를 일으키지 않는 건강한 접촉 기법을 통해 학생들을 안전하게 돌보며 성장시키는 환경을 제공할 필요가 있다고 주장한다. 이러한 주장을 옹호하기 위해 그는 접촉의 효과와 관련된 여러 가지 과학적인 연구 결과를 인용한다. 그 중 하나가 1900년대 초에 여러 고아원에서 일어난 사망 원인과 관련된 조사 결과였다. 돌봐줄 사람의 부족으로 애정 어린 접촉을 충분히 받지 못한 아이들의 사망률이 높았다. 이를 통해 충분한 접촉 자극이 없다면 어떤 아이도 살아남기가 쉽지 않음을 알 수 있었다. 그는 1950년대에 원숭이를 대상으로 한 실험 결과도 책에 인용하였다. 이 실험을 통해 태아는 음식보다 접촉을 선호하고, 접촉 그 자체는 태아의 삶에 필수불가결한 음식과 같으며, 접촉이 없다면 신체적, 감정적 발달에 있어 막대한 제한 상황이 발생한다는 사실을 알 수 있었다. 후안은 이런 말을 한다. "학습장애가 있거나 학교 시스템에 잘 적응하지 못하는 아이들 중 많은 이들이 심각할 정도로 신체와 정신에 압박을 받고 있었다... 적절하고, 애정이 가득하며, 돌보는 마음이 담긴 접촉은 우리의 사회 구조가 상실하고 있는 주된 요소 중 하나이다."[2]

최근의 과학 분야 연구도 이와 비슷한 결과를 내놓는다. 연구에 따르면 접촉은 심박수와 혈압을 낮추며, 코르티솔 비율도 낮추며, 면역 기능을 향상시키고, 옥시토신 레벨을 증가시키는 등 수많은 생리학적 효과를 가져온다고 한다.[3] 이는 특히 십대들에게 필요한 효과이다. 예를 들어, 49명이나 되는 청소년들 사이에 있던 한 학생은 접촉 부족과 폭력적 성향 사이의 직접적 연관성을 보이는 행동을 했는데, 접촉을 기반으로 한 치료를 받자 우울증, 불안, 그리고 폭력적 행동이 감소하였다.[4] 확실히 접촉은 인간에게 꼭 필요한 요소라고 하지 않을 수 없다.

　　이렇게 접촉이 인간 생존과 웰빙에 매우 필요하다는 사실이 증명되었음에도 불구하고 현대 사회, 특히 교육 분야에서는 여전히 접촉을 뭔가 복잡하고 두려운 것으로 간주한다. 그래서 현재의 학교에서는 접촉을 기반으로 한 수업이 거의 자취를 감췄으며, 불행히도 접촉 행위에 성인과 아이들 사이에서 발생하는 폭력 남용 이미지가 덧씌워졌다. 교육자로서 우리는 다음과 같은 어려운 질문을 맞닥뜨리게 되었다. 친절한 접촉과 해로운 접촉 사이의 차이가 없어진다면 아이들에게 무슨 일이 일어날까? 그리고 치유의 접촉을 서로에게 해주는 법을 배우고, 이를 개인의 통합적인 배움에 긍정적으로 적용하는 법을 배운다면 사회 전체는 얼마나 생산적인 변화를 겪게 될까?[5] 건강한 접촉은 웰빙 감각을 높이고 소속감을 형성하는 핵심 요소가 될 수 있다. 접촉이라는 필수적인 생존 전략이 확보된 다음에 인간에게 필요한 것은 소속감을 갖는 것이며, 이는 특히 청소년들이 반드시 경험해야만 하는 덕목이다.[6] 그러므로 접촉 기법을 십대들 교육 환경에서 건강한 형태로 접목시키기 위해서는, 접촉 기반 상호작용을 통해 긍정적인 결과를 가져오는 커리큘럼을 학생들에게 제공해서, 존중하는 마음, 공동체 의식, 그리고 소속감을 증진시키는 방향으로 활용해야만 한다.

　　소마움직임교육을 가르치는 이들과 다른 형태의 건강 전문가들, 또는 무용과 움직임 교육자들은 접촉 기반 기술을 발전시킬 수 있는 소수의 전문가들 집단에 속한다. 그러므로 우리의 다음 세대에게 이러한 종류의 커리큘럼을 성공적으로 전할 수 있다. 주의 깊게 접근한다면 청소년들의 교육 환경에 적합한 특수한 가이드라인을 바탕으로 접촉과 움직임 커리큘럼을 제공하는 게 가능하다. 다음 섹션에서는 내가 "의도적 접촉"이라고 부르는 내용을 교육 환경에 적합한 형태로 디자인하는 방법에 대해 다룬다. 의도적 접촉intentional touch이란 특수한 목표, 의도, 그리고 교육 목적이 담긴 접촉을 뜻한다.

교육 환경에서 "의도적 접촉" 활용하기

보통 학생들에게 소마움직임교육을 가르칠 때, 적어도 이 책에서 소개한 커리큘럼 내부의 활동들 기준에서 봐도, 꼭 서로 접촉 기법을 해주는 형태를 포함시키지 않아도 된다. 자기접촉 self-touch 기법과 움직임 탐험 정도로도 고유수용감각 피드백을 새롭게 하고 신체인지를 높이는 데 도움을 줄 수 있다. 물론 주의해서, 책임감 있게 접근한다면 파트너 접촉 활동 또한 커리큘럼에 포함시킬 수 있다. 어떤 종류의 접촉 탐험을 포함시키든, 학교에서 또는 청소년들을 위한 접촉 기반 프로그램을 진행할 때 염두에 두어야 할 몇 가지 주의 사항이 있다. 이를 잘 지켜야 커리큘럼에 참여한 학생들의 웰빙을 확보하고 부모나, 관계자들, 그리고 학생들 자신에 의해 제기되는 걱정을 해소시킬 수 있다.

먼저, 접촉 기반 활동이 커리큘럼의 중요한 일부라면, 학교의 다른 교사, 학부모들, 그리고 행정 담당자들을 해당 수업에 보조 인원으로 참석시켜라. 관련된 활동의 목적과 범위를 명료하게 설명하고,(자기접촉 탐험 또는 파트너와 함께 하는 접촉 탐험 모두) 참여한 사람들과 의사결정 과정에 함께 하라. 수업을 진행할 때, 이 책에 나온 해당 글 또는 섹션의 내용을 공유해도 된다. 학부모가 함께 한다면, 수업을 시작하기 전에 미리 집으로 관련된 정보가 기재된 공문을 보내거나, 학부모들과 비공식적인 그룹으로 또는 개별적으로 만나서 토론을 할 수도 있다. 대학에서 접촉 관련 수업을 진행하는 경우, 나와 동료들은 접촉 수업 관련 내용을 강의 개요란에 포함시킨다. 어떤 경우든 자신의 수업 상황에 가장 맞는 방식을 선택하라.

학생들과 수업을 진행할 때는 일단 기본적인 자기접촉 기술을 가르쳐서 그러한 접촉을 편안하게 느끼는 상태가 되게 한다. 이 섹션 말미에, 수업에서 접촉 기법을 성공적으로, 그리고 책임감 있게 전하는 몇 가지 조언을 첨부하였으니 참조하도록 하라. 학생들이 자기접촉 기법에 익숙해지면, 그 다음으로 파트너와 함께 하는 접촉 기법을 소개한다. 이러한 기법 몇 가지가 이 책의 커리큘럼에도 소개되어 있는데, 여기서는 이와 관련해서 주의해야 할 가이드라인을 첨가하였다. 다음에 제시하는 네 가지 핵심 교육학 가이드라인을 통해 접촉과 관련된 어떤 형태의 수업을 진행하든 도움을 받을 수 있을 것이다.

"의도적 접촉" 기법을 가르칠 때 필요한 네 가지 기본 가이드라인

- 1. 자기접촉 기법부터 시작하라.

핵심 원리: 먼저 자기접촉 기법을 소개하라. 그래야 학생들이 신체인지를 위한 기본적인 접촉 기법에 익숙해지고 자기돌봄 기술을 습득할 수 있다.

자기접촉 활동부터 시작하면, 학생들은 접촉에 편안해질 수 있는 기회를 갖게 된다. 뿐만 아니라 고유수용감각 인지를 활성화시키는 특수한 종류의 접촉 기법도 배울 수 있다. 일단 이 책의 커리큘럼에 소개된 자신의 발 뼈 추적 탐험 등을 통해 자기접촉에 익숙해지면, 학생들은 쉽고도 효율적인 자기돌봄 도구를 갖게 된다. 자기접촉은 경험해부학적인 측면에서도 매우 중요한 기법이다. 접촉과 움직임 활동을 통해 학생들은, 단지 플라스틱으로 만들어진 인체 모형이나 해부학 그림을 확인하는 배움을 넘어, 자기 몸의 구조, 기능 간의 차이를 발견하는 단계로 나아갈 수 있다.

- 2. 접촉 기반 활동을 할 때는 특수한 가이드라인을 제공하라.

핵심 원리: 명료한 가이드라인을 활용하라. 그리고 사용하는 접촉 방식과 그 목적에 특화된 가이드라인을 제공하라.

접촉 활동을 소개할 때는 학생들이 명확하게 익힐 수 있는 명료한 가이드라인을 활용해야 한다. 예를 들어, 압력의 정도(강하게, 약하게 등등)는 어떻게 가해야 하며, 특수한 인체 시스템에서 구동되는 접촉 방식(뼈 접촉 또는 근육 접촉)의 종류는 어떠해야 하는지 등 다양한 접촉 형태를 구분해야 한다. 이러한 접촉 기법들은 이 책에서 소개한 다양한 탐험들을 통해 배울 수 있다. 접촉의 목적에 따라 어떤 종류의 접촉 기법을 활용할지 명시하는 것도 중요하다. 그래야 "의도적 접촉"의 단계를 설정해 목적에 부합되는 접촉 수단을 쓸 수 있기 때문이다.

예를 들어, 발의 뼈 추적 탐험에서 학생들은 자신의 발을 접촉한 후, 발에 있는 다양한 뼈들과 주변 연부조직을 느껴본다. 또한 발 주변 근육을 이완시켜 뼈 사이에 공간을 형성시킨다. 이 수업을 진행할 때 교사는 학생들에게 직접적으로 다음과 같은 내용을 전달할 수 있다. 1) 활동의 목적("이 기법을 통해 여러분은 발 뼈 각각을 추적하며 발에 있는 다양한 뼈를 느낄 수 있어요"); 2) 사용된 접촉 기법의 종류("직접적인 뼈 접촉 기법을 활용합니다. 근육과 인대 같은 연부조직을 압박하지 말고 뼈를 만져보세요"); 3) 그러한 접촉 기법을 사용한 이유("이 뼈 추적 기법을 통해 여러분은 발을 구성하는 뼈들의 위치를 확인하고, 뼈 사이에 공간을 만들어 근육을 이완시킬 수 있어요"); 방향성을 명료하게 해야 학생들이 수업을 좀 더 편안하게 느낀다. 자기접촉과 파트너와 함께 하는 접촉 모두 해당 탐험의 목적과 맥락에 명확하게 부합되어야 한다.

- 3. 파트너와 함께 하는 접촉 탐험: 접촉 기반 활동을 할 때는 교육적 맥락을 형성하라.

핵심 원리: 파트너와 또는 그룹 안에서 접촉 기법을 전할 때는 이를 치료적인 목적으로 접근하지 말고 명료한 교육적 맥락을 형성하라.

소마틱스 수련은 치료적인 효과가 분명히 존재하지만, 이 커리큘럼에서는 개인과 그룹의 치료나 진단 또는 특수한 신체 문제를 다루는 방식보다는 교육적 맥락을 우선시한다. 학생들이 파트너와 접촉 탐험을 할 때면, 접촉을 하는 사람과 접촉을 받는 사람의 관계에서 형성되는 문화적 고정관념에 노출되는데, 이는 대부분의 사람들이 마사지나 바디워크에 익숙하기 때문이다. 이 경우 접촉하는 사람은 "치료사"이며 접촉을 받는 사람은 "고객"이다. 고정관념은 치료사가 전문가로서 인체에 대해 보다 많은 것을 알고 있기 때문에 필요한 도움을 주는 사람이라는 정형화된 인식에서 비롯된다. "접촉하는 자"와 "접촉받는 자"의 이러한 구분은 치료적 맥락에서 접촉을 바라보기 때문에 형성된다. 하지만 이 책에 나오는 커리큘럼을 진행할 때는 접촉의 치료적 맥락에 대해 명시적으로 토론을 하여 학생들에게 그러한 고정관념을 인지시킨 후, 치료적 형태가 아니라 교육적 맥락으로 접촉을 전환시키는 편이 낫다.

이 커리큘럼에서는 "치료사"와 "고객" 관계가 아닌, 모두가 "배우는 이"이며 접촉이라는 활동을 통해 이해의 과정을 함께 한다. 예를 들어, 척추에 대해 배우는 탐험을 할 때, 한 학생은 앞에 앉고 다른 학생은 뒤에서 파트너의 척추 만곡을 추적한다. 뒤에 있는 학생은 손바닥으로 파트너 척추를 가볍게 누르며 목에서부터 따라 내려오며 만곡을 느끼는데, 이 경우 접촉하는 학생은 척추의 만곡 변화를 보고 느끼는 기회를 갖게 된다. 경추와 요추는 앞쪽으로 만곡이 되어 있으며, 다른 부위는 뒤쪽으로 튀어나온 것을 확인할 수 있다는 뜻이다. 동시에 접촉을 받는 학생도 접촉된 감각에 의해 자신의 척추 만곡을 느끼며 해당 부위의 고유수용감각 인지를 높일 수 있다. 척추 만곡 접촉 활동이 끝난 후 접촉의 두 가지 주된 측면, 즉 치료적 측면과 교육적인 측면 모두에 대해 토론을 한다. 이 과정에서 두 학생은 접촉 경험에 있어서 동등한 참여를 한 셈이다.

접촉 탐험을 좀 더 교육적인 맥락으로 가져가려면 파트너들이 서로 말로 피드백을 할 수 있게 하라. 특히 접촉을 받은 학생으로부터의 피드백이 중요하다. 다시 말하자면, 이러한 피드백은 접촉의 치료적 측면이 내포하고 있는 고정관념 때문에라도 꼭 필요하다. 우리가 보통 일반적인 형태의 마사지를 받을 때면, 치료적 접촉이 가해지는 동안 아무런 말도 하지 않는다. 치료가 너무 고통스럽거나 매우 불편한 느낌이 드는 극단적인 상황이 아니면 피드백을 거의 하지 않는다는 뜻이다. 이러한 무의식적 경향성이 일어나지 않게 하기 위해서라도, 접촉을 받은 사람은 피드백을 하고, 교사는 이러한 경향성에 대해 토론을 하게 해야 한다. 접촉 탐험이 진행되는 동안에도 필요하다면 파트너 간에 대화가 이루어질 수 있도록 허용하라. 이에 대해서는 다음 섹션에서 좀 더 자세하게 다룬다.

- 4. 파트너와 함께 하는 접촉 탐험: 동의와 소통의 프로토콜을 마련하라.

핵심 원리: 접촉 기반 활동을 할 때는 감각 경험에 집중을 하면서도 파트너 간에 서로 동의를 하고 적절한 소통을 하는 시스템을 만들어야 한다.

모든 종류의 접촉 기반 활동에서 단순한 동의 프로토콜을 갖추어야 한다. 학생들이 일단 접촉 기법을 배운다는 사실을 알면 촉진자가 시범을 보이는데, 이 과정에서 학생들이 그 활동에 참여하는 것을 동의해야만 한다. 그래서 접촉을 받을 준비가 되었는지, 시작할 준비가 되었는지 등을 물어보는 것이 중요하다. 여러분이 진행하는 방식에 가장 적합한 질문 공식을 만들어도 된다. 예를 들어, 접촉을 하는 파트너가, "OK, 이제 시작할까요?", 또는, "준비가 됐나요?"라고 물어보면, 접촉을 받는 학생은, "네, 이제 시작해요" 또는 그냥 "네" 하는 대답을 하게 하라. 이렇게 섬세한 소통 과정을 마련하면 신뢰감이 형성되고 안전한 분위기에서 탐험이 진행된다. 이를 비행기 조종하는 것에 비유할 수도 있다. 예를 들어, 두 명의 파일럿 중 한 명은 캡틴이며, 그가 하는 일은 비행기를 띄우는 것이고, 다른 파일럿은 캡틴을 돕는다. 이런 관계가 명확해지면 소통 과정에 실수가 발생하지 않는다. 비행기가 이륙할 때 캡틴이, "이제 준비됐나요?" 하고 물으면, 다른 파일럿은, "나는 이제 준비가 되었어요"라고 답한다. 뭔가 이상하고 지나치게 섬세하다고 여기는 이도 있을지 모르지만, 이러한 프로토콜 덕분에 비행이 안전하게 이루어진다. 마찬가지로, 접촉 활동을 하는 중에 상황을 보다 예측 가능하게, 그리고 궁극적으로는 서로를 존중하는 분위기를 형성시킬 수 있는 공통된 언어와 시스템을 형성하는 것은 중요한 작업이다.

접촉을 받는 사람이 파트너에게 좀 더 느리게 해달라거나, 좀 더 강하거나 약한 압력을 넣어달라는 요청을 하는 모습, 또는 잠시 기다리거나 그냥 멈춰달라고 하는 모습을 시범 보일수도 있다. 이렇게 요청하는 것을 부자연스럽게 여기는 분위기라면, 학생들에게 여러분이 하는 말을 따라하는 연습을 시킬 수도 있다. 접촉을 하는 사람 또한 파트너와 마찬가지로 질문과 요청을 할 수 있다. 접촉을 하거나 받는 역할이 처음이라 자신감이 없어 하는 이들도 필요할 때 질문을 하게 하면, 자유로운 마음으로 최선을 다하게 된다.

동의와 소통의 프로토콜이 일단 갖추어지면, 학생들에게 접촉 기법이 몸을 배우는 핵심적인 도구이며, 감각과 인식에 집중하는 것이 중요하다는 사실을 알려주어야 한다. 그러면 학생들은 말을 최소로 줄이려고 노력한다. 접촉 탐험에는 집중하면서 불필요한 잡담이 줄어들게 하는 것이 중요하다.

파트너와 이런 종류의 작업을 처음 하는 학생은 수다를 떨면서 좀 더 편안한 마음을 느끼고 경험에 몰입하게 된다. 이런 일이 일어나는 경우, 나는 그냥 내버려둔다. 나중에 접촉에 익숙해지고 집중도가 높아지면 잡담이 자연스럽게 줄어들기 때문이다.

마지막으로, 교사인 여러분이 학생들에게 접촉을 가할 때도 그 학생의 동의를 얻어야 한다는 점을 명심하라. 탐험 전에 시범을 보이거나, 탐험 중간에 도움을 줄 때에도 학생들에게 직접적으로 물어보고 동의를 구해야 한다. 단순히 이렇게 물어보면 된다. "내가 학생의 팔을 접촉하여 도움을 줄까요?" 이런 말을 한 후 도움을 주어도 된다. "원한다면 내가 그 척추의 위치를 느낄 수 있도록 도와줄까요?" 학생들이 활동을 하는 도중에 방 안을 돌아다니며, 도움을 원하는 학생들은 손을 들어 알리게 하거나, 아니면 함께 설정한 특수한 도움 신호를 보내라고 요청할 수도 있다. 이 모든 프로토콜 덕분에 접촉 탐험을 할 때 보다 안전하고 편안한 환경이 형성되며, 학생들은 자유롭게 접촉에 몰입한다.

다른 민감한 주제들: 십대들이 겪는 스트레스, 트라우마, 그리고 성적인 문제

청소년을 대상으로 접촉 탐험과 같은 신체 기반 커리큘럼을 진행할 때 일어나는 민감한 주제들 몇 가지를 소개하도록 하겠다. 청소년이 커리큘럼의 대상이기 때문에 상황에 따라서는 보다 복잡하고 민감한 주제라고 할 수도 있다. 내가 여기서 논의하는 스트레스, 트라우마, 성과 성성향과 같은 주제는 확실히 이 책의 한계를 넘어서는 부분이 있다. 각각의 주제 마다 심오한 깊이가 있기 때문에, 이들을 잘 인지하고 있어야 할 뿐만 아니라 전체적으로 토론과 가이드가 필요하다.

- 십대들, 스트레스, 그리고 트라우마

소마틱스 움직임 수련을 하면 몸에서 발현되는 긴장과 스트레스의 다양한 층차를 인지하게 된다. 느리고 점진적으로 다가가면 이러한 자기인지 과정으로 인해 긴장은 감소하고 자기돌봄 능력은 높아진다. 그래서 자유로워지는 느낌, 활력이 생기는 느낌을 받게 되는 것이다. 하지만 아무리 주의해서 안전한 상황을 형성해도, 소마움직임교육을 하는 과정에서 깊은 층에 잠재한 삶의 스트레스가 드러날 수 있다는 사실을 인지하고 있어야 한다. 특히 십대들을 대상으로 수업을 진행하다 보면 통제력을 벗어난 상황을 맞닥뜨리기도 한다. 과거에 사고를 당한 학생, 병에 걸린 학생, 폭력과 성적 학대를 당한 학생, 또는 자해와 섭식장애 같은 정신 건강 문제를 지닌 학생들을 만나게 되기 때문이다. 이 책의 커리큘럼은 주로 일반적인 학생들을 대상으로 기술된 것이기 때문에, 보다 극단적인 정신신체적 문제를 지닌 십대들을 대상으로 수업을 진행할 때는 매우 주의해서, 탐험들을 상황에 맞게 적용하여야 한다. 십대들을 대상으로 소마틱스 수련을 하다 보면 해당 그룹 안에서도 보다 많은 도움과 간섭이 필요한 아이들을 만날 수밖에 없다. 대부분의 교사들은 그런 학생이 누구인지 수업이 진행될 때, 그리고 진행되기 전에 알게 된다. 물론 모른 상태로 수업을 시작했어도 탐험이 진행되는 과정에서 자연스럽게 그런 학생을 발견한다.

소마움직임교육을 학생들에게 소개할 때 스트레스나 트라우마 관련 증상이 나타나면 어떻게 대처할지 미리 기본적인 사항을 이해하고 있어야 한다. 특히 접촉, 움직임, 그리고 몸을 통한 학습 등이 촉발시킬 수 있는 특수한 행동을 잘 인지하고 있다면, 특별한 도움을 필요로 하는 학생들에게 적절하게 다가갈 수 있을 것이다. 이러한 커리큘럼이 문제가 있는 학생들에게 적합한지, 아니면 금기 사항은 없는지 평가를 해줄 수 있는 전문가의 도움이 필요한 경우도 있다. 특수한 문제를 지닌 십대들이 포함된 그룹을 대상으로 수업을 진행한다면 외부 전문가가 필요하다. 이미 그런 영역에서 경험을 쌓은 교사들도 있지만, 나는 그러한 증상을 확인하고 중재하는 데 익숙하지 못한 이들을 위한 기본적인 가이드라인도 이 책 안에 포함시켰다.

신체인지 활동을 깊게 하다 보면 감정과 관련된 몸의 기억이 올라오곤 하는데, 때로는 그 감정에 압도되거나 혼돈에 빠지는 경우도 생긴다. 특히 "현실도피"나 "셧다운" 증상을 보이는 이들도 적지 않다. 이 두 증상은 임상적으로 트라우마 반응으로 정의하는데, 일종의 자기보호 본능으로 이해할 수도 있다. 자율신경계가 활성화되면 "투쟁-도피" 반응이 먼저 생기고 다양한 신체 증상이 생겨난다. 심박수 증가, 땀 증가, 동공 확대, 구강 건조, 등은 자율신경계가 과다각성을 하면 나타나는 전형적인 증상이다. 여러분도 이미 경험적으로 알고 있겠지만, 이런 증상으로 인해 자포자기, 불안, 그리고 분노의 감정이 다양한 형태로 표출되곤 한다. 해리 상태나 감정적 억압 등은 종종 동결 패턴으로 불리기도 하며, 이런 상태에 이르면 어떤 반응을 해야 할지 모르게 되거나, 전혀 아무런 반응도 못하는 상황에 처하기도 한다. 감정적 위축, 무관심, 침울함 등과 같이 보다 미묘한 감정적 표현을 보이는 이들도 있고, 일종의 신체 마비 현상을 심하게 표출하는 이들도 존재한다.

탐험을 하는 과정에서 학생이나 그룹이 스스로 감당하기 힘들 정도로 심한 반응을 보이는 경우 이에 대처하는 가장 간단한 방법은 바로 기어를 변환시키는 것이다. 고요하고, 조용한 탐험으로 편안하고 정숙한 분위기가 형성되었는데, 자신의 내부 감각에 압도당해 힘들어 하는 학생이 있다면, 그냥 일으켜 세워 움직이게 하는 것이 최선의 해결책이다. 이 책의 커리큘럼에도 그룹 차원에서 할 수 있는 능동적인 움직임 활동이 몇 가지 소개되어 있다. 교실 안을 걷거나, 재미 있는 리듬에 맞춰 움직이는 활동이 대표적인 예이다. 내부 감각을 자극하는 탐험을 오래 했다면, 해당 탐험과 별로 관련이 없는, 그냥 일상적인 주제로 토론을 하며 수업을 끝내는 방식도 괜찮다. 그렇게 하면 지금 이 순간으로 인지를 돌릴 수 있다. 가볍고 재밌는 대화를 나누다 다음 수업이나 활동으로 넘어가면 내부 환경에서 외부 환경으로 집중력을 돌릴 수 있는데, 이는 정신신체적으로 압도된 상황에서 감정적 안정을 되찾는 핵심적인 접근법이다. 학생들이 느끼는 감정을 무시하거나 내팽개치라는 말이 아니다. 정신신체적 문제를 겪고 있는 학생에게 지금 당장 무언가를 해줄 수 없는 상황에서 감정적인 문제를 안정화시키는 최선의 방법을 제시한 것이다.

감각운동시스템이 과도하게 자극받으면 신체적 쇼크라는 극단적인 반응이 나타날 수도 있다. 쇼크가 생기면 체온이 떨어지고, 심박수는 빨라지며, 피로감이나 어지럼증을 겪는 이들도 있다. 이런 경우 담요나 코트로 몸을 덮어주어 체온을 유지시키고, 고요하고 편안한 환경에 데려가면 항상성을 되찾으며 몸이 회복되곤 한다. 수업 중에 이런 극단적인 반응이 나타나는 경우는 거의 없지만, 기본적인 대처법은 알고 있어야 한다. 그리고 필요하다면 전문가와 상담을 하여야 한다. 트라우마 반응을 직접적으로 다루는 소마심리학somatic psychology이나 소마체험somatic experiencing 같은 특수한 형태의 소마틱스 영역도 존재한다. 원한다면 이런 전문 영역에서 깊게 공부를 할 수도 있다. 궁극적으로 여러분이 가르치는 그룹의 체험 수준에 맞춰 수업을 진행하는 것이 최선이다. 나는 이 책에서 제시한 교육학적 원리가 소마틱스 수련을 십대들에게 전할 때 안전하고 몰입할 수 있는 환경을 형성하는 데 효과적이라는 것을 이미 확인하였다.

- 성과 성성향

확실히 십대들은 자신의 몸을 편하게 대하는 법을 배울 필요가 있다. 특히 성과 관련해서 그러하다. 이 책의 커리큘럼 기초 도입 레벨에서는 움직임이나 전반적인 웰빙과 관련된 인체 시스템들을 다룬다. 그렇다고 여기서 성 교육을 전혀 다루지 않는다는 뜻은 아니다. 생식계와 같은 단일한 시스템을 깊게 다루는 커리큘럼을 통해 좀 더 섬세하게 성 교육을 진행할 수도 있으며,[7] 또 성성향과 성 정체성과 관련된 문제도 함께 다룰 수 있다. 소마움직임교육 수업을 진행할 때 성과 관련된 주제를 회피할 필요는 없다. 그렇다고 지나치게 대놓고 표현할 필요도 없다.

예전에 순류 스즈키 Shunryu Suzuki라는 이름의 불교 선사와 관련된 재밌는 이야기가 기억난다. 한 어린 제자가 성이 무엇이냐는 질문을 하자, 스즈키가 이렇게 단순한 대답을 했다고 한다. "일단 성에 대해 말하면, 모든 것이 성이다."[8] 청소년들에게 여러분이 성과 관련해 어떤 말을 하든, 안 하든, 이 호르몬 철철 넘치는 존재들은 이미 자신의 몸에 대해 불안한 마음을 갖고 있다. 내 경험에 따르면 성이라는 말을 하는 것 자체만으로 그들은 불편해 한다. 그러니 성을 대놓고 언급하는 것보다 오히려 커리큘럼의 목적과 내용을 학생들에게 명확하게 하고, 수업을 진행하는 과정에서 올라오는 성과 관련된 주제를 적절히 다루는 편이 낫다. 이 과정에서 해부학적 측면, 성별 문제, 성폭력 또는 다른 형태의 보다 개인적인 관점과 정신신체적 문제를 토론 안에 포함시켜도 좋고, 안 해도 괜찮다. 성과 관련된 주제를 다룰 때는 그냥 편안하게 접근하거나, 특정 맥락에서 마주치는 다양한 주제와 함께 다루도록 하라.

예를 들어, 성과 성성향이라는 주제는 골반의 구조와 기능을 살펴보는 커리큘럼을 통해 자연스럽게 부각된다. 그러니 골반을 배울 때 그 주제를 함께 다루면 학생들이 좀 더 편안하게 느낀다. 골반에 대한 수업을 하고 작문한 것을 제출했던 여학생이 생각난다. 골격계 탐험을 하면서 골반에 있는 뼈를 배우는 단계로 넘어가자, 그녀는 자신이 매우 걱정하고 있다는 사실을 알아채게 되었다. 그런데 골반의 특수한 뼈 이름을 배우고 다양한 기능에 대해 토론을 하면서 안심이 되었다고 한다. 골반의 뼈들을 그냥 골격계의 일부로 다루는 것을 보고 배움에 즐거움을 느꼈는데, 그냥 정보를 사실적인 관점에서 다루니 근심이 사라졌던 것이다. 그녀는 골반과 관련하여 성적인 문제와 소화 기능 문제 등 온갖 종류의 걱정을 지니고 있었는데, 수업을 받은 다음 날 밤에 골반과 관련된 해부학 색칠하기와 성과 관련된 복잡한 문제에 대해 작문을 하며 보냈다고 한다.

그리고 다음 수업에서 성, 섭식장애 같은 주제에 대해 토론을 하며 골반 뼈 해부학을 좀 더 정확하게 배우자, 그녀는 자신이 겪은 주관적인 경험에 보다 열린 마음을 갖게 되었다. 소그룹으로 모여 친구들과 먼저 토론을 하고 더 큰 그룹 모임에서 대화 나누는 것을 편하게 여기는 학생들도 있다. 이렇게 몸을 직접적으로 배우며 체험적으로 접근하는 커리큘럼 덕분에 학생들은 좀 더 진솔한 토론을 통해 건강한 신체이미지와 자기를 존중하는 태도, 그리고 명료하고 강건한 신체 경계를 발전시키게 된다. 그리고 이러한 경험으로 인해 성을 대하는 태도 또한 긍정적으로 변하게 된다.

원한다면 학생들은 수업의 보조적인 부분으로, 또는 그룹 프로젝트의 일환으로, 남성과 여성 골격의 차이를 조사하는 프로젝트를 수행하거나, 청소년기의 호르몬 변화나 성 정체성과 관련된 문제를 조사할 수도 있다. 이러한 종류의 창발적 학습은 학생들의 자율성을 높여주는데, 해당 프로젝트와 토론을 통해 발견한 내용을 나중에 그룹이나 보다 큰 커뮤니티, 즉 학교 차원의 발표를 통해 공유할 수도 있다.

커리큘럼 안에서 직접적으로 다루든, 다루지 않든, 성과 성성향 문제는 매우 중요하기 때문에 부모나 학교 관계자들과 공유하도록 한다. 그들은 수업에서 다루는 내용 범위가 어디까지인지 궁금해 하기 때문이다. 그래야 그들이 수업에 대해 편안함을 느끼고 호의적으로 대한다. 또한 교사가 수업 구조를 짤 때 그들의 걱정 사항과 제안 사항을 반영하는 데에도 도움이 된다. 이러한 토론을 통해 생물학 교사, 체육 교사, 또는 특수한 직종의 강사를 참여시켜 관련된 주제를 다룬다면, 보다 통합적인 커리큘럼 디자인을 하는데 도움과 조언을 받을 수 있다. 어떠 경우든, 학교 커뮤니티와 이 수업의 목적과 범위를 공유하고 명확히 하는 시간을 갖도록 하라.

6장. 접촉과 다른 민감한 주제들

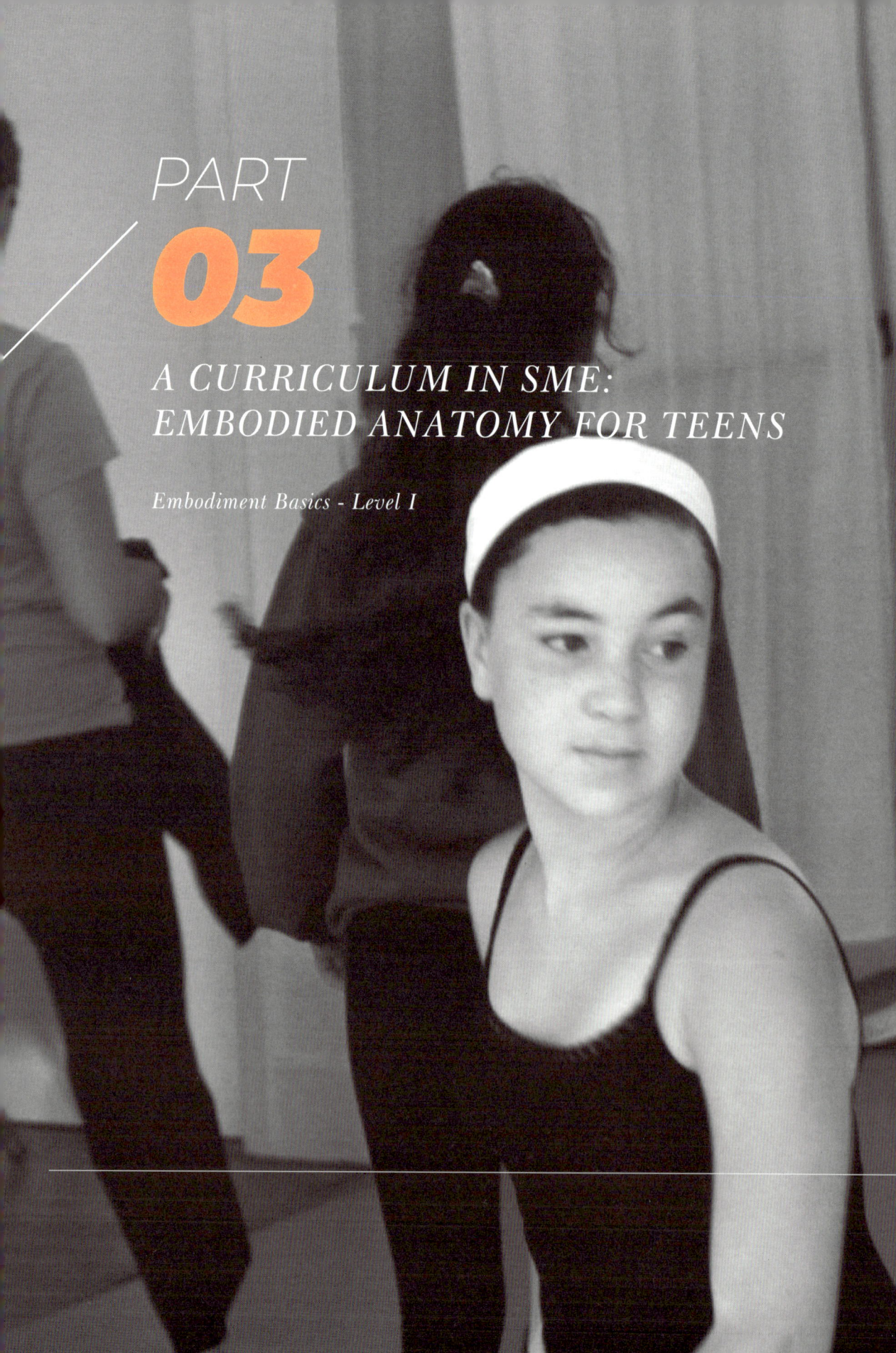

PART 03

A CURRICULUM IN SME: EMBODIED ANATOMY FOR TEENS

Embodiment Basics - Level I

3부

소마움직임교육 커리큘럼 : 십대를 위한 체화 해부학

체화 기초 – 레벨 1

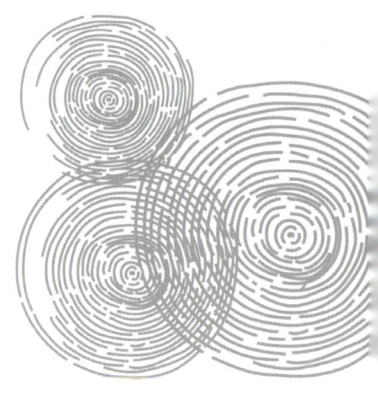

7장
Chapter 7

바디리스닝

앉은 자세 그대로, 책을 읽으면서 심호흡을 해보라. 들이쉬고, 내쉬고. 앉아 있을 때의 몸의 무게를 느껴보라. 등, 어깨, 목, 머리의 위치를 확인한다. 다시 심호흡을 한다. 들이쉬고, 내쉬고. 이제 발바닥을 느껴본다. 바닥에 발이 닿아 있는가? 그렇다면 바닥을 누르는 발의 무게를 느껴보라. 다리는 어떤 느낌인가? 다리가 어떤 모양으로 되어 있는가? 자세를 바꾸지 말고, 그냥 느껴본다. 다시 숨을 들이쉰 후 내쉬면서 지구가 자신의 몸무게를 지지하도록 허용하라. 여기서 잠시 쉰다.

내면에 집중하고 지금 이 순간에 현존하는데 30초면 충분하다. 신체 감각에 의식을 두는 것이 우선이다. 몸과 마음을 "기억"하는 것, 그리고 감각과 생각을 통합하는 것이 그 다음 목표이다. 이렇게 이완을 하면서 몸에 집중하고 있으면, 이전엔 인지하지 못했던 긴장이나 불편함이 느껴질 것이다. 이 과정에서 자세를 바꾸고 긴장을 낮추고 싶은 충동이 일어날 수 있다. 의식을 집중하면 인체가 스스로 알려주기 때문이다.

하지만 대부분의 경우 우리는 자신의 몸이 하는 말을 잘 듣지 못한다. 예를 들어, 우리는 보통 컴퓨터 앞에 몇 시간 동안 앉아서 일을 하면 몸이 점점 구부정해지는데 이를 잘 알아채지 못한다. 무너지는 자세로 인해 목과 어깨에 긴장이 쌓여도 마찬가지다. 또는 배가 고파 몸을 구부린 채로 머리가 앞으로 나간 자세를 취하는데도 이를 잘 인지하고 못한다. 나중에야 고픈 배를 채우려고 허겁지겁 먹을 것에 손을 뻗지만, 이런 자세에서는 소화력이 떨어진다는 사실도 잘 모른다. 더 나은 몸을 만들려고 광적으로 운동에 매달리면서 휴식을 취할 줄 모르고, 몰아치며 일하면서도 피로감이 쌓이는 것을 알아채지 못하는 사람들도 많다. 또 몸에 좀 더 의식을 집중하지 못한 채 온갖 삶의 짐을 지고 온종일 자신을 압박하지만, 이때 몸이 어떻게 변하는지 알아채지 못하고 살아가는 이들이 대부분이다. 청소년들 또한 마찬가지다. 학생으로서 해야만 하는 의무와 과도한 스케줄에 시달리며 하루를 정신없이 보내느라 몸에 대한 리스닝을 못하고 살아간다.

몸에 부하가 걸리면 처음엔 단순한 불편함과 간단한 질병 신호가 전해진다. 하지만 나중엔 이들이 쌓여 스트레스 가득한 일상으로 변하고, 결국엔 훨씬 더 심각한 건강 문제로 발전한다. 십대들도 종종 피부 아래에 뭔가 껄끄럽고 불편한, 마치 "질병"이 있는 것과 같은 감각을 느끼곤 한다. 하지만 몸에 의식을 집중하기 시작하면 자기이해와 자기돌봄이 필요하다는 느낌이 커진다. 그 과정에서 몸에 대한 감수성이 높아지면, 쌓인 긴장을 이완시키고 싶은 마음, 좀 더 현존과 체화의 기술을 발전시키고 싶은 열망, 그리고 이를 바탕으로 궁극적으로는 자유로움과 더 큰 편안함을 얻을 수 있는 방법을 찾는다.

바디리스닝이란 무엇인가?

바디리스닝은 능동적으로 의식을 신체 내부 감각에 집중하는 행위이다. 다시 말해 현재 내가 감지하고 있는 것이 무엇이지 알아채는 것을 말한다.[1] 몸으로 리스닝하면 귀로 직접 하는 것보다 내부 자세와 외부 자세를, 판단이 개입되지 않은 형태로, 좀 더 잘 파악할 수 있다. 외부 자세 outer posture 란 척추의 모양, 발에 가해지는 무게, 또는 어깨에 걸린 긴장 등을 가리키며, 내부 자세 inner posture 란 생각이 나아가는 방식, 내부 감정 상태 등을 가리킨다. 몸과 마음의 균형을 얻기 위해서는 자신의 생각과 감정을 객관적으로 알아채는 능력이 필요하다. 그리고 마음을 고요하게 하는 것은 신체 인지를 발달시키는 것만큼 중요하다. 내부 자세와 외부 자세를 인지하는 것은 우리의 몸-마음 관계 body-mind relationship 를 변화시키는데 필수적이다.

이 장에서 배우는 소마운동 커리큘럼은 십대들이 바디리스닝을 통해 인지를 계발하고 판단

없이 자신을 관찰할 수 있게 하는 핵심적인 기법들을 전하는 것을 목표로 한다. 바디리스닝을 통해 우리는 지금 이 순간에 머무를 수 있다. 이 바디리스닝 탐험을 통해 누구나 생리학적으로 긍정적인 효과를 얻을 수 있다. 학생들이라면 여기서 제시한 방법을 자신의 일상에 녹여내어 응용하면 된다. 커리큘럼이 진행되는 과정에서 해부학과 생리학적인 측면도 배운다. 그리고 움직임 탐험을 통해 행위 가운데 존재being while doing 하는 즉, 바디 마인드풀니스body mindfulness를 개발시킬 수도 있을 것이다. 이 과정에서 자신의 몸에 쌓인 긴장, 자신의 몸을 붕괴시키는 움직임 패턴, 그리고 정신신체적 문제까지 알아챌 수 있다. 또한 이전과 다른, 더욱 새롭고 건강한 움직임 패턴과 인지 방식도 얻을 수 있다. 여기서 주의해야 할 점은 지나치게 특수한 움직임에 초점을 맞추지 않고, 학생 자신이 커리큘럼 진행 과정에 능동적으로 참여하여 스스로를 자신을 가르치는 형태가 되도록 해야 한다. 학생 스스로가 자기 몸의 내적 지성에 접근하여 몸과 마음을 통합할 수 있어야 한다는 뜻이다. 이 커리큘럼의 목적은 편안한 움직임을 통해 좀 더 건강하고 생명력 넘치는 몸과 마음을 형성하는 것이다.

- 바디리스닝을 위한 두 가지 방법: 바디스캔과 안정위

바디리스닝 탐험은 바디스캔body scan으로 시작되며, 이 용어는 위빠사나Vipassana 명상, 소마틱스 등과 같은 다양한 형태의 인지 계발 수련에서 사용된다. 바디스캔은 의식을 몸의 감각과 변화에 집중하는 기법이다. 예를 들어, 서 있을 때 우리는 양발에 걸리는 무게나 척추의 길이를 알아챌 수 있다. 학생들은 선 자세에서 바디스캔을 한 다음 안정위CRP, Constructive Rest Position로 눕는다. 안정위란 등을 바닥에 댄 상태에서 무릎을 굽히고 양발바닥을 바닥에 붙인 다음 눈을 감는 자세이다. 안정위(줄여서 CRP)는 메이블 엘스워스 토드Mable Elsworth Todd가 그녀의 책 『생각하는 몸The Thinking Body』에서 소개하였는데, 중력 안에서 몸을 지지할 때 근육이 가장 적게 쓰이는 자세를 가리킨다.(사진 7-1)[2] 이 자세에서는 골격계와 장부가 바닥에 의해 지지를 받기 때문에 자세유지근이 이완될 수 있다.

안정위로 누웠으면 먼저 양발에 걸리는 무게를 바디스캔하다. 그 다음엔 다리의 무게, 그리고 점차 위로 올라가며 머리까지 몸의 각 부위를 바디스캔한다. 이렇게 의식을 몸의 특정 부위에 두면서 훑고 올라가면 중력 안으로 잠겨 들어 마음이 고요해진다. 이를 통해 몸이 온전히 휴식을 취할 수 있다.

때론 안정위로 누운 학생들 중에 긴장하고 초조해하는 이들도 있다. 특히 십대 아이들은 깔깔대며 웃기도 한다. 이는 "적응"을 위한 첫 단계인데, 친구들이 똑같이 하는지 몰래 엿보는 아이들도 있고, 쉴 수 있는 기

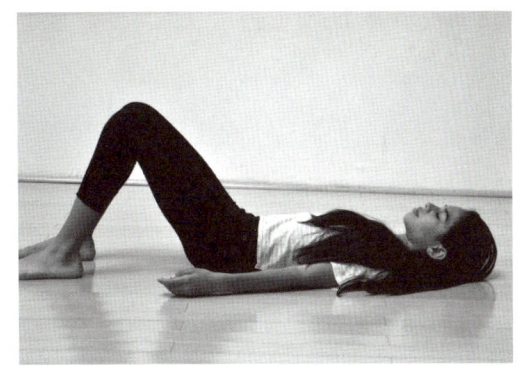

사진 7-1 안정위 자세로 누우면 중력 안에서 몸을 지지하는 근육이 가장 적게 쓰인다.

회라고 여겨 더 빨리 이완하는 이들도 있다. 가만히 누워 있는 것이 불편하게 느껴지거나 긴장과 통증이 있는 부위가 느껴져 집중력을 빼앗기기도 하지만 안정위에 익숙해지면 방 안은 금방 조용해질 것이다. 안정위로 5~10분 정도 누워있으면 학생들은 이완되고 새로운 에너지가 차오르는 느낌을 받는다. 여기엔 몇 가지 이유가 있다.

- 안정위의 효과

안정위 자세에서 매일 충분히 시간을 두고 수련하면 생리적 효과를 크게 볼 수 있다. 우리는 몸과 마음의 건강을 위해 취하는 휴식의 효과를 간과하는 경향이 있다. 특히 청소년기에는 몸이 빨리 회복되기 때문에 휴식을 그리 중요하게 여기지 않는 이들도 많다. 하지만 몸과 마음에 대한 인지를 높이고 움직임을 개선시키기 위해서는 어떻게 쉬고 또 언제 쉬는지 아는 것이 중요하다. 매일 근육에 긴장이 누적되면, 그 긴장 때문에 근육과 다른 인체 조직으로 공급되는 혈액의 양이 줄어든다. 그뿐만 아니라 그러한 근긴장 때문에 인체의 정렬이 깨지고 자세도 균형을 잃는다. 이 상태에서 시간이 지나면 근육을 둘러싸는 탄성 조직인 근막도 점성을 잃고 단단해져 더욱 큰 긴장이 유발되며, 자세 또한 불균형이 심화된다. 하지만 안정위 자세에서 휴식을 취한다면 심층의 자세 유지근들이 이완되기 때문에, 연습을 하면 할수록 인체 정렬이 바르게 되고 몸 곳곳에 더 많은 혈액을 공급할 수 있다.

선 자세에서는 몸무게 때문에 관절에 부하가 가해지지만, 자세를 바꿔 누우면 중력에 의한 압박이 줄어들어 관절 사이에 더 많은 공간이 확보된다. 특히 섬유연골성 추간판에 압력이 줄어들기 때문에 척추 사이 관절 공간이 열린다. 그렇기 때문에 안정위 자세를 연습한 학생들 중에서 자신의 키가 커진 느낌을 받는 이들이 많다. 다리를 쭉 뻗은 자세보다는 무릎을 굽히고 하는 안정위 자세가 좀 더 효과적으로 척추 사이 관절의 압박을 줄일 수 있다. 다리를 모두 펴고 누우면 요추의 만곡이 증가해서 허리의 근육과 척추 주변 근육에 스트레스가 가해지지만, 안정위 자세에서 무릎을 굽히면 요추에 자연스러운 만곡이 생겨 근육 긴장이 줄어들기 때문이다.[3]

학생이라면 이 안정위 수련을 통해 많은 효과를 얻을 수 있으니 잠이 들기 전 10분 정도 꾸준히 하면 좋다. 매일 치실로 이를 관리하면 치석 제거에 도움이 되는 것처럼, 매일 누운 자세에서 안정위 수련을 하면 몸에 쌓이는 긴장을 줄이고 신체 문제를 해결하는데 도움이 된다. 몇 주 동안 매일 안정위 수련을 한 학생들 중에서 요통, 어깨 긴장, 무릎 긴장과 같은 다양한 자세 문제가 개선된 이들이 많다. "더 나은" 자세를 유지하는 것보다 안정위 수련을 통해 좀 더 자세 유지근의 긴장을 이완시키면, 균형을 확보하여 인체의 내적인 통합을 이루기가 쉽다. 매일 반복적인 훈련을 통해 스트레스가 몸에 쌓이는 어린 운동 선수와 무용수에게도 이 안정위 자세 수련이 도움이 된다. 이들에게 안정위 수련이 일상의 루틴 트레이닝이 된다면 바쁜 일상 중에 휴식의 시간이 생길 것이다.

안정위 수련의 다른 장점은 바로 몸에 좀 더 생리적 균형을 부여한다는 데 있다. 바쁜 일정으로 하루를 보내는 학생들은 교실 바깥에서 이루어지는 활동에도 능동적으로 참여하길 강요받는다. 이런 일들이 누적되면 자율신경계가 자극받아 정신적으로 피로해지고 몸에 긴장이 쌓인다. 이 과정에서 신경계가 과항진 상태에 놓이면 부신에서 스트레스 호르몬인 코르티솔을 분비하는데, 이 호르몬이 혈액 안에 쌓이면 스트레스 상태가 오랫동안 지속된다. 하지만 안정위 자세 수련을 통해 이완이 일어나면 부교감신경계가 반응하여 혈액 안으로 세로토닌을 분비한다. 세로토닌은 감정적 균형을 이루는데 도움을 주는 신경전달물질이다. 안정위 자세에서 바디스캔을 한 학생들 중에서 집중력이 좋아지고 몸도 편안하게 이완되는 느낌을 받은 이들이 많다. 바디스캔을 시작할 때 단순히 호흡에 집중하는 것만으로도 집중력을 높이는 효과가 있다. 이를 통해 몸을 이완하고 마음을 명료하게 하면서도 고요하게 유지할 수 있기 때문이다.

할 일 많고 감정적으로 기복이 심한 청소년들이 이러한 기술을 습득하면 더욱 좋다. 안정위 자세 수련을 처음 해본 학생들조차도 그 효과를 체험하고서는 깜짝 놀랐다는 표현을 하곤 한다. 크리스티아노라는 이름을 지닌 고등학생이 첫 번째 소마틱스 수업을 받고 나서 다음과 같은 말을 한 적이 있다.

오늘 했던 탐험은 정말 새로웠는데, 매우 이완된 느낌을 받았어요. 마음이 텅 빈 느낌이랄까요. 좀 더 인지로 가득차 깨어난 느낌이에요. 최근 스트레스를 많이 받았는데, 이 수련으로 몸의 긴장 대부분이 날아가고, 내 몸과 마음이 좀 더 합일된 느낌이에요.

쥴리아나라는 이름의 10학년 여학생은 다음과 같은 말을 했다.

이 수업에서 평상시 해보지 못했던 동작을 배워서 정말 좋았어요. 즐거웠답니다. 그 중에서도 안정위 자세 수련이 가장 좋았어요. 서서 움직이는 탐험을 한 후에도 지면과 좀 더 견고하게 접촉된 느낌을 받았어요. 안정위 자세에서 매우 평화롭고 이완된 느낌을 받는데, 내 바쁜 일상과는 매우 다른 느낌이었죠.

수업에서 안정위 수련을 하면 할수록 학생들은 좀 더 편안함을 느끼면서 깊은 수준의 집중력을 얻게 되었고, 스스로 집에서도 연습하는 열의를 보였다. 새로운 습관을 형성하는 것이 쉽지는 않지만, 일단 안정위 수련의 맛을 느끼면 이를 일상에서 꾸준히 하게 된다. 어떤 학생이 학교에서 발행하는 위클리 저널에 다음과 같은 글을 기재한 적이 있다.

등을 바닥에 대고 안정위로 누워 잠이 들기 전에, 나는 뭔가 균형을 이룬 느낌을 받았다. 이 수련의 장점 중 하나는 바쁜 나의 스케줄에서 시간을 내어 진정으로 나 자신에게 집중할 수 있는 여유를 준다는 점이다. 바디스캔과 결합해서 이 수련을 하면 마음을 고요하게 할 수 있다. 또한 이 수련을 한 날은 그렇지 않은 날보다 좀 덜 피곤한 상태로 깨어날 수 있었고, 등에 있던 통증도 훨씬 경감된 느낌을 받는다.

이 수련의 효과를 만끽한 청소년들은 시간이 갈수록 좀 더 고요하고, 생명력 넘치는 느낌을 받게 되었다. 다음에 하게 될 첫 번째 탐험이 바로 바디스캔이다. 학생들은 선 자세에서 바디스캔을 한 후 누워서 하는 안정위 자세에서 바디스캐닝 하는 법을 배우게 된다.

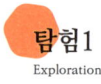 **탐험 1** Exploration

바디스캔

Body Scanning

시간 *10분*

목적 몸의 감각을 관찰하고 집중 상태를 확인한다. 의식을 집중하며 마음을 고요하게 한다. 집중력을 활용해 몸-마음의 변화를 경험한다.

활동 학생들은 원형으로 서서 탐험을 시작한다.

1) 눈을 감고 선 자세에서 1분 동안 몸을 느껴보세요. 선 자세에서 어떤 느낌이 드나요? 관심을 끄는 부위는 어디인가요?(기다린다)

2) 관심을 끄는 다른 것들이 있나요? 어떤 생각이 일어나나요? 생각이 일어나는 것을 알아챌 수 있나요? 그 느낌은 어떤가요? 깊게 들이쉬고 내쉬며 호흡을 몇 번 합니다.

3) 이제 발바닥에 가해지는 무게를 느껴보세요. 어느 쪽 발에 더 무게가 많이 가해지나요? 발가락이나 뒤꿈치 중 어느 부위에 무게가 더 가해지나요? 자세를 바꾸지는 않습니다. 그냥 자신이 서 있는 것을 느껴보세요.

다음에 소개하는 지시 사항은 매우 느리게 진행해야 한다. 몸의 각 부위를 전환할 때는 여유를 두고, 다음으로 넘어간다.

1) 다시 발에 의식을 집중해보세요. ... 그런 다음 종아리 ... 무릎, 허벅지 ... 위로 올라가 엉덩이, 몸통 ... 목과 머리 ... 어깨와 팔 ... 손과 손가락까지.

2) 지구 위에 서 있는 것을 느껴보세요. 어떤 느낌이 드나요?

3) 다시 심호흡을 합니다. 깊게 들이쉬고, 내쉬고.

4) 준비가 되었으면 눈을 뜨고 방 안을 걸어보세요. 걷는 느낌은 어떤가요?

몸에서 어떤 느낌이 나나요? 관심을 끄는 것은 무엇인가요?

5) 돌아와서 서로 체험을 나눕니다.(학생들은 파트너와 또는 몇 명이 모여 경험을 나누거나, 바로 그룹 토론으로 넘어가도 된다)

토론 * 어떤 경험을 하게 되었나요? 선 자세에서 무엇을 감지했나요? 의식을 집중하는 일이 어려웠나요? 느낌은 어땠나요? 무엇이 관심을 끌던가요? 몸에서 경험한 것은 무엇인가요?

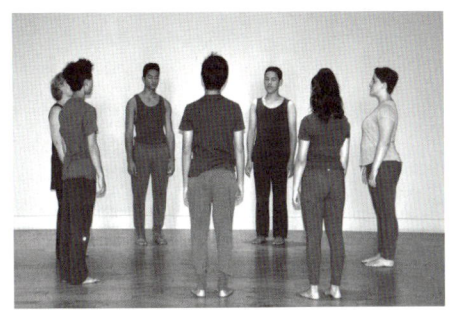

사진 7-2. 선 자세에서 눈을 감고 바디스캔을 하는 학생들

교사를 위한 조언

* 바디스캔은 어떤 활동을 하든 그 전후에 시행해서 변화를 비교하는 용도로 쓸 수 있다. 이에 대해서는 *16장의 "소마틱스 웜업"* 편에서 좀 더 자세히 다룬다.

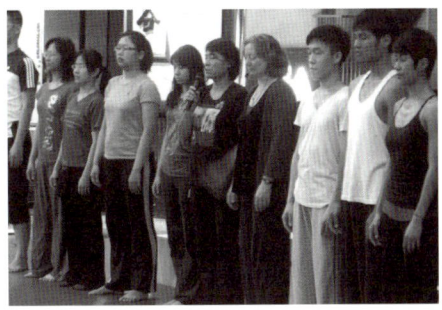

사진 7-3. 선 자세에서 바디스캔을 하고 있는 교사들.
스스로 경험한 것을 가장 잘 가르칠 수 있다.

탐험 2 바디리스닝과 안정위

Body Listening and the Constructive Rest Position

시간   20~30분

목적   몸의 감각을 관찰하고 집중 상태를 확인한다. 바디리스닝을 통해 몸을 관통해 지나가는 내적인 움직임을 알아채기 시작한다. 의식을 집중하고 마음을 안정시킨다. 이완을 통해 근육 고정패턴을 푼다. 부교감신경계를 활성화시켜 휴식 상태를 체험한다. 안정위 자세의 효과를 관찰한다.

활동   학생들은 원형으로 서서 탐험을 시작한다. 앞에서 배웠던 선 자세 바디스캔을 하며 시작한다. 여기엔 다음 내용이 포함된다.

1) 눈을 감고 1분 동안 선 자세를 느껴봅니다. 무엇이 느껴지나요? 관심을 끄는 것은 무엇인가요?.(기다린다) 다른 것이 느껴지나요? 어떤 생각이 일어나나요? 생각이 일어나는 것을 알아챌 수 있나요? 또는 그 느낌은 어떤가요? 들이쉬고 내쉽니다.

2) 다시 한 번 깊게 들이쉽니다. 그런 다음 소리를 내면서 내쉽니다.(들이쉴 때는 소리 없이, 내쉴 때는 귀에 들릴 정도로 가볍게 소리를 낸다)

3) 다시 반복합니다. 들이쉬고, 소리를 내며 내쉽니다.

4) 발바닥에 가해지는 무게를 알아해보세요. 어느 쪽 발에 더 무게가 많이 가해지나요? 발가락이나 뒤꿈치 중 어느 부위에 무게가 더 가해지나요? 몸을 전후, 좌

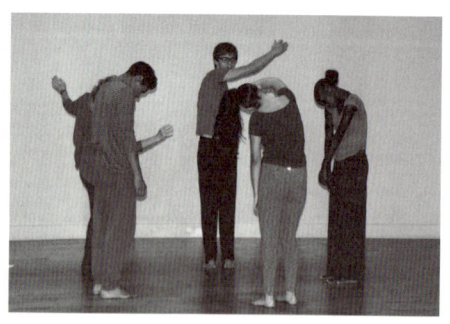

사진 7-4. 선 자세에서 바디스캔을 한 다음 원하는 부위에 의식을 집중하면서 자유롭게 움직인다.

우로 움직이면서 자유롭게 자세를 변화시켜보세요. 이때 파동이 전해지는 것을 감지합니다. 균형감을 느껴보세요.

5) 이제 무작위로 움직이면서 몸을 느낍니다. 어쩌면 어깨에 약간의 긴장이 느껴져 그 부위를 좀 더 움직이고 싶은 마음이 들 수도 있습니다. 또는 목에 결림이 있어 그 부위를 더 움직이고 싶어질지도 모릅니다. 자유롭게 무작위로 좋은 느낌이 나는 움직임을 따라갑니다. 눈은 계속 감고 동작을 합니다.(학생들이 1~2분 정도 이 탐험을 할 수 있도록 한다)(사진 7-4)

6) 다시 똑바로 선 자세로 돌아옵니다. 느낌은 어떤가요? 몸의 "중심" 느낌은 어떤가요? 다시 발바닥에 가해지는 무게를 느껴보세요. 몸에서 어떤 변화가 일어났는지 확인합니다. 깊게 숨을 들이쉰 후 내쉽니다.(사진 7-5a)

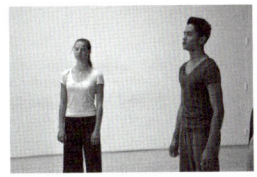 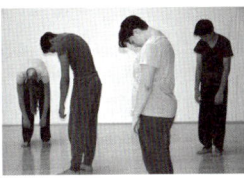 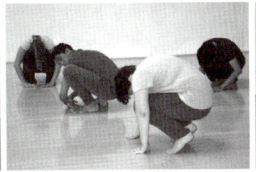 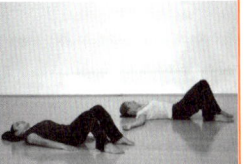

사진 7-5a, b, c, d. 척추에서부터 몸을 굴리듯 굽혀 바닥에 안정위 자세로 눕는다.

7) 머리를 가슴 앞으로 늘어뜨리며 동작을 시작합니다. 머리의 무게를 느껴보세요. 머리가 천천히 바닥 쪽으로 당겨지게 허용합니다.(사진 7-5b) 최대한 머리가 길게 늘어지게 합니다. 이때 어깨를 이완하며 몸을 둥글게 맙니다. 이때의 느낌을 확인합니다. 무릎을 굽히면 좀 더 편안한 느낌이 드는지도 확인합니다.(허리 위쪽에서부터 몸을 굽힌다)

8) 무릎을 굽히며 스쾃 자세가 되게 합니다. 이때 양손으로 균형을 맞춥니다.(사진 7-5c) 이제 바닥에 앉습니다. 눈은 감고 합니다. 양손을 몸 옆에 늘어뜨려 바닥에 닿게 하고 천천히 등을 바닥에 대고 눕습니다. 발바닥을 바닥에 붙인 상태에서 누우면 무릎은 자연스럽게 굽혀집니다. 양팔은 몸 옆에서 이완시킵니다(안정위 자세를 취한다.(사진 7-5d)

9) 들이쉬고 내쉬며 심호흡을 합니다. 내쉴 때 다시 소리가 나게 합니다. 누운 자세에서 어떤 느낌이 나는지 확인하세요. 관심을 끄는 곳은 어디인가요? 선 자세보다 집중이 더 잘 되나요? 몸의 어느 부위가 가장 잘 인지되나요?

10) 바닥에 전해지는 몸무게를 느껴보세요. 발과 발목이, 발목과 무릎이, 무릎과 고관절이 일직선 상에 있는지 확인합니다. 몸무게가 바닥, 즉 지구에 의해 지지받도록 합니다.

11) 이제 선 자세에서 했던 것과 마찬가지로, 의식을 발바닥에 둡니다. 양발바닥에 가해지는 무게를 확인하세요. 양발이 지면에 의해 지지받는 느낌도 확인합니다. 그런 다음 양발이 지면으로 잠겨들게 내버려 둡니다.

12) 종아리와 무릎을 느낍니다. 종아리의 무게가 발목을 지나 발바닥으로 흘러가게 합니다. 그런 다음 허벅지를 느끼고, 허벅지의 무게가 엉덩관절과 골반으로 흘러가게 합니다. 골반과 몸통이 지구에 의해 지지되는 것을 느껴보세요. 위쪽으로 목과 머리까지, 지면에 안착된 느낌을 확인한다. 이제 의식을 양어깨에...... 양팔에.... 그리고 손가락에 둡니다.

13) 몸 전체가 지면 위에서 이완된 것을 느껴보세요. 호흡을 하면서, 얼마 동안 쉽니다(3~5분 정도 이완하면서 기다리며, 앉은 자세나 선 자세에서 이완했던 것과 비교해본다. 이때 자신의 몸과 호흡에만 집중한다. 교사들은 학생들이 안정위 자세에서 이완을 할 때 그룹 전체를 계속 모니터링한다).

14) 다시 한 번 심호흡합니다. 들이쉬고, 내쉬고... 다시 심호흡을 하는데, 이때는 들이쉰 후 소리를 내며 내쉽니다. 이제 아무런 소리 없이 들이쉬고 내쉽니다.

15) 준비가 되었으면, 양무릎을 오른쪽 또는 왼쪽 바닥으로 떨어뜨립니다. 그러면 척추가 회전하는 느낌이 듭니다. 그런 다음 무릎을 떨어뜨린 방향으로 몸을 굴리며 일으켜 앉습니다. 이때 양손으로 바닥을 밀면서 앉습니다. 눈은 계속 감고 동작을 합니다.

16) 다시, 준비가 되었으면 눈을 감은 상태로 앉은 자세에서 선 자세로 천천히 일어납니다. 척추를 굴리듯이 굽히며 앉았던 것과 반대로, 굴리면서 펴며 일어납니다. 일단 선 자세로 돌아왔으면 숨을 깊게 들이쉬었다 내쉽니다. 선 자세에서 1분 정도 몸을 느끼면서 어떤 변화가 일어났는지 확인합니다.

17) 지구 위에 서 있는 것을 느껴보세요. 이 탐험을 시작할 때(안정위 자세

로 눕기 전)와 비교해 어떤 차이가 느껴지나요? 몸에서 어떤 변화가 느껴지나요? 발을 통해 전해지는 몸무게의 변화는 어떤가요? 호흡과 감정은 어떻게 변했나요? 여유를 가지고, 현재 관심을 끄는 부위가 어디인지 확인합니다.

18) 다시 바디스캔을 합니다. 발에 걸리는 무게를 느끼면서 위쪽으로 의식을 이동시켜 머리까지 스캔합니다.

19) 때가 되면, 눈을 뜹니다. 발바닥이 지면과 만나듯, 시각 정보가 눈과 만나도록 내버려 둡니다.(기다린다)

20) 이제 방 안을 걸어봅니다. 어떤 느낌이 드나요? 무엇이 감지되나요? 관심을 끄는 것은 무엇인가요?

학생들은 먼저 파트너와 또는 몇 명이 모여 체험을 나누거나, 바로 그룹 토론으로 넘어가도 된다.

응용

이 응용 동작 탐험은 안정위 탐험을 하는 중간 어느 때라도 눈과 근막을 이완시키기 위해 첨가할 수 있다.

학생들은 손바닥을 컵 모양으로 만들어 눈을 덮는다. 이때 손가락은 이마에 닿게 한다. 그리고 나서 심호흡을 몇 번 한다. 보통 이 정도만 해도 충분하다. 너무 오래 손을 들고 있으면 어깨에 긴장이 유발될 수 있다. 교사는 학생들에게 이와 관련된 멘트를 하고, 어깨가 긴장되지 않을 때 이완하게 한다.

토론

* 무엇을 경험하였나요? 오늘 선 자세로 있을 때 무엇을 감지하였나요? 의식 집중을 하기 어려웠나요? 느낌은 어땠나요? 누워 있을 때는 어떤 느낌이었나요? 이때 관심을 끄는 것은 무엇이었나요?

* 섰을 때는 무엇을 감지했나요? 처음 선 자세로 있었을 때와 탐험이 끝나

고 다시 섰을 때에 차이가 있었나요? 어떤 차이가 있었나요? 서서 방 안을 걸었을 때는 어떤 느낌이 들던가요? 몸에서 어떤 변화가 느껴졌나요? 관심을 끄는 것은 무엇이었나요?

* 불편한 느낌을 받은 사람도 있었나요? 이 탐험을 즐겼나요? 불편을 느낀 이와 즐긴 이의 차이는 무엇인가요? 다른 경험을 했던 사람 중에서 그 경험을 나누고 싶은 사람이 있나요?

교사를 위한 조언

* 탐험 중 잠에 빠지는 학생이 있으면 방해하지 말라. 왜 잠에 빠지게 되었는지 그 학생과 얘기를 나눌 수 있는 좋은 기회이다. 능동적인 활동(교감신경계 측면)과 휴식의 필요성(부교감신경계 측면) 관점에서 학생과 대화를 나눌 수 있는 계기로 삼아라.

* 숨을 내쉬며 소리를 내는 것을 지도할 때, 처음엔 단순히 한숨을 내쉬는 방식으로 접근하라. 학생들마다 다양하게 소리를 낼 수 있다. 어떤 학생은 가르치는 대로 잘 따르지만, 또 어떤 학생은 자신만의 세계에 빠지기도 한다. 소리 내기를 거부하는 이도 있고, 엄청나게 큰 소리를 내는 이들도 한다. 무의식적으로 특정한 소리를 내어 같은 그룹의 다른 학생들에게 웃음거리가 되는 이들도 있는데, 이렇게 소리를 활용하는 접근법은 탐험의 긴장감을 떨어뜨리곤 한다. 하지만 시간이 지나서 탐험에 익숙해지면, 처음의 불편한 느낌이 줄어들어 점차 적극적으로 참여하는 비율이 높아질 것이다.

* 처음엔 이러한 탐험을 불편하게 여기는 학생들이 많다. 충분히 대화를 나누어라. 첫 시간엔 소리를 내는 것에 대해 소개만 하고 실제 탐험은 다음 날에 해도 좋다. 소리를 내는 느낌이 어떤지 물어보면서 시작할 수도 있다. 문화적인 측면에서 보면, 사회적으로 "정상적"인 형태의 소리 표현도 학교 안에서는 어느 정도 제한되곤 한다. 자신의 느낌을 소리로 표현하는 것을 불편해 하는 학생들에게 좀 더 다양한 표현을 하는 것이 정상적이라는 점을 상기시

킬 필요도 있다. 또는 소리 내는 것을 즐기는 학생들에게 그들이 왜 이를 좋아하는지, 왜 도움이 되는지 물어볼 수도 있다. 다양한 반응을 보이는 학생들을 동등하게 대하고, 문화적인 측면까지 고려해서 접근하는 과정에서, 교사는 학생들에게 "옳으니까 해야만 해" 또는 "규칙이니 따라야 해"라고 강압하는 것보다 "자신만의 진실한 반응"을 통해 학습하는 편이 좀 더 중요하다는 점을 알려줄 필요가 있다. 동시에 교사의 안내를 거부하거나 불편하게 여기는 학생들의 목소리에도 귀를 기울이며 그들의 관점을 충분히 고려해야 한다. 또한 소리를 내며 숨을 내쉬는 것은 호흡을 충만하게 하기 위함이고 이를 통해 몸의 긴장을 이완시킬 수 있다는 식의 설명을 직접적으로 해주어야 한다.

* 소리를 내며 숨을 내쉬는 것이 고요함을 해치고 집중을 방해하는 것 같아서 거부감을 느끼는 학생들도 있다. 하지만 일단 익숙해지면 소리를 내는 것이 오히려 놀이를 하는 것처럼 자유로운 느낌을 선사해 좀 더 이완된 환경을 만든다.

* 이렇게 학생들과 대화하는 것 자체가 그들이 선호하는 것이 무엇인지 발견할 수 있게 하는 계기가 된다. 단지 초기의 불편함이 편안함으로 바뀌도록 묵인하는 것보다 대화를 통해 학생들이 지니고 있는 "편안한 표현의 영역"을 확장시킬 수 있다.

숙제

* 잠들기 전 최소 10분 정도 딱딱한 바닥에서 안정위 자세로 누워 바디리스닝을 하면 얕은층뿐만 아니라 깊은층에 있는 자세 근육까지 이완시킬 수 있다. 이에 대해서는 13장 "구조와 자세" 편에서 좀 더 깊게 다룬다. 여기서는 치석 제거 비유(응용 부분을 확인하라)를 통해 안정위 자세의 이점을 소개하였다. 아침에 일어나 몇 분 정도 안정위 수련을 할 수도 있다. 십대들 대부분이 아침에 일어나자마자 핸드폰을 꺼내 이메일을 읽거나 SNS를 확인하는데, 안정위 수련을 하고 이에 대해 가족과 대화를 나누면 자신에 대한 인지력을 높이는데 좋다. 안정위 수련을 통해 핸드폰을 대치할 수 있는 건강한 생활 습관을 기를 수도 있기 때문이다.

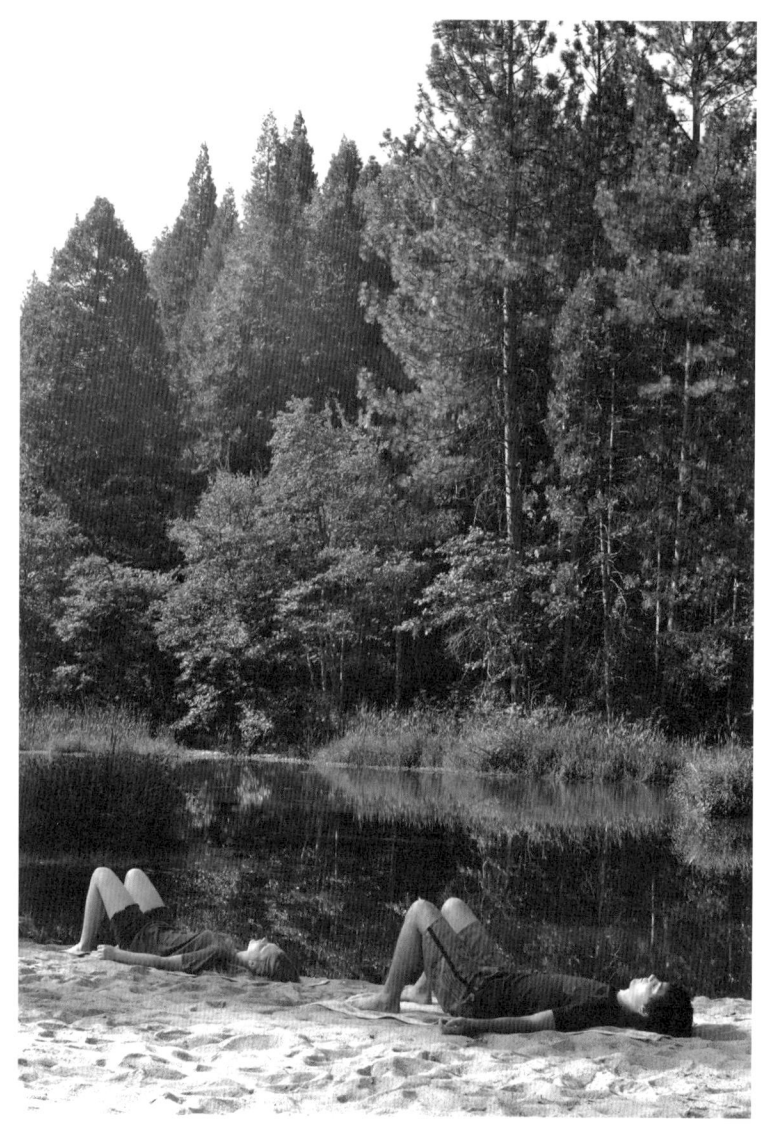

***사진 7-6.** 자연 속에서 안정위 수련을 하는 학생들*

* 몇 주 동안 바디저널(신체 변화 기록 노트)을 작성하며 안정위의 효과를 기록하게 한다.

* 실내에서 하는 안정위 수련에 익숙해진 학생에게는 실외 자연 환경에서도 할 수 있게 한다. 집의 정원이나, 근처의 공원, 또는 해변에서 할 수도 있다. 편안하게 수련할만한 장소를 찾기 어려운 학생들과는 좋은 장소로 소풍을 가서 함께 수련을 해도 된다. 자연 속에서 휴식을 취하면 몸도 고요해지고 기분도 상쾌해진다.(사진 7-6)

관련된 프로젝트	* 학생들에게 개인 또는 그룹으로 자신이 관심 있는 연구 프로젝트를 수행하게 할 수 있다. 예를 들어, 신경계에 대해 더 많은 조사를 하게 하거나, 휴식을 취할 때 분비되는 신경전달물질인 세로토닌의 기능에 대한 연구 프로젝트를 수행하게 하면 된다.
응용	**더 많은 실습과 토론**

* 그룹으로 안정위 수련을 한다면, 수련 다음 날 안정위 자세가 인체의 정렬 상태와 무게분산에 어떤 영향을 미치는지에 대해 토론을 나눌 수 있다. 또 정렬을 쉽게 흐트러뜨리는 자세가 무엇인지 세부적으로 학습하며 안정위 수련의 효과를 이해할 수도 있다. 이와 관련된 수련은 다음과 같다.

1) 정렬 - 안정위에서 몸무게 이동 추적하기

이 자세의 이름은 안정위입니다. 왜 안정위라는 이름이 붙었다고 생각하나요?

안정위 수련을 하는 학생들에게 그 이름의 의미를 설명하라. 그리고 학생들에게 안정위 자세에서 자신의 몸무게가 어떻게 분산되어 있는지 체크하게 하라. 종아리가 발목과 발바닥에 가하는 무게, 허벅지 무게가 엉덩이에 가하는 힘, 골반, 몸통, 척추, 목, 그리고 머리가 지면에 의해 떠받쳐지는 느낌, 팔과 어깨가 지구에 의해 지지되는 감각은 어떠한가? 이렇게 구체적으로 인체 부위를 지시하며 설명을 하면, 왜 이 안정위를 통해 중력장 안에서 몸을 지지하는데 사용되는 근육의 긴장이 최소화되는지 이해시킬 수 있다.(사진 7-7a)

다리를 쭉 펴고 누우면, 안정위 자세와 비교해, 허리의 전만곡이 증가하고 허리와 척추 주변의 내재근에 스트레스가 가중된다.(사진 7-7b) 학생들에게 이 두 자세의 느낌 차이를 비교하게 한다.

파트너와 함께 탐험을 한다면, 한 사람은 눕고, 한 사람은 옆에 앉아서 누운 학생의 허리 밑에 손을 넣는다. 다리를 펴고 누우면 허리와 바닥 사이에 더 많은 공간이 생기고, 무릎을 굽혀 발바닥을 지면에 대서 안정위를 취하면 공간이 줄어든다. 이때 허리가 바닥에 눌리면 파트너의 허리 무게가 손등에 전해지곤 한다.(사진 7-7c, d)

발과 무릎, 무릎과 고관절, 그리고 척추의 정렬도 주의해서 살핀다. 어떤 학생들은 책이나 작은 수건을 머리 밑에 놓아야 머리와 척추의 정렬이 바르게 되기도 한다.

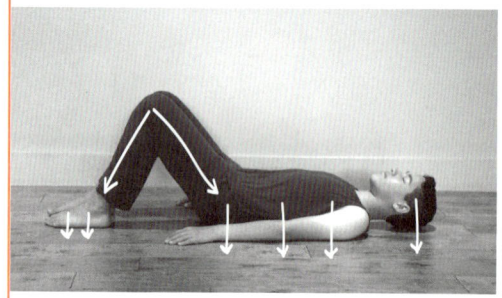 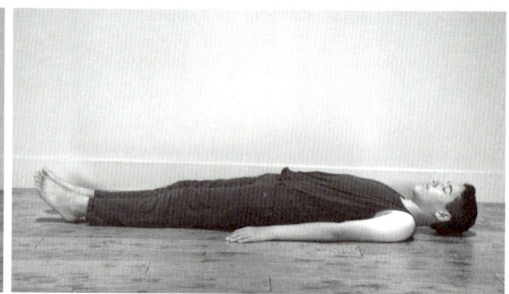

사진 7-7a, b. 발바닥을 지면에 대고 안정위로 누우면 척추가 바닥에 의해 더 많이 지지된다. 다리를 펴고 누우면 허리에 스트레스가 가해지며 공간이 증가한다.

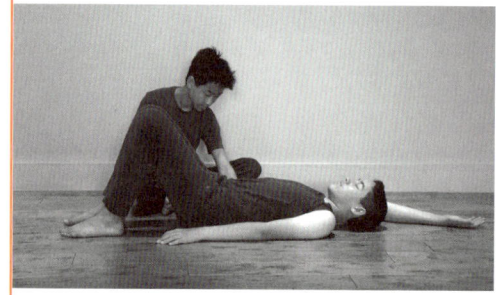 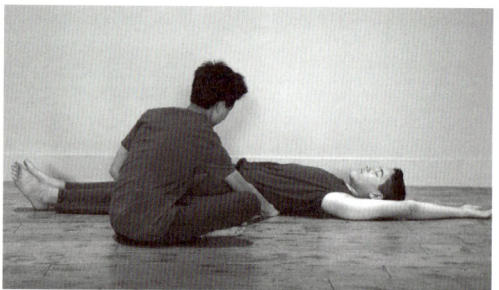

사진 7-7c, d. 파트너와 함께 하는 모습. 각각의 자세에서 요추의 만곡이 어떻게 변하는지, 이를 통해 안정위 자세의 장점을 확인할 수 있다.

- 2) 자세 전환 - 안정위 자세에서 나오기

안정위 자세에서 나올 때는 먼저 턱을 당기고 몸을 한쪽으로 굴리며 앉는 것이 효과적이다. 보통 이렇게 안정위에서 앉기 자세로

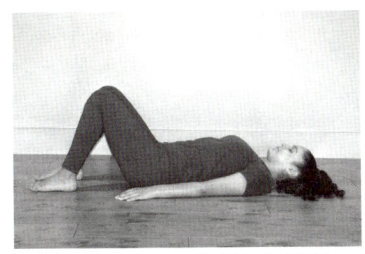
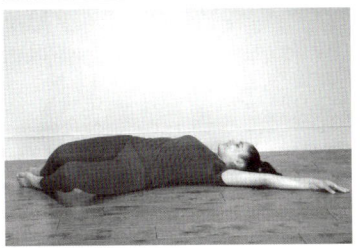
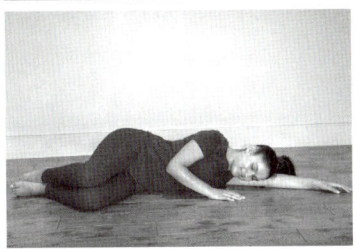
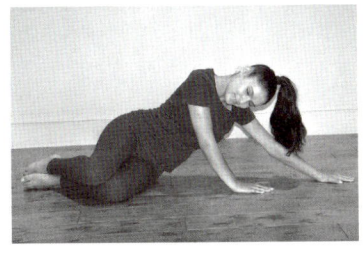

사진 7-8a, b, c, d. 안정위(a)에서 다리를 한쪽으로 떨어뜨려(b) 그쪽으로 몸을 굴리고(c), 그런 다음 양손으로 바닥을 밀고 앉는다.(d) 이게 바로 안정위에서 나오는 최선의 방법이다.

전환할 때, 습관적으로 어깨, 등, 목 주변 근육을 긴장시키며 상체를 일으켜 세워 앉는 십대들이 많다. 몸을 한쪽으로 굴리면서 손과 팔로 지탱하면서 앉는 편이 더 좋다.

교사는 학생이 그냥 상체를 일으켜 앉는 것과 한쪽으로 몸을 굴려서 앉는 것의 차이를 이해할 수 있도록 돕고 이 과정에서 어떤 체득을 했는지에 대해 대화를 나눠라. 한쪽으로 굴려서 앉는 것의 이점에 대해서도 서로 토론한다. 일단 이 두 가지 버전의 앉기를 모두 경험한 후에 서로 비교하면 좀 더 스트레스가 덜한 패턴을 스스로 선택하게 될 것이다.

- 이점 - 안정위와 치실을 이용한 치아 관리

안정위 자세 수련은 치실을 이용해 치아를 관리하는 것과 비슷합니다. 왜 그럴까요? 치실을 이용하는 이유는 무엇일까요?

학생이 이미 알고 있는 지식을 자극해 반응을 유도하며 질문을 던질 수 있다. 안정위 수련의 목적은 무엇인가? 예를 들어, 이빨 사이에 치태가 있으면 박테리아를 서식하게 하고, 잇몸을 눌러 주변 조직으로 향하는 혈류를 제한한다. 이는 근육에 긴장이 쌓여 혈류가 제한되는 것과 비슷하다.

몸의 긴장을 제거할 수 있는 다른 방식을 아는지 학생에게 질문할 수도 있다. 예를 들어, 수영이나 조깅을 하면 신체 활동이 많아져 혈류의 흐름이 좋아지면서 긴장이 감소할 수 있다. 간접적으로 마사지를 받아도 비슷한 효과를 얻을 수 있다. 교사는 학생과 교감신경계와 부교감신경계의 차이에 대해 토론을 하거나, 스스로 안정위 수련을 하면서 경험한 깊은 이완의 효과에 대해 이야기를 나눌 수도 있다.

무게와 공간 지향 수련

안정위 수련을 통해 중력에 따른 몸의 무게 분산에 대해 체득한 학생이라면, 이미지를 활용해 그 감각을 확장시키는 탐험을 시작할 수 있다. 마음챙김 수련이나 안정위 수련에서처럼 몸을 "관찰"한다기보다는, 마음으로 이미지를 적극적으로 활용해 몸에서 "변화를 일으키는" 것이 지향orientation 수련이다. 예를 들면, 이 책을 읽는 동안 여러분의 머리가 헬륨 풍선처럼 위로 떠오른다고 상상해보라. 또는 정수리가 하늘 방향으로 계속 올라간다고 상상하라. 그렇게 하면 마치 척추가 길게 늘어나는 느낌을 받는다. 공간 지향orienting to space 수련이란, 정수리가 하늘에 닿는 상상을 통해 척추를 길게 늘이는 움직임을 구동시키는 것처럼, 자신의 주변 환경과의 관계성을 이용하는 수련이다. 발바닥이 모래 아래로 잠겨드는 상상을 하거나, 발이 지구 안으로 뿌리내리는 상상을 통해서도 몸무게를 좀 더 온전하게 체험하는 것이 가능하다.

소마틱스 분야의 많은 기법들이 무게와 공간 지향 기법을 활용한다. 무게와 공간 사이에서 의식을 이동하거나, 이 둘을 동시에 활성화시키는 기법도 있다. 이 지향 수련을 통해 우리는 좀 더 쉽고 효율적으로 움직임을 개선시킬 수 있다. 소마틱스 분야 선구자인 허버트 고다드Hubert Godard는 이를 토닉펑션tonic function이라고 표현했는데, 이는 움직임을 구동시킬 때 공간과 무게를 활용하는 것을 가리킨다. 토닉펑션 개념을 활용하면 좀 더 효과적이면서도 힘을 덜 들이며 움직임을 협응시킬 수 있다. 고다드의 제자인 칼린 맥호세Caryn McHose와 케빈 프랭크Kevin Frank는 중력 지향gravity orientation이라는 용어를 썼는데, 비슷한 의미를 지니고 있다. 이러한 개념을 체화하면 좀 더 건강한 움직임을 회복할 수 있다.[4] 이와 관련된 몇 가지 기법을 소개하도록 하겠다. 학생들은 이를 통해 많은 도움을 받게 될 것이다.

- 이미지Imagery

학교 수업에서 움직임 관련 커리큘럼을 진행할 때 이미지 기법을 쓰면, 움직임 탐험을 할 때 무게와 공간을 번갈아 가며 활용하거나, 이 둘을 동시에 활용할 수도 있다. 심상운동학Ideokinesis에서는 이미지를 써서 적어도 두 방향을 활성화시킨다. 예를 들어, 발바닥이 모래 속으로 잠겨든다고 느끼면서 동시에 머리가 헬륨 풍선처럼 위로 떠오른다고 상상하는 식이다. 이에 대해서는 탐험 3에서 다룬다. 이미지를 활용에 위쪽과 아래쪽 두 방향을 설정하면 신경근 시스템이 활성화되어 장력역동성tensile dynamics이 형성된다. 장력역동성은 이미지 기법을 활용해 발바닥이 모래 속으로 잠겨드는 무게 지향과 머리가 위로 올라가는 공간 지향을 동시에 구동시키는 것과 같은 힘이다. 다시 말하면, 이미지 탐험을 통해 학생들은 상향 이미지를 통해 자세톤postural tone을 활성화시켜 떠오르는 힘, 즉 부력buoyancy을 일으키면서 동시에 하향 이미지를 통해 지면과의 그라운딩grounding을 높일 수 있다. 다음에 익히게 될 인식 이동Shifting Perceptions 탐험이 이에 해당된다.

"상향을 위한 하향" 감각은 이렇게도 이해할 수 있다. 먼저 뿌리 얕은 나무와 뿌리 깊은 나무가 폭풍이나 허리케인에 흔들리는 모습을 상상해보라. 뿌리 깊은 나무는 외력에 저항할 수 있는 하향 지지력을 지니고 있기 때문에 쉽게 꺾이지 않는다. 플리에plié 자세로 무릎을 굽혔다 몸을 쭉 펴는 발레리나와 점프하기 위해 몸을 굽히는 농구 선수를 떠올려보라. 이들은 몸을 펴기 위해 미리 준비한다. 더 깊게 구부릴수록 더 높이 점프할 수 있기 때문이다. 아이들은 밀기, 뻗기, 잡기, 그리고 당기기 등과 같이 인간이 환경을 능동적으로 탐험하기 위해 꼭 갖춰야 할 기본적인 움직임 기법을 체화하기 전에 중력에 몸을 맡기고 눕는 것부터 학습한다. 몸무게를 바닥에 내려놓으면 내려놓을수록 휴식, 안전성과 관련된 감각을 습득할 수 있기 때문이다. 이는 세상을 향해 나아가게 하는 모든 움직임의 기반을 이룬다. 먼저 깊은 지지력이 확보되어야 중력의 저항을 이기고 좀 더 멀리 밀고 나아가는 능력을 확보할 수 있기 때문이다.[5] 인식 이동 탐험에서 학생들은 이미지를 활용해 효과적으로 몸의 변화를 이끌어낼 수 있다. "하향 내려놓음"을 통해 "상향 확장"을 경험한 후 이에 따른 체득을 서로 토론한다.

- 카운터밸런스Counterbalance

카운터밸런스 개념을 이해하면 학생들은 좀 더 쉽게 이미지만으로도 몸의 실질적인 변화를 이끌어낼 수 있다는 사실을 재밌는 놀이처럼 체득할 수 있다. 카운터밸런스 개념을 이해하기 위해, 먼저 파트너끼리 서로 마주 본 상태에서 손을 잡고 몸을 뒤로 기울이게 한다. 한 사람만 몸을 뒤로 기울인다면 당연히 상대방은 끌려오게 되어 두 사람 모두 넘어지게 된다. 하지만 두 사람이 동시에 뒤로 몸을 기울이면 카운터밸런스 힘이 형성되어 넘어지지 않고 균형을 이룬다. 이번엔 서로 마주보고 서서 손바닥을 대고 동시에 앞으로 몸을 기울인다. 그러면 다시 양자 사이에 균형점이 형성되어 앞으로 넘어지지 않게 된다. 카운터밸런스란 두 점 사이에 형성되는 제 3의 장력 에너지이다. 이렇게 서로 맞서거나 반대로 향하는 카운터밸런스 이미지를 동시에 활용해 몸의 변화를 이끌 수 있다.

카운터밸런스 원리를 이용하면 학생들은 자신의 골반, 다리, 발을 지면과 좀 더 그라운딩이 되게 할 수 있다. 예를 들어, 파트너끼리 서로 마주보고 몸을 기울일 때 하체가 이완되지 않으면 팔에 가해지는 몸무게도 이완하기 어려워진다. 팔과 어깨로 과하게 미는 힘이 가해져 몸이 위쪽으로 "고정"된 상태가 되기 때문이다. 하지만 다리와 발을 통해 몸무게가 이완되면 자연스럽게 파트너 방향으로 이완이 일어나서 상체가 긴장되지 않고도 균형을 이룰 수 있다. 파트너 모두 이를 체득하면, 좀 더 편안하고 견고하게 유지되는 카운터밸런스가 형성된다. 이 탐험을 통해 우리가 자신의 몸을 얼마나 인지하고 살아가는지 놀이하듯 발견할 수 있을 것이다. 또한 이 단순한 움직임에 담긴 복잡성까지 인지하게 될 것이다.

새로운 형태의 그라운딩을 몸으로 체험하면 좀 더 자신감이 생긴다. 특히 부끄러움이 많고 불안감을 느끼는 학생들이라면 그라운딩을 통해 뿌리내림 rootedness 감각을 체득할 수 있다. 또한 카운터밸런스 탐험을 통해서는 친구들과 좀 더 강하게 뿌리내리는 경험을 하게 될 것이다. 십대들은 이러한 체득을 통해 원하는 움직임을 선택하고 자신을 표현하는 방법을 체득할 수 있다.

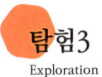
탐험 3
Exploration

인식 이동 – 이미지

Shifting Perceptions - Imagery

시간 *20분, 상황에 따라서는 30분*

목적 무게, 공간과 관련된 이미지를 몸에서 활성화시키기. 이미지 기법을 통해 자세톤 *postural tone*을 높이고 생명력을 기르기. 하체는 그라운딩되게 척추는 신장되게 한다. 목은 신장시키고 어깨는 이완시킨다.(응용 편을 보라) 이미지를 활용한 움직임 리패터닝과 이를 통한 몸의 변화 이끌기.

활동 학생들은 원형으로 서거나 방 안에 흩어져 선다.

1) 선 자세에서 잠시 눈을 감고 바디스캔을 합니다. 현재 느껴지는 것을 확인합니다.

2) 자신이 모래 위에 서 있고, 몸무게가 발을 통해 지면으로 빠져나간다고 상상합니다.(사진 7-9a)

3) 몸무게를 살짝 앞쪽으로 이동시키세요.(사진 7-9b) 그런 다음 다시 중간 위치로 돌아옵니다. 이번엔 몸무게를 약간 뒤쪽으로 이동시킨 다음 다시 중간 위치로 돌아옵니다. 동작을 하면서 발바닥에서 몸무게의 이동을 감지합니다.

4) 몸무게를 살짝 앞으로 이동시킵니다. 여기서 몸무게를 살짝 오른발로 이동시킨 다음 뒤쪽으로, 그런 다음 왼발로 이동시킵니다. 마찬가지로 앞쪽, 오른쪽, 뒤쪽, 왼쪽으로 작은 원을 그리며 몸무게 이동시키는 것을 반복합니다. 발을 통해 몸무게를 원형으로 이동시키는 중에도 허리를 굽히지 말고 척추는 바르게 편 상태를 유지합니다.

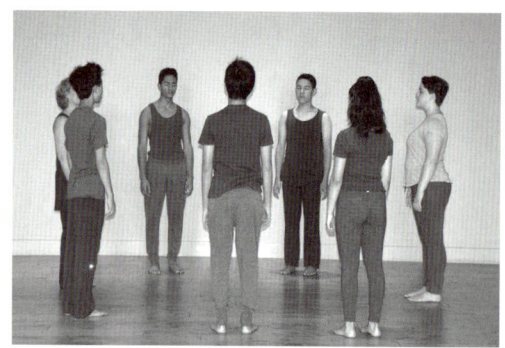

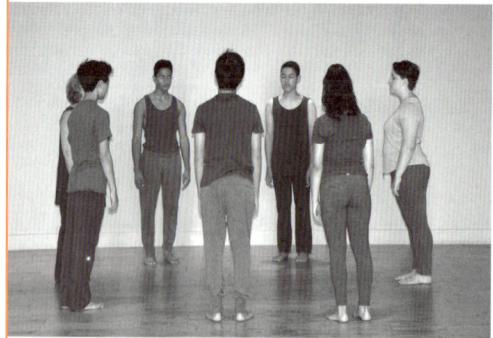
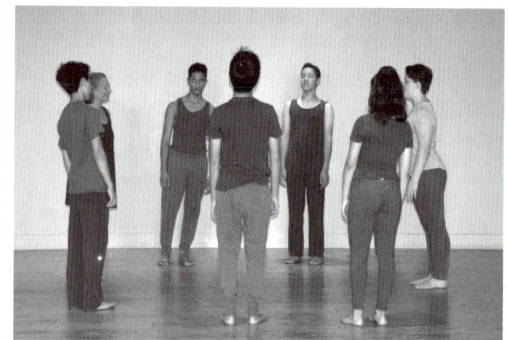

사진 7-9a, b, c. 모래 위에 서 있다고 상상한다(a). 그런 다음 몸을 앞쪽으로 기울였다 원래 자세로 돌아온다(b). 이제 발을 통해 몸무게를 원형으로 이동시킨다. 이때 허리는 똑바로 편다.(c)

5) 바닷가의 따뜻하고 부드러운 모래 위에 서있다고 상상합니다. 몸무게가 이동할 때 모래도 따라 움직이는 것을 느껴봅니다. 발이 모래 안에서 퍼져 나가게 합니다.

6) 원하는 대로 원의 방향을 바꿉니다.

7) 중간 위치로 돌아와서 잠시 멈춥니다. 손가락 한 개로 정수리를 가볍게 두드린 후 내려놓습니다.(사진 7-10)

8) 두드린 부위를 느끼면서, 그 부위에서부터 위로, 마치 머리

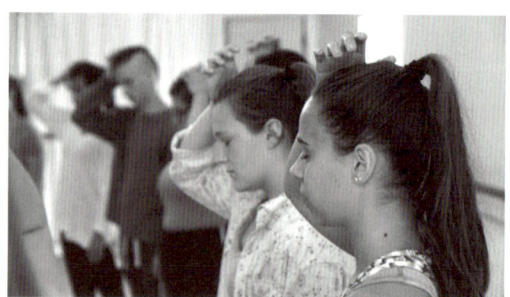

사진 7-10. 정수리를 손가락으로 두드리면 그 부위의 고유수용감각 인지를 높일 수 있다. 그러면 정수리에서부터 움직임을 구동시켜 척추를 신장시킬 수 있다.

가 헬륨 풍선처럼 천장이나 하늘 방향으로 떠오른다고 상상합니다.

9) 이렇게 떠오르는 느낌을 유지하면서 몸을 이완합니다. 아마 정수리가 올라가면서 어깨도 따라서 들리거나, 턱이 들리거나, 또는 무릎이 뻣뻣해지는 사람도 있을 거예요. 이 모든 긴장을 이완시키며 척추에서 정수리까지 떠오르는 느낌을 계속 유지합니다.

10) 이제 두드렸던 정수리 부위에 색연필이 있다고 상상합니라. 색연필의 색깔은 무엇인가요? 그 색연필이 점점 길어지고 길어져 천정에 닿는다고 상상합니다. 이때 몸의 근육은 이완되어 있는지 체크합니다.

11) 이제 앞에서 했던 것처럼 발을 통해 앞쪽, 오른쪽, 뒤쪽, 왼쪽으로 몸무게를 원형으로 이동시키면서 상력력으로 천장에 작은 원을 "그립니다." 원이 점점 커지게 합니다.(머리에서 척추까지 정렬된 상태는 계속 유지한다)

12) 가상의 색연필로 천장에 원을 그리면서 원을 그리며 도는 발바닥에 의식을 집중합니다. 발이 모래 속에 있는 것을 계속 느낄 수 있나요?

13) 원을 점점 조금씩 줄여나갑니다. 머리의 색연필을 아직도 인지할 수 있나요? 아니면 발바닥에 집중하면서 잊어버렸나요? 천장에 원을 그리면서 발에서 무게 이동을 동시에 느낄 수 있는지 확인합니다.

14) 정중앙에서 균형을 이루는 느낌이 들 때까지 원을 점점 줄어나가는 탐험을 계속합니다.

15) 눈을 떠서, 지구와 발이 만나듯, 눈과 세상이 만나게 합니다. 방 안을 걸어봅니다. 발바닥 아래 따뜻한 모래와 머리 위 색연필을 계속 인지합니다. 발바닥에서 땅을 느낄 수 있나요? 방 안을 걸으면서 머리의 색연필로 천장에 그려지는 원의 패턴을 "볼 수" 있나요? 평상시 머리를 끄덕거리며 걷는 것과 비교해 같은 점과 다른 점은 무엇인가요?

응용   그룹으로 이 탐험을 마친 후에 다시 반복할 때는 기본 형태에 추가로 시각화 기법을 결합시킬 수 있다. 이러한 시각화 기법을 통해 학생들은 그라운딩을 높이고 위쪽으로 몸을 신장시킬 수 있다.

1) 똑바로 서서 잠시 눈을 감고 바디스캔을 합니다. 지금 느껴지는 것에 집중합니다.

2) 모래 위에 서 있다고 상상하세요. 몸무게가 발을 통해 땅속으로 흘러가게 내버려둡니다.

3) 이제 발바닥에서 움직임이 시작되는 것처럼 손을 머리 위로 뻗습니다. 손을 위로 뻗을 때 발바닥을 느낄 수 있나요?(사진 7-11) 그런 느낌이 나면 팔을 이완시키며 내립니다.

4) 다시 한 번 반복합니다. 하지만 이번엔 팔을 가능한 위로 멀리 뻗어 어깨가 귀에 닿을 정도로 몸에 가까워지게 합니다.(사진 7-12a)(교사는 학생들 옆에서 먼저 시연을 보인다) 이제 팔은 아래로 떨어뜨리지만 어깨는 그대로 유지합니다.(사진 7-12b)(마찬가지로 시연을 보인다) 그런 다음 어깨도 떨어뜨립니다.(사진 7-12c)

5) 이제 다시 팔과 어깨를 모두 들어올립니다. 이번엔 어깨를 위로 올린 자세를 유지하지 않고 팔과 어깨를 동시에 내립니다.(교사는 학생들과 같이 동작을 한다)

6) 이번엔 숨을 들이쉬면서 팔과 어깨를 동시에 들어올린 다음 잠시 멈추고, 숨을 내쉬면서 팔과 어깨를 펴는 동작을 하며 원래대로 되돌립니다.(학생들과 함께 동작한다)

7) 눈을 감고 잠시 바디스캔을 하면서 몸을 체크합니다. 손으로 머리 중심을 만진 후 다시 내립니다.

8) 이제 눈을 뜨고 한 번 더 합니다. 숨을 들이쉬면서 팔과 어깨를 들어올리고(사진 7-12d), 숨을 내쉬면서 내립니다. 이때 머리는 떠오르게 합니다.(사진 7-12e)

9) 다시 눈을 감고 스스로, 자신만의 타이밍으로 팔과 어깨를 들었다 내리면서 머리는 떠오르게 합니다.

10) 그런 다음 잠시 바디스캔을 합니다. 준비가 되면 눈을 뜨고 주변을 걸어봅니다.

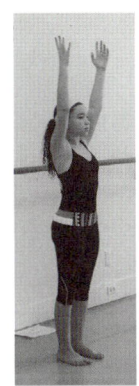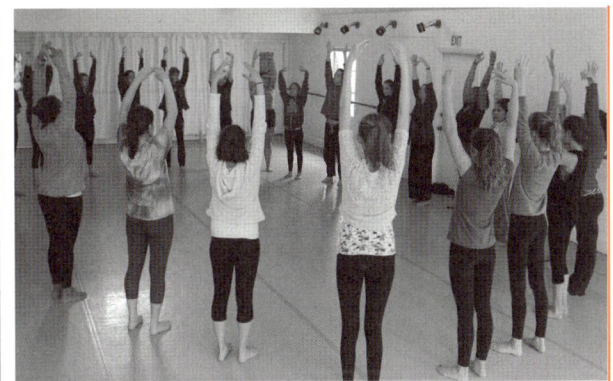

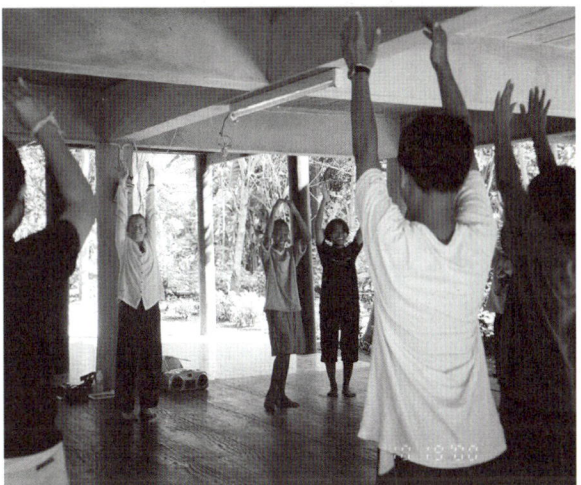

사진 7-11a, b, c. "발바닥에서부터" 위로 팔뻗기를 하는 학생들. 이렇게 하면 몸 전체로 움직임이 전달된다.(사진 c에 보이는 이들은 태국 무반덱Moo Baan Dek 스쿨의 학생들이다)

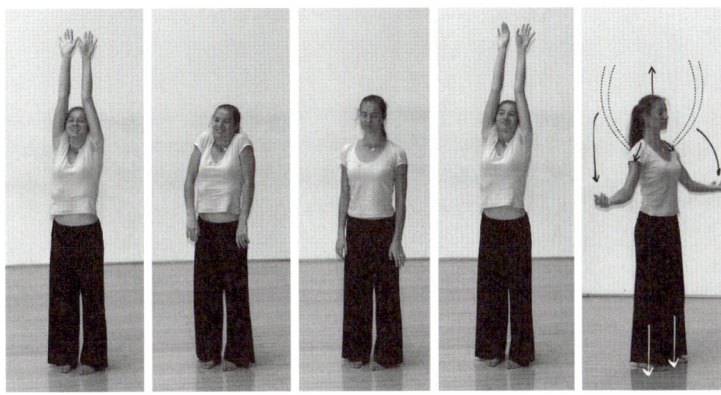

사진 7-12a, b, c, d, e. 이미지 기법을 활용한 인식 이동 탐험 응용편. 시각화와 움직임 기법을 결합하여 어깨를 이완시키고, 자세톤을 활성화시켜, 그라운딩grounding 과 상향 확장력upward expansion을 획득한다.

안정위 자세로 마무리: 안정위 자세에서 목과 머리 주변 근육을 상상력을 활용해 이완시키는 방법도 있다. 교사는 먼저 학생들에게 천천히 머리를 한쪽에서 다른쪽으로 굴리며 느낌을 관찰하게 한다. 학생들은 동작을 반복할 때 다양한 이미지 기법을 적용할 수 있다. 예를 들어, 머리를 물풍선이나 샌드백으로 상상하거나, 머리 밑에 베개가 있다고 여기거나, 바닥이 기울면서 머리가 그쪽으로 굴러간 후 들리면서 반대 방향으로 굴러간다고 상상하면서 동작을 할 수 있다. 여러 개의 이미지를 동시에 활용하거나, 하나의 이미지에 집중해 동작을 한 후 다음 날에 다른 이미지 기법을 적용하며 실험을 해볼 수도 있다.

토론

* 이 탐험에서 무엇을 느꼈나요? 이미지가 몸과 움직임에 어느 정도나 영향을 미쳤나요? 두 가지 이미지를 동시에 활용해도 집중력을 유지할 수 있었나요? 그렇게 할 때 어떤 일이 일어났나요? 이러한 이미지 기법을 활용해 걸을 때의 느낌은 어땠나요? 어떤 체험을 했나요? 떠오르는 질문은 무엇인가요?

* 그러한 변화를 겪은 이유가 뭐라고 생각하나요?

* *(선 자세 응용 탐험을 할 때)* 이 탐험에서 무엇을 느꼈나요? 팔을 들어올릴 때에도 발바닥을 계속 느낄 수 있었나요? 몸에서는 어떤 변화가 일어났나요?

* *(안정위 자세로 머리 움직임을 탐험할 때)* 머리를 굴릴 때 무엇을 느꼈나요? 이미지가 움직임에 미치는 영향은 어땠나요? 어떤 이미지 기법이 자신에게 더 와닿았나요? 이러한 변화가 실제로 일어나는 이유는 뭐라고 생각하나요? 다른 이들은 다른 경험을 했나요?

교사를 위한 조언

* 이미지 기법을 활용해 동작을 하게 하면 몸을 무의식적으로 긴장시키는 학생들도 있다. 정수리를 위쪽으로 떠오르게 하면서 동시에 어깨를 들어올리며 몸을 느껴보라고 해도 마찬가지 현상이 일어날 수 있다. 교사가 학생들의 움직임을 미묘하게 관찰할 수 있다면, 그들이 자신의 몸을 좀 더 잘 인지할 수 있도록 도움을 줄 수 있다. 뒤에서 파트너와 함께 하는 탐험을 할 때, 학생들은 상대방의 움직임 변화를 관찰하는 법을 배운다. 이를 통해 학생들은 타인에게 공감하는 법, 그리고 무언가 새로운 것을 배울 때 꼭 필요한 자질인 인내심을 기를 수 있다.

* 여기서 활용한 이미지 기법이 오히려 학생들의 몸, 특히 척추를 "뻣뻣하게" 만드는 것처럼 보이면 탐험 28(균형이란 무엇인가?)편을 참조하라. 좀 더 깊은 이완을 느낄 수 있을 것이다.

카운터밸런스   Counterbalance

탐험4 Exploration

시간 *20분*

목적 하체의 그라운딩을 경험하기. 코어 지지력을 발견하는 실험. 카운터밸런스 개념 이해하고 몸과 움직임을 리패터닝하기 위해 이미지 기법 활용하기.

활동 * 학생 두 명은 서로 얼굴을 마주보고 선다. 그런 다음 서로 손바닥을 기대거나, 손을 잡고 몸을 뒤로 기울인다. 이러한 카운터밸런스 탐험은 다양한 방식으로 진행할 수 있지만, 여기서는 한 가지 예만 들었다.

서로 얼굴을 마주보고 선 학생들에게, 먼저 서로에게 손바닥을 기대는 동작을 한 후 떨어지게 한다. 이때의 느낌을 확인하게 하라. 그런 다음 다시 중립 자세로 돌아와 손바닥을 서로 마주하게 한다.

1) 이제 다시 천천히 서로에게 기댑니다. 그러면서 무슨 일이 일어나는지 확인합니다.(서로 손바닥을 마주하고 기댄 자세에서 잠깐 멈추어 균형점을 찾는다. 손바닥뿐만 아니라 앞팔 전체로 몸무게를 가한다)(사진 7-13a) 다시 중립 자세로 이동합니다.

2) 한 사람만 몸을 기울이고 파트너는 가만히 있으면 무슨 일이 일어날까요? 상상이 되나요? 한번 해보세요.(한 학생이 몸을 기울일 때, 두 학생 뒤쪽에는 넘어졌을 때 걸리적거리는 물체가 없어야 한다) 무슨 일이 일어나나요?

교사는 학생들에게 중립 자세를 취하게 한 후, 한 발 뒤로 물러난 다음 서로의 손목을 잡게 한다.

3) 준비가 되었으면 천천히 두 사람 모두 몸을 뒤쪽으로 기울입니다.(이 자세에서 잠시 멈추어 균형점을 찾는다)(사진 7-13b) 다시 중립 자세로 돌아옵니다. 이때 서로 잡은 손목을 잠시 동안 놓지 않습니다.

4) 한 사람만 몸을 뒤로 기울이고 파트너가 가만히 있으면 어떤 일이 일어날까요?(학생들에게 질문은 하되 동작 시연을 하게 하진 말라. 이 자세에서는 대부분 뒤로 넘어질 우려가 있기 때문이다)

5) 균형점을 발견했으면 그것을 뭐라고 부를 수 있을까요?

동작이 끝나고 토론을 한 다음에 파트너와 함께 카운터밸런스 탐험을 하면 좋다. 시연을 보였던 그대로 학생들은 각각의 파트너와 서로에게 몸을 기울이거나, 손목을 잡고 몸을 뒤로 기울이는 동작을 하라.(사진 7-14a, b)

토론 * 이번 탐험에서 어떤 경험을 했나요? 가장 쉬운 것은 무엇이었나요? 가장 어려웠던 것은 무엇이었나요? 무엇을 발견하고 또 무엇을 배웠나요? 다른 경험을 한 사람도 있었나요?

두 방향 또는 그 이상의 방향으로 진행되는 탐험에서 카운터밸런스와 시각화 기법 사이의 관계에 대해 토론하라.

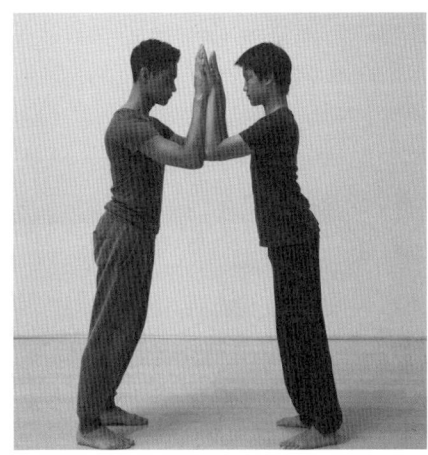
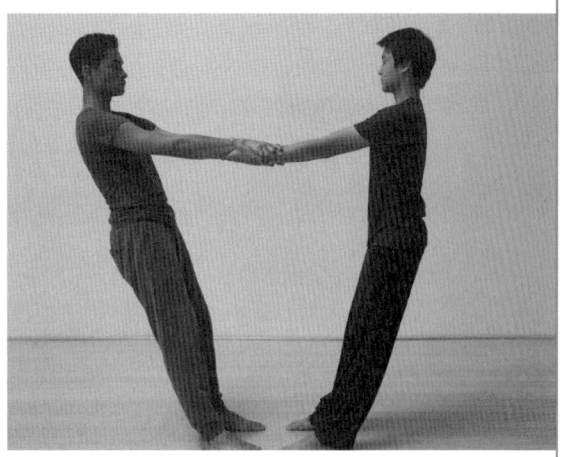

사진 7-13a, b. 카운터밸런스 시범을 보이는 학생들. 앞쪽으로 기울이거나 뒤쪽으로 몸을 기울이는 모습이 보인다. 이는 두 방향에서 작용하는 역학을 시각적으로 이해할 수 있는 탐험이다. 물론 골반과 다리의 그라운딩을 이루는 데에도 도움을 준다.

교사를 위한 조언

* 카운터밸런스 탐험을 할 때 두 사람의 키와 몸무게가 비슷하면 더 효과적이다. 무게를 주고 받는 것에 어려움을 겪는 학생이 있으면 교사가 보기에 체형이 비슷한 이를 골라 파트너 교체를 해주어라. 또는 교사가 직접 해당 학생의 파트너가 되어 카운터밸런스 요령을 알려주면 감각피드백을 하는 데 도움을 줄 수 있다. 특히 몸의 특정 부위에 긴장이 있는 학생에게 교사가 숙련된 움직임으로 감각피드백을 전하면, 긴장 때문에 발생하는 고정 패턴을 이완시킬 수 있도록 유도할 수 있다. 이렇게 교사가 직접적으로 학생들의 움직임을 교정해주는 것은 단지 말로 설명하거나 단순히 해보라고 제안하는 것보다 더 나은 결과를 가져온다.

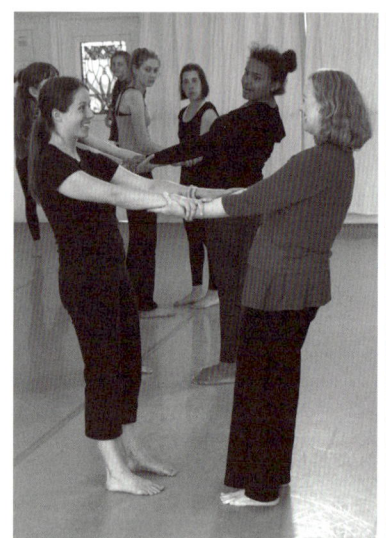 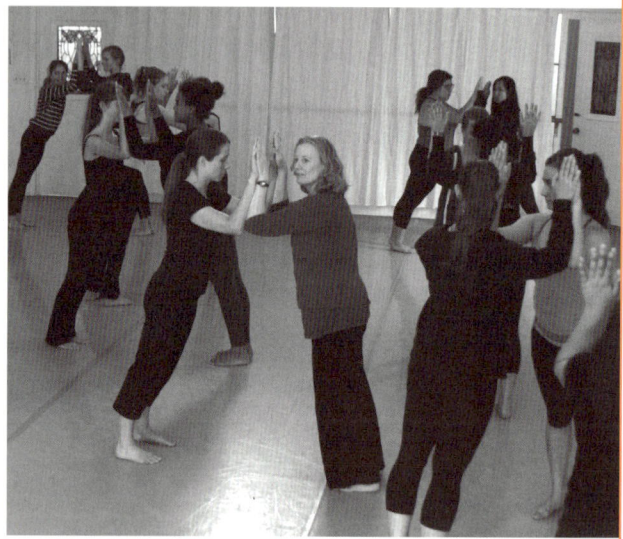

사진 7-14a, b. 교사가 학생의 파트너가 되어 직접 카운터밸런스 시범을 보여주는 모습.(춤 교사인 모 마이너Mo Miner와 저자가 카운터밸런스 시범을 보이는 모습이다. 학생들은 이 모습을 따라하고 있다)

바디스캐닝, 안정위, 그리고 시각화 기법 활용법

수업이 진행됨에 따라 학생들은 바디스캔과 안정위 기법을 활용해 뼈, 근육, 장부와 같은 다양한 구조물, 그리고 호흡의 기능을 좀 더 감각적으로 경험하게 된다. 이러한 활동들을 통해 학생들은 자신들이 이미 알고 있던 인체 내부를 발견하는 기쁨을 얻을 수 있을 뿐만 아니라 이미 지니고 있던 의문점을 떠올리는 계기를 마련하게 된다. 여기서 배운 기본 수련법은 이 책에서 제시하는 커리큘럼 전체의 기반을 이룬다.

움직임 매트릭스 활용하기

움직임 매트릭스 Movement matrix에 대해서는 3장에서 이미 언급하였고 4장에서도 좀 더 깊게 설명하였다. 이 책에서는 50가지 탐험을 개별적으로 소개하였지만, 실제 수업에 있어서는 각각의 탐험을 수업의 시작과 끝에 적절히 배치해 상황에 맞게 능동적으로 활용하면 된다. 움직임 탐험과 관련된 수업을 할 때 학생들은 일단 원형으로 선 자세에서 눈을 감고 바디스캔을 하면서 시작한다. 그런 다음 눈을 뜨고 교실 안을 이리저리 걷는다.

다른 학생들이 걷는 모습을 보면서 차례대로 걷거나, 몸무게가 발바닥에 가해지는 것을 느끼면서 걸을 수도 있다. 때때로 멈춰서 눈을 감고 의식을 안으로 돌려 그때의 체형을 느껴보거나, 눈을 뜨고 밖을 보며 걸을 때와 눈을 감고 내부에 집중하는 상태를 오가며 여러 차례 반복한다.(사진 7-15a~e. 사진 7-16)

춤 수업을 할 때 참여한 학생 그룹이 이미 즉흥적인 움직임에 익숙해졌다면, 16장에 나오는 즉흥 동작 Responsive Moving 탐험을 해도 된다. 이런 방식을 통해 학생들은 좀 더 자신이 원하는 방향으로 몸을 움직일 수 있다. 여기에 바디리스닝을 가미할 수 있다. 보통 이런 즉흥적인 움직임 탐험은 커리큘럼 후반에 소개하는 편이 낫지만, 일단 학생들이 자신의 몸에 대한 인지를 잘 하고 춤 수업에 참여하는 그룹들 간의 단결력이 있다면, 눈을 감은 채로 좀 더 과감하게 탐험을 시작해도 괜찮다.

안정위 탐험을 하며 정적인 시간을 오랫동안 갖게 된다면, 수업을 시작할 때는 좀 더 빠르고 능동적인 형태의 걷기 탐험을 첨가해도 된다. 예를 들어, 여러 명의 학생들이 서로를 빠르게 지나치며 하이파이브를 한다거나, 농구공을 드리블 하는 듯한 동작으로 움직이는 것도 좋다.(사진 7-17a, b & 7-18) 이 모든 것들은 좀 더 내면에 의식을 집중하기 위한 준비 과정으로 즐거움을 선사한다. 또한 앞으로 익히게 될 탐험에서 자신의 내면으로 깊게 접근하기 위한 연결다리 역할을 해준다.

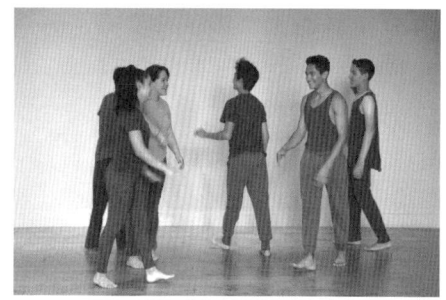
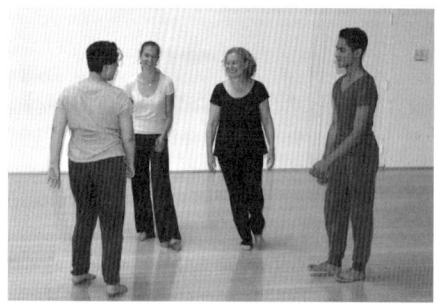
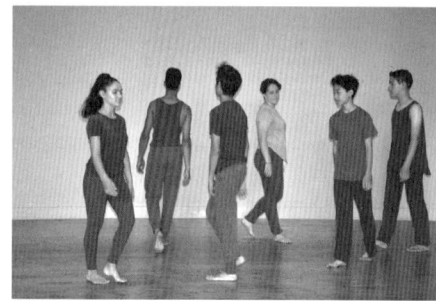
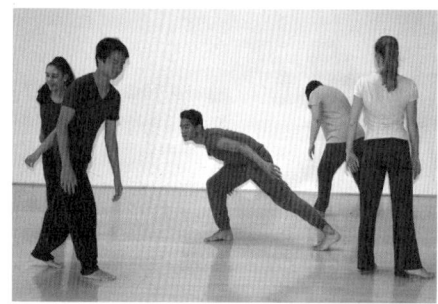
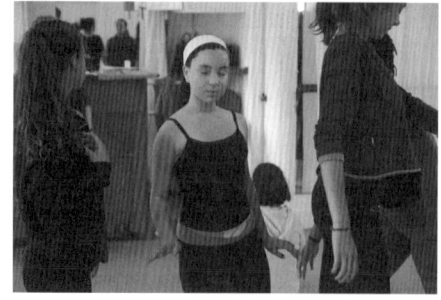

사진 7-15a, b, c, d, e. 외부에 의식을 집중하고 걷는 학생.*(a)* 에너지가 향하는 방향으로 움직임을 구동하면서 시작하기.*(b)* 그런 다음 발바닥을 느끼며 걷기. 이때 좀 더 내면에 의식을 집중한다.*(c)* 또는 멈춰서 눈을 감고 원하는 자세에서 바디스캔을 한다.*(d, e)*

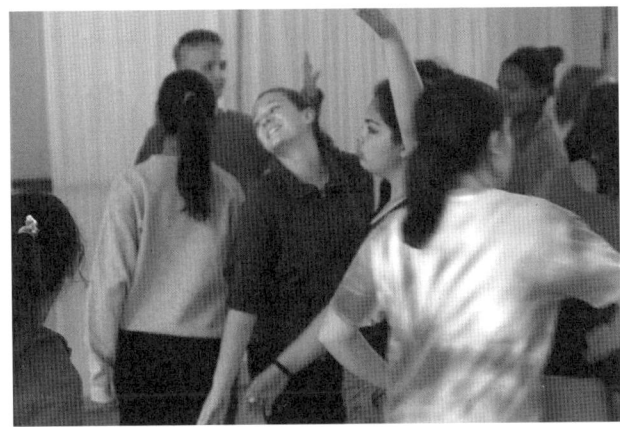

사진 7-16. 자신의 몸에 대한 인지를 유지하면서 공간 안에서 자유롭게 움직인다. 이때 함께 하는 이들을 인식하면서 앞뒤로 이동하는데, 내부 집중과 외부 집중을 원하는 형태로 오갈 수 있다.

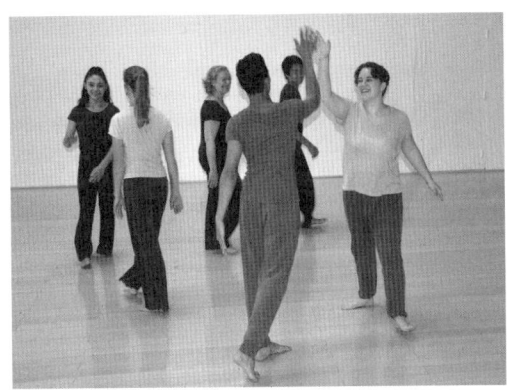 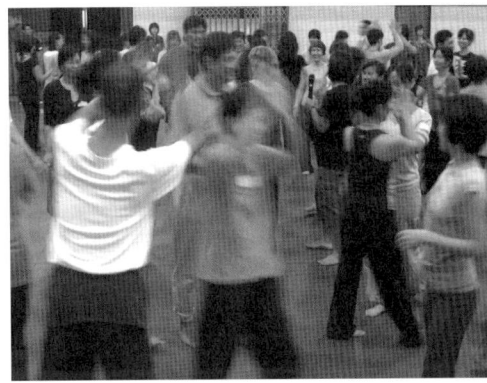

사진 7-17a, b. 서로를 지나치며 하이파이브를 하는 모습. 학생들과 어른들 사이에서도 이러한 상호작용을 즐겁게 할 수 있다. (사진 b는 대만의 소마교육협회에서 찍었다)

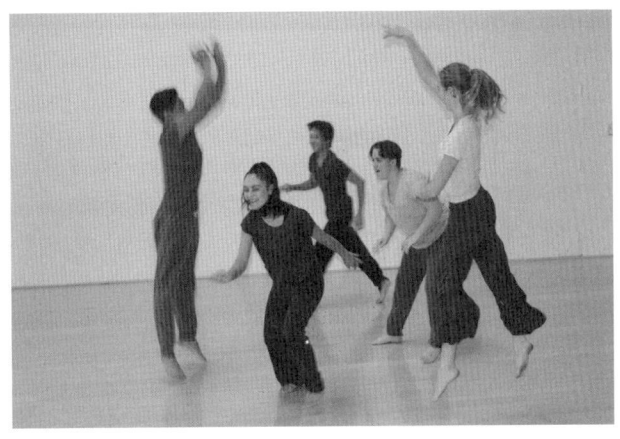

사진 7-18. 에너지 넘치는 동작들. 학생들이 농구공을 드리블하거나 골대에 쏘는 듯한 동작을 하고 있다. 활력이 넘치는 십대들은 이렇게 격렬한 동작을 통해 좀 더 내면에 집중할 수 있는 계기를 마련할 수 있다.

7장. 바디리스닝

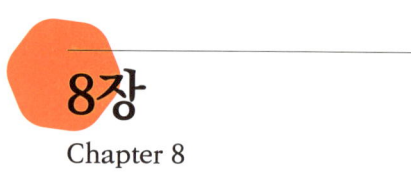
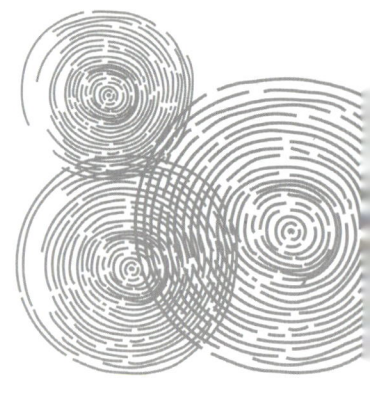

8장
Chapter 8

인체 시스템

몸을 구성하는 수많은 세포, 조직, 그리고 그 안의 시스템들을 관찰해보면, 인체가 참으로 신비롭다는 사실을 알 수 있다. 하지만 이 놀랍도록 복잡한 몸에 대해 우리는 얼마나 많이 알고 있을까? 이 글을 읽는 이들이 십대라면, 여러분은 얼마나 자신의 몸에 대해 알고 있는가? 인체 시스템에 대해 배우고 시스템들 사이에서 일어나는 기능을 이해하는 것은 모든 이들에게 유용한 일이다. 이 장에서 배우는 탐험을 통해 여러분은 인체 생리에 대해 좀 더 전체적으로 이해할 수 있을 것이다. 또한 학생들에게는 이러한 탐험이 살아있는 자신의 몸을 이해하는 중요한 계기가 될 것이다.

인체 내부

인체 시스템을 탐험하기 전, 학생들은 우선 안정위 자세로 누웠을 때 상상할 수 있는 인체 내부 구조에 대해 공부를 해야 한다. 안정위 탐험을 한 다음엔 그때의 느낌을 그림으로 그린 후 서로 토론을 해보라. 보통 학생들은 인체에 존재하는 시스템을 개별적으로 배우고, 이들이 어떻게 서로 기능하는지 학습한다. 서양 과학에서는 인체를 12개의 시스템으로 구분하여 바라본다. 하나의 시스템은 공통된 기능을 담당하는 몇 개의 장부들의 집합이다. 여기엔 골격계, 근육계,

심혈관계, 림프계, 신경계, 내분비계, 피부계, 호흡계, 소화계, 비뇨계, 면역계, 그리고 생식계가 포함된다. 단일 시스템을 구성하는 장부는 공통된 기능을 하지만 몸 전체에 펼쳐져 있다. 예를 들어, 심혈관계 또는 순환계에는 심장, 혈관, 동맥, 정맥, 그리고 모세혈관이 포함되며, 이들은 단일한 시스템으로 간주되지만 몸 전체에 퍼져있다.

많은 학생들이 골격계, 근육계, 또는 심혈관계같은 몇 개의 인체 시스템은 잘 파악하지만 내분비계나 림프계같은 시스템은 익숙하지 못해 구분하는 것을 어려워한다. 가족이 아플 때 또는 건강 전문가들을 통해서나 들을 수 있는 인체 시스템도 많다. 또 무릎이나 견갑대같은 해부학적 구조물은 부상을 당했을 때 접했던 이름이기 때문에 상세히 잘 알고 있지만 그렇지 못한 시스템이 의외로 많다. 따라서 그룹으로 학생들을 지도할 때는 그들의 질문과 관심을 충족시켜 줄 수 있도록 상세한 정보를 구비해 놓아야 한다.

학생들이 인체 내부 구조에 대해 많이 알아갈수록 살아있는 몸에 대해 더 깊게 이해할 수 있다. 다음은 8학년 학생이 표현한 내용이다.

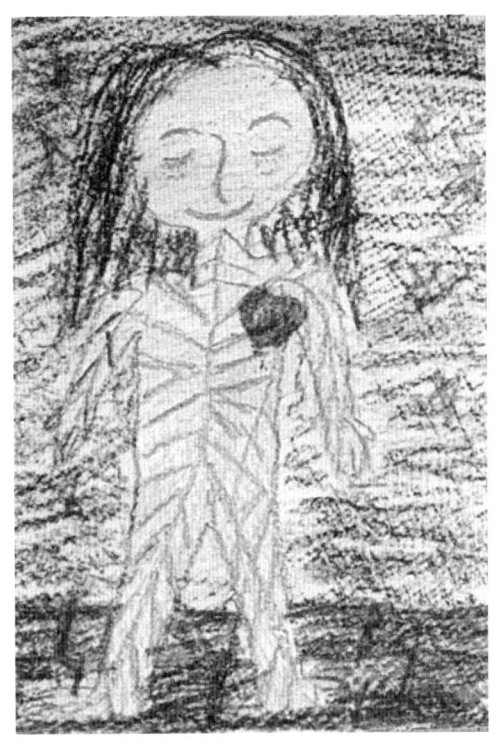

오늘 우린 교실을 걷는 색다른 운동을 했어요. 하지만 이번엔 몸 안에 있는 장부들에 대해 먼저 공부하고 그림을 그려본 다음에 수업에 들어갔죠. 내 움직임을 만드는 뼈, 근육, 그리고 다른 시스템들을 시각적으로 이해하게 되었어요. 내가 걸을 때 뼈와 근육만 그 움직임에 관여하는 게 아니고, 호흡계와 소화계도 움직이고 있다는 것을 알게 되었죠. 물론 이게 당연한 일이지만, 예전엔 이에 대해 생각도 해보지 못했고 느껴본 적도 없었어요.

학생들에게 몸에 대한 질문을 하는 것 자체가 그들이 자신의 몸에 대해 집중할 수 있게 하는 계기를 만든다. 학생들은 몸에 대한 이해가 높아질수록 진심으로 놀라워하고, 실질적인 움직임 탐험에 들어가면 쉽게 몸과 마음을 이완시킨다. 십대들은 몸에 대한 호기심이 많다. 하지만 억압받고 무시하는 부분 또한 많다. 그렇기 때문에 침묵으로 지나치던 시간이 지나고 몸에 대한 이해가 깊어지면 더 많은 호기심이 샘솟는다.

태국의 한 학교에서 십대들을 대상으로 움직임 탐험을 하던 첫 번째 날이었다. 해부학 공부를 한 후에 그림을 그리는 방식으로 수업을 진행하지 않고, 일단 학생들을 그룹으로 나누어 커다란 종이에 인체에 대한 그들의 인상을 원하는 대로 그려보라고 했다. 그랬더니 남학생 그룹과 여학생 그룹으로 나누어 그림을 그리기 시작했다. 여학생들은 예쁜 옷을 입은 여성 그림을 그렸는데, 심장, 폐, 그리고 몇 개의 뼈를 그려넣고 팔과 다리를 덧붙였다. 반면 남학생들은 거의 대부분의 뼈를 다 그리고, 거기에 장부, 내장, 혈관들까지 남자 모양의 외곽선 안에 채워넣었다. 이들은 그림 밑에 커다란 똥덩어리까지 표현했다.

다시 모두 모였을 때, 나는 태국어 통역가를 통해, 종위 위에 그림을 그리는 동안 학생들이 느꼈던 점이 무엇인지 물었다. 소년 그룹은 가만히 앉아 서로 짓궂은 눈빛을 나누며 내 반응을 기다렸는데, 그들은 자신들이 그린 그림에 뭔가 문제가 있는지 불안해하는 눈치였다. 나는 질책하는 대신 남학생 그룹의 그림에 없는 다른 인체 시스템에 대한 이야기를 해주었다. 똥덩어리를 보면서 오히려 인체에는 음식을 섭취해 오줌과 똥과 같은 노폐물로 내보내는 소화계도 있다는 이야기부터 풀어나갔다. 이런 이야기들은 교사들이 보통 잘 하지 않지만, 똥덩어리를 만드는 소화계야말로 인체의 다른 많은 시스템들의 기능을 보조하는 시스템이다. 여기서 중요한 것은 학생들 개인의 프라이버시를 존중하면서 문화적인 맥락을 고려하는 태도이다. 학생들에게 인체가 생존하는데 필수적인 기능을 하는 대부분의 인체 시스템에 대해 존중하는 태도를 갖게 하는 것도 꼭 필요한 작업이다. 나의 이러한 태도가 태국 학생들에게 처음엔 충격으로 다가왔을 것이다. 하지만 일단 똥덩어리를 주제로 말문을 트니 다양한 토론의 장이 열렸다. 다음 며칠 동안 이들은 질문을 퍼부으며 적극적인 그룹 토론을 이어나갔다. 인체 내부를 생각하고 이에 대한 인상을 그림으로 그려보는 접근법은 학생들 각자, 그리고 집단으로 학습하는 구성원 모두가 자신의 몸에 대한 이해를 높이는 첫 단추가 될 수 있다.

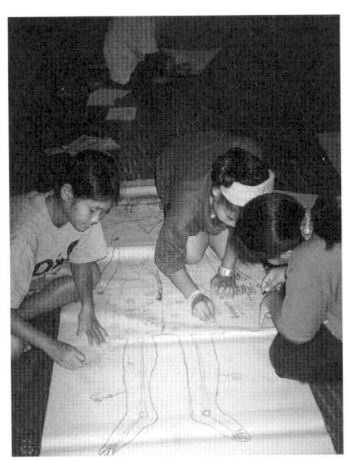
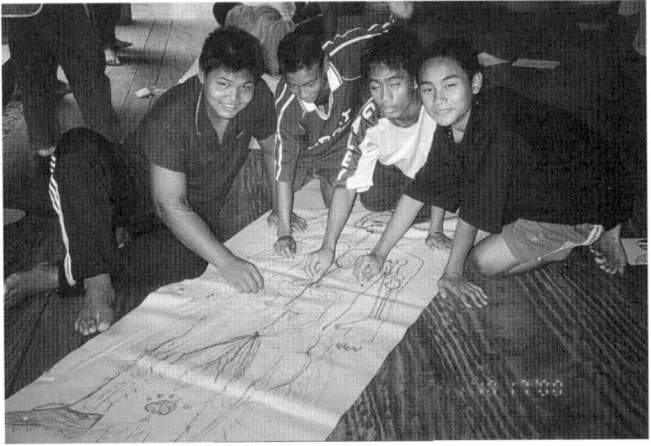
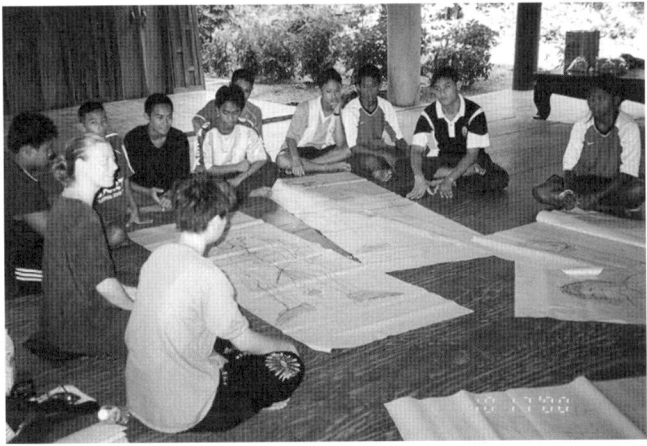

사진 8-1a, b, c. 태국 학생들이 함께 모여 인체 내부에 대한 자신들의 인상을 큰 종이 위에 그리고 있다. 그림을 다 그린 후엔 모여서 토론을 한다.

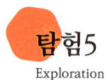
Exploration

마음의 눈과 인체 시스템

The Mind's Eye and the Body Systems

시간 *30 ~ 45분*

목적 인체 내부에 대해 이미 알고 있고 상상하고 있는 것을 알아채기. 인체의 모든 시스템에 대한 인지 높이기. 인체 시스템 정의하기.

활동 **준비물**
* 도화지
* 색연필, 크레용 등 그림 도구

안정위 자세에서 시작(5분 정도)하라. 다음 지시 사항과 질문에 따라 진행한다.

1) 누운 자세에서 마음의 눈으로 인체 내부를 바라봅니다. 몸 내부에 무엇이 있는지 상상해봅니다. 무엇이 느껴지나요?

2) 자신의 몸이 어떤 시스템들로 이루어져 있는 것 같나요?

3) 어떤 시스템을 머릿속에 떠올릴 수 있나요? 느낄 수 있는 시스템은 무엇인가요?

4) 각각의 시스템은 어떤 기능을 할까요?

참가한 학생 그룹을 누운 자세에서 일어서게 한다. 그런 다음 종위 위에 색연필로 그림을 그리게 하라.

1) 몇 분 동안 자신의 인상을 그림으로 그립니다. 몸 내부에서 어떤 인체 시스템을 보았고 경험하였나요?(그림을 다 그린 학생은 소그룹으로 모여 이야기한다)

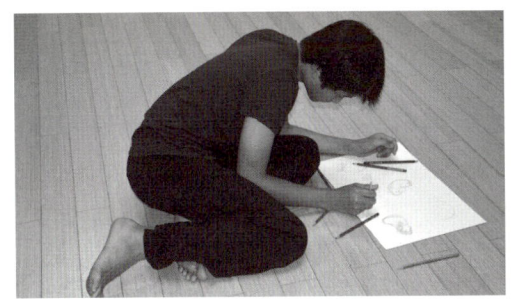
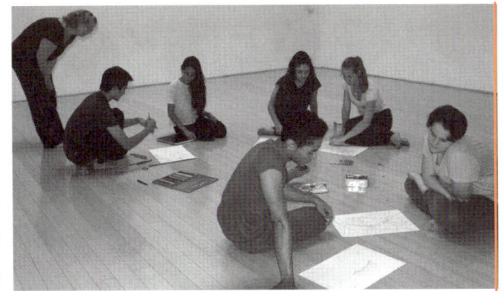

사진 8-2a, b. 마음의 눈과 인체 시스템 탐험. 안정위 자세에서 눈을 감고 인체 내부를 관찰한 후 그 인상을 그림으로 그린다.(a) 그런 다음 소규모로 모여 파트너와 자신이 그린 그림에 대해 이야기를 나눈다.(b)

박물관 관람 탐험   이제 학생들은 자신의 그림을 바닥에 놓고 원형으로 둥글게 모인 후 그 주위를 걸으며 상대방의 그림을 본다. 이러한 활동은 마치 박물관에 소장된 그림을 보며 관람하는 것과 비슷하다. 집단적인 이해를 높이는데 도움이 된다.(사진 8-2c)

토론   * 인체 내부를 마음의 눈으로 보며 떠오른 이미지는 무엇인가요? 어떤 인체 시스템을 "볼 수" 있었나요? 느낀 시스템은 무엇인가요? 구분할 수는 있지만 마음의 눈으로 보지 못한 시스템은 무엇인가요?

* 그 시스템들의 기능은 무엇일까요? 인체 내부를 보면서 배운 점은 무엇인가요? 그림을 그림으로써 학습한 것은 무엇인가요? 어떤 질문이 떠올랐나요?

교사를 위한 조언

* 교사는 학생들에게 보드지나 인쇄용지를 준비하게 한다. 한 학생이 시스템 이름을 부르면 다른 학생은 이를 보드지에 기록하며 리스트를 작성한다. 누락한 이름이 있으면 빠짐없이 기재하게 한다. 교사가 해부학 그림과 장부 모형을 보며 설명을 해주어도 된다.

숙제 * 학생들은 각각의 인체 시스템이 구분되게 색칠을 한다.

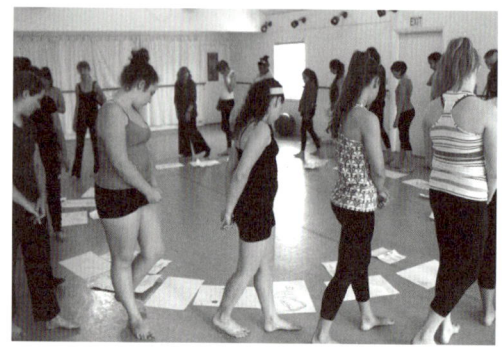 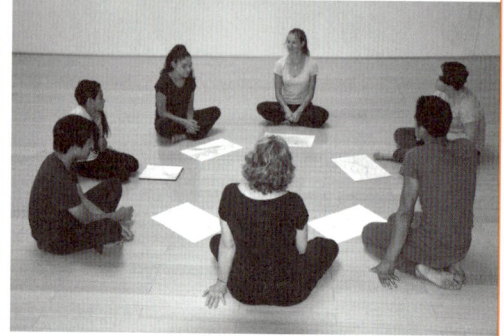

사진 8-2c, d. 마음의 눈과 인체 시스템 탐험. 학생들은 "박물관 관람"을 하듯 서로의 그림을 관찰한다.(c) 그런 다음 그룹 전체가 모여서 느낀 점을 토론한다.(d)

문화와 몸

다음 탐험의 이름은 "인체 시스템과 인식"이다. 여기서는 앞에서 했던 것처럼 인체의 특정 시스템에 의식을 집중하진 않는다. 오히려 단순히 "내면을 바라보고" 느끼고 인식한 점을 그림으로 그린 다음 이에 대해 토론한다. 앞에서 했던 탐험 대신 여기서 소개하는 탐험을 먼저 해도 좋다. 특히 성인 그룹에게 교육을 할 때 또는 충분한 시간을 두고 접근하는 경우에는 이 탐험이 좀 더 적합하다. 나는 오랜 시간 이러한 탐험을 좀 더 "열린 결말" 형태로 발전시켰다. 이를 통해 여러분은 좀 더 넓은 영역에서 "주관적이고 객관적인" 관찰을 동시에 할 수 있으며, 좀 더 풍부한 개인적 체험을 하면서도 생생한 그룹 토론을 이끌어낼 수 있을 것이다.

자신의 내면을 마음의 눈으로 단순히 바라보며 감각을 집중하면 생생하게 올라오는 주관적인 경험을 하게 된다. 긴장되거나 통증이 있는 부위, 열린 느낌이 나는 곳, 불안하거나 두려운 느낌이 나는 영역, 또는 생생하게 살아있는 것처럼 느껴지는 부위가 감지되면, 탐험이 끝난 후 자신의 경험에 대해 토론하며 이를 특정한 단어로 표현해본다. "밝은", "어두운", "무거운", "현기증나는", "따가운" 등과 같은 단어로 표현한다면, 이에 맞춰 그리는 그림 또한 이러한 인식과 인상을 반영한 추상적인 이미지가 된다. 예를 들어, 검은 점, 밝은 영역, 또는 비틀린 선과 같은 이미지가 그것이다. 이를 통해 학생들은 인체가 단지 조직과 시스템의 집합은 아니며, 생생하게 살아서 경험하는 몸, 즉 "소마"를 지니고 있다는 사실을 알게 된다. 이런 탐험을 통해 다른 그룹들 간에 서로 상이한 경험을 했더라도 이를 주관적인 관점에서 포용할 수 있으며, 이는 중요한 시작점이 될 수 있다. 일단 그룹을 이루는 개인들 간의 연결점이 확보되면, 학생들은 자신의 몸에 대해 좀 더 많은 것을 배우고 싶은 동기부여가 되기 때문이다.

그룹 토론을 통해 자신의 체험을 공유하면 학생들은 각자가 체화한 내용이 매우 다양하다는 사실을 알게 된다. 전체를 이해하기 위해서는 집단 안의 개인이 겪는 경험을 이해해야 한다. 특정 그룹을 대상으로 이러한 탐험을 진행하는 교사라면 개인의 독특한 경험에 가치를 부여하면서 해부학적인 접근으로 기반을 다지면 좋은 결과를 이끌 수 있다.

탐험이 끝나고 하는 토론을 통해 교사는 학생 개인이 관찰하고 경험한 내용을 기반으로 심화 학습을 전개할 수 있다. 예를 들어, 학생들의 해부학적인 지식을 높이기 위해 앞에서 했던 것처럼 다양한 인체 시스템에 대한 정의를 내리게 할 수 있다. 뼈, 근육, 혈액, 건, 또는 폐, 심장, 위와 같은 특수한 장부를 내부에서 경험하고 또 이를 그림으로 그려보면 필연적으로 실제 해부학적인 구조물의 이름을 알게 된다. 그러면 교사는 학생들이 언급한 단어를 기준으로 골격계를 이루는 특수한 뼈의 이름을 알려주거나, 심혈관계나 소화계 등과 관련된 특정 장부들에 대해서 심화 학습을 해나갈 수 있다.

학생들이 그림을 그리거나 토론을 했던 것과 직접적인 관련이 없는 것에 대해서도 이야기를 나눌 수 있다. 예를 들어, 원자, 경락, 기, 또는 차크라 등이 그것이다. 이러한 용어들은 다양한 문화와 연계되어 있다. 서양에서 발전한 물리학과 신경과학에서는 모든 물질이 원자로 이루어졌다고 본다. 하지만 동양의학, 특히 침구학에서는 생명에너지인 기가 경락을 지나간다고 믿고 있으며, 이러한 기의 흐름을 침을 통해 촉진시킨다. 또 인도의 특정한 종교와 영적 전통에서는 차크라를 에너지센터로 여기며 몸을 구성하는 중요한 요소로 받아들인다. 이러한 용어들을 살펴봄으로써 학생들은 "몸"이라는 용어를 문화권에 따라 다른 개념으로 받아들인다는 사실을 이해하고, 우리의 모든 인식이 문화적 영향을 받는다는 사실 또한 자각하게 된다. 이 중요한 개념은 커리큘럼이 진행되면서 좀 더 깊게 다루도록 하겠다.

학생들이 기, 경락, 차크라 같은 비의료적 개념을 포용하는 태도를 보고 놀라는 교사도 있다. 이는 몸이라는 개념에 대해 하나 또는 그 이상의 문화에 노출된 학생이 많기 때문이다. 예를 들어, 경락 그림을 그렸던 한 학생은 침술사를 친척으로 두고 있었다. 또 물리학을 배우고 있던 어떤 학생은 원자 모형을 이용해 몸을 묘사했다. 경락 그림을 그렸던 학생은 방과 후 아이키도를 배우고 있었고, 머리 위에 후광을 그렸던 학생은 교회를 다니고 있었다. 체험 학습을 진행할 때, 이렇게 다양한 관점을 지니고 있는 학생들의 생각을 존중하는 태도는 매우 중요하다.

몸을 탐구하는 체험 학습을 진행할 때, 학생 그룹이 언급하지 않은 독특한 형태의 대체의학 개념이나 인체에 대한 관점을 선택해 소개함으로써 문화적인 개념에 대해 토론을 시작할 수도 있다. 특히 기라는 개념은 토론하기에 매우 적당한 주제이다. 동양에서는 몸을 관통해 흐르는 에너지의 흐름을 기로 정의하는데, 이 개념은 다양한 문화권에서 다루고 있다. 침구사들은 사람을 치유할 때 이 개념을 차용해 쓰고 있으며, 무용가나 무예를 하는 이들도 이를 활용한다. 인도의 힌두교 전통해서는 프라나 prana, 하와이 문화에서는 마나 mana, 티벳 불교에서는 렁 lung, 그리고 서

양철학에서는 바이탈에너지$_{\text{vital energy}}$를 이야기한다. 기에 대해 깊게 다루는 것은 여기서 제시하는 커리큘럼과 큰 관계가 없지만, 움직임에 대한 관점을 전환하고 새로운 움직임 패턴을 깨우는데 에너지의 흐름 개념이 무관하다고 하기는 어렵다. 이 책에서는 심상운동학$_{\text{Ideokinesis}}$ 원리를 탐구할 때 신경근 시스템을 활성화시키는 것과 관련해서 과학적인 입장에서 기와 바이탈에너지 개념을 다루도록 하겠다.

기공이나 아이키도에서는 기의 움직임에 의식을 집중하며 동작을 탐험한다. 이러한 수련을 통해 학생들은 움직이는 신체에 대한 인식을 크게 확장시킬 수 있다. 또한 문화적 차이에 따른 감수성도 크게 증진시킬 수 있다. 인체를 바라보는 다른 형태의 패러다임을, 학생들 스스로 디자인한 프로젝트를 통해 탐구하게 한다면, 그들의 호기심을 크게 충족시켜 줄 수 있는 계기를 마련해줄 수도 있다.

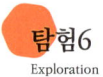
Exploration

인체 시스템과 인식

Body Systems and Perception

시간   *45 ~ 60분*

목적   몸 내부에 대해 자신이 아는 것과 상상한 것 확인하기. 모든 인체 시스템에 대한 인지 높이기. 인체 시스템 정의하기. 주관적인 경험과 객관적인 경험을 자각하고 이 양자의 차이 구별하기. 몸에 대한 연구와 연관된 주관적 경험의 타당성 확인하기. 몸과 관련된 다양한 문화적 개념에 대한 이해 높이기.

활동   *준비물*

* 도화지
* 색연필, 크레용 등 그림 도구

안정위 자세에서 시작한다.

1) 등을 바닥에 대고 누워 몸무게를 느껴봅니다. 이완하면서 지구가 몸을 지지하도록 허용하세요. 심호흡을 합니다. 들이쉬고, 내쉬고. 지면과 닿는 부위에 의식을 집중합니다. 무게는 어느 정도인가요? 몸무게가 가장 많이 가해지는 부위는 어디인가요?

2) 이제 몸의 외형 즉 피부로 둘러싸인 면을 느껴봅니다. 바닥과 닿아 있는 피부의 온도는 어떠한가요? 바닥과 닿지 않은 부위의 주변 공기 온도도 확인합니다. 옷의 질감은 어떤가요? 목이나 얼굴 주변의 털에서 나는 느낌은 어떤가요?

3) 이제 마음의 눈으로 피부 아래쪽 좀 더 깊이 바라봅니다. 마음의 눈으로 신체 내부를 바라보라는 뜻입니다. 그 안에 무엇이 있나요? 상상되는 것, 느껴지는 것, 그리고 경험되고 보이는 것은 무엇인가요? 시간을 들여 이

리저리 살펴보세요. 그리고 느껴지고 상상되는 것이 무엇인지 확인합니다.(몇 분간 침묵의 시간을 갖는다)

4) 몸 내부에서 무엇을 발견하였나요? 무엇을 느끼고, 무엇을 보았나요? 신비한 것은 무엇인가요?(다시 한 번 침묵의 시간을 몇 분간 갖는다)

5) 이제 마지막으로 내면을 한 번 더 살펴봅니다. 무언가 지나친 것이 있나요? 느끼지 못하고 넘어간 것은 무엇인가요?(다시 침묵하라)

6) 이제 의식을 피부층으로 되돌립니다. 그리고 피부에 닿은 옷을 느껴봅니다. 바닥의 온도와 주변의 온기도 느낍니다. 들이쉬고 내쉬며 몇 번 호흡을 합니다. 그런 다음 바닥에 가해지는 몸무게를 느껴봅니다.

7) 원하는 방향으로 잠시 몸을 스트레칭합니다. 팔과 다리를 이리저리 스트레칭한 다음 측면으로 몸을 굴립니다.

8) 한쪽으로 몸을 굴렸으면 잠시 그 자세에서 쉽니다. 그런 다음 양팔로 바닥을 밀어서 앉습니다. 준비가 되면 자리에서 일어선 다음 방 안을 이리저리 걸어봅니다. 지금 느낌은 어떤가요?

그림 그릴 준비를 한다.

1) 앞의 체험을 통해 느낀 것을 그림으로 그립니다. 몸 내부에서 본 것은 무엇인가요? 무엇이 관심을 끌었나요? 어떤 느낌을 받았나요? 여러분이 경험한 것을 나타낼 만한 것은 무엇이든 그림으로 그려봅니다.

그림을 모두 그린 후에 학생들은 자신의 파트너와 서로 대화를 나눈다. 또는 전체 토론을 하기 전에 소그룹으로 모여 토론을 해본다.

토론   탐험을 통해 경험한 내용을 그룹 토론을 하면서 단어 형태로 만든다. 여기서 단어를 특정한 순서로 배열하기보다는 무작위로 적어 보는 것이 더 도움이 된다. 그런 다음 그룹으로 모였을 때 단어들을 취합하고, 색연필로 특정 인체 시스템과 관련된 단어에 동그라미를 그린다.

* 해당 단어가 어느 인체 시스템과 관련되어 있나요?(일단 하나의 시스템과 관련된 모든 단어를 취합한 후 그 시스템과 관련된 단어는 하나의 색깔로 구별한다. 예를 들어, 골격계와 관련된 단어는 동일한 색으로 동그라미를 그리는 식이다. 학생들은 갈비뼈, 척추, 견갑골 등과 같은 골격계 관련 단어에 동일한 색으로 동그라미를 그려 구분하라. 그런 다음 다른 인체 시스템 관련 단어들은 다른 색깔로 구별한다. 예를 들어, 심장, 동맥, 정맥, 혈관 등은 순환계에 속하기 때문에 골격계와 다른 색연필로 구분하면 된다. 또는 골격계 관련 단어는 동그라미, 소화계 관련 단어는 삼각형 등으로 구별해도 괜찮다)(사진 8-3b)

* 놓치고 지나간 다른 인체 시스템은 없나요?(학생들이 놓치고 지나간 인체 시스템이 있다면 체크한다. 서양 해부학에서는 인체를 12개의 시스템으로 구분하여 정의한다)

학생 그룹의 학습 능력에 따라 좀 더 나아갈 수도 있다. 예를 들면 이들 각각의 인체 시스템이 지닌 기능이 무엇인지 탐구할 수도 있다.(인체에서 각각의 시스템이 독립적으로 수행하는 기능에 대해 토론해보라)

좀 더 주관적인 단어들도 있을 것이다. 그런 단어들이 발견되면 그룹 토론을 시작할 때나 마무리할 때 이를 상기시킬 수 있다. 방법은 다음과 같다.

* 다음과 같은 단어는 어디에 속하나요? "속 보이는, 뻑뻑한, 안착된, 또는 밝은"(이런 단어 또한 다른 색깔 동그라미로 표시한다) 이와 같은 단어를 적은 학생들은 무슨 말을 전하려던 걸까요? 그들은 어떤 경험을 했을까요?(교사는 몇 개의 단어를 선별해 그 단어를 적은 학생들에게 질문을 던질 수 있다)

이러한 접근을 통해 학생들이 겪은 주관적 경험에 대한 토론의 계기를 마련할 수 있다. 먼저 "주관적", "객관적"이라는 용어를 정의하면서 시작하라. 객관적 정보란 측정 가능한 사실이며, 주관적 정보는 개인이 인식한 다양한 경험에 기반을 두고 있다. 교사는 사전적 정의를 제시할 수도 있고, 학생 스스로 조사해보라고 제안할 수도 있다.

이렇게 몸을 탐험하면서 개인의 주관적 경험뿐만 아니라 객관적이며 근거 기반의 조사 학습까지 이끌어낼 수 있다.

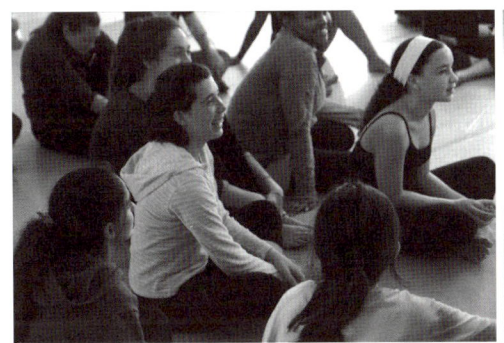 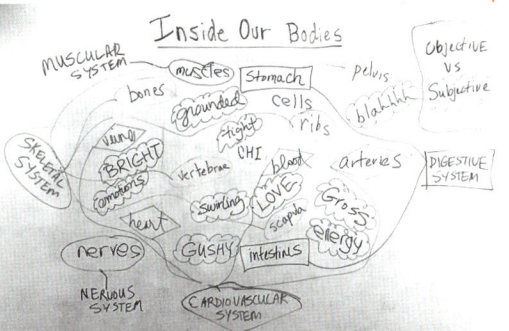

사진 8-3a, b. 화이트보드 위에 단어들을 무작위로 나열한 후 "인체 시스템과 인식 탐험"과 관련된 토론을 하는 학생들. 다양한 모양과 색깔로 인체 시스템과 관련된 단어를 분류한다. 또한 좀 더 주관적인 단어들은 다른 범주로 구분한다. 주어진 시간 동안 학생들은 서로가 경험하고 인식한 바를 공유하고 경청한다.

교사를 위한 조언

* 학생들이 안정위 자세에서 이러한 시각화 기법을 탐험할 때 어느 정도의 시간이 필요한지 교사는 알 수 있어야 한다. 다음과 같은 멘트를 하면 된다. "충분히 탐구를 했다면 손가락이나 발가락을 꿈틀거려서 알려주세요." 이렇게 하면 누가 집중하고 있고, 누가 잠들었는지 확인할 수 있다. 교사는 잠든 학생의 몸을 가볍게 두드려 깨우거나 부드럽게 물어본 후 다시 탐험을 계속한다.

* 이런 탐험을 통해 교사는 학생들과 보완의학, 대체의학, 동종요법, 물리치료, 스포츠의학 등, 인체를 탐구하는 다양한 접근법들에 대해 토론할 수 있는 계기를 마련할 수도 있다. 아직 소마(전체적으로 경험된 살아 있는 몸. 소마는 순수하게 물리적인 바디와 구분된다)라는 용어를 소개하지 않았다면 이에 대해 학생들에게 전하고, 소마틱스 영역의 다양한 접근법들에 대해서도 토론한다. 수업 과정에서 소마틱스_Somatics_나 소마움직임교육_SME, Somatic Movement Education_이라는 용어를 소개하고, 이 분야의 역사적 배경에 대해 알려줄 수도 있다. 이를 통해 학생들은 지금 하고 있는 탐험이 무엇인지 알게 되고 소마틱스 영역의 방대한 유산에 대해 관심을 갖게 될 것이다.

숙제

* 학생들은 인체의 12시스템을 도화지에 그려서 각자의 "해부학 색칠 노트"를 만든다. 이를 통해 인체 시스템을 전체적으로 살펴볼 수 있다. 또한 특정한 인체 시스템에 대한 과학적 연구 결과를 조사하거나 인체를 바라보는 다양한 패러다임도 조사해볼 수 있다.

다음은 학생들이 그린 그림 샘플들이다. 자신의 경험을 그려보면 다양한 결과물이 도출된다. 어떤 학생은 자연 속에서 휴식하는 자신의 모습을 그리기도 하고, 지구 위에서 편안히 쉬는 모습을 그리기도 한다. 탐험의 목적에 대한 특별한 소개가 없어도 학생들은 과거의 즐겁고 평화로웠던 이미지(물이나 꽃 같은 이미지로 표현)를 떠올리며 몸을 이완하고, 소리(새가 노래하는 모습), 감각(시원한 풀숲 사이를 산책하거나 따스한 햇살 아래에 누워 쉬는 모습)을 그림으로 표현하곤 한다.(사진 8-4a, b)

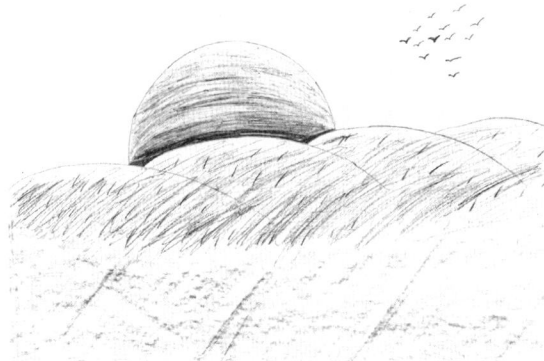

사진 8-4a. 인체 시스템과 인식 탐험을 마친 학생이 그린 그림. 그림에 대한 짧은 감상을 우측에 적었다. *(크리스티아노, 17세)*

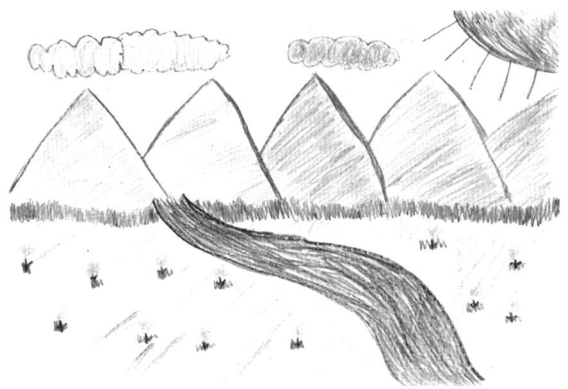

사진 8-4b. "이 그림의 장소는 내가 엄청 평화로움을 느끼는 곳입니다. 내 마음속에 수많은 생각들이 흘러가기 때문에 흐르는 물을 그렸어요. 따뜻하고 행복한 느낌을 느꼈기 때문에 태양과 꽃도 그려 넣었어요. 이 평화로운 장소에 홀로 완전히 이완된 채로 머무르고 있었던 것 같아요."*(쥴리아나, 15세)*

심장처럼 특수한 인체 기관을 표현하거나 혈액이 정맥을 관통해 지나가는 감각을 표현한 학생도 있다.(사진 8-4c) 이 수업을 통해 인체의 신비로움이나 큰 존재의 일부가 된 듯한 느낌을 좀 더 명상적이고 사색적인 형태로 표현한 학생도 있다.(사진 8-4d, e)

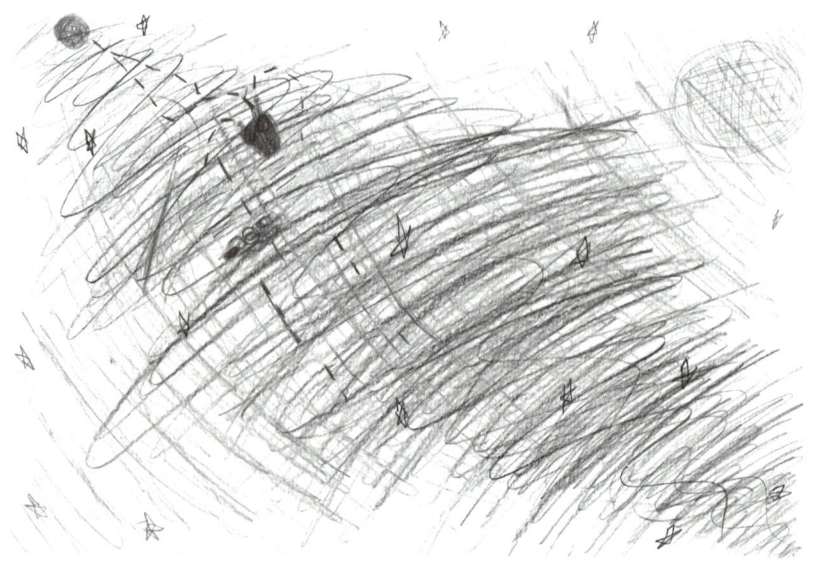

사진 8-4c. "푸른색은 평화로움 + 이완. 노란색은 햇살, 따뜻함, 행복한 느낌. 별들은 내가 약간의 어지러움을 느껴서 그린 것이고, 또 밤에 숙면하며 이완된 느낌을 표현했어요. 다른 것들은 내 몸 안의 장부들입니다. 혈액이 내 몸 안을 질주하는 것처럼 느껴지기도 했어요. 팔과 다리, 그리고 목도 느낄 수 있어서 그것들도 그려 넣었어요."(칼리, 18세)

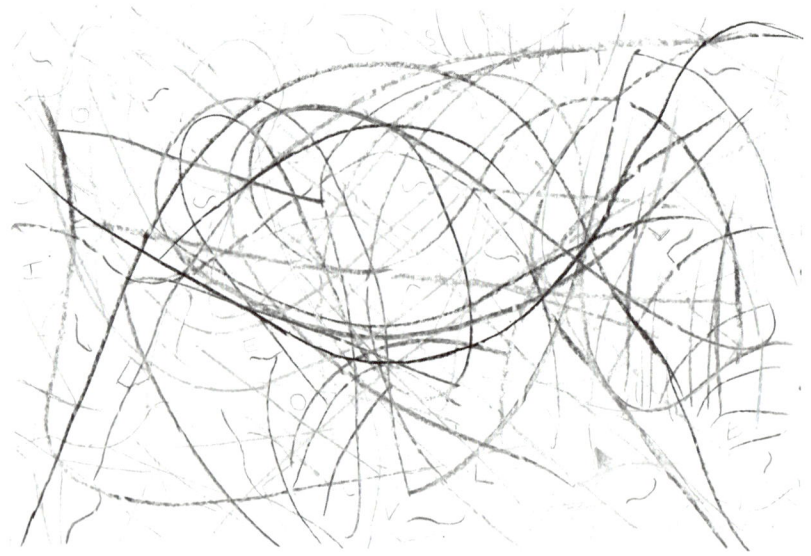

사진 8-4d. "내 그림의 목적은 인체를 은유적으로 설명하는 것이에요. 그림을 보면, 색깔과 모양이 서로 다르게 구분되고 각자의 아름다움을 지니고 있죠. 이들이 서로 모여 전체적으로 무언가를 형성하는 모습도 확인할 수 있어요. 내 생각에 우리는 인체를 이렇게 보는 것 같아요. 인체의 각 부위는 모두 독특하고 아름다워요. 이들이 서로 모여 뭔가 좀 더 아름다운 우리가 됩니다."(카메론, 14세)

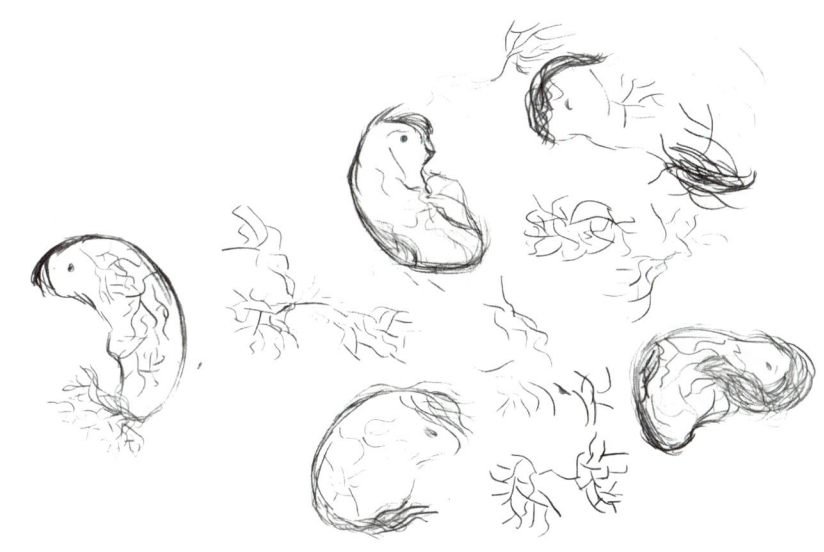

I attempted to try to draw all of us, all balled up, rooted into the ground our backs spread, and our heads almost touching our legs. We're all connected.

사진 8-4e. "난 우리 모두가 이리저리 흩어져 바닥에 뿌리를 내리고 있는 모습을 그리려고 노력했어요. 우리의 등이 뻗어나가 머리와 다리가 거의 닿을 지경이죠. 우리 모두는 서로 연결되어 있습니다."(조나단, 16세)

움직임 통합과 헌신

지금까지의 탐험을 통해 학생들은 기초적인 마음챙김과 체화 기법을 경험했을 것이다. 이러한 기법은 내가 통합 움직임 프레이즈integrative movement phrases라 부르는, 몸 전체를 활용한 움직임 시퀀스에 적용할 수 있다. 이 프레이즈는 가르치는 이의 필요에 따라 요가, 무예, 그리고 바르테니에프 기초원리와 같은 특별한 소마틱스 기법에서 발췌한 동작과 결합시킬 수도 있다. 이렇게 다양한 움직임 기법들이 커리큘럼에 포함되면 학생들은 인체 시스템의 여러 면모를 통합적으로 학습할 수 있다.

나는 특히 요가의 태양경배 프레이즈를 선호한다. 수리야 나마스카Surya Namaskar로 알려진 이 요가 시퀀스는 인도인들이 전통적으로 아침에 일어나 실외에서 행하던 움직임 프레이즈이다.(사진 8-5를 확인하라) 요가는 산스크리트어로 "연결", "결합" 등의 의미를 지닌다. 넓은 의미에서 요가는 인간이 자신의 내면을 인지하는 것과 관련이 있다. 요가는 단지 스트레칭을 하거나 자세를 취하는 방법을 배우는 수련이 아니다. 이에 대해서는 다음 "헌신" 편에서 좀 더 깊게 다루도록 하겠다.

이 커리큘럼의 목표는 수업 중에 태양경배 프레이즈 또는 시퀀스를 여러 번 반복함으로써 학생들이 새로운 형태의 소마인지somatic awareness를 체화할 수 있도록 돕는 것이다. 예를 들어, 골격계 수업을 할 때 태양경배 프레이즈를 해보고 뼈와 관절을 통해 몸무게가 어떻게 지지받고 있는지 탐험할 수 있다. 또 인체 정렬과 관련된 공부를 할 때에는 이 시퀀스를 통해 머리, 척추, 골반의 배열에 좀 더 의식을 집중할 수 있다. 여기에 인체의 협응력을 높이는 움직임을 첨가하고 호흡 기법을 더하거나, 근육을 늘리는 방식에 초점을 맞추어 수업을 진행할 수도 있다. 장부의 움직임을 좋게 하는 움직임 탐험, 태양경배 자세를 통해 전해지는 에너지 흐름을 느껴보는 탐험 등도 커리큘럼 안에 포함시킬 수 있다. 교사가 이렇게 다양한 주제를 첨가해나가며 커리큘럼을 진행하면, 학생들은 점차 태양경배 프레이즈에 익숙해지고 통합적인 움직임을 체화시킬 수 있다. 시퀀스 진행 속도를 점차 빠르게 해서 심혈관계 기능을 활성화시킬 수도 있다. 이러한 방식은 태양경배 프레이즈의 전통적인 목적 중 하나이기도 하다.

학생들은 태양경배 프레이즈를 수업 시작 전후에 할 수 있고, 이 책의 16장에서 소개하는 소마틱스 웜업을 하는 중에도 첨가할 수 있다. 수업을 진행하며 소마틱스 탐험을 하기 전후에 태양경배 프레이즈를 하면 호흡, 집중력, 그리고 유연성 측면에서 어떤 변화기 일어났는지 확인할 수 있을 것이다. 16장에서 다시 이야기 하겠지만 이 태양경배 프레이즈는 인체 코어의 연결성을 확보하고 몸 전체의 통합을 이루는 데에도 활용할 수 있다.

- 헌신

태양경배 프레이즈는 몸을 웜업시키고 스트레칭시킬 뿐만 아니라 봉헌과 기도 용도로도 사용된다. 인도 요가 전통에서 기도와 몸의 웜업은 서로 별개의 작업이 아니다. 태양경배를 통해 요기들은 의식을 내면으로 되돌려 집중하고 에너지를 외부로 확장시킨다. 이때 경배의 대상은 태양일 수도 있고 내면의 에너지 근원 또는 영적인 부분일 수도 있다. 태양경배 프레이즈에 나오는 모든 동작은 "기도"가 될 수 있다. 이때의 기도는 삶에 대한 확신이며 세상과의 연결성과 관련이 있다. 사실 태양경배 프레이즈는 오랫동안 이와 관련된 의미로 활용되었다. 이러한 사실을 이해하는 것만으로도 학생들은 자기 몸의 움직임에 대한 경험을 확장시키고, 그러한 움직임을 새롭게 인식할 수 있을 것이다.

태양경배 프레이즈는 헌신의 기도로 활용될 수도 있는데, 학생들은 자신이 선택한 사람 또는 상황에 대해 기도하는 마음으로 이 수련을 진행해도 된다. 이때의 수련은 개인적인 바람(학교 프로젝트를 성공리에 완수하거나 연극 또는 공연을 잘 할 수 있도록 해달라는 기도), 소속된 공동체를 위한 희망(가족의 건강), 또는 국제적인 것(자연재해를 겪은 지역에 좋은 일이 있기를 소망)이 될 수도 있다. 십대들은 이러한 형태의 헌신에 매우 호의적인 마음을 지니고 있다. 이들은 특히 아픈 친척이나 애완동물 등, 무언가 도움이 필요한 존재를 향해 기도하는 마음으로 태양경배 프레이즈를 행하는 것을 일종의 기회로 여긴다. 왜냐면 그러한 기도 자체가 걱정하는 자신의 마음을 달래는 수단이 될 수 있기 때문이다. 학생들은 최근에 죽음을 맞이한 가족이나 친구를 기리는 마음으로 태양경배 프레이즈를 행하면서 공동체에 헌신하는 마음을 유지하기도 한다.

이러한 수련은 그룹 형태로 진행될 수도 있다. 학생들은 특정한 날에 단일한 목표를 지니고 만나서 수련을 하면 된다. 이를 통해 국소적 또는 국제적인 문제, 예를 들어 가까운 곳에서 화재가 발생했거나, 또는 큰 규모의 자연재해가 생겼다는 뉴스를 듣고 생긴 불안한 마음을 달랠 수도 있다. 헌신의 마음으로 태양경배 프레이즈나 다른 움직임 탐험을 하면 무언가 "공여"하는 마음이 생기며 타인과의 연결성이 강화된다. 이는 자신이 스스로를 돕기 위해 움직일뿐만 아니라 자신이 속한 공동체를 위해서도 움직이고 있다는 느낌을 받게 한다.

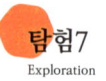

탐험7 Exploration — 통합 - 태양경배 (Integration - Sun Salutation)

시간   10 ~ 30분; 목적에 따라 시간은 변할 수 있다

목적   구조화된 움직임 프레이즈를 배워 이를 수업에서 다양한 방식으로 시도한다. 인체의 전체 시스템들을 통합한다. 에너지 흐름뿐만 아니라 자세의 전환에서 생기는 흐름을 체험한다. 해부학적인 측면을 체화하는 것과 관련된 요가를 몸으로 체득한다. 공헌 또는 헌신 수단으로써 움직임을 체득한다.

활동   태양경배 프레이즈를 학생에게 처음 소개할 때는 그 기원과 목적에 대해 간략히 소개하도록 한다. 이 특별한 요가 프레이즈의 일반적인 의미, 관련된 정보, 문화적 맥락, 어원, 그리고 요가의 기본 원리 등을 소개하며 학생들의 이해를 돕는다.

1) 예전에 요가를 해본 적이 있나요? 어떤 요가죠? 누구 요가의 의미나, 요가가 어디에서 기원했는지 아는 사람? 이전에 어떤 환경에서 요가를 했나요? 그때의 경험은 어떠했나요?

처음 태양경배 프레이즈를 소개할 때는 최소한의 설명으로 동작 시연을 한다. 그러면 학생들은 동작을 그냥 따라하면서 그 첫 느낌을 경험할 수 있다. 다음 과정을 통해 설명을 보강하라.

1) (사진 8-5를 참조한다) a. 양발을 살짝 벌린 자세로 서서 눈을 감습니다. 그 자세에서 지면 위에 놓인 발을 느껴봅니다. 발과 바닥이 닿는 느낌, 발을 통해 전해진 몸무게가 지면을 통해 지지받는 느낌을 확인합니다.

2) 이제 양손바닥을 모읍니다. 양손에서 전해지는 온기, 피부의 느낌, 손바닥에서 팔, 몸통을 통해 원형으로 연결된 느낌을 확인합니다.

3) 발바닥이 지면과 만나는 느낌, 양손바닥이 서로 만나는 느낌을 확인합니다. 숨을 들이쉬고, 내쉽니다. 몸무게가 나선형으로 지면으로 가해지는 동시에 땅에서 위쪽으로 나선형의 에너지 흐름이 척추를 통해 지나가는 것을 느껴봅니다.

4) b. 숨을 들이쉬면서 양손을 머리 위로 뻗습니다. 발에서 손끝까지 몸 전체가 스트레칭되게 합니다.(골반이 앞으로 밀려나가면 허리에 자극이 가해질 수 있으니 주의한다. 학생들은 발 위쪽에 골반이 정렬되게 한다)

5) c. 숨을 내쉬면서 머리끝부터 몸 전체를 앞으로 숙입니다. 손가락도 뻗으며 몸을 숙인 후 머리가 아래를 향하게 합니다. 이때 목 근육 전체를 이완합니다. 관절에 통증이 있다면 무릎을 살짝 굽힙니다.

6) d. 숨을 들이쉬면서 양손바닥을 바닥에 대고 왼발을 뒤로 뻗습니다. 왼 무릎은 지면을 향하고 발가락은 꺾어서 바닥에 댑니다. 이때 허벅지는 척추와 평행이 되게 합니다. 어깨는 이완하고 몸통 전후를 열어줍니다. 이때 척추와 머리를 일렬로 정렬하여 목 뒤쪽이 이완된 상태에서 정면을 볼 수 있게 합니다.

7) e. 숨을 내쉬면서 좌골을 위로 듭니다. 오른발은 왼발 옆에 두고 양발바닥은 서로 평행을 이룬 채로 살짝 거리를 유지합니다. 좌골이 천장 방향으로 올라가면 척추는 늘어난다. 양무릎은 곧게 펴서 뒤꿈치가 바닥에 닿게 합니다. 양손으로는 바닥을 누릅니다. 이때 누르는 손의 힘을 조절하여 흉골이 복부를 향하게 합니다.

8) f. 숨을 내쉬면서 양무릎을 굽혀 지면을 향하게 한 후 가슴을 낮춰 양손 사이에 오게 합니다.

9) g. 숨을 들이쉬면서 양팔을 뻗습니다. 몸 전체가 정수리 방향으로 뻗어 나가게 합니다. 척추는 들고 어깨는 아래로 이완합니다.

10) h. 숨을 내쉬면서 좌골을 천장 방향으로 들고 척추를 폅니다. 양손으로는 바닥을 누릅니다.

11) i. 숨을 들이쉬며 양손바닥으로 바닥을 짚고 왼발을 손 사이로 보내며 오른발은 뒤쪽으로 뻗습니다.

12) j. 숨을 내쉬며 오른발을 왼발 옆으로 가져옵니다. 그리고 좌골은 천장 방향으로 향하고 머리는 아래로 늘어뜨립니다.

13) k. 숨을 들이쉬며 머리를 위로 뻗고 척추를 길게 폅니다. 양손을 앞쪽, 위쪽으로 뻗으며 선 자세를 취합니다. 양팔은 머리를 넘어갈 정도로 뻗습니다.

14) l. 숨을 내쉬면서 양팔은 내리고 손은 모아 합장합니다. 눈의 긴장은 빼고 의식은 내면을 향합니다. 몸 안에서 느껴지는 감각에 집중합니다. 손바닥이 서로 닿는 느낌, 발바닥이 지면과 닿는 느낌, 그리고 척추의 길이를 확인합니다. 들이쉬고, 내쉬고.

전체 태양경배 프레이즈를 여러 번 반복한다.

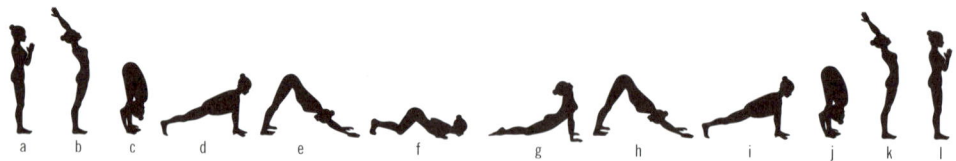

사진 8-5. 태양경배 프레이즈

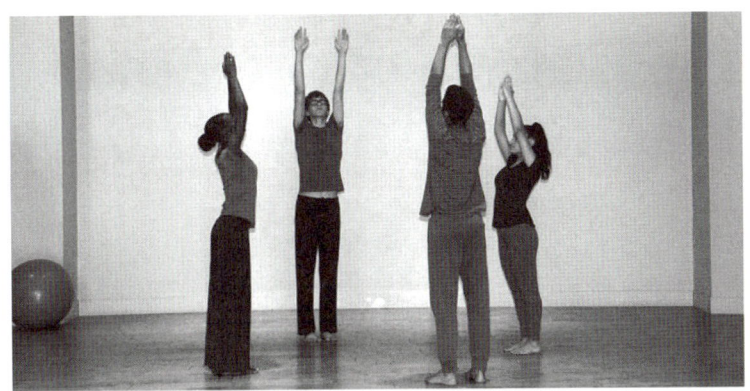

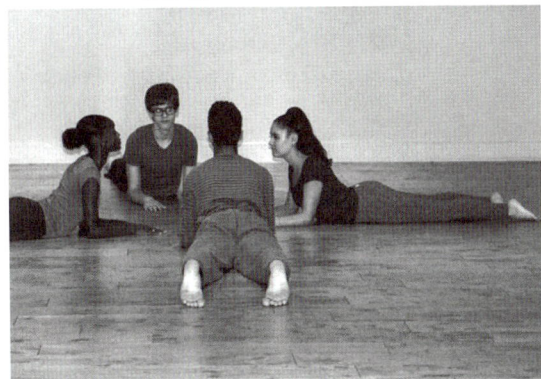
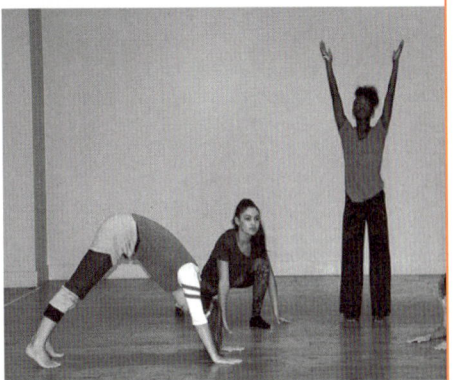

사진 8-6 a, b, c. 태양경배 수련을 하는 십대들 모습. 처음엔 서로 모여서 배우고(a 와 b), 각자 자신의 호흡 타이밍에 맞춰 동작을 진행한다.(c)

응용

- 인체 시스템

인체의 특정 시스템에 집중하며 동작을 반복하라. 예를 들어, 몸을 지지하는 골격의 느낌, 인체를 둘러싼 막의 신장 느낌, 또는 몸 안을 채우고 있는 장부의 느낌에 집중하면서 태양경배 프레이즈를 행한다. 이에 관해서는 커리큘럼이 진행되면서 점차 깊게 다룬다.(좀 더 세부적인 부분은 해당 페이지를 참조하라)

- 헌신

헌신하는 마음으로 태양경배 프레이즈를 반복하라. 교사는 먼저 학생들의 눈을 감긴 후 자신의 수련 대상이 되는 사람이나 사물을 상상하게 한다. 특정한 인물이나 애완동물 또는 상황도 헌신의 대상이 될 수 있다. 특정 그룹 또한 헌신하는 마음으로 기도할 수 있는 대상이 된다. 교사 자신이 편안하고 익숙한 방식으로 학생들을 이끌면 된다. 다음 예시를 참조하라.

1) (학생들은 선 자세에서 태양경배 프레이즈를 준비한다). 얼마 동안 눈을 감습니다. 헌신의 기도를 행할 대상을 선정합니다. 이 수업이든, 지금 하는 동작이든, 아니면 지금 행하는 노력 자체도 헌신의 대상이 될 수 있습니다. 바라는 대로 집중의 대상을 선택하세요.

2) 태양경배 프레이즈를 오늘은 누구를 향해 행하려 하나요? 여러분 자신을 향해서, 시험을 잘 보게 해달라고, 또는 스포츠 시합에서 이길 수 있게 해 달라고 기원할 수도 있습니다. 좀 더 나은 결과, 높은 인내심과 판단력을 지니게 해달라는 마음으로 태양경배 프레이즈를 해도 됩니다. 또는 도움을 필요로 하는 친구나 가족, 심지어 애완동물을 떠올리면서 해보세요. 최근 뉴스에서 보았던 사회적 어려움을 겪는 이들이나, 자신이 원하는 이상적인 상태에 도달하길 기원하면서 해도 됩니다. 좀 더 깨끗한 지구가 되길 바라거나 세상의 평화를 기원하면서 동작을 해보세요.

3) 오늘 여러분에게 다가오는 것은 무엇인가요? 지금 바로 그 헌신의 대상을 떠올리며 태양경배 프레이즈를 반복하세요.

다른 날엔 학생들에게 자기 자신에 대한 헌신 수련이 아니라 그룹 차원의 헌신 수련을 제안할 수도 있다.

4) 오늘도 눈을 감고 태양경배 프레이즈를 시작합니다. 하지만 이번엔 개인적인 형태의 헌신이 아닌 그룹 차원에서 우리 모두가 함께 헌신 수련을 행할 수 있는 대상을 찾아봅시다. 누구 좋은 생각 없나요?

이 수련은 여러 방식으로 행할 수 있다. 학생들은 그룹으로 모여 생각을 나누며 헌신의 대상을 선정할 수 있다. 교사는 학생들이 서로 모여서 토론을 하게 하거나, 자신들의 생각을 종이나 화이트보드에 적은 후 하나를 선정하게 해도 된다. 오늘 선정하지 못한 것에 대한 헌신 수련은 다음 기회로 미루면 된다.

최근에 일어난 홍수나 자연재해 같은 사회적 문제가 있다면, 이를 대상으로 추천할 수도 있다. 고통받는 상황 속에 있는 이들을 위한 헌신 수련을 제안하면 된다.

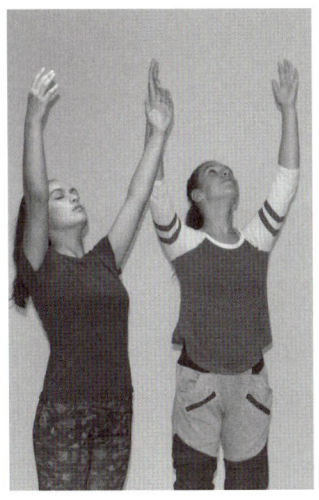 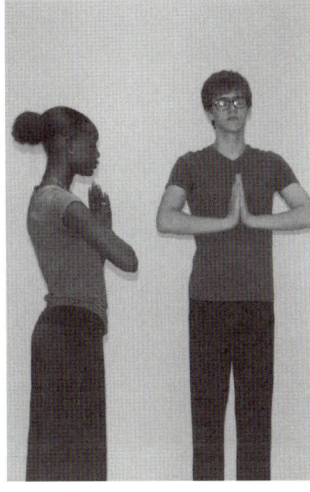

사진 8-7 a, b. 헌신 방식으로 태양경배 수련을 하는 십대들. 먼저 태양경배 움직임 시퀀스를 통해 헌신의 기도를 행할 대상을 명확하게 하라.

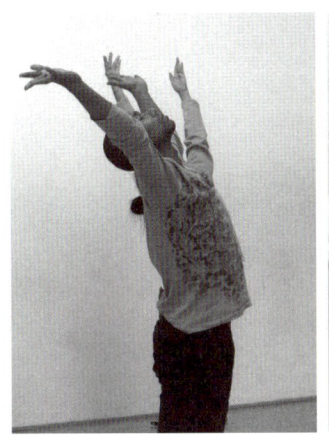 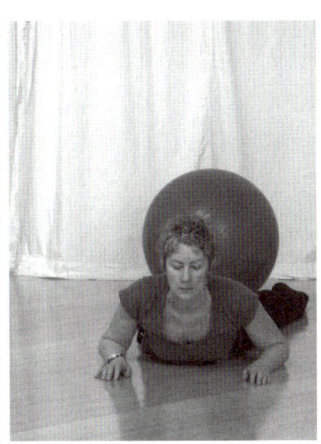 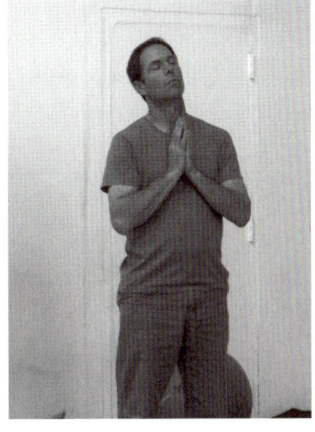

사진 8-8 a, b, c. "교육에서 체화" 트레이닝 과정에서 헌신 방식으로 태양경배 수련을 하는 어른들. 이때 헌신의 대상은 지극히 개인적인 것일 수도 있고 그룹이나 공동체가 될 수도 있다.

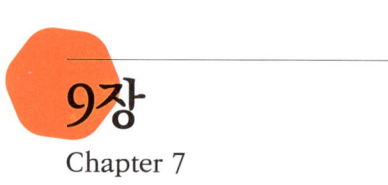
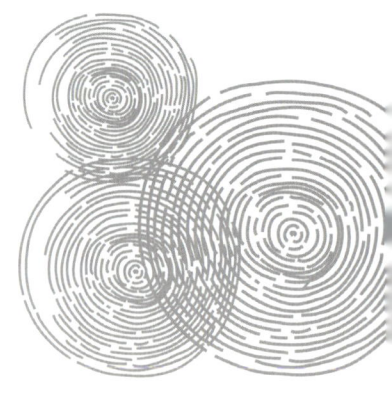

9장
Chapter 7

골격계

다양한 인체 시스템 체화 수련은 골격계에서부터 시작된다. 골격계는 학생들에게 가장 익숙하고 친숙한 시스템이다. 이는 골격이 바로 인체의 물리적 견고함을 형성하기 때문이다. 보통 학생들은 할로윈 축제나 병원에서 보았던 골격도를 머리에 그리고 있다. 그렇기 때문에 교사가 학생들에게 골격계를 소개할 때 일단 그들이 상상하는 방식대로 그림을 그려보게 한다. 이렇게 그림을 그리면 인체 구조에 대해 자신이 무엇을 알고 또 무엇을 모르는지 이해하게 된다. 골격계 그림을 그리면서 학생들은 자신의 몸이 작동하는 방식을 이해하고 싶어하는 동기부여를 받게 되며, 동시에 알아야 할 것이 얼마나 많은지 확인할 수도 있다.

골격계에 대한 인식 확인하기

그림을 모두 그린 후에는 자신이 그린 것을 개인적으로, 그 후엔 그룹으로 모여서 서로 확인하고 토론한다. 학생들은 골격계에 대한 자신의 인식과 타인의 인식을 서로 비교하면서 즐거워한다. 다음은 안나Anna라는 이름의 학생이 수업을 마치고 적은 내용이다.

나는 이 수업에서 그림을 그리는 시간이 있다는 점이 맘에 들었어요. 예술가로서 나는 사물을 시각적으로 생각하죠. 그래서 골격계를 그리는 것도 좋았어요. 수업에 참여한 다른 학생들이 그린 것들도 흥미로웠어요. 어떤 골격 그림은 엄청 크고, 또 어떤 골격은 너무 작거나 비율이 안 맞았죠. 하지만 대부분의 학생들은 자신이 보았던 사진을 통해 골격계에 대해 비슷한 생각을 하고 있다는 사실을 알았어요.

자신의 골격을 시각화하는 것을 어려워하거나, 그림으로 잘 표현하지 못하는 이들도 종종 있다. 이에 대해 다른 학생의 이야기를 들어보자.

"엑스레이 안경"을 쓰고 자신의 골격계를 보는듯 했지만, 저는 어쩐지 몸 안의 뼈들을 상상하는 게 많이 어려웠어요. 마치 저기 어딘가에 있는 다른 이의 골격을 그리고 있는 것 같았죠. 물론, 내가 그린 그림 자체도 그다지 정확하진 않아요. 난 정말 있는 그대로의 내 몸에 대해 더 깊게 인지하고 싶어요.

놀랍게도 한 달 후에 이 학생은 다음과 같은 표현을 하였다.

"처음보다 내 몸을 안에서 상상하는 일이 훨씬 쉬워졌어요. 나의 뼈, 근육, 그리고 장부는 독특하면서도 실제로 내 안에 존재하고 있죠."

많은 학생들이 자기 골격계의 외형을 그리는 시점부터 그것을 시각화한 후 연결된 "자신만의" 몸으로 느끼기까지는 시간이 걸렸다.

골격계 시각화 기법은 교사나 학생 모두에게 신체 인식에 대한 유용한 정보를 제공한다. 물론 실제 몸과 그림 사이엔 어느 정도 연관성이 존재한다. 예를 들어, 어깨 긴장이 있어 몸이 구부정한 학생은 목 없이 머리만 존재하는 그림을 그렸다. 또 키가 작고 골반이 큰 학생은 어깨보다 골반이 넓고 전체적으로 키가 작은 형태로 자신의 골격계를 묘사했다.(사진 9-1a, b)

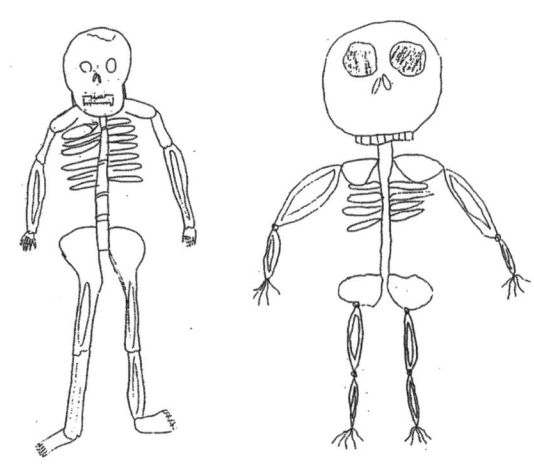

사진 **9-1a, b.**

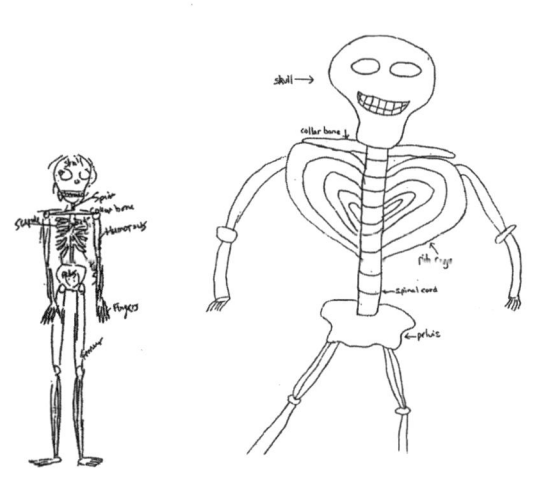

학생들이 그린 그림을 보면 그들이 지닌 특수한 신체적, 감정적 문제가 드러나기도 한다. 예를 들어, 종이 모퉁이 아래쪽에 아주 작은 골격계를 그린 학생은 실제로 키가 180cm 정도로 크지만 매우 가냘픈 체형을 지니고 있었다. 또 발이 없는 골격계를 그린 여학생은 여러 차례 발목 관절을 삐었던 적이 있었다.(사진 9-2a, b)

사진 9-2a, b

왼다리가 없는 한 학생은 나중에 자신이 그린 그림에 대해 다음과 같이 설명하였다.

내 골격계 초상화와 나 사이엔 관계가 하나 있어요. 그건 내가 왼다리를 그리지 못했다는 거에요. 난 내가 다른 이들과 마찬가지로 정상이라는 생각을 하고 있지만, 다른 점이 있다는 사실을 무의식적으로는 느끼고 있어요. 그래서 왼다리가 없지만 정상적인 골격계를 그렸죠.(여전히 나에겐 이게 정상이에요)

자신이 그린 이미지들은, 그것을 스스로 인지하든 못하든, 자세, 움직임, 그리고 자기 자신에 대한 인식에 영향을 미친다. 이러한 인식이 종종 학생들이 그린 그림에 반영되곤 한다.

골격계 그림을 통해 인체 구조에 대한 오해 또한 확인할 수 있다. 예를 들어, 팔이 가슴과 곧바로 이어진 것처럼 그리거나 견갑대를 이루는 견갑골(어깨뼈)과 쇄골(빗장뼈)을 그림에서 아예 제거한 학생들도 많다. 종아리와 허벅지의 뼈를 그냥 하나로 뭉쳐서 이어 그린 이들도 있다. 실제 허벅지에 있는 대퇴골(넙다리뼈)은 하나이고 다리에는 경골(정강이뼈)과 비골(종아리뼈), 이렇게 두 개의 뼈가 존재한다. 또 어떤 학생들은 자신의 다리가 직선으로 위로 올라가 고관절(엉덩관절) 절구에 이어져 있는 모습으로 그리기도 한다.(사진 9-3a, 9-1과 9-2도 확인하라) 실제 대퇴골은 약간의 경사를 지니고 있고 대퇴골 골두(넙다리뼈 뼈머리)는 내측으로 꺾여져서 견고한 삼각형 모양으로 골반을 지지해준다.(사진 9-3b)

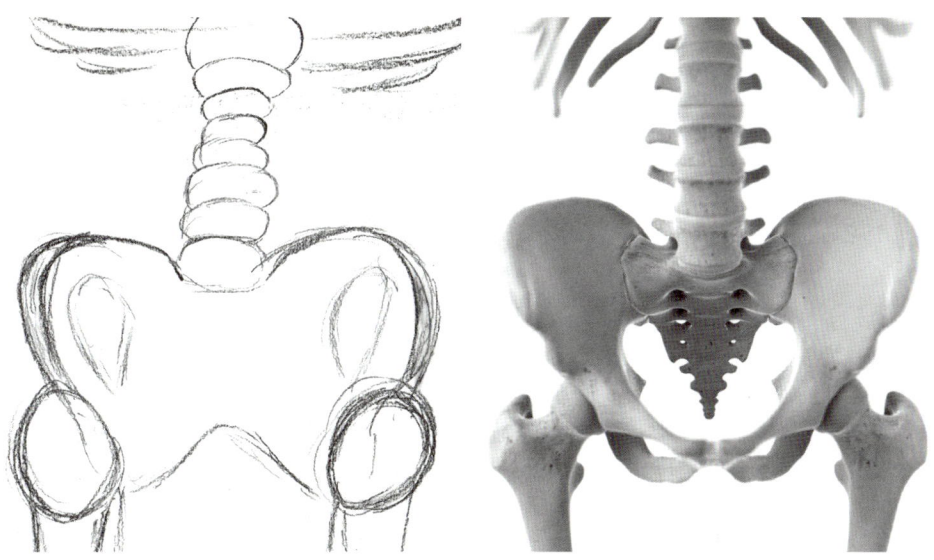

사진 9-3a, b. 골격계에 대한 오해가 반영된 그림. 대퇴골은 각도를 지니고 있으며 골반은 열린 형태를 하고 있다.

청소년들이 자기 몸에 대해 이렇게 잘못된 인식을 지니고 있는 이유는 무엇일까? 우리는 "어깨", "다리", "엉덩이" 등과 같은 일상적인 어휘를 사용해 인체 부위를 인지하지만, 이들 용어가 실제로 가리키는 복잡한 물리적 구조에 대해서는 아는 바가 그리 많지 않다. 그렇기 때문에 신체의 특정 부위를 일종의 "덩어리"로 간주하며, 뼈와 뼈가 만나 관절을 이루어 만드는 복잡한 움직임에 대해 잘 알지 못한다. 이러한 사실 때문에 학생들은 자신의 신체와 움직임을 제한된 형태로 인식하지만, 인체 구조를 그림으로 그려보고 친구들과 토론을 하다보면 점차 자신들이 여러 형태로 인체를 인식하고 있었음을 이해하게 된다. 이러한 이해는 실질적으로 학생들에게 좋은 영향을 미친다. 인체를 좀 더 정확하게 시각화하면 할수록 더 명확하고 편안한 움직임 탐험을 할 수 있기 때문이다. 학생들은 자신이 지닌 인식을 변화시키면서 점차 스스로의 신체와 그 움직이는 방식을 결정지을 수 있음을 자각하기 시작한다.

인간이 공통된 골격 구조를 지니고 있다는 사실을 알면 학생들은 인간성에 대한 통찰까지 얻는다. 이러한 통찰 덕분에 그들은 자신과 타인을 존중하면서 공감하는 법까지 학습한다. 쟌Jeanne이라는 이름의 학생은 다음과 같은 표현을 했다. "내 몸에 완벽한 골격계가 있다는 사실이 놀라워요. 또 모든 이들이 나와 같은 골격 구조를 지니고 있다는 사실도요. 우리 모두는 뭔가 공통점이 있다는 거잖아요." 이러한 통찰을 간과해서는 안된다. 인간은 서로 "공통점을 지니고 있다"는 통찰로부터 다른 모든 인간들에 대해 존중하는 마음을 이끌어낼 수 있다. 이러한 심오한 통찰로 인해 학생들은 친구들의 의견에 공감하는 능력을 키우고, 고정관념 너머의 것을 보는 법도 깨달으며, 차이가 있음에도 불구하고 서로에게 친절하게 대해야 한다는 사실도 알게 된다. 인간에게 서로 공통점이 있다는 통찰이 깊어질수록 학생들은 자신이 지닌 조건화된 반응, 편견, 그리고 잘못된 가정 너머의 것을 보게 된다. 인류 전체가 이런 통찰을 얻는다면 서로에게 어떤 친절을 베풀고 또 얼마나 지혜로운 태도를 보이게 될지 상상해보라.

인체를 개인적으로 깊게 공부하다보면 필연적으로 죽음에 대한 주제를 접하게 되는데, 특히 골격계는 죽은 자의 상징으로 간주된다. 달라이 라마 성하께서는 다음과 같은 말씀을 하셨다. "우린 모두 같은 몸을 지니고 있습니다. 같은 육체를 지니고 있는 것이죠. 그렇기 때문에 우린 모두 언젠간 죽게 될 것입니다." 종교적, 영적인 믿음이 아니어도 죽음에 대한 성찰은 인간과 생명체 모두에 대한 경외심을 일으킨다. 이러한 경험을 통해 학생들은 인간 관계에 대해 좀 더 성숙한 생각을 하게 될 것이고 결국 자신의 삶 전반에 긍정적인 영향을 받게 될 것이다.

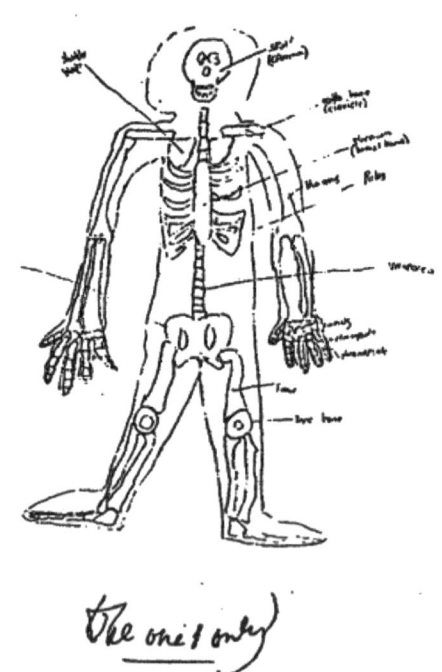

또한 학생들은 인간들 사이의 공통점을 자각하면서 동시에 개인적 독특함에 감사하는 마음도 갖기 시작할 것이다. 수업에 참여한 8학년 남학생은 자신이 그린 그림 아래에 다음과 같은 어구를 적었다. "하나이면서 유일한!" 물론 그가 옳다. 우린 모두 공통된 구조를 지니고 있지만, 각자의 골격계는 또한 독특한 면도 지니고 있다. 인체를 구성하는 뼈는 유전뿐만 아니라 우리가 살아가고 움직이며 받는 다양한 자극에 의해 오랜 시간 변화하고 발전한다. 이런 사실을 깨달은 학생은 자존감이 높아지고 자기 자신에 대해 감사하는 마음을 지니게 된다. 그림을 그린 후 서로 그룹을 지어 토론을 하며 학생들 각자의 통찰을 나눌 수 있도록 한다.

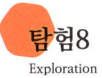

탐험8 골격계 시각화와 그림 그리기

Visualizing and Drawing the Skeleton

시간 45 ~ 60분

목적 골격계에 대한 이미지 형성하기. 골격계의 위치 중에서 이미 아는 곳과 모르는 곳에 대한 인지 높이기. 이미 알고 있는 부위나 상상 가능한 부위 알아채기.(뼈와 관절의 크기와 모양이 여기에 포함된다) 다른 부위와 연결된 특수 부위 상상하는 법 배우기. 함께 모여서 골격계에 대한 자신의 인식 공유하기.

활동

준비물
* 커다란 도화지
* 펜과 지우개

7장에서 소개한 바디스캔과 안정위 수련을 먼저 한 후에 다음 탐험을 진행하라.

1) 선 자세에서의 느낌을 확인하세요. 눈을 감고 바디스캔을 합니다. 바디스캔이 끝나면 바닥에 누워 안정위 자세를 취합니다.

2) 안정위로 누운 자세에서 몸 전체의 무게를 느껴보고, 바닥에 닿는 느낌을 확인하세요. 심호흡을 몇 차례 합니다. 들이쉬고, 내쉬고. 지면에 몸을 내려놓으세요.

3) 안정위 자세에서 다시 한 번 바디스캔을 합니다. 하지만 이번엔 의식을 몸의 각 부위로 향하세요. 마치 엑스레이 안경을 쓰고 마음의 눈으로 몸 안의 뼈를 보는 것처럼 내부를 확인합니다.

4) 먼저 발을 인지하세요. 지면에 안착된 발의 뼈를 느껴보세요. 얼마나 무겁게 느껴지나요? 발에 어떤 뼈들이 있는 것 같나요? 그림이 그려지나요?

느낌은 어떤가요? 얼마나 많은 수의 뼈가 존재하나요? 모양은 어떤가요?

5) 이번엔 발목을 인지해보세요. 어디가 "발목"인가요? 발과 다리는 어떻게 연결된 것 같나요? 무엇이 보이나요? 발목 부위에 대해서 알고 있는 점은 무엇인가요?

6) 이제 정강이 부위로 의식을 이동합니다. 발과 정강이는 어떻게 이어져 있나요? 몇 개의 뼈로 이루어져 있나요? 발과 발목 위에 존재하는 정강이의 무게가 느껴지나요?

7) 의식을 무릎으로 가져갑니다. 어디가 "무릎"인가요? 정강이는 허벅지와 어떻게 이어져 있나요? 어떤 그림이 그려지나요? 느낌은 어떤가요? 뭔가 미스터리한 부위도 있나요?

8) 허벅지에 있는 뼈를 느껴보세요. 어떤 그림이 그려지나요? 어떤 느낌이 드나요? 허벅지가 골반에 가하는 무게를 느껴보세요. 어디가 "엉덩이"인가요? 다리는 몸에 어떻게 연결되어 붙어있나요?

9) 이번엔 몸통 아래쪽에 있는 골반을 의식해보세요. 어디가 "골반"인가요? 이 부위는 몇 개의 뼈로 이루어져 있나요? 어떤 그림이 그려지나요? 느낌은 어떤가요? 지면에 닿은 골반의 무게는 어느 정도인가요? 골반과 위쪽 몸통은 어떻게 연결된 것 같나요?

같은 요령으로 몸 위쪽까지 계속 진행한다. 일단 교사는 학생에게 새로운 신체 부위의 용어를 알려준 다음 그 부위의 무게를 느껴보게 한다. 그런 다음 중력 안에서 이완이 일어나면, 해당 부위의 뼈를 시각화하게 한다. 특정한 해부학적 용어로 의식을 집중시킬 수도 있다. 예를 들어 "무엇이 ~ 인가요?" 같은 표현을 한 후 그 부위를 구성하는 복잡한 관절과 뼈들을 시각화할 수 있다. 엉덩이, 목, 어깨, 팔꿈치 등과 같이 일상적으로 불리는 부위는 사실 복잡한 인체 구조물로 이루어져 있다. 마찬가지 방식으로 머리뼈까지 진행한 다음 골격계 전체를 감지하는 형태로 마무리한다.

10) 이제 지면에 안착되어 있는 몸 전체 골격계를 느껴봅니다.(잠시 멈춘

다) 심호흡을 합니다. 들이쉬고, 내쉬고. 다시 한번 골격계를 느껴봅니다. 하지만 이번엔 숨을 내쉴 때 소리를 냅니다. 준비가 되었으면 시작합니다. 들이쉬고, 내쉬고.

11) 조금 있다 몸을 한쪽으로 굴려 옆으로 누운 자세에서 눈을 감고 잠시 쉽니다. 이제 팔뼈로 몸무게를 지탱하며 앉습니다.

12) 앉은 자세에서 조금 쉬었다가 선 자세로 돌아옵니다. 눈은 계속 감고 있으세요. 선 자세에서 잠시 바디스캔을 다시 하며 몸의 느낌을 확인하세요. 맨 처음 선 자세에서 했던 바디스캔과 지금 하고 있는 바디스캔의 차이점과 공통점을 느낄 수 있나요?

13) 이제 잠시 방 안을 마음대로 이리저리 걸어봅니다. 느낌이 어떤가요?

이렇게 하고 그림을 그리는 과정으로 나아가거나, 일단 원형으로 모여 느꼈던 점을 가볍게 공유해도 된다.

14) 느낌이 어떤가요? 마지막에 바디스캔을 했을 때 어떤 경험을 했나요?(정말 큰 변화를 겪은 학생들도 있을 것이다. 지면과 그라운딩되는 느낌을 크게 받거나, 키가 더 커진 느낌이나, 몸이 엄청 가벼워진 느낌을 받은 학생들도 있다. 교사는 충분한 시간을 들여 여러 명의 학생들에게 다양한 이야기를 듣는다. 그리고 나서 다음 질문을 한다) 뭔가 다른 경험을 한 사람은 없나요?

이제 그림을 그린다.

15) 이제 골격계 그림을 그릴 시간이에요. 최대한 섬세하게 그려보세요. 여러분의 골격계 앞면을 그리면 됩니다. 앞면을 다 그린 후엔 머리와 척추가 포함된 옆면 그림을 그려보세요.(머리와 척추 그림은 종이의 뒷면에 그린 후 다음 탐험에 활용해도 된다. 또는 두 번째 그림은 다른 날 같은 탐험을 반복한 후에 그려도 괜찮다)

그림을 모두 그린 학생들은 파트너와 또는 그룹으로 모여 이야기를 나눈다. 또는 박물관에서 그림을 관람하듯 원형으로 돌아가며 서로의 그림을 보아도 된다.

박물관 관람 탐험

학생들은 모든 그림을 원형으로 배열한다. 이때 그림의 상단은 원의 중심을 향하게 한다. 그런 다음 원 바깥쪽에서 각각의 그림을 관찰하면서 한쪽으로 회전한다. 이렇게 하면 그룹 구성원의 그림 모두를 보며 전체적인 인상을 확보할 수 있다. 모두 마친 후엔 자신의 그림을 들고 토론을 한다.

토론

* 몸 안쪽의 골격계를 그릴 수 있었나요? 어느 부위가 가장 쉽게 인지되던가요? 잘 인지되지 않은 부위는 어디인가요? 왜 그런 결과가 나온 것 같나요? 좀 더 시각화가 쉬운 부위는 어디인가요? 쉽게 시각화할 수 있는 부위가 좀 더 잘 그려지던가요? 시각화하기 어려운 부위는 어딘가요? 쉽게 시각화하기 어려운 부위는 그림도 잘 그려지지 않던가요?

* 자신의 그림을 보세요. 가장 두드러지는 것은 무엇인가요? 뭐가 보이나요? 여러분의 그림에서 무엇을 확인할 수 있나요? 다른 부위보다 더 잘 알고 있는 골격은 어디인가요?

* 그룹 전체의 그림을 보고 무엇을 이해했나요?

* 자신의 신체 구조와 관련이 많은 곳은 그림에서 어느 부위인가요?

이어지는 수업에서 학생들은 자신의 그림을 활용할 수 있다. 골격계 모형이나 해부학 관련 도구를 활용해 현재 배우고 있는 골격 구조의 특별한 부분을 학습하면 된다. 실제 골격 구조와 자신의 그림을 비교해서 관찰해보라.

교사를 위한 조언

* 교사가 골격계 그림을 그려보라고 하면 학생들은 일단 열의가 넘쳐 적극적으로 뭔가 멋진 작품을 남기려 할 수도 있다. 이때 교사는 그림을 그리는 과정을 통해 학생들의 예술적 능력을 평가하는 것이 아니라 골격계에 대한 자신의 느낌을 확보하는 것이라는 사실을 알려주어야 한다. 이전에 골격계 그림을 한 번도 그려보지 못한 학생들이 자신이 이미 알고 있는 것 이상의 지식이 반영된 그림을 그릴 수는 없다. 그럴 필요도 없다. 학생들이 자신의 느낌을 잘 표현할 수 있도록 배경음악을 선정해 들려줘도 된다. 다양한 리듬과 톤을 지닌 악기로 연주되는 음악도 괜찮고, 학생들이 원하는 음악을 스스로 선택하게 해도 된다.

* 먼저 그림을 다 그린 학생들에겐 골격 그림 각 부위에 뼈 이름을 쓰게 한다.(이때 "웃긴 뼈"와 같은 재밌는 단어나, "골반뼈" 같은 실제 해부학적 용어를 써도 된다) 일단 2명 정도의 학생이 그림을 다 그리면 서로 파트너로 마주 앉아 그림과 통찰을 나눌 수 있게 한다. 이렇게 하면 탐험을 하는 시간 내내 학생들의 집중력을 유지시킬 수 있다. 모든 학생들이 그림을 그리고 파트너가 되어 통찰을 나눈 후엔 박물관 관람 방식으로 넘어간다.

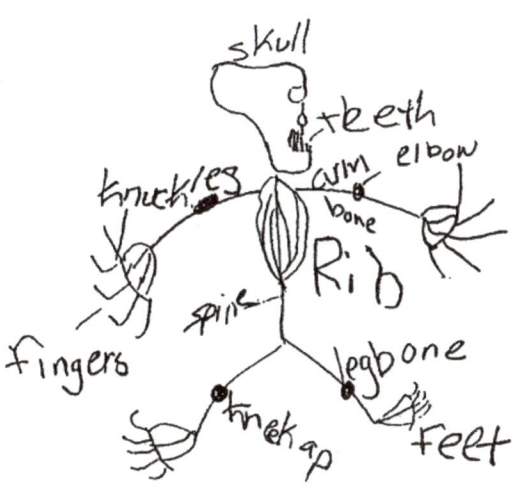

뼈의 속성

뼈는 살아있는 조직이다. 이 개념이 학생들에게 낯설게 느껴질 수 있다. 왜냐면 대부분의 학생들은 보통 뼈를 딱딱하고 건조하며 변하지 않는 사물로 알고 있기 때문이다. 인체의 구조적인 측면(키나 겉모양)이 일반적으로 유전에 의해 많은 영향을 받지만, 일단 성장이 멈춘 골격계는 변하지 않고 그대로 남는다고 믿는 사람들이 많다. 골격계는 다른 모든 인체 시스템 중에서 가장 딱딱한 것이 사실이다. 하지만 다른 인체 조직들처럼 뼈 또한 계속해서 변한다. 이번 탐험을 통해 학생들은 다른 인체 시스템과 마찬가지로 골격계도 시간에 따라 진화하고 변형된다는 사실을 알게 될 것이다.

박물관이나 교실에서 보는 골격계 모형은 사실 실제 뼈 무게의 65% 정도를 차지하는 무기염 덩어리일 뿐이다. 이러한 모형은 오래 전에 죽은 사람에게서 가져온 뼈로 만든 것이다. 하지만 살아 있는 뼈는 수분이 가득하고 혈관과 신경이 지나간다. 뼈는 혈액 세포를 만들고, 인체를 지지하며, 정렬을 맞추는 역할을 한다. 또 몸무게를 지면으로 전달하는 기능도 담당한다. 흉곽과 골반은 내부의 장기를 보호하고 두개골은 뇌를 보호하며 인체의 프레임워크 역할을 한다. 걸을 때 충격을 흡수하고 근육, 건, 인대가 부착되어 움직임을 촉진하는 일도 골격계가 담당한다.

골조직의 바깥층은 딱딱하고 내부 코어 부위는 부드러운데, 중력과의 관계에 따라 조직의 양이 증가하거나 감소되기도 한다. 그렇기 때문에 근육과 건에 의해 가해지는 힘에 따라 뼈의 모양이 영향을 받는다. 또한 우리가 먹는 음식, 혈류 중으로 방출되거나 저장되는 칼슘의 양에 따라 골밀도가 달라진다. 따라서 습관화된 움직임 패턴, 특수한 신체 활동, 음식, 그리고 감정적 반응 형태가 모두 인체의 구조적 측면에 영향을 미친다고 볼 수 있다. 학생들이 이러한 정보를 접하게 되면 삶이 달라진다. 자신이 살아가는 방식과 선택 결과에 따라 골격계뿐만 아니라 몸 전체가 영향을 받는다는 사실을 깨닫기 때문이다.

뼈에 대한 공부를 시작할 때, 학생들은 일단 자신의 팔에 있는 연부조직을 뼈와 구분하는 접촉 기법을 배울 필요가 있다. 이렇게 팔에서 "뼈 접촉" 기법을 적용해본 학생은 인체 다른 부위에 있는 뼈를 추적하는 데에도 이 기법을 활용할 수 있다. 이렇게 "뼈 알아차리기"를 경험한 학생들은 자신이 접촉한 부위가 훨씬 연결되고 "살아 있는" 느낌을 받곤 한다. 또한 특수한 움직임 탐험과 토론을 통해 해부학에서 배운 뼈 기능 이상의 것을 발견하게 될 것이다. 무언가의 이름을 알면, 그것에 대한 친밀감이 커진다. 마찬가지로 교사는 학생들에게 수업 2주차에 아직 그 이름을 잘 모르는 뼈를 접촉해보고 느낌을 말해보라고 하라. 그런 다음 해당 뼈에 대한 친밀감을 높일 수 있도록 이름을 짓게 한다. 학생들이 뼈의 이름을 배우고 접촉 기법을 통해 체화가 깊어지면 안정감과 그라운딩된 느낌이 커진다. 학생들이 복잡한 삶을 살아가다 이때의 체화 기억을 떠올리면, 삶이 좀 더 편안하고 단순해진 느낌을 받을 것이다.

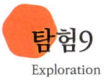
탐험9
Exploration

뼈 접촉

Bone Touch

시간 *10 ~ 15분*

목적 *접촉 기법을 통해 뼈를 명확히 구분하기. 뼈 접촉 기법 연습. 몸과 움직임을 인지하는 과정에서 뼈 접촉의 효과 경험하기.*

활동 *이 탐험은 앉거나 선 자세에서 시행할 수 있다.*

1) 잠시 팔을 원하는 방향으로 이리저리 움직여보세요. 어떤 느낌이 드나요. 눈을 감고 그 움직임에 집중한 후 느껴보세요. 다 되었으면 이제 팔을 몸 옆으로 가져옵니다.

2) 양손바닥을 붙이고 눈을 감습니다. 손바닥 사이를 느껴봅니다.

3) 양손바닥의 피부에 의식을 가져가세요. 서로 닿는 손바닥 피부의 느낌은 어떤가요?

4) 이제 양손바닥 피부 아래층에 있는 뼈에 의식을 가져갑니다. 맞닿은 손 아래에 있는 뼈를 느껴보세요.

5) 이제 손가락을 굽혀 손끝을 붙이며 손바닥은 살짝 떨어뜨립니다. 한손의 손가락뼈가 다른 손의 손가락뼈와 만나는 느낌을 확인해보세요.(사진 9-4a)

6) 한쪽 손의 손가락으로 반대쪽 팔을 만집니다. 팔 안쪽으로 가볍고 부드럽게 누르면서 그 팔 안쪽의 뼈를 느껴봅니다. 어느 부위의 뼈가 가장 딱딱하게 느껴지나요? 손목이나 팔의 측면도 눌러보세요.(사진 9-4b)

7) 손바닥을 위쪽으로 향하게 돌린 후, 반대쪽 손가락을 이용해 뼈 사이의 조직을 가볍게 눌러봅니다. 연부조직의 부드러움과 뼈조직의 딱딱함 사이의 차이를 구분할 수 있나요?(사진 9-4c)

8) 이제 팔 전체의 뼈를 추적하듯이 접촉 기법을 적용합니다.

9) 이제 접촉 기법을 적용한 팔을 원하는 대로 자유롭게 움직여봅니다. 그런 다음 접촉 기법을 적용하지 않은 팔을 움직여보고 공통점과 차이점을 구분해보세요. 눈을 뜨고 해도 되지만, 눈을 감고 해도 괜찮습니다. 어떤 느낌을 받았나요?

교사는 학생들이 자신의 경험을 그룹으로 모여 나눌 수 있게 한다. 그런 다음 다른 팔에서도 접촉 후에 움직이는 탐험을 반복한다.

10) 마음을 고요하게 하세요. 눈을 감고 양손바닥을 다시 붙이세요. 손바닥 피부가 서로 만나는 것을 느껴봅니다. 모두 끝났으면 눈을 뜹니다.

토론

* 이번 탐험으로 어떤 경험을 했나요? 뼈를 느낄 수 있었나요? 그 느낌은 어땠나요?

* 다른 형태의 접촉과 지금 한 접촉 기법의 차이는 무엇인가요?

* 뼈를 접촉한 후에 팔을 움직였을 때의 느낌은 어땠나요? 접촉 기법을 적용하지 않고 팔을 움직였을 때와의 공통점과 차이점은 무엇인가요? 어떤 경험을 했나요?

* 양쪽 팔에 접촉 기법을 모두 적용한 후 두 팔 모두를 움직이면 어떤 느낌이 드나요? 이전에 양팔을 움직였을 때와의 차이점과 공통점은 무엇인가요?

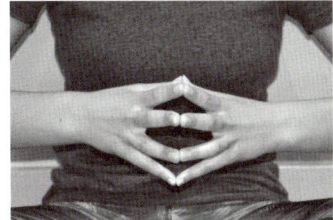 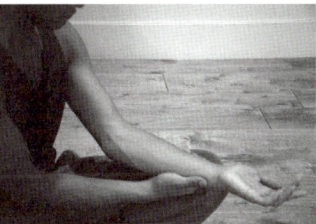 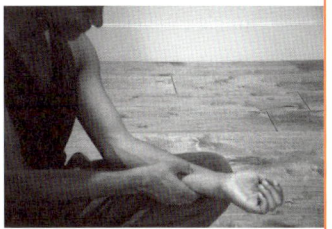

사진 9-4a, b, c. 뼈 접촉 탐험을 하는 학생들. 먼저 손가락을 통해 "뼈로 뼈"에 가해지는 접촉을 느껴본다(a), 그런 다음 자신의 전완에 있는 뼈의 딱딱함과 연부조직의 부드러움 사이의 차이점을 느껴본다(b), 그리고 뼈 사이에서 좀 더 부드러운 조직을 확인한다.(c)

응용

더 많은 토론과 깊은 탐험

뼈 접촉 탐험을 더 잘 할 수 있도록 교사들은 학생들이 이미 익숙하게 잘 알고 있는 특수한 형태의 접촉 기법을 소개하고 함께 토론할 수도 있다. 예를 들면 다음과 같다.

* 우리가 배운 것은 "뼈 접촉"이라는 기법이에요. 자신의 뼈를 이용해 자신의 뼈를 접촉하는 기법이죠. 하지만 이것 외에도 다양한 형태의 접촉 기법이 있어요. 예를 들면, 한 손으로 다른쪽 팔 근육을 부드럽게 주무르는 방법도 있죠.(이렇게 말하면서 시연을 한다) 이게 무슨 형태의 접촉 기법같나요?(근육을 주무르는 것은 마사지와 관련이 있다. 학생들도 마사지라는 말을 할 것이다) 그래요. 마사지를 할 때, 손으로 더 많은 근육을 잡기 위해 사용하는 접촉 기법이죠. 이를 "근육 접촉" 기법이라고 할 수도 있어요.

세 종류의 접촉 기법을 복습한다. "뼈로 뼈", "근육으로 근육", "뼈로 근육"을 접촉하는 기법을 알려주고, 다른 탐험을 할 때 이 세 기법의 차이점을 설명해준다.

교사를 위한 조언

뼈 접촉 탐험은 다른 형태의 자기접촉 기법이나 접촉 기반의 파트너 운동 커리큘럼을 진행하기 이전 단계에서 매우 중요한 위치를 차지한다. 이 탐험을 통해 학생들은 접촉 기법을 적용하는 요령과 이를 진행하기 위한 일반적인 용어까지 습득할 수 있다. 예를 들어, 다음 탐험에서 "뼈 추적" 기법을 배우는데, 이때 학생들은 발에 있는 뼈를 찾는 과정에서 "근육 접촉" 기법(발을 마사지하는 기법이다)을 시작으로 좀 더 많은 압력을 가하여 자신의 뼈를 추적하는 법을 배우게 된다. 이렇게 "근육 접촉" 기법 다음에 "뼈 접촉" 기법을 복습하게 된다. 다시 말해, 근육을 마사지하는 것보다 뼈를 접촉하며 추적하는 탐험을 하는 것이다. 뼈, 근육, 근막과 같은 다른 조직들을 접촉하는 방법에 대해서는 12장에서 좀 더 깊게 배우게 된다.

Bone 뼈

연부조직(골막/뼈사이막)
Soft tissue
(interosseus membrane)

전완 회외(앞팔 뒤침) 자세
Forearm in supination

사진 9-5. 전완(앞팔)이 회외(뒤침)되어 있고 요골(노뼈)과 척골(자뼈)가 보이는 사진. 전완이 회내(엎침)되면 요골(노뼈)과 척골(자뼈)는 서로 교차되는데, 이 자세에서는 뼈의 위치를 명확히 구분하기가 어렵다. 연부조직과 뼈를 접촉했을 때 느낌을 비교해보라.

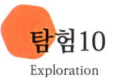
뼈 추적하기
Bone Tracing

시간	*20 ~ 30분; 응용 탐험을 더하면 40 ~ 60분*
목적	골격계를 명확히 인지하고 체험하기. 접촉을 통해 물리적인 뼈를 인지하기. 뼈의 모양에 대해 배우기. 몸의 건강과 웰빙이 뼈 건강과 맺는 관계 이해하기. 창조적으로 뼈의 이름 학습하기.
활동	이 활동은 먼저 선 자세에서 시작한 후 그룹으로 둥글게 앉아서 이어나간다.

1) 주변을 걸어봅니다. 이제 선 자세에서 눈을 감습니다. 어떤 느낌이 드나요. 시간을 두고 바디스캔을 해봅니다.

그런 다음 원형으로 모여 앉는다.

교사들은 학생들에게 앞에서 배운 "뼈 접촉" 기법을 활용하게 한다.

"뼈 추적하기"는 발뼈에서 시작해 몸의 주된 뼈들도 나아간다. 각 부위별 뼈의 이름은 다음과 같다.

발(발목뼈, 발허리뼈, 발가락뼈), 하지(경골, 비골), 허벅지(대퇴골), 골반(위쪽의 장골, 아래쪽엔 좌골, 앞쪽엔 치골), 몸통 중앙(척추), 머리(두개골, 얼굴뼈), 흉곽(늑골, 흉골), 견갑대(쇄골, 견갑골), 위팔(상완골), 아래팔(요골, 척골), 손(손목뼈, 손허리뼈, 손가락뼈). 골격 모형도를 참조해서 교사가 말하는 뼈의 이름을 따라서 반복하게 한다.(사진 9-7을 참조하라) 스스로 하는 접촉 기법으로는 자신의 몸에 있는 모든 뼈를 만질 수 없다. 척추 뼈 모두를 다 만지거나 견갑골을 접촉하긴 어렵기 때문이다. 학생들은 일단 쉽게 접근할 수 있는 뼈부터 접촉 기법을 적용하면 된다.

뼈 접촉 탐험을 할 때 학생들은 자기 골격 구조의 느낌에 집중하여야 한다. 인체 각 부위에 있는 뼈들의 세부적인 정보는 다른 커리큘럼에서 다루면 되기 때문이다. 교사는 학생들이 탐험을 진행하는 동안 뼈의 이름을 말해보라고 할 수 있지만, 일단 이 탐험에서는 뼈의 느낌에 집중해야 하기 때문에 좀 더 세부적인 이름은 다른 수업에서 다루면 좋다. 특수한 뼈 이름 대신 여기서는 "발"이나 "아래쪽 다리" 같이 좀 더 쉬운 용어를 활용하라.

각 부위의 "뼈 추적하기" 탐험을 진행할 때, 앞에서 배운 "뼈 접촉" 기법을 적용한다. 기법을 적용할 때 지나치게 압력을 많이 가하지 않도록 주의한다.

2) 이제 선 자세에서 몸무게를 지지하는 몸의 모든 뼈를 느껴보세요. 눈은 감으세요. 무엇이 느껴지나요?

3) 눈을 뜨고 방 안을 이리저리 걸어보세요. 느낌은 어떤가요? 무엇이 달라졌나요?

| 토론 | * 느낌이 어땠나요?(팔, 다리, 등등) 기대했던 것과 같은 느낌을 받았나요? 뼈 추적 기법을 모두 마친 후에 일어서면 어떤 느낌이 들던가요? 특별히 잘 느껴지는 부위는 어디였나요? 새롭게 발견한 느낌은 무엇인가요?

* 탐험이 끝나고 방 안을 걸어보면 어떤 느낌이 들던가요? 무엇을 발견했나요?

* 뼈에 대해 여러분이 알고 있는 점은 무엇인가요? 뼈는 무엇으로 구성되어 있나요? 우리 몸에서 뼈가 하는 기능은 무엇인가요?

학생들은 탐험이 끝난 후 그룹으로 모여 그림을 그리면서 뼈의 구조와 기능에 대해 토론한다. 이때 전체 그룹이 볼 수 있도록 그림에 자신의 설명을 적는다. 그러면 교사는 학생들이 궁금해하는 것과 연관된 정보를 첨가한다.

뼈는 조혈 세포를 생산하고, 인체를 정렬하고 지지하며, 몸무게를 전달한다. 또 장부를 보호하고, 움직일 때 생기는 충격을 흡수할 뿐만 아니라 근육, 건, 인대가 부착되어 움직임을 촉진시키는 역할도 담당한다.

뼈의 구조와 기능뿐만 아니라 몸의 건강에서 뼈가 담당하는 역할에 대해서도 토론한다.

응용	뼈의 다양한 해부학적, 생리학적 기능에 대해 학습한 다음, 학생들은 즉흥적인 움직임 탐험을 시작한다. 예를 들면, 몸의 다양한 부위로 물체를 들어보거나 파트너와 무게가 나가는 물체를 교환해보면서 골격계의 지지력을 다각도로 탐험한다. 또 몸의 자세를 바꿔가면서 균형을 잡고 이때 뼈가 몸무게를 지탱하는 방식을 탐험해본다.

8장에서 배웠던 태양경배 시퀀스나 다른 형태의 움직임 시퀀스를 학생들에게 알려주어, 각각의 시퀀스를 진행할 때 골격계가 인체를 어떻게 지탱하는지에 초점을 맞추어 동작을 할 수 있게 유도할 수도 있다. 이렇게 하면 공간 안에서의 움직임이 좀 더 명료해질 뿐만 아니라 근육에 존재하는 불필요한 긴장이 이완되어 움직임

이 좀 더 편해진다.

교사를 위한 조언

이어지는 수업에서 뼈 이름을 복습한다면, 일단 교사는 학생들을 3~4명 정도 그룹으로 나누고 골격계 모형이나 해부도를 준다. 그런 다음 한 명씩 돌아가며 뼈 이름을 말하게 한다. 이때 다른 학생들이 모르는 부분을 알려주게 한다.(사진 9-6) 골격계 모형 대신 자신의 신체 부위를 가리키며 뼈 이름을 말해도 된다. 이때 뼈 모형은 시각적으로 좀 더 명확한 기준을 제시하는 자료로 활용한다. 어떻게 하든 이러한 학습이 즐겁게 느껴질 수 있도록 진행하고, 3~4바퀴 정도 돌아가며 뼈 이름 말하기를 진행하면 중요한 뼈 대부분을 반복해 다룰 수 있다.

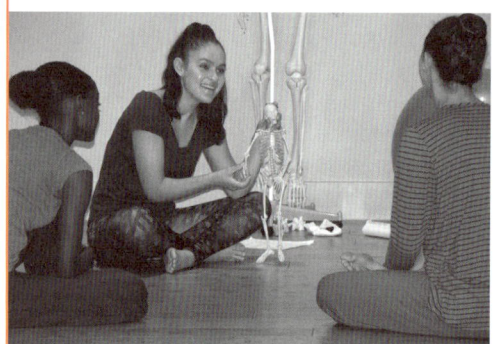 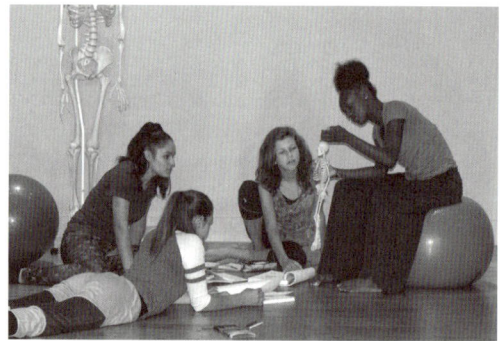

사진 9-6a, b. 차례대로 돌아가며 뼈 이름 말하기 게임을 진행하면 재밌게 반복 학습을 할 수 있다. 학생들은 편하게 앉거나 누워도 되고 자세를 바꿔가며 게임에 참여해도 된다.

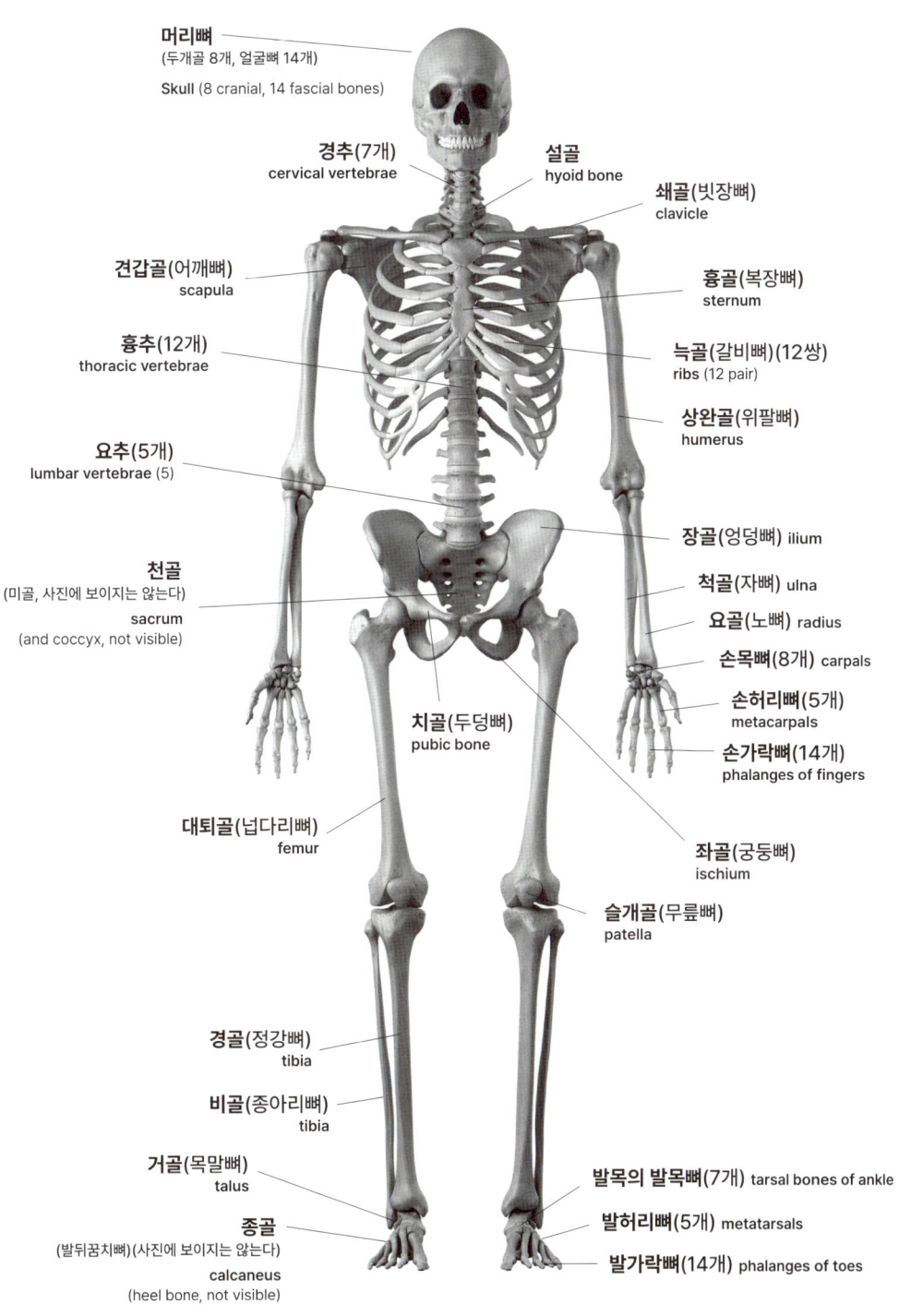

사진 9-7. 골격계, 앞에서 바라본 모습

뼈 추적과 움직임

접촉 기법으로 뼈를 명확하게 파악하기 위해서는 뼈 모양에 대한 고유수용감각 인지를 높여야 하고, 또 각각의 뼈를 좀 더 구분해서 이해해야 한다. 이렇게 구분하는 능력이 높아질수록 움직임의 연결성이 좋아진다. 뼈에 접촉 기법을 적용하여 몸의 움직임을 높이는 일은 인체 어느 부위에서도 가능하다. 일단 여러분의 발 한 부위에서 극적인 변화를 경험해보도록 하자.

- 뼈 추적: 발

발에 있는 아치는 인체에 안정성을 제공하면서 동시에 움직일 때도 중요한 역할을 한다. 대부분의 사람들이 깨어 있는 동안 발을 양말과 신발 안에 넣고 살아가기 때문에 그 이미지나 감각 또한 뭔가 일종의 "딱딱한 블록 solid block" 정도로 간주한다. 하지만 발 한쪽에만 26개의 뼈가 있으며 33개의 관절이 존재한다. 그리고 이 관절들 중 20개는 100개 이상의 근육, 인대, 건에 의해 이어져 있고, 덕분에 활발하게 움직인다. 접촉 기법이나 추적 기법을 통해 학생들은 발뼈의 딱딱함과 뼈 사이 공간의 부드러움을 체험할 수 있다. 이를 통해 발에 다양한 관절이 존재한다는 사실을 알게 될 것이다.(사진 9-8 a~e) 또한 발의 구조에 대해서도 좀 더 명확한 이미지를 얻게 될 뿐만 아니라 발을 사용하는 방식에서도 큰 변화를 겪게 될 것이다.

보통 학생들은 발끝에서 뻗어나온 발가락만이 가시적으로 구분되는 살덩어리이고 나머지 부분은 하나의 딱딱한 블록 정도로 여긴다. 하지만 피부 밑에 감추어져 잘 보이진 않지만 발가락뼈 사이와 발허리뼈 사이에도 공간이 있다는 사실을 알게 되면 종종 놀라곤 한다. 뼈 추적 탐험 응용편에서 학생들은 발과 손에 있는 뼈를 서로 비교하게 될 것이다.(사진 9-9 a~d) 이를 통해 발에 대해 좀 더 생생하게 이해하고 움직임까지 개선시킬 수 있을 것이다.

발에서 하는 뼈 추적은 인체의 특수한 부위에서 할 수 있는 접촉 기법의 일례에 불과하다. 이를 통해 해당 부위에 대한 인지를 높이고, 연결성을 살리며, 움직임을 개선시킬 수 있다. 발에서 접촉 기법을 적용한 학생들은 종종 그라운딩 능력이 높아지고 몸의 탄성이 좋아져 좀 더 견고한 지면을 느끼며 나아가는 경험을 하게 된다. 이러한 그라운딩 느낌을 맛본 학생들 중에는 아침에 일어나서, 스포츠 게임을 하기 전, 또는 길고도 힘든 하루를 보내고 맞이한 밤에, 스스로 발뼈 추적 탐험을 즐겁게 하기도 한다. 이 뼈 추적 기법은 학생들이 자신의 삶에 통합해 활용할 수 있는 중요한 자기치유 도구가 될 수 있다.

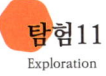
탐험11
Exploration

뼈 추적 - 발

Bone Tracing
-The Feet

시간   　20~30분

목적   　발의 뼈 구조를 명확히 하고 체험하기. 접촉 기법을 통해 발에 있는 작은 뼈들 인지하기. 발의 고유수용감각 인지를 높이고 움직임을 개선하기. 발에 있는 뼈 이름 익히기.

활동   　학생들은 이 탐험을 하기 전에 양말을 모두 벗는다.

1) 똑바로 서서 발바닥에 가해지는 몸무게를 느껴보세요. 지금 땅 위에 선 느낌을 확인합니다.

2) 이제 앉으세요. 오늘은 "뼈 접촉" 기법을 통해 발뼈를 추적하는 탐험을 할 거예요.(이 지점에서 교사는 학생들에게 발의 골격 모형이나 그림을 보여준다. 발에 있는 뼈들의 모양, 이름, 위치에 대해 복습하라)

교사가 지도하면 학생들은 발뼈 추적 탐험을 시작한다. 발뼈 중에서 가장 크고 만지기 쉬운 목말뼈와 발꿈치뼈에서부터 시작하여 발목뼈, 발허리뼈, 발가락뼈 순으로 진행한다. 골격 모형이나 그림을 참조하라. 학생들은 자기 발 구조를 느끼는 것에 집중한

다.(사진 9-8)

3) 발뼈 추적 탐험을 모두 마쳤으면 그 발을 움직여보세요. 느낌이 어떤가요?

4) 다시 일어나서 느낌을 확인하세요. 눈을 감고 느껴지는 것을 있는 그대로 확인하세요. 처음 선 자세에서 느꼈던 것과 공통점, 차이점은 무엇인가요? 어떻게 다른가요? 무엇이 느껴지나요? 양쪽 발 사이에 어떤 느낌 차이가 있나요? 탐험을 한 발의 한쪽 측면과 다른쪽 측면 간에는 어떤 차이가 있나요?

얼마 동안 학생들은 파트너와 또는 그룹을 지어 자신의 체험과 인상에 대해 대화를 나눈다. 그런 다음 앉아서 반대쪽 발에 대한 추적 탐험을 반복한다.

5) 모두 마친 후엔 그 발과 발가락을 움직여보세요. 어떤 느낌이 드나요?

6) 다시 일어나서 느낌을 확인하세요. 눈을 감고 느껴지는 것을 있는 그대로 확인하세요. 이전에 선 자세에서 느꼈던 것과 공통점, 차이점은 무엇인가요? 어떻게 다른가요? 무엇이 느껴지나요?

7) 이제 눈을 뜨고 방 안을 이리저리 걸어보세요. 느낌이 어떤가요? 무엇이 느껴지나요?

응용
(사진9-9)

이 응용 탐험은 앞에서 했던 것 이전 또는 이후에 해도 상관없다. 이 탐험을 통해 학생들은 자신의 발뼈를 시각화할 때 도움을 받을 수 있다. 특히 길다란 발허리뼈를 인지하는 데에도 유용하며, 좀 더 관절 가동성을 높이는 효과도 얻을 수 있다. 이 탐험을 할 때 발뼈 골격 모형도나 그림을 참조하라.

학생들은 앉은 자세에서 자신의 왼발을 앞쪽 바닥으로 가져간다.

그런 다음 왼손을 왼발 내측 아치 옆쪽 가까이에 놓는다. 이제 오른손으로 왼손을 십자 형태로 포개서 너클이 보이게 한다.(이는 피부가 발허리뼈를 덮고 있는 모습을 모방한 것이다. 이때 발가락뼈에 해당하는 손가락 끝부분은 서로 분리된 채로 노출시킨다)

1) 왼발을 앞쪽에 놓고 왼손을 왼발 안쪽 바닥에 놓습니다.(사진 9-9a를 확인하라) 그런 다음 오른손으로 왼손을 위에서 십자 형태로 포갭니다.(사진 9-9b)

자세가 갖추어지면 교사는 학생들에게 양손 손가락 전체를 꿈틀거리라고 말한다. 실제로는 모든 손가락이 다 꿈틀거리지만 위를 덮고 있는 손가락이 주로 보인다.(이 모습은 발허리뼈와 발가락뼈가 반응하여 발끝이 움직이는 것과 비슷하다)

2) 이제 손가락을 모두 꿈틀거려보세요. 발가락도 마찬가지로 꿈틀꿈틀 움직여봅니다. 아래쪽에 있는 손가락 전체가 움직일 때 위쪽에서 덮고 있는 손의 손가락이 움직이는 모습을 봅니다.(사진 9-9c) 어떤가요?

이제 왼손을 왼발 위에 올려놓고 앞과 마찬가지 방식으로 발가락을 꿈틀거립니다. 그런 다음 왼손을 위로 들어올리고, 왼발가락과 왼손가락을 꿈틀거린다. 이렇게 하면 발뼈의 움직임이 발가락까지 어떻게 퍼져나가는지 느낌을 통해 그려볼 수 있다.

3) 이제 왼손으로 왼발을 덮는다. 그런 다음 다시 왼발가락을 꿈틀거립니다. 왼발가락 윗부분의 움직임을 확인할 수 있나요? 이제 왼손을 발에서 떼고, 왼손가락과 왼발가락을 꿈틀거립니다. 손가락 전체의 움직임이 어떻게 일어나나요?

4) 우리가 발가락을 꿈틀거릴 때에도 이와 같은 일들이 일어납니다. 발뼈 전체의 움직임을 볼 수는 없죠.(이렇게 말한 다음, 교사는 골격 모형이나 그림을 보여준다) 여러분의 발허리뼈 위쪽에서 피부가 덮고 있어서 발가락

끝까지 움직임이 전달되는 모습을 확인하긴 어렵습니다. 하지만 발가락도 손가락과 같은 방식으로 움직인답니다.(사진 9-9d)

5) 우리는 하루 종일 발을 양말이나 신발 안에 넣고 생활하죠. 그렇기 때문에 발뼈가 얼마나 많이 움직이는지 자각하기 어렵습니다. 상상해보세요. 손에 장갑을 끼고 하루 종일 생활한다면 손의 움직임을 잘 이해할 수 있을까요? 그리고 손으로 느끼는 감각을 잘 파악할 수 있을까요?

6) 이러한 발뼈 추적 탐험을 통해 여러분은 발의 움직임과 감각을 되찾을 수 있어요. 사실 그러한 감각과 움직임은 태어날 때부터 누구나 타고나죠.

반대쪽 발에서도 같은 탐험을 반복한다.

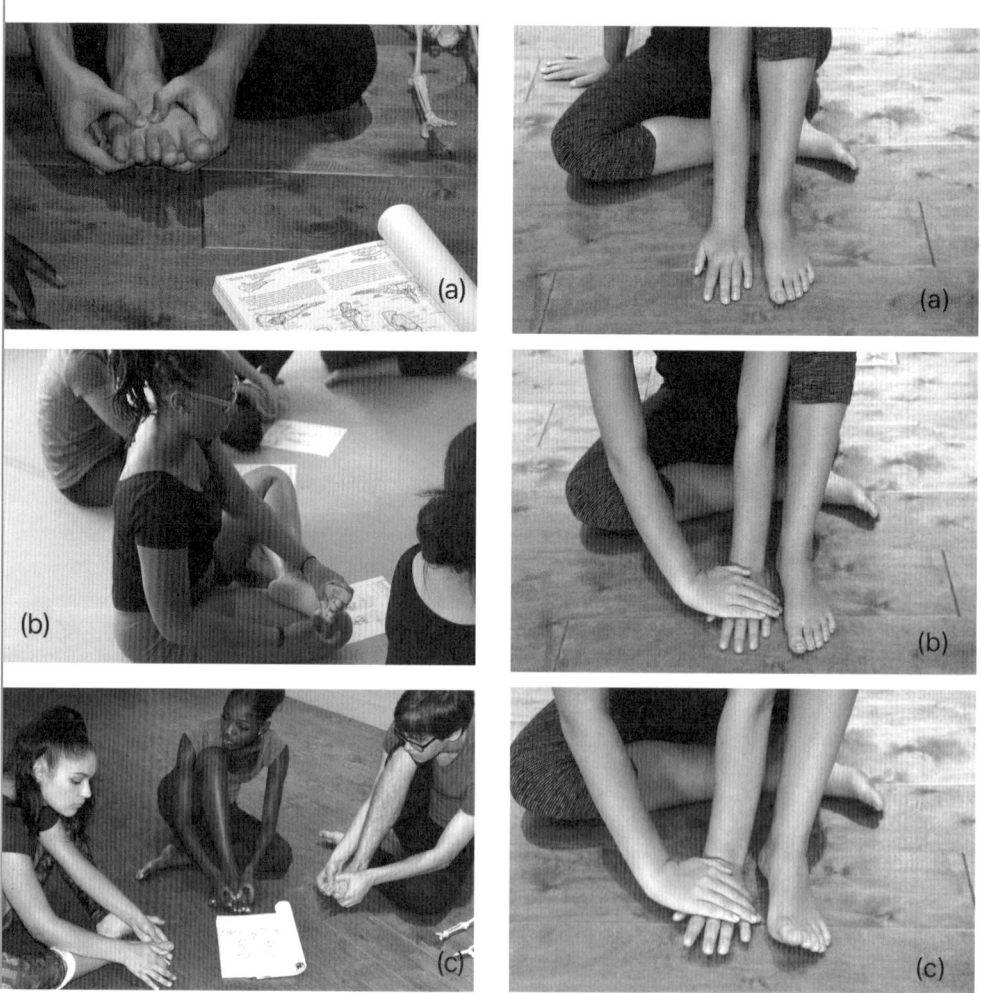

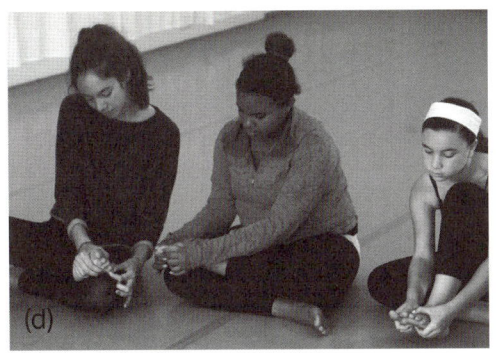

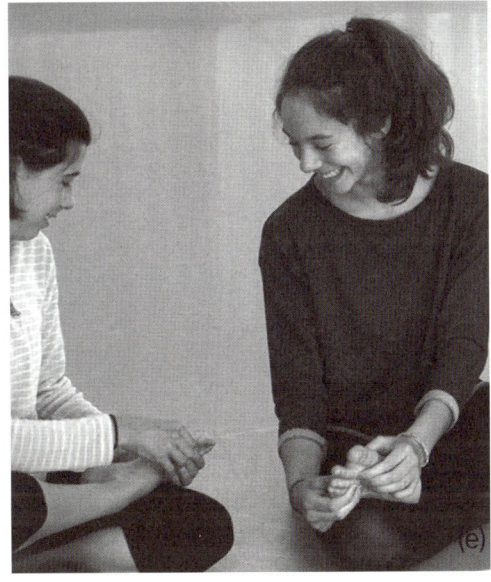

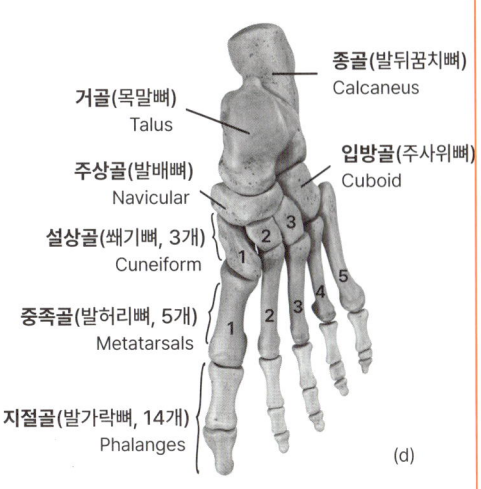

사진 9-8a, b, c, d, e. 학생들이 뼈 접촉 탐험을 하며 자신의 발뼈 위치를 확인하고 이름을 학습하고 있다. 이때 발뼈 모형이나 해부학 색칠 교본 등을 참조한다. 혼자서 해도 되고 여럿이 모여서 해도 된다.

사진 9-9a, b, c, d. 응용 탐험: 학생들이 자신의 손뼈와 발뼈 구조를 비교해보면서 발뼈에 대해 좀 더 실질적인 정보를 얻고 있다.(a ~ c) 이때 눈에 잘 보이진 않지만 발허리뼈 사이 공간에 대한 탐험도 포함시켜야 한다.

토론

* 발뼈 추적 탐험을 해본 느낌은 어땠나요? 어떤 것을 느끼고 체험했나요? 발에 있는 모든 뼈를 추적 탐험한 후 일어서면 어떤 느낌이 들던가요? 여러분에게 새롭게 다가왔던 것은 무엇이었나요? 언제 이 탐험을 다시 해보고 싶나요?

* (응용 탐험) 탐험이 끝난 후, 지금 현재 발의 움직임이 어떻게 다른가요? 발뼈 추적 탐험을 하면서 발허리뼈, 쐐기뼈, 주사위뼈의 위치를 느낄 수 있나요?

교사를 위한 조언

* 발뼈 추적 탐험을 할 때 주저하는 이들도 있다. 발이 지나치게 민감하거나 간지럼을 잘 타는 학생들이 종종 있기 때문이다. 이런 학생들은 일단 먼저 양말을 신은 채로 탐험을 시작하게 한다. 시작은 양말을 신은 채로 하고 싶지만 다른 날엔 맨발로 탐험을 하려는 마음이 들 수도 있기 때문이다. 학생들이 자신의 발을 만지는 것에 대해 각자 다른 반응을 보일 수 있기 때문에 교사는 열린 대화를 통해 깊은 탐험을 할 수 있는 계기를 마련해야 한다. 개별적으로 만나서 사적인 대화를 하거나 그룹으로 모여 공개적인 토론을 해보는 것은 상황에 맞게 선택하여야 한다.

* **연관된 탐험** : 부드럽거나 딱딱한 브러쉬로 발을 가볍게 건드리거나 손으로 발의 피부를 쓸어주거나 또는 가볍게 두드리는 방식으로 고유수용감각을 피드백하는 법을 알려줄 수도 있다.(고유수용감각에 대한 내용은 10장을 참조하라)

* 학생들에게 "내 발"이라는 제목으로 자유롭게 글을 써보게 할 수도 있다. 수업 중에 이런 작문 시간을 첨가하는 것도 탐험의 효과를 높인다.

숙제

* 잠들기 전에 자신의 발뼈 추적 탐험을 해보는 숙제를 내준다. 다음 날 아침에 해도 괜찮다. 이때의 경험을 글로 써서 오게 한다.

- 뼈 추적: 견갑대

뼈 추적 기법은 발뿐만 아니라 견갑대의 움직임을 좋게 할 때도 쓸 수 있다. 견갑대는 보통 단일한 뼈 정도로 잘못 알고 있는 사람이 많지만, 이 구조물은 두드러진 여러 개의 뼈가 연결된 복합체이다. 견갑대는 두 개의 쇄골(빗장뼈), 두 개의 견갑골(어깨뼈)로 이루어져 있으며 골반대와 함께 부속골격 appendicular skeleton 의 일부로 간주된다. 반면 두개골(머리뼈), 척추, 흉곽(가슴우리)은 중축골격 axial skeleton 에 속한다. 견갑대는 사실 중축골격과 단 두 지점 즉, 앞쪽에서 흉골(복장뼈)와 쇄골(빗장뼈)이 만나는 흉쇄관절(복장빗장관절) 좌우에서 만난다. 이 흉쇄관절은 액체가 가득 찬 윤활관절로 견갑대가 흉곽과 독립적으로 움직일 수 있게 해준다.

등 뒤쪽에 있는 두 개의 견갑골(역주; 이하 견갑골로 통일)은 중축골격과 관절 연결을 하지 않기 때문에 흉곽 뒤에서 다양한 방향으로의 움직임을 가능케 한다. 각각의 견갑골은 견쇄관절(봉우리빗장관절) 한 곳에서만 연결되어 있다. 이렇게 우리는 자유로운 움직임이 가능한 견갑대 구조를 지니고 있지만, 어깨와 등 위쪽에 긴장이 많으면 움직임이 제한되기도 한다. 접촉과 움직임 기법을 통해 견갑대와 견갑골 탐험을 하고 나면 상체와 팔의 가동성과 편안함이 증가한다. 견갑골이 움직이면 보통 쇄골도 이에 반응하여 약간 회전하면서 위로 들리거나 아래로 눌리곤 한다. 견갈곱의 관절가동범위를 최대로 확보할 수 있다면 해당 부위로의 혈액 흐름을 증가시켜 어깨 긴장을 완화시키는데 큰 도움을 받을 수 있다.

여기서는 쇄골와 견갑골에 대한 접촉 탐험 두 가지를 소개한다. 이를 통해 어깨의 가동범위를 넓히고 움직임을 부드럽게 만들 수 있을 것이다. 먼저 소개하는 탐험은 자기접촉 self-touch 기법에 관한 것이고, 다음으로 소개하는 탐험은 파트너와 함께 진행한다. 교사는 6장에서 소개했던 뼈 접촉 기법의 기본적이 사항을 먼저 소개한 후 더 깊은 탐험과 그룹 토론을 진행하라. 파트너와 함께 접촉 기법을 진행하는 것을 선호하지 않는다면, 첫 번째 소개하는 자기접촉 탐험을 활용하면 된다. 두 번째 소개하는 뼈 추적 탐험은 견갑골에 대해 진행하는데, 이 뼈는 자기접촉 방식으로 접근하기가 매우 어렵다.

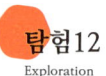

탐험 12 뼈 추적 – 견갑대
Bone Tracing -The Shoulder Girdle

시간 20 ~ 25분

목적 움직임과 자기접촉을 통해 견갑대의 뼈들을 명확히 이해한다. 견갑대의 뼈 모양을 좀 더 명확하게 구분하여 감지하는 능력을 높여 관절가동범위를 최대화하며, 견갑대의 해부학을 좀 더 명료하게 시각화한다.

활동 골격 모델이나 해부학 그림을 활용해 견갑대를 구성하는 뼈 이름과 모양을 복습하라. 해당 부위에 있는 관절의 이름과 형태에 대해서도 토론을 하며 복습한다.

골격 모델의 뼈를 보고 추적해가면서 자신의 몸에 있는 뼈의 이름과 모양을 다시 복습한다. 교사는 학생이 "뼈 접촉" 기법을 활용할 수 있도록 돕는다.

1) (견갑대에 있는 뼈 추적 탐험을 모두 마친 후 다음과 같은 질문을 한다). 이제 천천히 어깨를 움직이세요. 어떤 느낌이 드나요? 쇄골의 움직임은 어떤가요? 견갑골의 움직임은 어떤가요?

2) 눈을 감고 먼저 해본 다음 눈을 뜨고 해보세요. 이제 어떤가요?

토론 * 어떤 경험을 했나요? 탐험 전과 후의 견갑대 움직임에 어떤 변화가 있었나요? 무엇을 발견했나요? 움직이는 느낌은 어땠나요? 움직임에 변화가 있었나요? 어떤 변화가 있었나요?

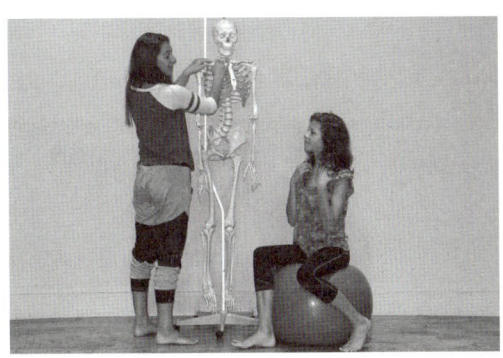 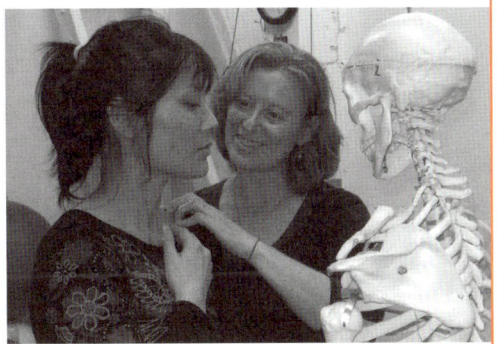

사진 9-10a, b. 골격 모델을 활용해 자기-접촉 기법을 적용하면서 견갑대의 뼈 위치를 확인하는 학생들. 쇄골(빗장뼈)의 모양을 느끼고 있다. 사진 b에서는 무용 교사들이 같은 기법을 배우고 있다.

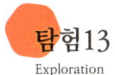

탐험13 Exploration — 뼈 추적 – 견갑골, 우리의 날개

Bone Tracing -The Scapulae, Our Wings

시간	*20 ~ 30분*
목적	견갑골의 모양과 움직임을 명확하게 이해한다. 견갑골이 자유롭게 떠다니는 "부유골"인 이유를 이해한다. 견갑골의 전체 가동범위를 탐구한다. 늑골, 척추와 견갑골을 구분한다. 앞에서 했던 견갑대 뼈 추적 탐험 다음에 하면 좋다.
활동	교사는 학생 두 명을 서로 앞뒤로 나란히 앉게 한다. 파트너는 바닥이나 짐볼 또는 의자 위에 앉는다. 두 명의 파트너 키가 비슷하

9장. 골격계

다면 어떤 형태의 조합도 가능하다. 원하면 선 자세에서 탐험을 시작해도 된다.

일단 견갑대에 있는 뼈(쇄골과 견갑골)의 이름과 모양에 대해 복습한다. 골격 모형이나 해부학 그림이 있다면 참조하라.

앞쪽의 학생이 어깨를 움직일 때 뒤쪽의 파트너는 학생의 견갑골 위에 손을 대고 그 움직임을 감지한다. 교사는 그 방법을 골격 모형이나 다른 학생을 모델로 시연해준다. 뒤쪽에 자리를 잡은 파트너는 양손바닥을 견갑골의 아래쪽 가시돌기에 대고 손가락은 견갑골 가시 위에 놓는다.

1) 이제 파트너 뒤에 앉으세요. 양손을 앞의 파트너 견갑골 위에 올립니다. 앞의 학생은 눈을 감으세요.

2) 앞의 학생은 이제 천천히 견갑골을 움직여보세요. 처음엔 천천히 움직이면서 몸에서 일어나는 것을 느껴봅니다. 뒤의 파트너는 견갑골을 접촉한 상태에서 그 움직임을 따라가면 됩니다. 이때 그 움직임을 이끌려고 하지 말고 그냥 보조하기만 하세요.(교사는 뒤에 있는 학생에게도 눈을 감으라는 제안을 할 수 있다. 눈을 감고 파트너의 견갑골 움직임을 손을 통해 느끼는 것에만 집중하게 한다)

3) (견갑골을 움직이는 학생에게) 견갑골을 움직일 때 척추에서 무슨 일이 일어나는지 감지합니다. 척추뼈도 따라서 움직이나요? 그렇다면 이번엔 척추가 움직이지 못하게 안정화시키고 견갑골만 움직여봅니다. 그렇게 하면 움직임이 어떻게 변하나요? 견갑골이 흉곽 위에서 미끄러지는 느낌이 들지 않나요? 얼마나 다양한 방향으로 견갑골이 움직이나요?

4) 이제 견갑골을 움직이면서 쇄골 위에 손을 올려놓으세요. 쇄골의 움직임이 느껴지나요?

5) 이제 견갑골과 쇄골을 움직이면서 흉곽과 척추가 어떻게 반응하는지 확인하세요.[1] 차이점과 공통점은 있나요? 관절가동범위는 어떻게 변하나요?

6) 몇 분 동안 계속 탐험을 합니다. 뒤쪽에 앉아 있는 파트너는 눈을 감은 상태에서 손 아래의 움직임을 따라갑니다. 견갑골이 전후, 좌우, 또는 어느 방향으로 움직이든 이를 따라갑니다. 앞쪽에 앉은 학생은 천천히 견갑골을 움직여서 뒤쪽 파트너가 쉽게 따라올 수 있게 합니다.(사진 9-11)

7) 움직임 탐험을 마친 후엔 잠깐 쉽니다. 앞쪽 파트너가 동작을 멈추면 뒤쪽에 있는 사람은 견갑골에서 손을 뗍니다. 그러면 이번엔 손이 접촉되지 않은 상태에서 스스로 견갑골을 움직여봅니다. 서서 걸으면서 해도 됩니다. 어떤 느낌을 받았고, 인지한 것은 무엇인가요? 몸에 어떤 변화가 일어났나요? 움직임에 차이가 있나요?

8) 파트너와 함께 모입니다.(역할을 바꿔서 하기 전에 자신의 체험을 몇 분 동안 서로 나눕니다. 아니면 역할을 바꾸어서 하는 탐험까지 모두 마친 후에 체험을 공유할 수 있도록 침묵합니다)

9) 파트너 역할을 바꿔서 반복합니다.

교사는 학생들이 서로의 파트너와 함께 이번 탐험에서 경험한 것과 인상에 대해 토론을 나눌 수 있게 한다. 또는 바로 그룹 토론으로 넘어가도 된다.

토론

* 움직이면서 무엇을 느꼈는나요? 그 느낌이 파트너와 탐험을 하기 전과 비교해 어땠나요? 견갑골은 얼마나 다양한 방향으로 움직였나요? 그 과정에서 발견한 것은 무엇인가요? 뒤에서 견갑골에 손을 올려놓고 그 움직임을 느꼈던 파트너는 눈을 감고 했을 때와 뜨고 했을 때의 차이점을 어떻게 느꼈나요? 뭔가 다른 경험을 한 사람은 없나요?

토론을 마친 후에 교사는 견갑골의 해부학 용어와 벌림, 모음, 올림, 내림, 하방회전 같은 움직임 관련 용어를 학생들에게 소개한다. 그런 다음 학생들은 스스로 또는 파트너와 함께 이렇게 특수한 움직임을 느끼는 탐험을 이어갈 수 있다.(사진 9-12)

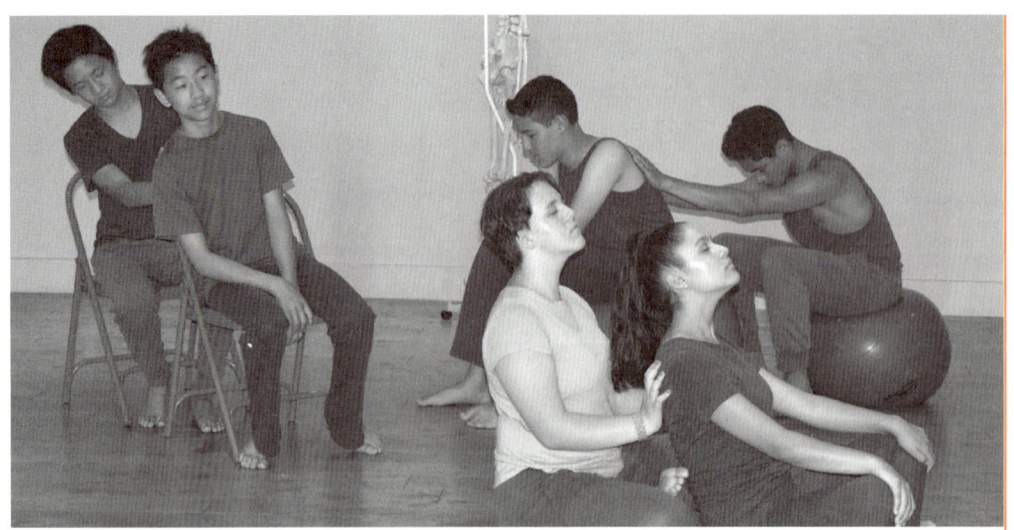

사진 9-11. 파트너와 함께 견갑골을 움직이며 척추와 머리가 어떻게 반응하는지 탐험하는 학생들. 앞쪽에 앉은 파트너가 견갑골을 움직이면 뒤쪽에 있는 이는 접촉을 유지한 상태에서 그 움직임을 따라간다. 이때 학생들은 바닥, 공, 의자 등 편안한 곳에 탐험을 해나가면 된다.

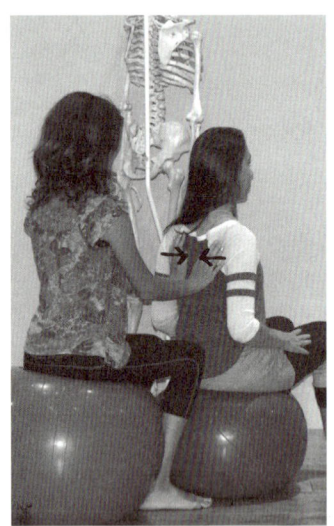 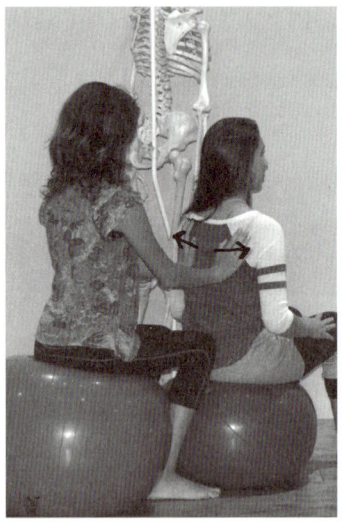 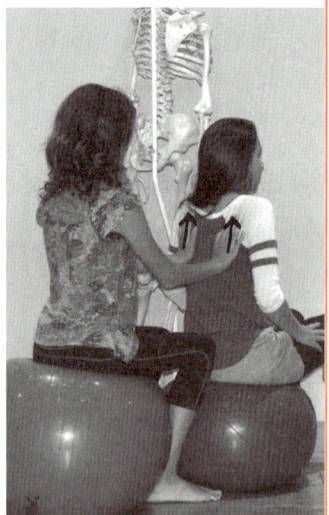

사진 9-12a, b, c. 움직임과 접촉 기법을 통해 파트너와 견갑골 움직임 탐험을 하는 학생들. 여기에는 견갑골의 모음(a), 벌림(b), 올림(c) 동작이 소개되어 있다.(내림과 하방회전 동작은 보이지 않는다)

10장
Chapter 10

관절, 고유수용감각, 운동감각

공간에서의 위치를 파악하고 몸을 움직이기 위해 행하는 노력의 양을 인지하는 일은 좀 더 편안한 움직임을 위한 중요한 초석이 된다. 인간은 특정한 순간 공간 안에서의 위치를 어떻게 인지할까? 이러게 한번 해보라. 일단 여러분이 앉는 방식을 인지해보라. 그 자세를 계속 유지한다. 앉은 자세로 가만히 있으면 어떤 느낌이 드는가? 우리는 특정한 순간에 몸의 위치와 자세를 어떻게 알 수 있을까? 고유수용감각 수용기proprioceptors라는 특별한 신경이 바로 그러한 역할을 한다. 이 수용기는 근육과 관절에 존재하여 인체의 내부를 인지하게 해준다. 잠시 후 자세를 바꿔보라.(다른 자세로 앉거나, 몸무게를 이동시켜보거나, 다리를 움직이고 팔의 위치를 다르게 배치해보면 된다) 이때의 느낌은 어떠한가? 이제 원래 자세로 되돌아간다. 그렇게 할 수 있겠는가? 공간 안에서 특정 자세를 인지하게 할 뿐만 아니라 자세를 변화시킨 후 어렵지 않게 원래 자세로 되돌아올 수 있는 것도 우리에게 고유수용감각 인지 능력이 있기 때문이다. 이 고유수용감각 인지proprioceptive awareness 능력을 계발시키는 것이야말로 몸을 인지하고 움직임을 매끄럽고 편안하게 할 수 있는 핵심이다.

신체 인지

고유수용감각 수용기는 일종의 감각 신경 세포이며, 감각 정보를 받아들여 인간이 "자신의 몸을 인지하는"데 기여한다. 이 수용기는 근육, 건, 관절에 분포하며 근육과 인대의 길이, 근육에 걸리는 힘, 그리고 관절이 견디는 압력이나 무게를 감지하여 신체 내부를 인지할 수 있게 해준다. 예를 들어, 우리가 서 있을 때 어느 쪽 발에 더 많은 무게가 전해지는지, 또는 누워있을 때 몸의 어느 부위에 무게가 더 많이 가해지는지 알 수 있는 것도 이 고유수용감각 수용기 덕분이다.

이 수용기로 인해 인간은 눈을 감고 있어도 공간 안에서의 자세를 알 수 있다. 고유수용감각은 입의 미각, 귀의 청각, 코의 후각, 눈의 시각, 또는 피부의 촉각 같은 감각과 다르다. 외부를 인지하는 감각이 없는 시각 또는 청각 장애인들이라도 공간 안에서 신체 인지를 잃지 않는 것은 바로 이 고유수용감각이 있기 때문이다. 고유수용감각 수용기는 인체 내부에 있는 장부를 감지하는 내수용감각 수용기와 함께 몸을 인지하는 데 기여한다.

이 모든 고유수용감각 수용기는 내이 inner ear 에 있는(이 또한 고유수용감각 수용기의 일종이다) 평형감각 수용기 equilibrium sensors, 그리고 눈에 있는 시각 정위반사 visual righting reflex 수용기와 서로 어우러져 공간 인지를 하는 데 기여할 뿐만 아니라 움직이고 균형을 유지하는 데에도 도움을 준다. 또한 우리가 움직이고 있는 상황에서도 몸을 인지할 수 있게 해주기 때문에 고유수용감각을 운동감각 kinesthetic sense or kinesthesia 이라고도 부른다. 근육에는 근육의 길이 변화를 감지하는 근방추, 건에는 근육에 걸리는 장력과 건조직이 당겨지는 힘을 감지하는 골지건기관, 그리고 관절에는 관절에 걸리는 압력을 감지하는 관절수용기, 내이에는 중력 안에서 머리의 위치를 파악하여 평형을 유지하는 평형반과 팽대부릉 같은 특수한 구조물들이 존재한다. 운동감각은 움직임을 통해 개발된다. 이는 여기서 소개한 모든 감각 수용기들이 자극을 받는 과정에서 발전한다. 그렇기 때문에 새로운 움직임을 익히면 이러한 감각을 일깨울 수 있고, 매우 정제된 움직임 기술을 연마하기 위해서는 고유수용감각 시스템이 고도로 개발되어야 한다.

새로운 움직임을 체득할 때 고유수용감각 인지가 깨어나는 모습을 잘 보여주는 가상 실험이 있다. 내가 매우 선호하는 방식인데, 일단 위쪽 절반이 투명한 플라스틱으로 되어 있고 그 안에 다양한 색깔을 내는 형광 물질이 떠다니는 가상의 특수 펜을 준비한다고 하자. 이 펜으로 글을 쓰려고 종이 방향으로 가져가면 안쪽의 형광 물질이 이리저리 움직이는 모습이 보여야 한다. 이게 바로 현재 몸 내부의 기본적인 신체 인지 상태를 상징한다고 가정해보자. 종이에 이 펜으로 글자를 눌러서 쓰면 그 압력에 반응해 내부의 형광 물질이 밝은 주황색으로 빛난다. 이 순간이 바로 고유수용감각 수용기와 내수용감각 수용기가 작용하여 새로운 신체 인지 상태로 진입하는 모습을 상징한다. 펜을 이리저리 여러 방향으로 움직이며 글을 쓰면 펜의 색도 더욱 빛나는데, 이것은 여러분의 신체 인지가 더욱 깊어지고 확장되는 모습을 보여준다. 결국엔 새로운 움직임이 체화될수록 몸 전체가 안에서부터 밝아진다.

고유수용감각 인지가 활성화되는 순간을 잘 보여주는 것이 바로 새로운 사람을 만나는 순간이다. 우리는 모르는 사람을 소개받아 만나면 먼저 서로 인사를 하거나 악수를 하곤 한다. 이때의 악수를 통해 나누는 접촉은, "우리가 여기에 존재한다"는 암시이다. 악수 후에 간단한 이야기를 나누며 좀 더 가까워지면 친밀감은 더욱 커진다. 이러한 비유를 통해 교사는 학생들에게 고유수용감각 인지의 개념에 대해 친근하게 소개할 수 있다.

고유수용감각 인지가 중요한 이유는 무엇일까? 일반적으로 인간은 성장하고, 변화하고, 적응하기 위해 새로운 감각 인지가 필요하다. 건강한 신체 이미지(이에 대해서는 뒤에서 다루기로 한다)를 형성하고 습관적인 패턴을 변화시키기 위해서도 고유수용감각 인지가 높아져야 한다. 칼린 맥호세 Caryn McHose 는 감각, 신체 인지, 그리고 신체 이미지의 관계에 대해 설명하면서 다음과 같이 말했다.

> 의미 부여하기, 상상력과 호흡, 그리고 감각에 집중하는 탐험을 하면 몸에 무언가 새로운 사건이 발생한다. ... 움직임을 변화시키고 감각에 자극을 주는 새로운 동작을 할 때마다 이를 통해 우리가 이미 지니고 있던 움직임과 관련된 신체 이미지에 변화를 줄 수 있다. ... 이게 바로 고정된 신체 이미지를 풀어내는 데 도움을 주는 감각 인지이다.[1]

여기서 배우는 탐험을 통해 학생들은 운동지성의 기반을 이루는 고유수용감각에 대해 배울 수 있을 뿐만 아니라 나아가 소마인지 somatic awareness 의 초석을 마련할 수 있다. 이를 통해 학생들은 스스로 자신의 신체 이미지를 탐험하며 감각 인지와 적응력을 높일 수 있는 감지력을 좀 더 직접적으로 계발시킬 수 있을 것이다.

- 관절과 고유수용감각

운동감각 인지를 높이는 데 필요한 관절과 고유수용감각의 관계를 이해하려면, 학생들은 먼저 움직임 탐험과 토론을 통해 여러 종류의 관절 구조와 기능에 대해 학습하여야 한다. 일단 인체에 존재하는 여러 종류의 관절의 이름, 위치, 그리고 그 관절에서 일어나는 움직임을 먼저 배운다. 이때의 초점은 주로 가장 다양한 움직임이 가능한 윤활관절이다. 윤활관절은 어깨, 팔꿈치, 손목, 엉덩이, 무릎, 발목 등에 위치한다. 스트레칭을 통해 관절가동범위를 높이기 위해서도 이 윤활관절 탐험이 반드시 필요하다.(웜업에 대해 소개하는 16장에서 좀 더 자세히 다룬다)

연골로 덮인 뼈를 섬유성 막으로 둘러싸고 있는 것이 윤활관절이다. 윤활관절을 덮고 있는 섬유성 막 내부에서는 윤활액이 분비된다. 윤활액은 점성을 지니고 있으며 관절이 움직일 때 뼈 사이에서 쿠션 역할을 하며 마찰에 의해 발생하는 열을 흡수한다. 그렇기 때문에 윤활관절에서 움직임이 일어나면 관절 내부의 액체량이 증가할 뿐만 아니라 온도도 올라간다. 섬세하게 느껴보면 이를 감지할 수 있다. 관절에서 일어나는 다양한 형태의 움직임를 구별하는 법에 대해서도 배워야 한다. 관절을 이루는 뼈에 의해서 일어나는 움직임과 그 안의 윤활액에 의해 일어나는 움직임을 구분할 수도 있어야 한다. 이에 대해서는 "관절 움직임" 탐험 편에서 탐구한다.

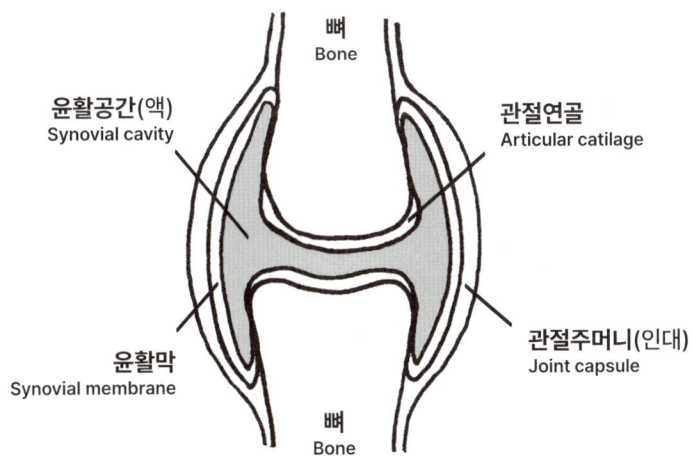

사진 10-1. 윤활관절의 구조. 윤활관절 내부의 윤활액은 쿠션 역할을 하면서 관절 움직임을 돕는다.

두 번째 탐험은 "형태"이다. 이 탐험에서는 게임을 통해 학생들이 자신의 고유수용감각에 대해 배우고 공간 안에서 위치를 정확하게 자각하는 이유를 이해하게 된다. 학생들은 이 탐험을 하면서 다양하게 자세를 변화시키거나 위치를 이동시킨다.(이에 대해서는 이 장의 서론에서도 소개하였다) 그런 다음 변화된 자세와 위치를 어떻게 알게 되었는지 서로 토론한다. 이러한 토론을 통해 학생들은 자기 스스로의 몸에 대해 "알고 있는 것을 어떻게 알게 되었는지" 열정적으로 서술하고 싶은 욕구가 일어나게 될 것이다. 그로 인해 신체 인지와 고유수용감각에 대한 생명력 넘치는 토론이 이어질 것이다.

- 고유수용감각에 대한 학습이 필요한 이유

고유수용감각에 대해 배우면서 학생들은 신체 인지가 단지 배워야만 하는 지식이라기보다는 계발시키고 발전시켜야 하는 기술이라는 것을 알게 될 것이다. 현재 학교에서 십대 이전 또는 십대들이 배우는 신체 교육은 주로 거시 운동 능력 발전에 초점이 맞추어져 있다. 달리 말하면, 체력과 체격이 좋은 학생들은 자신감을 가지지만 그렇지 못한 학생들은 자신감을 잃고 자신의 몸에 대해서도 주눅이 드는 체육 교육을 받고 있다는 뜻이다. 고유수용감각 인지와 같은 기초 기술fundamental skills을 배울 수 있다면, 자신의 현재 신체 수준이 어느 정도이든 상관없이 누구나 스스로 발전할 수 있다는 점을 자각하게 된다. 타고나기를 운동 능력이 뛰어난 학생들도 있지만, 단지 움직임이 "좋다" 또는 "나쁘다", "협응력이 좋다" 또는 "협응력이 떨어졌다" 하는 단편적인 평가를 영원히 받아야 하는 이는 없다. 고유수용감각 관점에서 보면, 학생들 개개인은 누구나 고유수용감각 인지를 높임으로써 거시 운동 능력까지 향상시킬 수 있다. 이는 고유수용감각 인지 능력이 다른 움직임 기법의 초석을 이루기 때문이다. 십대들은 스케이트보드 타기, 자전거 타기, 댄스, 요가, 스포츠 등 다양한 활동을 한다. 이들의 고유수용감각 인지를 높임으로써 자기인지가 부족한 청소년들을 좀 더 활동적이고 자신감 넘치는 이로 성장시킬 수 있고, 결과적으로 생생한 내부 감각을 지니고 살아갈 수 있도록 도울 수 있다.

근력운동, 요가, 힙합댄스 등과 같은 단일한 운동을 열심히 했는데 이때 익힌 기술이 새로운 것을 배우는데 방해가 된다면 어떤 느낌일까? 새로운 것을 배울 때마다 "초보자"가 된 느낌을 받는 경험을 해본 사람도 있을 것이다. 심지어 다른 분야에서 매우 오랜 시간 기술을 익힌 사람도 그럴 수 있다. 한 분야 숙련도가 높기 때문에 오히려 다른 분야를 배울 때 방해가 되는 경우도 있다. 오히려 그런 사람이 고유수용감각 시스템을 개발시키는데 어려움을 겪기도 한다. 그 이유는 무엇일까?

특정한 운동을 하면 그와 관련된 특정 신경 회로가 개발되면서 동시에 다른 신경 회로가 배재되곤 한다. 이로 인해 자신이 마스터한 특정한 동작을 할 때는 매우 기분 좋은 느낌을 받지만(독특한 요가 자세나 테니스 스윙을 생각해보라), 자주 하지 않았던 다른 동작이나 경험해보지 못했던 움직임 탐험을 할 때 당혹스러운 감정을 느끼는 경우가 종종 있다. 학습된 신경 회로는 신경계에 각인되어 패턴화되었기 때문에 오히려 새로운 것을 배울 때 억제 요소로 작용하곤 한다. 이는 신체 운동뿐만 아니라 심리적인 영역에도 적용된다. 대부분의 사람들은 이미 익숙한 것을 더 선호하는 경향이 있다는 점을 떠올려보라. 평소 해왔던 것과 다른 동작을 하면(그래서 새로운 고유수용감각 수용기가 자극을 받으면), 당혹스럽고, 불편하며, 심지어 이상한 느낌까지 받게 되어 이를 회피하는 경우도 생긴다. 청소년들은 이런 경향이 더욱 두드러진다. 특히 교사나 다른 어른들 또는 친구들 앞에서 보여지는 모습을 민감하게 받아들이는 학생들을 떠올려보라.

하지만 새로운 움직임 패턴을 개발하려면 새로운 경험을 해야만 한다. 우리에게 이미 익숙한 안전지대 바깥으로 나아가 자신에게 익숙하지 않으며 낯선 감각을 학습 과정 안으로 포함시킬 수 있어야 한다. 교사들은 학생들과 이러한 문제에 대해 열린 대화를 나눌 필요가 있다. 낯선 느낌은 새로운 학습의 전조이며, 새로운 움직임 패턴을 개발시키기 위해서는 이러한 느낌을 통과해야 한다. 고유수용감각 탐험이 비록 단순하고 기초적이지만 이 과정에서 낯설고 새로운 감각을 체험하게 된다는 사실을 학생들에게 이해시키는 것이 중요하다. 사실 이 커리큘럼의 기본 목적 중 하나가 바로 중력장 안에서 움직이는 방식을 변화시키는 것, 즉 신경계를 혼란스럽게 해서 새로운 움직임 체험을 준비하는 것이다. 보니 베인브릿지 코헨은 다음과 같은 말을 했다.

트레이닝은 단지 같은 것을 일주일 또는 두 달 동안 반복한 후 결과를 기대하는 것이 아니다. 매 순간이 바로 변화하고 반응한 것 사이의 대화가 되어야 한다.[2]

지금 이 순간 초보자의 마음으로 반응하며, 이를 통해 열린 마음과 호기심을 갖고 움직임에 접근하여야 한다. 내가 가르친 대학생 중 하나는 수업을 마치고 다음과 같은 글을 썼다.

> 이 수업이 진행되는 동안 내 움직임이 정말로 변했어요! 처음에 나는 매우 부끄러워서 뭐든 하기 꺼려하는 학생이었죠. 특히 작고 미묘한 움직임 탐험은 더욱 그랬어요. 하지만 현재 나는 움직임 탐험에 열린 마음과 적극적인 태도로 임하고 있답니다. 매 수업을 통해 나는 내 몸에 대한 핵심적인 정보를 체득하고 있고 이로 인해 개인적이고 내적인 웰빙을 새로운 방식으로 탐구하고 있어요. 이건 마치 제 성숙 레벨을 올리는 데 여분의 추진력을 제공하는 느낌이에요. 또한 내 인생에 매우 새로운 질감을 부여하는 느낌이기도 합니다.

우리가 움직이는 방식은 세상에서 살아가는 방식에도 영향을 준다. 그렇기 때문에 새로운 경험에 열린 태도로 접근하는 일은 삶 전체에 큰 이득을 가져온다. 고유수용감각과 이와 관련된 다양한 개념에 대해 토론하는 과정에서 학생들은 자신만의 통찰을 얻을 뿐만 아니라 소마움직임교육의 맥락, 그리고 이와 관련된 다양한 탐험들의 목적까지 이해하게 될 것이다.

탐험14 Exploration — 관절의 움직임 — Movement of Joints

시간 20분

목적 관절의 움직임을 탐험한다. 관절의 형태와 그로 인해 일어나는 움직임을 구분한다. 윤활관절의 관절가동범위를 넓힌다. 윤활관절의 구조와 기능을 학습한다.

활동 다음 지시 사항에 따라 10장에서 했던 뼈 추적 탐험을 복습한다.

1) 특정한 뼈들을 손으로 잡고 움직여보세요. 그런 다음 이제 해당 뼈들을 스스로 움직여보세요. 각각의 뼈와 연결된 관절에서 어떤 동작을 할 수 있

나요?(발뼈에서부터 시작하여 머리쪽으로 올라간다. 골격 모형을 보고 여러 종류의 관절과 그 관절에서 일어나는 움직임에 대해 토론한다)

학생들을 자리에서 일어서게 한다. 학생들은 원형으로 마주보고 서거나 편안한 형태로 자유롭게 자리를 잡아도 된다.

2) 눈을 감고 어떤 느낌이 드는지 확인합니다. 잠시 바디스캔을 합니다.

3) 이제 손에 있는 뼈들을 움직여보세요. 그런 다음 손뼈들과 아래팔뼈 사이의 공간, 즉 손목을 느껴봅니다.

4) 이번엔 뼈 사이 공간보다는 그 안에 있는 활액을 느껴보세요. 관절 안에 있는 활액을 움직여보세요. 움직일 때 관절을 둘러싸고 있는 막에서 실제로 액체가 조금 더 분비되어 동작이 잘 일어날 수 있도록 쿠션 역할을 해줍니다.

5) 뼈들이 무게를 지지하는 것을 느껴보세요. 뼈 사이에 있는 관절 공간을 느껴보세요. 각각의 윤활관절이 액체로 가득 찬 주머니에 담겨 있고 뼈의 쿠션 역할을 한다고 상상해보세요. 이제 몸의 다른 부위에 있는 뼈를 움직이고, 다음으로 그 뼈 사이의 공간을 느껴보시고, 그 다음엔 또 활액을 느껴보세요. 이전에 했던 것과 어떤 차이점이 있나요?

교사는 학생들이 팔꿈치, 어깨, 무릎, 엉덩이 관절에서도 같은 탐험을 할 수 있게 지도한다. 눈을 감고 할 수도 있고, 뜨고 할 수도 있다. 이는 상황에 맞춰 학생들과 그룹이 편안하게 느끼는 방식으로 진행하면 된다.

6) 이제 몇 분 동안 여러분 스스로 탐험을 해보세요.

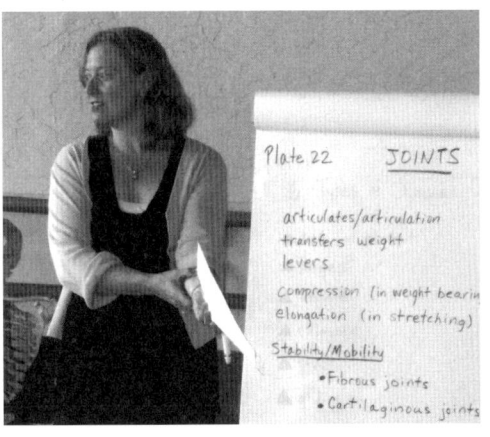

사진 10-2. 해부학 책을 참조하여 관절의 종류에 대해 복습하는 모습. 이러한 인지 학습과 신체 움직임 탐험 모두 학생들이 탐험을 진행하는데 도움이 된다.

토론

* 일어설 때 무엇을 인지했나요? 뼈 추적 탐험을 했을 때와의 차이점은 무엇인가요? 뼈의 움직임, 관절 공간에서의 움직임, 그리고 윤활액의 움직임은 각각 어떤 차이가 있었나요? 이제 어떤 느낌이 드나요?

학생들은 해부학책을 참조하여 관절의 구조와 종류, 윤활관절이 있는 곳의 위치, 그외 다른 종류의 관절들에 대해서 좀 더 깊게 학습할 수 있다.

이러한 지식은 16장에서 소개하는 탐험들을 할 때 도움이 되며, 인체 해부학과 생리학에 기반한 건강한 웜업을 진행하는데 필수적이다.

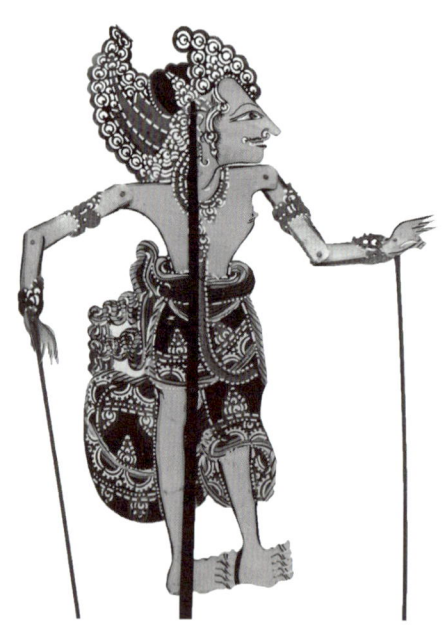

사진 10-3. 인도네시아 발리의 전통 인형극인 와양 쿨릿Wayang Kulit에서 사용되는 인형. 인간이 2차원 평면에서만 움직인다고 상상해보라. 이런 상상을 통해 학생들은 3차원 공간에서 놀랍도록 다양하게 움직이는 인간의 관절에 대해 감사한 마음을 갖게 될 것이다. 관절 덕분에 인간은 공간 안에서 좀 더 효율적으로 움직일 수 있다.

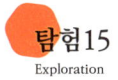

탐험 15 Exploration

형태

Shapes

시간 20 ~ 30분

목적 고유수용감각과 그 기능을 이해하기. 고유수용감각을 체험하기. 고유수용감각의 해부생리에 대해 토론하기.

활동 학생들에게 방 안을 이리저리 걸어보게 한다. 그런 다음 다양한 동작을 즉흥적으로 할 수 있도록 가이드한다. 예를 들어, "동작을 하면서 팔로 공간을 감싸는 즉흥춤을 춰보세요". 또는 " 이제 바닥에서도 동작을 해보고 선 자세에서도 움직여보세요", 등과 같은 말로 학생들이 여러 자세를 취하며 몸을 크게 움직일 수 있도록 고무시킨다.

1) 계속 움직이세요. 그러다 제가 박수를 칠 거예요. 박수 소리가 들리면 움직이던 것을 멈추고 그 자세 그대로 가만히 있습니다.(박수를 친다)

2) (학생들에게 눈을 감게 한 후 자신의 신체 모든 부위를 인지하게 한다) 몸의 형태를 느껴보세요. 팔, 손, 손가락은 어디에 있나요? 손가락은 붙어 있나요? 아니면 약간 벌어지거나 넓게 펼쳐져 있나요? 머리는 어떤가요? 오른쪽이나 왼쪽으로 기울어지지 않나요? 발의 어느 부위에 무게가 가해지나요?(사진 10-4a)

이제 눈을 뜨고 다시 움직이게 한다. 이런 과정을 1~2회 더 반복한다.

교사가 박수를 치면 학생들은 움직이다가 멈춘다. 하지만 이번엔 학생들이 뭔가 복잡한 자세를 하고 있거나 균형이 깨진 자세를 하고 있을 때, 예를 들어 몸이 한쪽으로 기울어져 있거나 상하체를 반대로 하고 있을 때 박수를 친다.(사진 10-4b)

3) 그 새로운 자세를 느낄 수 있나요? 발의 어느 부위에 몸무게가 가해지나요? 또는 등이나 복부에 몸무게가 가해지는 것이 느껴지나요? 팔꿈치의 각도를 느낄 수 있나요? 얼굴에 흘러내린 머리카락이 느껴지나요? 굽힌 무릎이 느껴지나요?(다시 움직이게 한다)

4) 이제 다시 박수를 치면 바로 이전 자세로 바꿔봅니다. 이전에 있던 방 안의 위치가 아니라, 바로 이전에 취했던 자세를 복원합니다.(박수)

5) 이전에 취했던 자세를 정확히 재현할 수 있나요? 다시 한번 확인합니다. 양발에 걸렸던 몸무게가 그대로인가요? 손목의 각도는 그대로 재현되었나요? 머리를 기울였던 각도를 제대로 찾았나요? 이전과 정확히 똑같은 형태로 바꿨다고 확신하나요? OK. 이제 자세를 풀고 다시 움직입니다.

6) 준비가 되었다면 마무리 자세를 취한 다음, 그 자세에서 멈추어 쉽니다.

* 이전과 똑같은 자세로 되돌리는 것이 가능했나요? 어떻게 그 자세를 기억할 수 있었나요?

| 토론 | 이러한 토론을 통해 고유수용감각에 대한 지식을 모을 수 있다. 예를 들어, 학생들은 이런 대답을 할 수 있다. "이전에 발에 걸렸던 몸무게를 떠올릴 수 있었어요." 그러면 교사는 다음과 같이 질문하라. "그러면 어떻게 그런 느낌을 되새길 수 있었나요?" 다른 학생은 이런 말을 할 수 있다. "발의 다른 부위에 걸린 압력도 느낄 수 있었어요." 이러한 말을 듣고 교사는, "우리는 몸에 걸리는 압력을 어떻게 느끼는 걸까요?"라는 질문을 던진다. 이와 같은 방식으로 계속 문답을 이어간다. 더 많은 정보를 제공하기에 앞서 다른 학생들의 말을 들으며 대화를 이어가면 된다. 새로운 사람을 만났을 때 발생하는 상황을 은유적으로 설명해도 된다. 그러면서 첫만남에 악수를 할 때 발생하는 첫인상과 함께 대화를 나누면서 생기는 친밀감에 대해 설명한다.(사진 10-5a, b.)

대화를 해나가다 학생들이 고유수용감각에 대해 아직 접하지 못했거나 이해하지 못하고 있는 정보를 소개하라. |

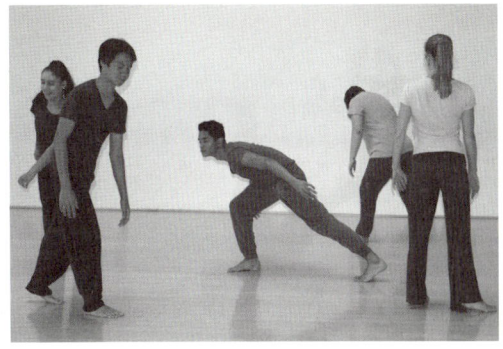 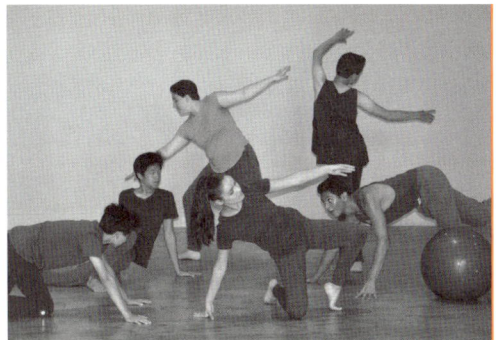

사진 10-4a, b. 눈을 감고 동작을 하다 특정 자세로 멈춰 있는 학생들(a). 그런 다음 복잡한 형태의 동작을 다양한 높이에서 또는 균형을 잡기 힘든 자세에서 하고 있는 학생들.(b)

교사를 위한 조언

* 교사들은 언제 박수를 쳐서 학생들을 "얼음" 상태가 되게 할지, 또는 이전 자세로 되돌아가게 할지 결정할 때, 학생들의 움직임을 보면서 좀 더 복잡한 신체 모양이 되는 순간을 찾는다. 특히 몸의 형태가 조금 더 "균형이 깨진" 순간을 찾아라. 몸이 중력장 안에서 한쪽으로 많이 기울어져 있거나 상하체가 뒤집어져 있는 경우에 박수를 쳐서 동작을 멈추게 하면 좀 더 복잡한 형태의 고유수용감각 피드백을 제공할 수 있다. 여기엔 내이에 있는 전정계가 담당하는 미묘한 피드백도 포함된다.

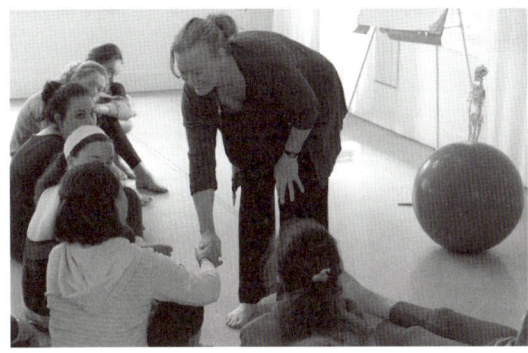 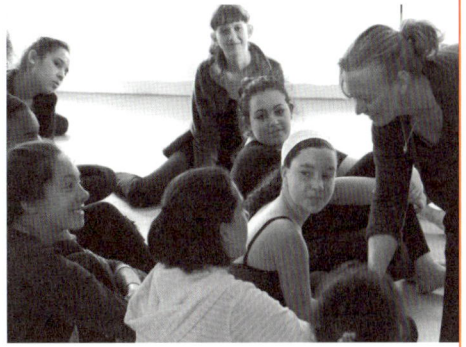

사진 10-5a, b. 고유수용감각 인지가 높아질수록 자신의 "내부가 좀 더 친숙해진" 느낌을 받는다. 교사는 첫만남에 대한 은유를 통해 학생들에게 이러한 개념을 이해시킬 수 있다. 새로운 사람을 만나서, 악수를 하고, 함께 대화를 하면서 친밀한 연결성이 발생할 때까지는 시간이 필요하다.

근육과 움직임

보통 인간은 별로 효율이 없는데도 자신이 평소 해왔던 대로 일을 처리하거나, 습관처럼 무언가를 반복하곤 한다. 또 부지불식간에 과도한 힘을 주면서 행동하기도 한다. 행동을 하기 전 휴식 상태에서도 근육은 일정한 톤을 지니고 있는데, 이 톤과 별개로 관절 주변 근육에 긴장이 생기면 해당 부위의 고유수용감각 인지를 제한하는 요소가 될 수 있다. 이러한 긴장은 관절가동범위를 제한할 뿐만 아니라 근육의 반응 능력까지 억제한다. 이게 바로 움직임 탐험을 통해 고유수용감각 인지 능력을 높여도 평소 습관 때문에 고유수용감각 피드백이 어려워지는 이유이다. 따라서 움직임 탐험을 할 때, 이 근육의 톤tone과 긴장tension을 구분할 수 있어야 한다.

이를 확인하기 위해 일어선 자세에서 몸의 근육을 이완해보라. 가만히 서 있으면 점점 몸의 긴장이 이완되는 느낌을 받겠지만, 선 자세를 유지하는데 관여하는 근육의 톤은 여전히 지속된다. 이렇게 근육이 이완되어 "휴식 상태"에 있을 때에도 작용하는 근육 톤이 없다면, 선 자세가 무너져 바닥으로 쓰러질 것이다. 근육의 톤에 의해 인체는 지지를 받고 움직임이 촉진되지만, 긴장이 쌓이면 이 모든 것이 점차 제한된다. 이는 관절이 움직이는 능력, 즉 가동성mobility이 관절을 구성하는 뼈의 모양과 형태 그리고 관절을 둘러싼 연부조직의 탄성에 의해 결정되기 때문이다. 반면 유연성flexibility은 근육이나 근육군 또는 근막과 연계된 관절가동범위와 관련이 있다. 그렇기 때문에 특정 관절에서의 유연성은 그 관절의 가동성에 의해 영향을 받고, 가동성은 해당 관절을 둘러싸고 있는 연부조직의 유연성에 의해 영향을 받는다.

근육에 과도하게 쌓인 긴장을 이완하려면 먼저 인체의 대근육에 초점을 맞춰서 탐험을 하여야 한다. 인체 외부의 큰 근육이 좀 더 부드러워지고 이완될수록 좀 더 심층에서 인체를 지지하는 내재 근육을 좀 더 쉽고 편안하게 그리고 넓게 움직일 수 있기 때문이다. 놀랍게도 과도한 노력을 멈출수록 느낌은 더욱 개선된다. 억지로 하려는 태도를 내려놓을수록 고유수용감각이 커져서 운동감각 인지가 개선되고 움직임 효율 또한 높아진다. 그렇기 때문에 고유수용감각 인지를 높이는 과정을 보통 언러닝unlearning이라고 표현하기도 한다. 이러한 언러닝(학습된 것 내려놓기) 과정을 통해 우리는 좀 더 심층의 움직임을 좋게 하고 편안하고 부드러운 움직임을 회복시킬 수 있다.

다음에 소개하는 탐험을 통해 학생들은 파트너와 함께 근육의 "휴식 상태"를 회복하는 법을 익히고 근육의 톤(중력장 안에서 자세를 유지하고 효율적인 움직임을 만드는데 필요하다)과 긴장(반드시 움직임을 잠재적으로 제한하는 요소로 작용한다)을 구별하는 법까지 배우게 된다. 이를 위해 학생들은 안정위 자세에서 하는 단순한 "수동적 움직임" 탐험을 시작한다. 우선 학생 한 명은 안정위 자세로 바닥에 등을 대고 누워 위팔은 바닥에 댄 상태에서, 파트너가 그 학생의 앞팔과 손을 부드럽게 수동적으로 움직인 후 다시 바닥에 내려놓는다. 하지만 탐험을 시작한 학생은 이렇게 하는 것이 실제로 그렇게 쉬운 일이 아니라는 사실을 바로 알게 될 것이다. 파트너가 앞팔을 바닥으로 "내려놨다" 여겼고, 또 그렇게 느꼈지만 실제로는 앞팔과 손이 아직 공중에 떠 있는 것을 발견하게 되기 때문이다. 이 탐험을 통해 학생들은 자신이 매우 애를 써가며 몸의 근육을 긴장시키면서 살아가고 있음을 깨닫는다. 그리고 학생들이 "무의식 중에" 몸에 긴장을 지니고 살아간다는 사실을 자각하면, 결국 좀 더 의식적으로 과도한 근육 긴장을 내려놓기 시작할 것이다.

고유수용감각 인지를 높이면 특정 순간에 소모되는 근육 에너지를 좀 더 잘 조율하는 능력을 얻는다. 탐험 18의 "원 그리기"는 원래 메이블 엘스워스 토드_{Mable Elsworth Todd}가 개발했는데,

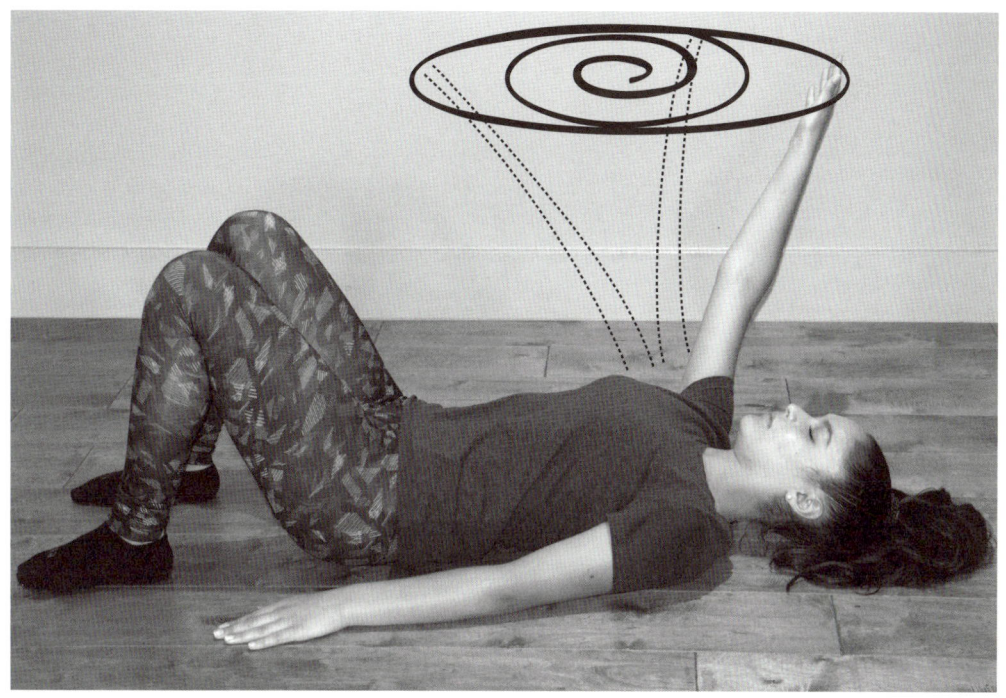

사진 **10-6.** 원 그리기 - 팔과 어깨.(탐험 17을 확인하라)

팔이나 다리로 단순히 원을 그리면서 어깨와 엉덩이에 쌓인 과도한 긴장을 감지하고 이완시키는 기법이다.[3] 탐험 17에서와 마찬가지로, 이 원 그리기 탐험에서도 먼저 몸의 한쪽 측면에서 시작하여 다른 쪽으로 넘어간다. 학생들은 이 탐험을 통해 움직임의 효과를 감지할 수 있는 기회를 얻게 될 것이다. 이러한 탐험을 통해 즉각적으로 변화가 생겨 동작을 할 때 느낌이 좋아진 학생들은 꽤 놀라곤 한다. 원 그리기 탐험을 할 때는 일단 몸의 한쪽 측면을 마친 후에 느낌 변화에 대해 이야기를 나눈다. 움직임이 좀 더 부드러워지고 이완되었다거나 또는 뭔가 무거운 느낌이 나거나 "지면으로 잠겨든" 느낌이 든다는 표현을 하는 학생들도 있다. 반대로 움직임 탐험을 하지 않은 반대쪽에서는 그냥 이전과 마찬가지로 보통의 느낌이 나거나, 오히려 긴장되거나 제한된 느낌을 받기도 한다. 이는 탐험 이전엔 감지하지 못했던 긴장을 자각했기 때문이다. 이런 변화를 확인한 학생들은 좀 더 열정적으로 반대쪽 탐험에 참여한다.

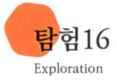

근육 톤과 긴장

Muscle Tension vs. Muscle Tone

시간	*20 ~ 30분*
목적	근육의 "휴식 상태" 관찰하기. 의식 집중하는 법 수련하기. "휴식 상태"에서도 존재하는 과도한 근육 긴장 감지하기. 불필요한 근육 긴장 이완시키는 법 배우기. 근육 톤과 근육 긴장의 차이 이해하기. 고유수용감각(감지)과 운동감각(움직임)의 관계 이해하기.
활동	이 탐험은 파트너와 함께 한다. 우선 한 명은 안정위 자세로 바닥에 눕고, 파트너는 그 옆에 앉는다. 교사가 먼저 한두 명의 학생과 시범을 보여 참여한 학생들 전체가 관찰할 수 있게 한다. 교사가 보인 시범을 본 학생들이 비록 머리로는 이해했을지라도 실제 단 한 번의 탐험으로 자신의 몸에 쌓인 과도한 긴장을 이완하긴 쉽지 않을 것이다.

1) *(누운 학생에게)* 눈을 감고 몸을 이완하세요. 지면에 가해지는 몸무게를 느껴봅니다. 심호흡을 합니다. 들이쉬고, 내쉬고.

2) *(파트너에게)* 누운 학생의 손목 부근을 제가 시범을 보였던 방식으로 잡습니다. 준비가 되었으면, 부드럽게 파트너의 앞팔을 들어올려 팔꿈치만 바닥에 닿게 합니다.(사진 10-7a) 그런 다음 잡고 있는 앞팔을 앞뒤로 토스하듯 움직인 후 어느 순간 손을 놓으면 무슨 일이 일어나는지 관찰합니다.(사진 10-7b, c) 누워 있는 학생의 앞팔이 여전히 들려있나요? 아니면 중력에 의해 바닥으로 떨어지나요? 또는 어느 정도 공간에 떠 있다가 바닥으로 내려가나요? 그냥 있는 그대로 관찰합니다. 몇 번 더 반복합니다. 만일 파트너가 팔의 긴장을 이완시키지 못하면, 팔을 이완시켜 바닥으로 내리라고 말로 표현합니다.

3) *(누워 있는 학생에게, 몸에서 어떤 변화가 일어나는지 알아채게 한다)* 파트너가 잡고 있는 손을 놓으면 무슨 일이 일어나는지 관찰해보세요. 느낌이 어떤가요? 팔의 긴장을 이완시킬 수 있나요? 아니면 여전히 팔이 공중에 떠 있나요? 여러 차례 반복하면서 반응이 변하나요? 아니면 이전과 똑같나요?

4) *(옆에 앉은 파트너에게)* 일단 여러 차례 시도한 후엔 반대편으로 가서 다른 쪽 팔을 잡고 같은 요령으로 반복합니다. 반응이 이전과 같나요? 아니면 변화가 있나요?

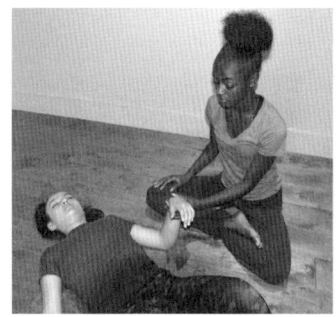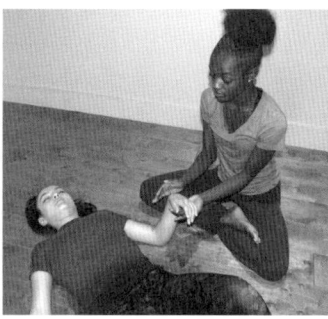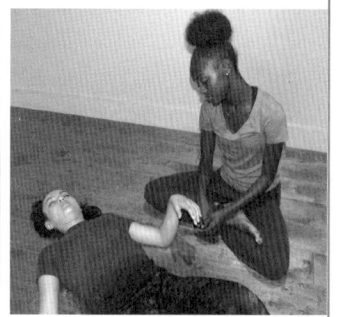

사진 10-7a, b, c. 학생들이 자신의 근육 긴장을 테스트할 수 있도록, 파트너 한 명은 다른 이의 앞팔과 손을 들어올린다. (a) 그런 다음 부드럽게 앞뒤로 그 팔을 움직이며 이완시킨다. (b) 그리고 나서 어느 순간 팔을 놓은 후 중력에 의해 바닥으로 내려가는지 아니면 여전히 공간에 남아 있는지 확인한다. (c)

5) 파트너와의 탐험을 모두 마칩니다. 누워 있었던 학생은 부드럽게 몸을 한쪽으로 굴려 일어나 앉습니다.

파트너끼리 서로 탐험하고 관찰한 것에 대해 토론을 한다.

6) *(역할을 서로 바꾸게 한다)* 이제 서로의 역할을 바꿉니다. 앉아 있던 학생은 안정위 자세로 누운 후 눈을 감습니다. 그리고 누워 있던 학생은 파트너가 자리를 잡는 동안 측면으로 이동합니다.

서로 역할을 바꿔 같은 탐험을 반복한다. 교사는 다시 탐험을 지도한다. 또는 이번엔 스스로 할 수 있도록 내버려둘 수도 있다.

모두 끝난 후엔 파트너끼리 서로 경험한 것과 관찰한 것에 대해 토론한다.

| 토론 | * 파트너와 함께 어떤 경험을 했나요? 여러 번 탐험을 하면서 무엇을 관찰할 수 있었나요? 반복을 하면서 느낌이 변했나요? 아니면 동일했나요? 집중하는 방식과 부위가 영향을 미쳤나요? 그 느낌은 어땠나요? 무엇을 알아챘나요? 누워 있었던 사람은 무엇을 느꼈나요? 옆에 앉아 있었던 사람은 또 무엇을 느꼈나요? 팔을 바닥으로 이완시키는데 도움이 되었던 것은 무엇인가요?

* 근육의 톤은 무엇인가요? 근육 긴장과 톤은 어떻게 다른가요?(이 개념을 아직 이해하지 못한 학생들에게 충분히 설명한 후 반응을 확인한다)

* 근육의 톤을 좋게 하는 방법은 무엇인가요? 근육에 과도한 긴장이 쌓이면 무슨 일이 일어나나요? 이러한 긴장은 신체에 어떤 영향을 미치나요? 움직임과 감각에는 어떤 영향을 미치나요?

* 여러분이 움직이는 방식과 고유수용감각은 어떤 관계가 있나요?

교사를 위한 조언

* 교사는 여기서 운동감각 개념에 대해서 소개하면 된다. 근육 톤과 근육 긴장의 개념에 대해 토론하라. (1) 안정위로 누운 자세(몸무게를 "잡고 있는 느낌"과 "내려놓는 느낌"을 비교), (2) 바르게 선 자세(직립 자세를 유지하는데 필요한 "톤"과 불필요한 "긴장"을 비교). 근육의 톤이 낮은 상태(축 늘어지거나 탄력 없는 근육)와 높은 상태(날카롭게 긴장되거나 강직 상태인 근육)에 대해서도 토론을 할 수 있다. 이는 수업의 맥락과 교사의 지식 정도에 따라 결정된다.

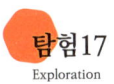
탐험 17
Exploration

원 그리기 - 팔과 어깨

Circles
- Arms and Shoulders

시간 20분

목적 관절 주변에 있는 근육을 활용해 균형을 유지하기. 공간 안에서 이미지를 활용해 의식 집중하기. 가동범위를 확장할 때 사용하는 근력 인지하기. 근력 조율하기. 쉽고, 효율적인 방식으로 어깨를 움직일 수 있도록 근육 조율하기.

활동 안정위 자세에서 시작한다.

1) 안정위로 편안하게 누워 쉬면서 바닥에 의해 지지받는 것을 느껴보세요.

2) 이제 한 손은 복부 위에 올리세요. 다음으로, 복부에 올린 손을 천장 방향으로 듭니다. 어깨, 팔꿈치, 손목, 손가락 순서로 천천히 듭니다. 준비가 되었으면 어깨, 팔꿈치, 손목, 손가락 순서로 위로 팔을 더 뻗습니다.

3) 손가락 끝이 천장에 닿는 느낌으로 뻗어나가면 어깨가 바닥에서 떨어집니다. 갈 수 있는 최대 범위까지 손을 뻗으세요.(사진 10-9a) 그런 다음 어깨를 천천히 이완해 바닥으로 내리지만 손가락은 여전히 위로 뻗은 상태를 유지하세요.(사진 10-9b) 어깨 관절 주변의 근육 긴장을 정말로 모두 내려놓을 수 있나요? 지면에서 어깨의 무게가 느껴지나요?

4) 이제 손가락 끝으로 색연필을 잡고 있다고 상상합니다. 그 색연필로 천장에 작은 원을 그립니다. 여전히 어깨는 이완된 상태로 지면에 안착되어 있나요? 가능한 최소한의 힘으로 팔을 움직여 원을 그리는지 확인합니다.(사진 10-8)

5) 천천히 작은 원을 조금씩, 조금씩, 점점 크게 만듭니다.

6) 가능한 최대로 큰 원을 그릴 때까지 계속 해나갑니다. 천천히 원을 크게 그려나가면서도 가능한 적은 근력을 사용하고 있는지 확인합니다. 그렇게 하면 좀 더 몸의 깊은 층에 있는 근육을 활용하면서 바깥 층에 있는 큰 근육의 긴장을 이완시킬 수 있습니다.(어깨의 큰 근육이 이완되는지 확인한다. 교사는 학생의 손목을 잡고 동작을 유도한다. 이때 손목을 잡고 있으면서 학생에게 팔의 근육을 이완시키도록 요청한다. 일단 개인적으로 도와주는 학생 어깨의 근육이 이완되면, 이전과의 차이점이 어떤지 묻는다. 교사가 학생 어깨 밑에 손을 넣어서 어깨 근육이 이완되었는지 확인할 수도 있다. 어깨 근육이 이완되면 그 무게가 교사의 손에 전해지기 때문이다. 이렇게 하면 학생도 자신의 어깨 근육이 이완되었는지 아니면 여전히 긴장 상태를 유지하는지 확인한다)(사진 10-9c)

7) 자신이 그릴 수 있는 가장 큰 원을 몇 번 그린 다음 점차 원을 줄여나갑니다. 점점 작게, 작게 원을 그려나가면서 천장에 정말 작은 원을 그리는 것처럼 느껴지는 순간까지 진행합니다. 원이 너무 작아서 한 점에 머물고 있는 느낌이 들 때까지 계속합니다.

8) 어깨와 팔을 이완시켜 바닥에 내려놓습니다. 이번엔 손가락, 손목, 팔꿈치, 어깨 순서로 이완을 진행시켜 마지막엔 그 팔 전체가 측면 바닥에 놓이게 합니다.

9) 잠시 탐험을 마친 팔과 어깨를 느껴봅니다. 무엇이 느껴지나요? 양쪽 팔을 비교해서 느끼면 어떤가요? 어떤 느낌 차이가 있나요? 몸의 좌우 차이이 어떤지도 잠시 느껴봅니다. 어떤가요?(이 지점에서 교사는 학생에게 자리에서 일어난 후 어떤 변화가 생겼는지 확인하게 한다. 또는 바로 반대쪽 탐험으로 넘어가도 된다)

반대쪽에서도 탐험을 계속 한다.

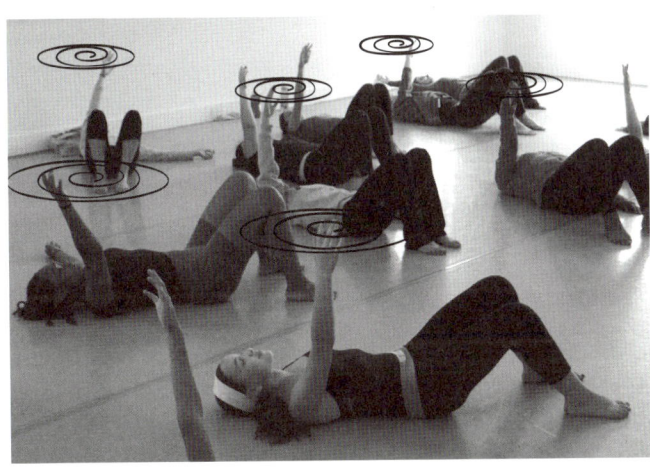

사진 **10-8**. 원 그리기 탐험을 통해 학생들은 어깨 근육을 습관적으로 써왔던 방식이 움직임을 제한해 왔다는 사실을 이해하게 된다. 근육을 과도하게 사용하는 습관을 줄임으로써 유연성과 관절 가동범위를 모두 증가시킬 수 있다. 이를 바탕으로 편안하게 움직이면서도 부상을 줄이는 것이 가능하다.

응용 측면으로 누운 자세에서 한 손을 들어 원을 그리는 탐험을 시킬 수도 있다. 이렇게 하면 좀 더 견갑골의 관절가동범위를 크게 활용할 수 있고 등의 근육도 많이 관여시킬 수 있다. 원래의 원 그리기 탐험을 먼저 하고, 다른 날에 이 응용 탐험을 반복해도 된다.

토론 * 어떤 느낌을 받았나요? 움직였던 팔과 반대편의 팔은 어떤 차이가 있었나요? 변화가 생겼다면 그 이유는 무엇이라고 생각하나요?(골격 모형을 보면서 견갑대와 팔 사이의 관계에 대해 토론한다)

* 원 그리기 탐험을 하면서 무엇을 깨달았나요? 원이 매끄럽게 그려지던가요? 아니면 울퉁불퉁하고 구불구불하게 그려지던가요?

* 최소한의 힘으로 원 그리기 하기가 어렵지는 않았나요? 어떤 체득을 했나요? 뭔가 다른 경험을 한 사람은 없나요?

해부학 자료를 참조하여 어깨 관절의 모양과 주변 관절 연결에 대해 복습을 한 다음날 다시 이 탐험을 반복한다.

교사를 위한 조언

* 앞의 토론 편에서 소개했지만, 원 그리기 탐험을 할 때 울퉁불퉁한 움직임이 일어나는 이유는 어깨의 외재근이 이완되면서 심층의 내재근이 새로운 방식으로 사용되기 때문이다. 이런 현상을 경험한 학생들은 몇 분 후에 보통 조금 더 매끄러운 원을 그릴 수 있게 된다. 특히 원을 그리는 속도를 늦출수록 원의 매끄러움은 커진다.

* 긴장을 못 빼고 원을 그리는데 어려움을 겪는 학생들에겐 탐험을 멈추고 쉬게 한다. 다음 번에 다시 하면 되기 때문이다. 보통 어깨에 부상을 입었거나 생각보다 긴장이 많이 쌓여있을 때 원 그리기 탐험에 어려움을 겪곤 한다. 이러한 어려움을 겪는 학생들에게 교사는 세심한 가이드를 통해 자신을 되돌아볼 수 있게 해줘야 한다. 대부분의 학생들은 한쪽 손의 긴장이 다른 쪽보다 높다. 일주일 내내 한쪽 어깨로 무거운 가방을 매고 다녀서 그런 현상이 일어났을 수도 있다. 이렇게 자기 발견을 한 학생은 건강한 몸을 유지하기 위해 어떤 삶을 살아야 하는지에 대한 통찰까지 얻을 수 있다.

* 원 그리기 탐험을 할 때, 어떤 학생들은 어깨와 팔을 통해 손 전체를 잘 뻗기도 하지만, 손끝을 뻗을 때 어려움을 겪는 이들도 있다. 교사는 이러한 학생들의 손끝을 부드럽게 접촉하여 좀 더 위로 뻗을 수 있도록 하거나, 손가락으로 원을 그릴 때에도 도움을 줄 수 있다. 일단 교사는 먼저 그 학생의 손을 가볍게 만진다. 이러한 접촉기반 접근은 특히 눈을 감고 탐험을 할 때 유용하다. 말로 전하기보다는 직접적인 접촉을 통해 가이드를 해주면 학생 스스로 움직임을 구동시키는데 큰 도움이 된다. 이게 바로 손, 특히 손가락의 고유수용감각을 활성화시키는 접근법이다.(사진 10-9d)

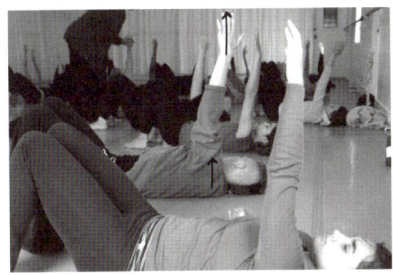 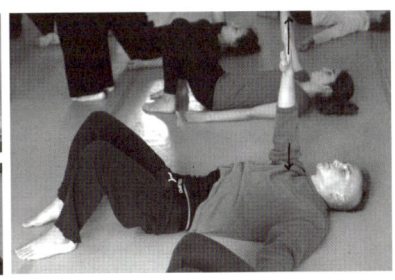

사진 10-9a, b. 어깨로 원 그리기 탐험을 하고 있는 학생들. 먼저 팔을 위로 들어서 어깨를 바닥에서 띄운다.(a) 그런 다음 어깨를 이완시켜 바닥으로 되돌아오게 한다.(b) 이제 자신의 속도에 맞춰 원을 그린다.

사진 10-9c, d. 교사는 학생의 손이나 어깨 아래를 접촉해 이완을 도울 수 있다. 어깨 아래에 손을 넣은 후 이완이 일어나면 그 무게가 교사의 손으로 전달된다.(c) 교사가 손으로 학생의 손끝을 가볍게 접촉하여, 누워 있는 학생이 어깨에서 팔꿈치, 손목, 손까지 최대한 뻗을 수 있도록 도울 수도 있다.(d)

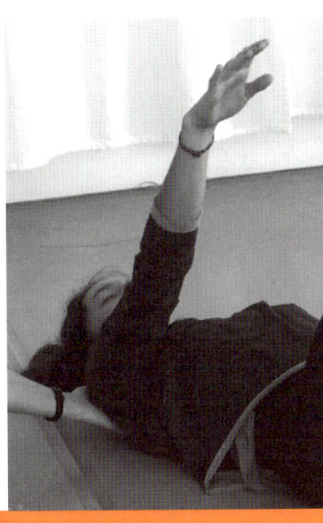 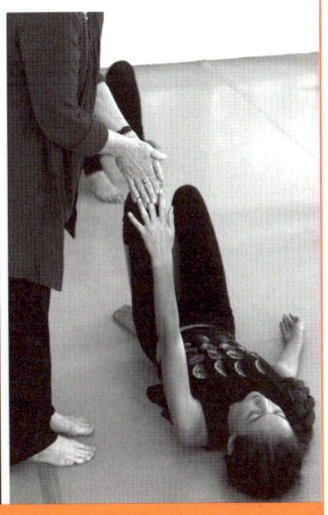

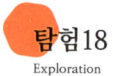
원 그리기 - 다리와 엉덩이

Circles
- Legs and Hips

시간 20분

목적 관절 주변의 근육을 활용해 균형을 유지하기. 공간 안에서 이미지를 활용해 의식 집중하기. 가동범위를 확장할 때 사용하는지 근력 인지하기. 근력 조율하기. 쉽고, 효율적인 방식으로 고관절(엉덩관절)을 움직일 수 있도록 근육 조율하기.

활동 안정위 자세에서 탐험을 시작한다.

1) 안정위 자세에서 몸을 편안하게 이완하면서 지면에서 전해지는 지지력을 느껴보세요.

2) 이제 부드럽게 한 발을 가슴으로 당겨 허벅지가 지면과 수직이 되게 한다. 이때 무릎, 아래다리, 발은 이완합니다.

3) 무릎 중심으로 천장에 아주 작은 원을 그린다고 상상합니다. 손가락으로 원을 그리는 탐험과 마찬가지 요령으로 시행합니다. 무릎 정중앙을 가볍게 두드려 좀 더 정확한 지점을 확인합니다. 한쪽 다리를 움직일 때 반대쪽 다리는 움직이지 않습니다. 무릎으로 원을 그릴 때 반대쪽 발과 다리는 견고하게 안정화되어 있어야 합니다. 천천히 다리와 무릎을 움직이면서 원을 그립니다.(사진 10-10)

4) 원을 그릴 때 엉덩이가 이리저리 움직이지 않는지 확인합니다.(다리가 골반대와 분리되어 움직일 수 있도록 한다) 원을 조금씩, 아주 조금씩 크게 만듭니다. 천천히 합니다.

5) 다시 원을 천천히, 조금씩, 조금씩 줄여나가세요. 팔에서 했던 것과 마찬가지로, 원이 너무 작아 무릎이 한 점에 위치한 느낌이 들 때까지 줄여나갑니다.

6) 움직였던 다리의 발을 다시 바닥에 내려놓습니다. 그러면 처음 안정위 자세가 됩니다. 그 발의 엉덩이와 다리에 의식을 집중합니다. 어떤 변화가 있나요? 양쪽 다리를 느껴보세요. 몸의 양쪽도 서로 비교하며 느껴보세요. 어떤 느낌 차이가 나요? 양쪽이 똑같은 느낌이 나요? 아니면 다르게 느껴지나요?

반대쪽에서도 같은 요령으로 반복한다.
교사는 학생을 일어나게 한 후 바디스캔을 하게 한다.

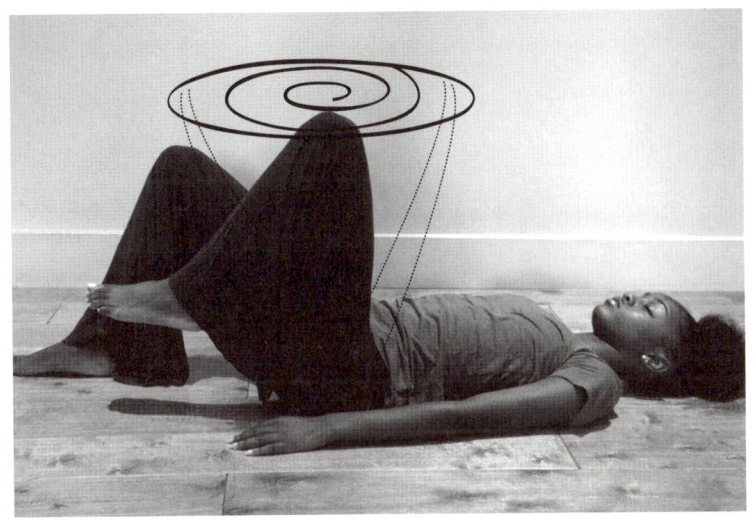

사진 10-10. 발로 하는 원 그리기 탐험. 이 탐험을 통해 학생들은 대퇴골(넙다리뼈)의 골두(뼈머리)와 관절을 이루는 절구, 그리고 고관절(엉덩관절) 주변에 쌓인 과도한 긴장을 이완시킬 수 있다. 탐험이 모두 끝난 후 선 자세로 돌아와서 자신의 몸의 변화를 확인한 학생들은 발에 몸무게가 좀 더 가해지는 느낌을 받고 "그라운딩"이 깊어졌다는 표현을 종종 한다. 또한 한 발로 섰을 때 훨씬 균형 잡기가 편해진 느낌도 받는다.

토론

* 어떤 체험을 했나요? 움직였던 부위와 반대쪽의 차이를 확인했나요? 그러한 차이가 생긴 이유가 무엇이라고 생각하나요?(골격 모형을 보고 대퇴골(넙다리뼈)과 골반의 관계에 대해 토론한다)

* 원을 그릴 때 무슨 일이 일어났나요? 원은 부드럽게 그려졌나요? 아니면 울퉁불퉁하거나 거친 느낌이 났나요?

* 최소의 힘을 사용해 원을 그리는 것이 편했나요? 어떤 체득을 했나요? 다른 경험을 한 사람은 있나요?

* 팔로 원 그리기 탐험을 할 때 쉬웠나요? 다리로 원 그리기를 할 때는 어땠나요? 무엇을 깨달았나요? 탐험 전과 후는 같았나요, 달랐나요?

해부학 자료를 참조하여 고관절(엉덩관절)의 모양과 주변 관절 연결에 대해 복습을 한 다음날 다시 이 탐험을 반복한다.

응용

이 탐험을 할 때 대퇴골(넙다리뼈)을 엉덩이(골반)에서 분리하는 데 어려움을 겪는 학생들이 있다면, 대퇴골을 움직일 때와 한쪽 골반이 반응할 때의 차이점을 탐험할 수 있게 하라. 이 탐험은 앉은 자세와 선 자세 모두에서 할 수 있다. 우선 앉은 자세에서 한쪽 다리를 뻗는다. 이때 골반은 안정되어 있어야 한다. 학생은 대퇴골(넙다리뼈)을 고관절(엉덩관절) 소켓에서 회전시키며 탐험을 한다. 선 자세에서 할 때는 다리와 골반이 동시에 움직이게 된다.

탐험을 하기 전에 학생들은 한 다리로 서서 균형을 유지한 다음 다른 다리로도 균형을 잡는다. 그런 다음 이 두 경우를 비교한다. 다리로 하는 원 그리기 탐험이 끝나면 한 발로 균형을 유지하는 것이 훨씬 쉽다. 이는 고관절의 고유수용감각 인지가 높아졌기 때문이다.

교사를 위한 조언

* 엉덩이에 과도한 긴장을 안고 살아가는 학생들이 많다. 이들은 엉덩이와 다리에 있는 관절 움직임이 제한되어 있다. 이들은 다리로 원 그리기 탐험이 끝난 후, 엉덩이 주변에 있는 큰 근육이 이완되고 대퇴골의 골두가 고관절의 소켓 또는 절구에 안착되면서 뭔가 거친 움직임을 경험하게 된다. 앞에서 소개한 응용편의 타협을 통해 좀 더 엉덩이 심층의 근육이 이완시킬 수 있다. 이 응용편은 다리로 원 그리기 탐험 이전에 할 수도 있다.

* 이 탐험을 할 때 학생들은 느슨한 바지를 입는 편이 좋다. 청바지처럼 꽉 끼는 옷을 입고 다리를 움직이면 엉덩관절 소켓에서의 움직임이 제한되기 때문이다. 하지만 느슨하고 편안한 옷을 입고 탐험을 하면 자기인지가 높아진다. 특히 누운 자세에서 다리로 원을 그릴 때 답답한 옷을 입고 하면 효과가 떨어진다. 소마틱스 탐험을 할 때는 편안하고 상황에 맞는 적절한 옷을 입을 수 있도록 지도하라.

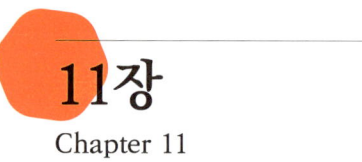

11장
Chapter 11

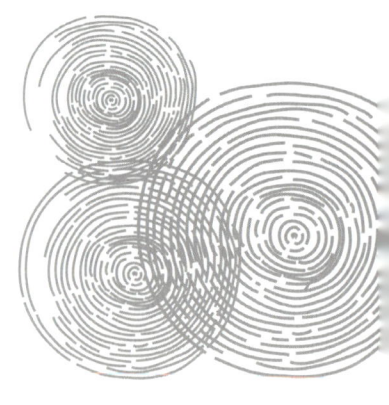

장부

지금까지 소개한 탐험들은 주로 근골격계에 초점이 맞추어졌었다. 하지만 이 장에서는 학생들이 골격계와 장부를 구별하고 통합하는 법을 배우게 된다. 골격계는 중력장 안에서 인체를 지지하며 동시에 내부 장기를 보호한다. 그렇기 때문에 골격계를 물건을 담는 "용기"에 비유하고, 장부를 "내용물"로 간주하곤 한다. 장부는 사실 골격계를 지지하는 역할도 한다. 장부가 지닌 부드러운 탄성에 의해 구조를 형성하는 골격계에 지지력이 전해지기 때문이다.[1] 이 장에서 소개하는 움직임 탐험을 통해 여러분은 장부의 무게와 충만감을 감지하고, 활력, 안정성, 매끄러움, 그리고 삼차원적인 지지력까지 느끼게 될 것이다.

의식적이든 무의식적이든 우리는 자신의 장부를 내적인 삶이나 감정 상태와 관련짓는다. 이는 영어 표현에 잘 나타나 있다. 예를 들어, 무언가 핵심적인 것을 찾을 때, "그 일의 심장에 도달하다(get at the heart of the matter, 일의 핵심을 얻다)"는 표현을 쓴다. 어떤 상황을 받아들이기 어려울 때는, "위장에 담을 수 없다(can't stomach, 참지 못하다)"고 말하고, 용감하게 행동하는 이를 보고서는, "내장이 많다(a lot of guts, 배짱이 있다)는 칭찬을 한다. 이를 통해 장부가 인간의 코어 또는 권위의 중심을 상징한다고 볼 수도 있다. 따라서 탐험을 통해 장부가 현존함을 인지할 수 있다면 자신의 내면에 더 깊게 접촉할 수 있고, 내부로부터 지지받는 감각을 느끼며, 자신감까지 얻을 수 있다. 우리는 보통 배가 고프거나, 소화 불능으로 배에서 꼬르륵거리는 소리가 나거나, 대중 앞에서 부글거리는 뱃속의 가스를 트림으로 배출하지 않으려고 꾹 참는 당혹스러운 상황에 처하면, 체면치레 때문에 장부 활동을 억압하곤 한다. 특히 한창 자라나며 신체적으로 큰 변화를 겪는 청소년들은 이러한 내부 장부와 관련된 문제를 더 크게 느낀다. 성적인 측면뿐만 아니라 외부의 사회적, 문화적, 그리고 종교적 상황이 중층으로 얽힌 환경 속에서 살아가는 청소년들이 자신의 장부, 즉 감정의 중심에 초점을 맞추는 탐험을 통해 도움을 받을 수 있다면, 자기인지를 계발시킬 수 있는 기회를 얻을 수 있을 뿐만 아니라 주변인들과 좀 더 건강한 관계를 유지하며 살아가는데 큰 도움을 받을 수 있다.

활력과 휴식

관절 탐험을 통해서 학생들은 고유수용감각 수용기의 존재에 대해 배웠다. 이 특별하고 복잡한 신경 세포 덕분에 우리는 공간 안에서 몸의 자세와 움직임을 인지할 수 있다. 장부는 이와는 또 다른 수준의 인지를 제공한다. 장부는 소화시키고, 체액을 순환하며, 호흡을 통해 내적인 활력을 갖게 하여 생존력을 높여주는 역할을 한다. 바로 지금 여러분은 어떤 느낌이 드는가? 무엇이 인지되는지 확인해보라. 피곤한가, 목마른가, 배고프고, 어지러운가, 아니면 고요한 느낌이 드는가? 호흡은 어떤가? 얕은가, 깊은가? 이렇게 특별한 형태의 내부 감각은 장부에 위치한 내수용감각 수용기라는 이름의 특별한 종류의 감각 수용기와 관련이 있다. 순환계, 호흡계, 소화계 등에 분포한 내수용감각 수용기는 인체의 항상성을 유지하면서도 웰빙 감각과 밀접한 관련을 맺고 있다.

내수용감각과 고유수용감각은 함께 작용하며 몸 전체를 인지하는데 기여한다. 하지만 근육에 긴장이 쌓이면 고유수용감각 인지가 제한되고, 이로 인해 내수용감각 인지_{interoceptive awareness}를 제한하는 긴장이 발생할 수 있다. 예를 들어, 복부 근육에 긴장이 쌓이면 소장과 대장이 영향을 받아 소화력이 떨어질 수 있다. 마찬가지로 다양한 자세 문제는 인체 내부의 장부에도 문제를 야기한다. 가슴 위쪽과 등에 생긴 긴장으로 인해 폐의 움직임이 제한되고, 허리의 긴장으로 신장이 압박을 받을 수 있다. 그렇기 때문에 장부(내용물)를 뼈로 된 공간(용기) 안에서 쉬게 할 수 있다면, 근육에 쌓인 과도한 긴장을 이완시켜 몸을 부드럽게 만들 수 있다. 장부를 쉬게 하면서 그 무게감을 느끼는 것은 이러한 이완을 이끌어내어 몸에 활력을 채우는 첫걸음이다.

이 장에서 소개하는 첫 번째 탐험을 통해 학생들은 누운 자세에서 장부를 쉽게 하는 법을 배우게 될 것이다. 흉곽(가슴우리) 안에 있는 폐와 심장을 이완시키고, 복부 안에 있는 소화와 관련된 장부를 이완시키며, 심지어 머리뼈 안의 뇌까지 이완시킬 수 있다. 장부에 휴식을 주는 일은 전면, 후면, 좌측, 우측, 이렇게 인체의 네 측면 모두에서 중요하게 다루어져야 한다. 부드러운 인체 전면 즉 복부를 직접 바닥에 대고 쉬면서 관련된 장부를 느끼는 것이 가장 쉽다. 엎드린 자세에서 어느 정도 탐험을 진행한 후 일어서서 방 안을 걸어보면 정말 많은 변화가 생겼다는 사실을 깨닫고 놀라게 될 것이다. 장부의 무게를 느끼는 탐험을 통해 학생들은 마음이 차분해지고, 지면과의 그라운딩 감각이 커지며, 몸이 충만해지는 느낌을 받게 될 것이다.

장부가 제공하는 이러한 내적 지지력internal support과 함께 근육의 긴장이 최소화되어야 중력장 안에서 직립 자세를 제대로 유지할 수 있다. 비록 인체를 관통해 지나가는 몸무게를 가장 많이 지지하는 것은 골격계를 이루는 뼈들이지만, 장부가 제공하는 내적 지지력 또한 건강한 몸에 꼭 필요한 요소이다. 풍선이 바깥쪽으로 확장되면서 미는 힘이 생기는 현상을 통해 장부의 내적 지지력을 이해할 수 있다. 사실 인체에는 골격 정렬skeletal alignment뿐만 아니라 장부 정렬bellital alignment도 존재한다. 이 개념은 소마교육자인 칼린 맥호세Caryn McHose가 장부의 삼차원적 현존에 대해 이야기하면서 소개한 것이다.[2]

이 장부 정렬을 통해 내적 지지력을 얻는 방법은 무엇일까? 하나는 장부에 톤이 생기게 하는 것이다. 장부의 톤은 압력을 통해 높아진다. 관절들에 걸리는 압력을 통해 주변 고유수용감각 수용기가 자극을 받아 공간 안에서의 위치를 인지하는 것과 마찬가지로 중력장 안에서 장부에 가해지는 압력을 통해 내수용감각 인지가 발생한다. 하지만 비슷한 자세로 오래 지내다보니 중력 안에서의 움직임이 적어져 장부에 불균등한 무게가 전해지면, 장부의 밑바닥은 늘 그 무게를 버티는 과정에서 압박을 받곤 한다.[3] 하지만 중력 안에서 자세를 변화시키면 장부에 가해지는 무게가 변하고, 이로 인해 장부의 톤이 높아진다.[4] 현대인들은 선 자세, 앉은 자세, 자동차를 운전하는 자세 등, 주로 직립 자세를 유지하면서 정적으로, 큰 변화 없이 살아간다. 학생들 또한 책상에 앉아 컴퓨터를 보며 몇 시간 동안 공부를 하기 때문에 같은 문제를 겪고 살아간다.

이러한 자세 문제를 해결하고 장부의 활력을 높이기 위해서는 중력장 안에서 좀 더 다양한 자세와 동작을 취할 필요가 있다. 탐험 20에서는 바닥에서 구르는 단순한 동작을 배우는데, 학생들은 이 탐험을 통해 바닥에 뼈의 무게를 내려놓고 쉬는 감각을 느낀 후 뼈가 움직이는대로 바닥에서 이리저리 구르는 경험을 하게 된다. 이 책에서 제시하는 대부분의 탐험이 골격에 초점이 맞추어져 있기 때문에 이런 방식은 익숙한 시작점을 제공한다. 움직임 탐험을 하다 중간에 멈춘 후엔 장부의 무게를 인지하고 다시 구르는 동작을 한다. 이후엔 일어서서 걸으며 어떤 느낌 변화가 있는지 확인한다.

이 탐험을 할 때 학생들은 자신이 하나의 세포가 되어 바닥에서 구르면서 몸무게 전체를 아래로 쏟는다는 상상을 하면 좋다. 이는 칼린 맥호세와 케빈 프랭트가 "세포굴리기&쏟기 Rolling and Pouring the Cell"라고 이름을 지은 기법이다.[5] 탐험 20에서 소개하는 버전에서는 인체를 물로 가득차서 무게가 나가는 용기인데, 몸 내부의 액체를 담은 이 용기 외부가 바닥에 닿는 것을 느끼는 형식으로 진행된다. 몸을 굴리면서 몸무게를 아래로 쏟는 이 탐험에서 집중하는 인체 부위는 머리, 몸통, 골반, 그리고 팔과 다리이다. 이 탐험은 자신과 타인의 경계를 구축하고, 공간 안에서의 위치를 인지하게 하기 때문에 신체적인 측면뿐만 아니라 감정적인 측면에도 영향을 미친다.[6]

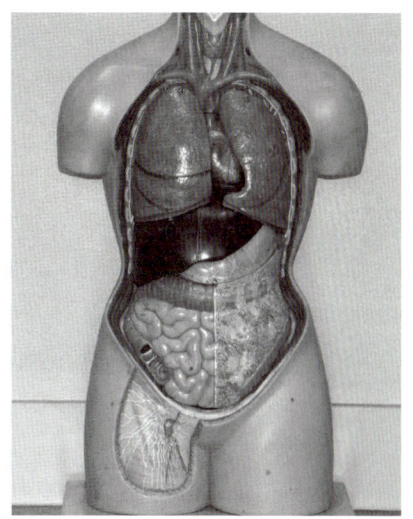

사진 11-1. 장부 모델

이 모든 탐험을 통해 여러분은 장부의 무게와 현존을 감지하며 좀 더 충만한 몸을 인지할 수 있게 될 것이다. 학생들은 이를 통해 상체와 복강에 있는 장부에 대해 학습하고, 그러한 장부 감각을 체득한 후엔 장부 모델과 해부학 자료를 보며 심화된 토론을 이어나갈 수 있다.

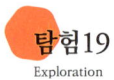
Exploration

장부 휴식

Resing the Organs

시간   *20 ~ 30분*

목적   장부를 휴식시킴으로써 과도한 근육 긴장 이완시키기. 장부를 포함하여 몸 전체에 충만감 느끼기. "복부 정렬"을 통해 장부가 가하는 내적 지지력 체험하기.

활동   선 자세에서 바디스캔으로 시작한다. 그런 다음 안정위로 누워 짧게 다시 바디스캔을 한다. 이때 골격계에 전해지는 몸의 무게감과 바닥에서 전해지는 지지력에 집중한다.

1) 편하게 쉬면서 자신의 골격계 안에 있는 장부에 의식을 집중합니다. 장부까지 지면에 의해 지지를 받는지 느껴보세요. 흉곽 안의 폐와 심장을 이완합니다. 그리고 복부 안의 소화 관련 장부도 이완합니다. 머리뼈 안의 뇌까지 이완합니다. 눈을 감은 상태에서 눈이 마치 뼈로 된 소켓 안에서 편히 쉬게 합니다. 마치 풀장 안에 들어 있는 느낌입니다.

2) 몸 전체가 이완되어 지구에 의해 지지를 받는 것을 느껴보세요.(여기서 잠시 멈춘다)

3) 안정위 자세에서 세운 무릎을 오른쪽으로 떨어뜨리며 부드럽게 몸을 그쪽으로 굴립니다. 이 새로운 측면 자세에서 뼈와 장부가 휴식하는 것을 느껴보세요.

4) 준비가 되었으면 복부가 바닥에 닿도록 몸을 굴려 엎드립니다. 머리는 한쪽으로 돌려서 편안하게 하고 이 새로운 자세에서 쉽니다. 숨을 들이쉬고 내쉽니다. 여러분의 장부가 부드러워져 바닥으로 내려가게 합니다.(교사는 필요하다면 학생들이 숨을 내쉴 때 소리를 내게 할 수 있다)

5) 이 자세에서 몇 분간 쉽니다.(3~5분 정도 쉰다. 이때는 말을 하지 않는 것이 좋다)

6) 다시 심호흡을 합니다. 들이쉬고, 내쉬고. 준비가 되었으면 다시 몸을 굴려 왼쪽이 바닥에 닿게 한 후 그 자세에서 잠시 쉽니다.(멈추어 쉰다) 눈은 감습니다. 천천히 일어나 앉은 후 웅크린 자세를 만듭니다. 그런 다음 천천히 양발만 바닥에 대고 웅크린 자세에서 잠시 쉽니다.

7) 그런 다음 천천히 양발로 바닥을 밀며 웅크린 몸을 펴면서 일어납니다. 여전히 눈은 뜨지 않습니다. 느낌이 어떤지 확인합니다.(웅크린 몸을 펴면서 일어날 때 "골격 정렬"을 느낄 수 있도록 지도한다. 또는 장부를 느끼면서 "장부 정렬"을 느껴보게 할 수도 있다. 이러한 용어는 나중에 토론 시간에 다루어도 된다)

8) 선 자세에서 잠시 동안 다시 바디스캔을 하면서 무슨 체험을 했는지 되새겨보세요. 누워서 탐험을 하기 전 선 자세에서 느꼈던 것과 탐험이 끝난 후의 느낌에서 차이점이 있나요? 아니면 똑같나요?

9) 준비가 되었으면 눈을 뜨고 방 안을 이리저리 걸어봅니다. 또는 원하는 대로 몸을 움직여봅니다. 느낌이 어떤가요?

응용   장부의 지지력에 의식을 집중한 상태에서 8장에서 배웠던 태양경배 시퀀스나 다른 움직임 탐험을 해도 된다.

토론   * 느낌이 어떤가요? 마지막에 바디스캔을 할 때 어떤 것을 경험했나요?(학생들은 그라운딩이 깊어지거나, 키가 더 커진 느낌이 들거나, 또는 몸이 강해진 것 같은 다양한 변화를 겪는다) 뭔가 다른 것을 경험한 학생은 없나요?

이제 골격 정렬과 장부 정렬의 차이에 대해 토론한다. 이때 장부 모형 같은 것을 활용한다. 학생들은 골격 모형과 장부 모형 또는 해부학 자료를 통해 특정 장부와 그 이름에 대해서 배운다. 먼저 자신이 이미 알고 있는 것을 서로 공유하고, 다음으로 몰랐던 정보를 첨가해 나간다.

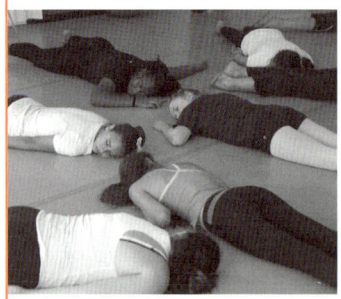
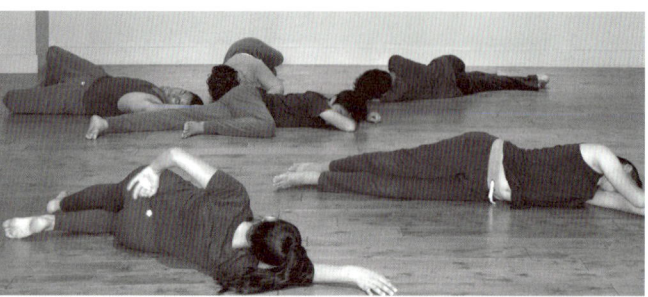

사진 11-2a, b. 장부 휴식 탐험. 복부를 바닥에 댄 자세를 취하면 부드러운 인체 앞면을 통해 장부를 인지할 수 있다.(a) 전면, 후면, 좌측, 우측, 이렇게 인체의 네 측면으로 자세를 바꾸면서 휴식을 취하면 탐험을 하는데 도움이 된다.(b)

교사를 위한 조언

* 이 탐험을 처음으로 지도할 때는 "여러분의 장부를 쉬게 해주세요"라는 표현을 사용하라. 나중에 학생들이 장부 모델이나 해부학 자료를 학습하고 나면 구체적인 장부 이름을 포함하여 지도를 하면 된다. 예를 들어, "머리뼈 안의 뇌를 쉬게 하세요", "흉곽 안의 폐와 심장을 쉬게 하세요", "하복부 안에 있는 위, 간, 담낭, 비장, 신장, 췌장, 소장, 대장을 쉬게 하세요", "골반강 안에 있는 생식기, 방광, 대장의 일부를 쉬게 하세요" 등과 같이 구체적으로 지도할 수 있다. 이를 통해 학생들은 특수한 장부를 좀 더 잘 이해하게 되고 동시에 의식 집중하기도 훨씬 쉬워진다.

* 탐험을 할 때 소리를 내는 것은 장부의 생명력을 높이면서도 매우 재미있는 접근법이다. 소리를 통해 장부 휴식 탐험을 하면 좀 더 깊은 이완을 체험할 뿐만 아니라, 소리가 주는 진동에 의해 장부 조직이 더 잘 깨어나기 때문이다. 나중에는 모인 학생들이 함

께 노래를 부르면서 탐험을 할 수 있게 안내할 수도 있다. 노래를 하며 탐험을 한 전후 느낌을 비교할 수 있게 지도하라.

* 처음에 학생들은 복부를 바닥에 3~5분 정도 대고 장부 휴식 탐험을 하였지만, 반복할 때는 그 시간을 점차 늘려서 10~20분 정도까지 확장시킬 수 있다. 필요하다면 자세를 바꾸도록 안내하거나, 상황에 따라서는 전체 탐험을 복부를 바닥에 대고 엎드린 자세에서 진행할 수도 있다. 우린 보통 깊은 이완이 주는 효과를 무시하는 경향이 있다. 장부 접촉 탐험을 하면 인체 심층이 이완되는데, 이때는 해당 자세에서 좀 더 많은 시간을 투자해 이완을 만끽하면서 그 효과를 즐기는 것이 좋다.

숙제

* 학생들은 해부학 그림의 장부에 색칠을 하거나, 관심을 갖고 있는 소화계, 순환계 같은 특수한 인체 시스템에 대해 조사한다.

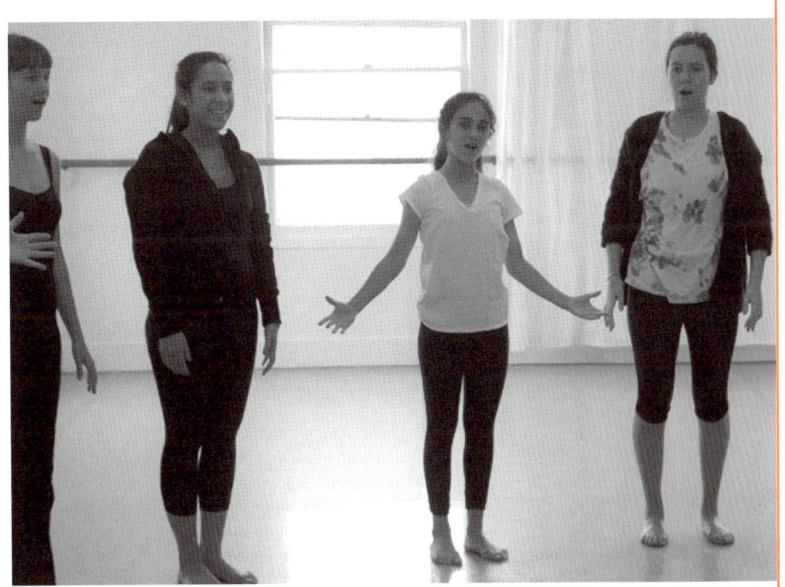

사진 11-3. 소리를 내면서 장부 휴식 탐험을 하는 십대들. 소리가 몸에서 공명하면 장부 전체에 활력이 생긴다.

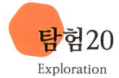

장부 구동을 통한 몸 굴리기

Rolling from the Organs

시간   *20분*

목적   *골격계 구동(용기)과 장부 구동(내용물)의 차이 구분하기. 장부의 내수용감각 인지 깨우기. 내장(내부의 장부와 막)의 움직임 가동 범위 증가시키기.*

활동   선 자세에서 바디스캔을 하며 시작한다. 그런 다음 안정위 자세로 눕는다. 바닥에서 구르는 탐험을 하기 때문에 누운 학생들 사이에는 충분한 공간이 확보되어 있어야 한다.

1) 잠시 현재 쉬고 있는 자세를 느껴봅니다. 몸을 이완하면서 지구의 지지력을 느낍니다. 몇 번 호흡을 하세요. 들이쉬고, 내쉬고.

2) 이제 몸 안의 뼈에 의식을 집중합니다. 골격계 전체가 지구 위에 안착되어 있습니다. 몸무게가 어디로 가해지는지 느껴보세요. 어느 부위가 가장 무거운가요? 좀 더 가볍게 느껴지는 부위는 어디인가요?

3) 이제 다리를 최대한 펴고 양팔은 머리 위쪽으로 뻗습니다. 하지만 몸은 여전히 지면에 안착되어 있습니다. 팔, 다리, 몸통을 이루는 뼈의 길이를 느껴보세요.

4) 이제 지면에서 몸을 굴립니다. 굴리면서 뼈를 느껴보세요.(몇 분간 학생들 스스로 탐험을 할 수 있게 한다)

5) 이제 복부를 바닥에 대고 엎드린 자세로 몸을 굴린 후 잠시 쉽니다. 숨을 몇 번 쉽니다. 들이쉬고, 내쉬고.

6) 이제 여러분의 장부에 의식을 가져갑니다. 뼈로 이루어진 용기 안의 내용물을 느껴봅니다. 폐와 심장은 흉곽 안에 있습니다. 복부와 골반 안에는

내장들이, 머리뼈 안엔 뇌가 있습니다.

7) 이 모든 장부들이 쉬게 합니다. 지구 위에서 편히 휴식을 취합니다. 숨을 들이쉬고, 내쉽니다.

8) 이제 쉬면서, 지구에 의해 지지를 받는 장부들을 느껴보세요.(잠시 쉰다)

9) 다시 몸을 굴리는데, 이때는 장부가 움직임을 이끌게 합니다. 지면 위에서 몸을 굴리면서 동시에 장부를 느낄 수 있나요?

10) 다시 쉬면서 어떤 느낌이 드는지 확인합니다. 무엇이 느껴지나요? 이제 다시 안정위 자세로 돌아와서 쉽니다. 지금 느낌은 처음과 같나요, 다르나요?

11) 준비가 되었으면 한쪽으로 돌아서 바닥을 민 후 앉습니다. 눈을 계속 감고 있습니다. 그런 다음 원하는 방식으로 몸을 움직여 자리에서 일어납니다.

12) 지금 선 자세의 느낌은 어떤가요? 무엇을 체험했나요? 잠시 눈을 감고 다시 바디스캔을 하고 느낌을 확인합니다.

13) 준비가 되었으면 눈을 뜨고 이리저리 걸어봅니다. 느낌이 어떤가요? 무엇이 느껴지나요?

학생들은 파트너와 또는 그룹으로 모여 자신의 체험을 공유한다.

응용 학생들은 방의 한 측면에서 시작하여 몸을 구르며 방 안을 가로지른다. 첫 번째 줄에 있는 학생들이 누운 다음 먼저 출발하고, 충분한 간격을 둔 상태에서 다음 그룹이 누운 후 몸을 굴린다. 이 응용 탐험을 통해 모든 학생들이 먼저 골격계를 느끼면서 방 안을 구르고, 두 번째로 할 때는 장부에서부터 구르기가 시작되는 것처럼 의식을 집중하면서 동작 탐험을 한다. 또는 방을 절반 정도 구를 때는 골격에, 그 다음부터는 장부에 집중하는 방식으로 모드를 변환시켜도 된다.

물론 그냥 자유롭게 방 안을 굴러다니며 자신이 원하는 방식으로 탐험을 해나갈 수도 있다. 다만 다른 학생들과 부딪칠 때 부드럽게 피해갈 수 있도록 주의한다. 이런 방식은 재미도 있고 즉흥성도 있다. 탐험을 하는 과정에서 불필요한 문제가 발생할 수도 있으니 각각의 상황에 가장 적합한 방식을 선별하는 지혜가 필요하다.

토론

* 어떤 경험을 했나요? 무엇을 느꼈나요? 탐험이 모두 끝난 후 방 안을 걸어보았을 때 어떤 느낌을 느꼈나요?

* 골격에서 장부로 의식 집중을 변환시켰을 때 어떤 변화가 있었나요?(장부 모드로 탐험을 한 학생들은 자신의 움직임이 좀 더 느려지거나 무게감이 조금 더 생기는 느낌을 받을 수 있다) 어떤 느낌을 받았나요? 더 선호하는 방식은 무엇인가요? 왜 그런가요?

* 무엇을 배웠나요? 놀라운 점은 있었나요?

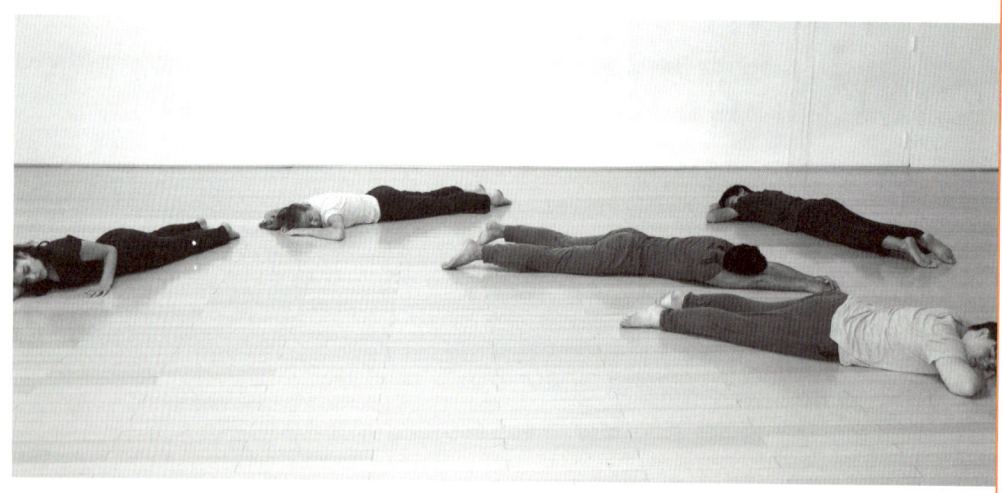

사진 11-4. 장부를 통해 몸 굴리기 탐험을 하기 전 복부를 바닥에 대고 엎드린 학생들. 대부분의 사람들은 복부를 바닥에 대고 몸을 굴리는 탐험을 해본 적이 별로 없다. 이 탐험을 통해 우리는 여유를 갖고 되고 내수용감각과 고유수용감각 모두에 생명력을 부여할 수 있다.

삼차원 지지력을 받아 움직이기

앞에서 제시한 탐험을 통해 여러분은 하나의 인체 시스템에서 다른 시스템, 즉 뼈에서 장부로 집중력을 이동시키는 법을 배웠다. 다시 말해, 움직임을 구동initiation하는 방식과 질적quality인 측면에 변화를 주는 법을 알게 되었다는 뜻이다.[7] 이를 통해 장부에 의해 발생하는 삼차원적인 충만감과 지지력을 경험할 수 있었다. 다음 탐험에서 학생들은 흉곽(용기)에서 구동되는 움직임과 흉곽 안의 장부(내용물인 심장과 폐)에서 구동되는 움직임 간의 차이점을 알게 될 것이다. 이는 복부와 골반 부위에서도 마찬가지로 적용할 수 있다. 안정위 자세에서 골반 그릇(용기)을 탐험하고 그 안의 장부인 소장과 대장(내용물)에서부터 구동되는 움직임을 탐험하면 된다.

장부를 따뜻한 물이 가득 찬 풍선처럼 상상하며 탐험을 할 수도 있다. 학생들은 이 풍선을 양손에 들고 그 무게와 부드러움에 의해 생겨나는 톤을 느껴본다. 그런 다음 물이 찬 풍선을 몸통 위에 올려놓고 마치 그 안에 장부가 들어있다고 상상하며 움직인다. 이렇게 하면 골격계 안에 존재하는 장부의 부드러운 느낌을 간접적으로 느끼는 형국이 된다. 이러한 방식은 움직임 구동이라는 개념에 좀 더 재미있고 구체적인 촉감으로 다가갈 수 있는 계기를 마련해준다. 하복부나 골반 안에 존재하는 장부의 충만감을 느끼고 이들이 다리를 거쳐 발까지 연결된 감각을 느끼면 그라운딩 감각이 더욱 살아난다. 장부가 떠오르거나 가벼워지는 느낌을 통해서 장부 구동 탐험을 할 수도 있다. 예를 들어, 폐가 떠올라 흉곽을 떠올리며 지지력을 제공하는 것을 느끼는 방식이다. 이를 위해 공기가 가득 찬 풍선을 활용할 수 있다. 이러한 탐험을 통해 장부에 존재하는 내수용감각 인지력을 일깨우고 움직임 가능성을 확장시킬 수 있다.[8]

우리는 보통 움직임이 신경근계에 의해 구동된다는 생각을 한다. 하지만 인체의 모든 시스템이 움직이는 방식에 관여한다. 장부에서 구동되는 움직임 탐험을 통해 고유수용감각과 내수용감각 신경로가 새롭게 자극을 받을 수 있다. 보니 베인브릿지 코헨Bonnie Bainbridge Cohen은 장부 구동을 매우 중요하게 생각한다. 왜냐면 장부의 지지력을 충분히 받지 못해 근육과 관절이 감당할 수 있는 가동범위 이상에서 부상을 당하는 사람들이 많기 때문이다.[9] 이러한 부상은 스포츠, 댄스, 요가를 할 때 뿐만 아니라 집청소를 하고 무거운 물건을 들다가도 생기고, 스키, 카약, 배구 등과 같은 레크리에이션 활동을 하면서도 발생할 수 있다. 장부의 지지력을 받아 움직이는 법을 익힌다면 이러한 부상 예방에 도움이 될 수 있다. 고유수용감각과 내수용감각 인지를 충분히 개발한다면 건강과 활력을 모두 확보할 수 있다. 이 인체 내부 지성 inner body intelligence 을 높이는 핵심이 바로 움직임 movement 이다.

장부는 또한 인체의 생명력을 담고 있으며, 다양한 감정들의 저장소로 볼 수도 있다. 장부와 자신감 문제에 대해서는 이미 앞에서 언급한 적이 있다. 단순히 바닥에서 구르거나, 몸통과 골반 안의 장부에서 움직임을 구동시키는 중에도 부정적 감정 또는 긍정적 감정이 올라올 수 있다. 다음은 한 학생이 흉곽과 그 안에 있는 폐와 심장에서 구동되는 움직임 탐험을 한 후에 쓴 글이다.

그것은 무언가를 "잡고" 움직이는 경험이었어요. 풀무처럼 움직이는 폐와 펌프질 하는 심장을 잡아 인지하게 되었죠. 전 두려움이 느껴졌지만 나중엔 복부를 대고 엎드리는 체험을 하면서 매우 즐거웠어요. 피부를 느끼는 일은 두려운 감각도 들었지만, 장부를 느끼는 것은 또 다른 경험이었죠.

학생들이 자신의 감정을 잘 표현할 수 있도록, 일단 개인적으로 작문을 해보며 자신의 감정을 표현하고, 나중엔 이를 다른 이들과 서로 공유하는 식으로 진행한다. 작문을 하고 대화를 하는 방식은 다양하게 전개될 수 있다. 인체에서 특정한 장부가 하는 기능을 이야기하며 사회 구조와 기능에 대해 일반적인 이야기를 나눌 수도 있고, 뭔가 개인적이어서 쉽게 공개하기 어려운 자신의 신체 부위를 주제로 대화를 이어갈 수도 있다. 특정한 동작을 할 때 꺼려지거나 두려운 감정이 들었는데, 또 다른 동작을 하니 즐겁고 자유로운 감정이 들었다면 이에 대한 체험을 공유할 수도 있다. 학생들이 자신의 인식을 서로 공유하고 타인의 관점에 열린 태도를 갖게 될수록, 사람마다 다양한 방식의 움직임 탐험을 할 수 있다는 깨달음을 얻기 시작할 것이다. 또한 타인을 인식하고, 타인에게 인식되는 모습이 어떠한지에 대해서도 성찰할 수 있는 계기를 갖게 될 것이다.

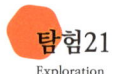

뼈에서 구동되는 움직임, 장부에서 구동되는 움직임[10]

Moving from the Bones, Moving from the Organs

시간   *20분*

목적   골격계(용기)와 장부(내용물)의 차이 구별하기. 용기에서 구동되는 움직임과 내용물에서 구동되는 움직임 경험하기. 장부를 포함해 몸 전체를 좀 더 전체적으로 인식하며 움직이는 능력 높이기.

활동   학생들은 앉거나 선 자세에서 탐험을 시작한다.

1) 흉곽 앞쪽에 양손을 대세요. 눈은 감습니다. 손 아래에 있는 갈비뼈를 느껴보세요. 이제 갈비뼈를 움직여 흉곽 전체를 움직여보세요. 몸통을 왼쪽이나 오른쪽으로 돌리면 됩니다. 갈비뼈가 지렛대처럼 작용해 척추를 움직입니다. 몸을 돌릴 때 갈비뼈에서 비롯된 움직임에 의해 척추가 돌아가는 것을 느낄 수 있나요? 척추 회전 때문에 몸통을 좌우로 움직이는 것이 가능합니다.(학생들이 탐험을 하는 동안 교사는 말을 멈추고 여유를 준다)

2) 잠시 쉽니다.

3) 이제 양손을 다시 흉곽에 댑니다. 이번엔 약간 측면에 손을 댑니다. 눈은 감습니다. 흉곽 안쪽에 있는 것을 상상해보세요. 뭐가 보이나요? 호흡을 합니다. 어떤 느낌이 드나요? 흉곽은 용기이며 그 안엔 내용물인 장부들이 담겨 있다고 상상합니다. 이제 양손으로 그 내용물을 "잡으세요." 여러분이 잡고 있는 것은 무엇인가요? 이제 흉곽 안의 "내용물"을 움직입니다. 다시 몸통을 좌우로 움직이면서 느낌을 확인합니다.(사진 11-5) 잠시 쉽니다.

4) 이제 장부 움직임에 의해 갈비뼈가 움직일 수 있도록 허용합니다. 내용물이 용기를 움직입니다.

5) 이제 갈비뼈 움직임에 의해 장부가 움직일 수 있도록 허용합니다. 용기

가 내용물을 움직입니다.

6) 이번엔 흉곽과 장부, 용기와 내용물 모두의 움직임을 동시에 느껴보세요.

7) 이제 여러분이 원하는 방식대로 움직여보세요.(학생들이 탐험을 하는 동안 교사는 말을 멈추고 여유를 준다) 용기 또는 내용물로부터 움직임을 구동시킬 수 있나요? 이들을 구별할 수 있나요?

8) 일어서서 1분간 방 안을 걸어봅니다. 또는 자신이 원하는 방식대로 움직여보세요. 움직일 때 어떤 느낌이 드나요? 무엇을 발견했나요?

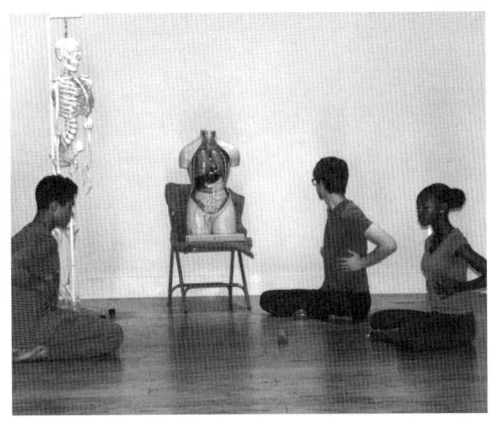

사진 11-5. 양손을 흉곽(용기) 위에 대고 있는 학생들. 그런 다음 그 안의 장부(내용물)를 느끼며 장부에서부터 움직임 구동을 시작한다.

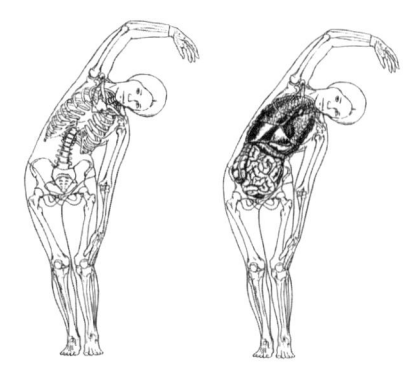

사진 11-6. 용기(골격계를 이루는 뼈들)로부터 구동되는 움직임과 내용물(장부)로부터 구동되는 움직임. 장부를 이렇게 능동적으로 활용할 수 있다면 좀 더 내적 지지력을 많이 받고 움직일 수 있다.

응용

하체: 복강과 골반 구동 움직임을 탐험할 때는 안정위 자세에서 시작한다. 먼저 엉덩뼈, 엉치뼈, 천골과 같이 큰 뼈에서 비롯되는 움직임을 탐험한 다음 골반대 안의 장부에서 구동되는 움직임 탐험으로 넘어간다. 그런 다음 관련된 장부 모델이나 해부학 그림을 사용하여 토론을 한다.

<u>물 풍선</u>: 이 탐험을 시작하기 전에 작은 물풍선을 준비한다. 학생

들은 물풍선을 잡고 장부의 무게감과 움직임을 간접적으로, 그리고 물리적으로 느끼는 수련을 한다. 나는 보통 물풍선을 준비한 후 일단 감춰놓는다. 그런 다음 학생들을 원형으로 자리잡게 하여 눈을 감긴 후 손을 내밀라고 한다. 그리고 나서 각자의 손 위에 차례대로 물풍선을 올려놓는다.(사진 11-7)

교사는 학생들에게 이 탐험을 여러 번 지도한다. 처음엔 눈을 감고 손 안에 있는 물풍선의 무게감과 온도 등을 느끼게 하고, 다음엔 부드럽게 움직이게 한다.(사진 11-8a) 그런 다음 물풍선을 가슴이나 복부 위에 올려놓고, 앞에서 배웠던 것처럼 척추를 중심으로 흉곽을 여러 방향으로 움직인다.(사진 11-8b) 또는 안정위 자세로 누워서 같은 탐험을 할 수도 있다.(사진 11-8c) 눈을 뜬 채로 물풍선을 바닥에서 굴려서 바깥쪽 표면(용기)과 안쪽의 물(내용물)이 어떻게 움직이는지 시각적으로 확인한다. 학생들은 물풍선을 들고 그 안에서 구동되는 움직임과 지지력을 느끼며 원하는 방식으로 움직일 수도 있다.(사진 11-9) 이러한 탐험은 다양하게 창조적으로 진행할 수 있다. 교사의 지도에 따라 진행하거나 즉흥적인 형태로 자유롭게 진행하면 함께 발견하는 즐거움이 있다. 이는 탐험에 참여한 학생 그룹이 편안하게 느끼는 방식에 따라 결정하면 된다.

교사는 학생들이 물풍선을 다룰 때 조심하는지 확인하고, 물풍선을 깨뜨리지 않도록 주의를 준다. 물풍선이나 공기로 가득 찬 풍선을 각각 다른 날에 사용하라. 또는 서로 비교하는 탐험을 연속해서 할 때 사용해도 된다.

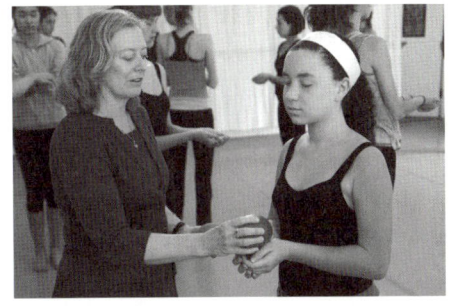
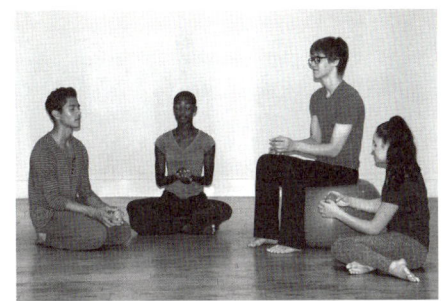
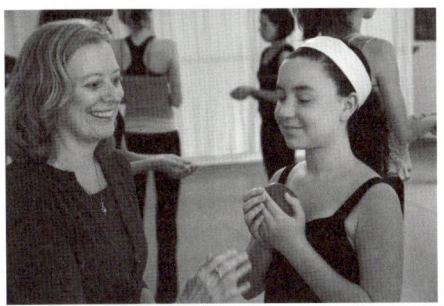
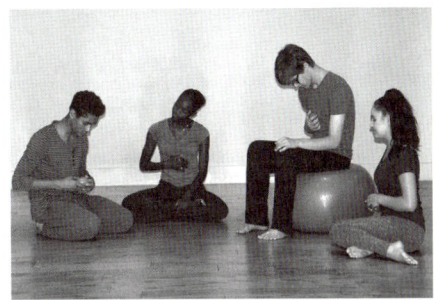
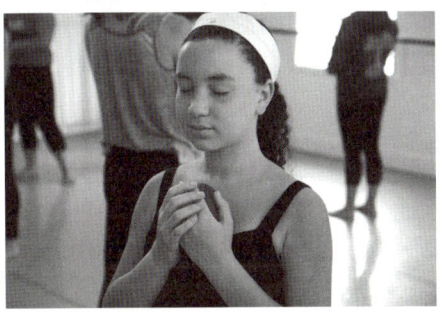
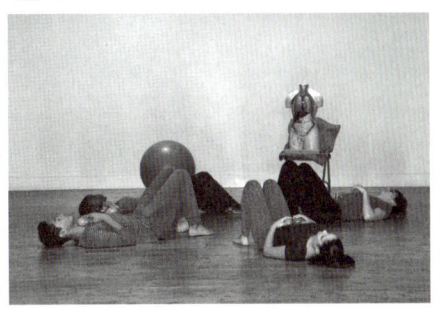

사진 11-8a, b, c. 학생들이 물풍선을 잡고 천천히 움직이는 모습. 이 탐험을 통해 학생들의 몸의 톤과 자세는 부드러워지게 된다. 그냥 몸 위에 물풍선을 올려놓고 쉬는 것도 괜찮다.

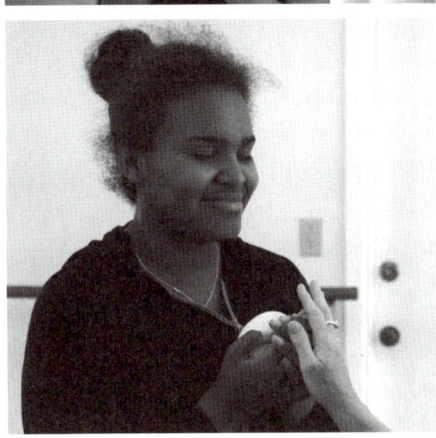

사진 11-7a, b, c, d. 응용: 물풍선을 건네는 모습. 학생들은 눈을 감고 있고, 교사는 장부를 상징하는 따뜻한 물풍선을 학생들 각자에게 건넨다. 학생들은 건네받은 물풍선을 자신의 몸 위에 올려놓는다. 그런 다음 그 안쪽의 장부를 상상하며 집중한다.

토론

* 어떤 경험을 했나요? 용기에서 구동하는 움직임과 내용물에서 구동하는 움직임 중 어느 것이 더 쉬웠나요? 왜 그렇게 생각하나요? 움직임의 질적인 변화는 어떻던가요? 특별한 구동 방식을 쓰지 않고 자유롭게 움직였을 때는 어땠나요? 어떤 인체 시스템에서 비롯된 움직임 구동 방식이 더 쉽게 느껴졌나요? 일어나 걷거나 자유롭게 움직였을 때 무슨 변화를 느꼈나요? 이전보다 내용물, 즉 장부에 대한 인지가 더 높아졌나요? 어떤 장부를 인지했나요? 이 탐험을 할 때 어떤 느낌이 들던가요?

* (물풍선을 가지고 하는 응용 탐험) 물풍선을 잡고 하는 탐험에서 무엇을 경험했나요? 물풍선에서 구동되는 움직임을 통해 무엇을 느꼈나요? 놀랐던 점은 있었나요? 뭔가 다른 경험을 한 사람은 있나요?

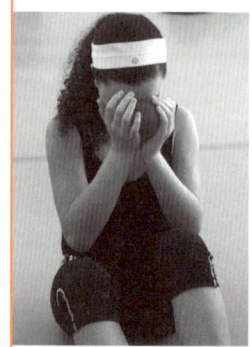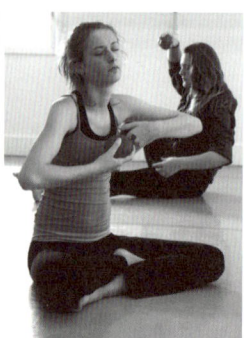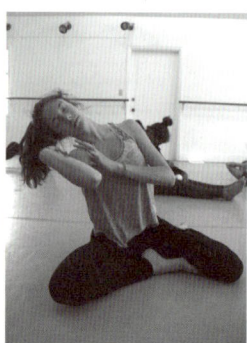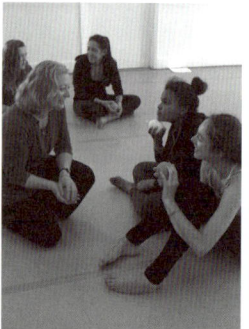

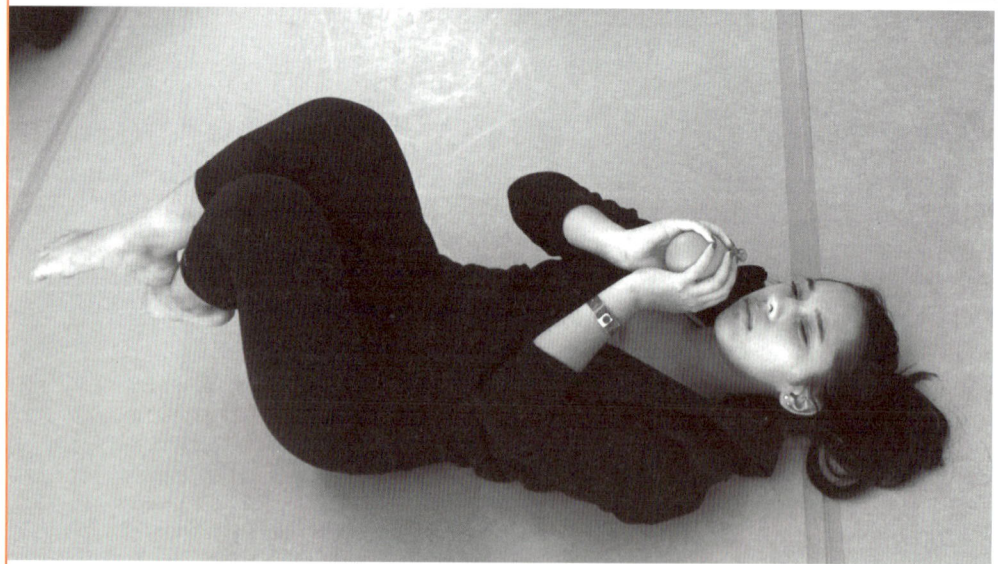

사진 **11-9a, b, c, d**. 물풍선을 잡고, 장부에서 구동되는 움직임 탐험을 하고 있는 학생. 탐험이 끝난 후엔 서로의 체험을 공유한다.

교사를 위한 조언

* 장부 탐험을 할 때 요가에서 쓰는 소위 "아기자세"로 쉬는 방식을 활용할 수도 있다. 이는 양다리에 가슴을 대고 양손을 몸 옆에서 이완하는 자세이다. 아기자세를 취하면 장부의 충만감을 좀 더 선명하게 느낄 수 있을 뿐만 아니라 탐험 사이사이에 휴식을 통한 신체 통합 효과까지 기대할 수 있다.

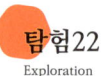

장부와 감정(작문하기)

Organs and Emotions (Journal Entry)

시간   *20 ~ 35분*

목적   이전에 했던 장부 집중 탐험과 연계해서, 내용물인 장부에 자신의 생각, 느낌, 성찰을 넣기. 이에 대해 타인과 공유하는 기회를 갖고 공개적으로 토론하기. 공감과 경청 기술 계발하기. 문화적인 영향력과 타인의 인식이 나의 몸과 움직임에 어떻게 반영되는지 자각하기.

활동   **준비물**
*작문용 노트
*펜과 그림 용품

이 탐험은 이전에 했던 탐험 중 하나를 한 후에 진행한다.

교사는 학생들에게 시간 제한을 준 후 작문을 하도록 지도한다. 탐험 중에 했던 경험에 대해 작문을 하면 된다. 제목과 내용은 열린 형태로 남겨둔다. 또는 "나의 장부"라는 주제를 준 후 이와 관련된 글을 자유롭게 쓰게 할 수도 있다. 물론 다른 날엔 "나의 심장"이나 "나의 폐" 등과 같이 좀 더 세부적인 주제로 작문을 하게 해도 된다. 글을 쓰는 대신 그림을 그릴 수도 있다.

토론   학생들은 파트너와 또는 그룹으로 모여 이야기를 나눈 다음 글쓰기 제목 리스트를 간략하게 작성한다. 이렇게 하면 그룹 전체가 모여 대화를 나눌 때 조금 더 익명성이 가미된 대화를 할 수 있다.

교사는 각 그룹 별로 큰 종이를 나눠주고 그 위에 제목에 따른 학생들의 생각을 적게 한다. 그런 다음 전체 그룹이 모였을 때 각 그룹이 적은 것을 돌아가면서 제시하면 된다. 이렇게 글로 적는 대신 주제에 따라 떠오르는 그림을 그리는 방식을 써도 된다.

다음은 대화를 이어나갈 때 참조하면 좋은 질문들이다. 물론 교사가 즉흥적으로 원하는 질문을 해도 된다.

* 학생이 쓴 것은 무엇에 대한 것인가요? 그림을 보고 떠오르는 주제가 있나요? 공통점은 있나요? 또는 색다른 경험을 표현한 것이 있나요? 왜 그렇다고 생각하나요? 뭔가 다른 경험을 했는데 공유하고 싶은 사람은 없나요?

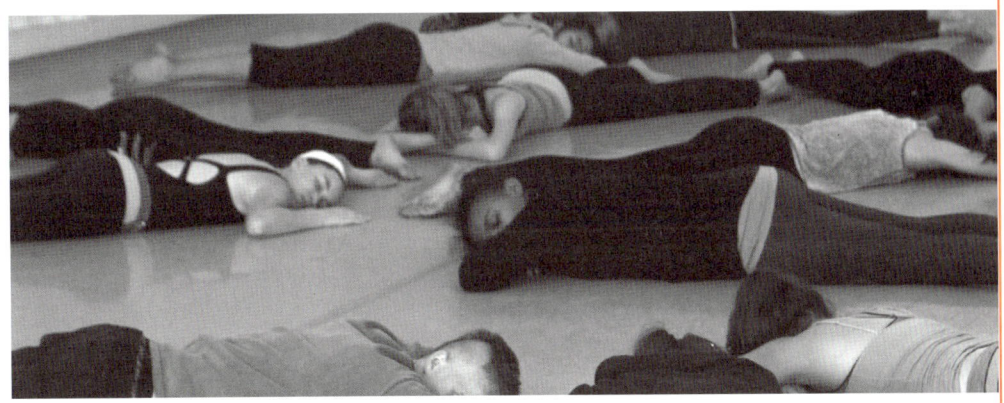

사진 11-10. 복부를 바닥에 대고 그냥 쉴 때 또는 가이드를 받아 장부에 집중할 때에도 느낌이나 감정 등이 자극을 받아 올라올 수 있다. 작문을 통해 학생들은 사람마다 다양한 반응을 한다는 사실을 알게 된다.

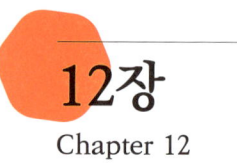
12장
Chapter 12

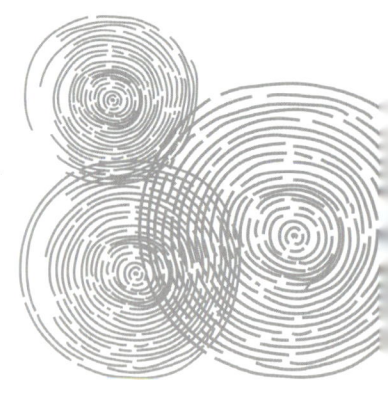

막과 움직임의 질감

몸에는 여러 종류의 조직이 있다. 막fascia은 결합조직의 일종이며, 결합조직은 피부, 근육, 뼈, 장부 등 인체의 다양한 층을 가로지르는 얇고, 점성을 지닌 조직이다. 몸의 어느 부위에 존재하는가에 따라 막은 지지, 분리 역할을 하며 근육군 사이에서는 움직임을 매끄럽게 해준다. 예를 들어, 얕은막superficial fascia은 피부 바로 아래에 위치해 몸 전체를 감싸고 지지하는 역할을 하고, 골막periosteum은 뼈를 감싸고 있으며 건과 인대가 부착되는 결합조직이다. 근막myofascia은 근육을 감싸서 다른 근육군과 구분해주는데, 이 근막은 근육이 수축할 때 각각의 근육 사이에서 매끄러운 움직임을 만들어준다. 근육 안쪽으로 뻗어나간 깊은 근막은 개별 근섬유를 감싸고 있고, 깊은막deep fascia은 모든 혈관과 주요 장부를 둘러싸서 보호해준다.

장부, 막과 같이 인체의 깊은 곳에 존재하는 조직층에 대해 학습하고 거기에 의식을 집중할 수 있다면, 학생들은 자신의 몸에 대한 인지를 높이고 움직임에 대한 역동적 지지력까지 확보할 수 있다.

조직의 층

이 장의 첫 번째 탐험을 통해 학생들은 접촉과 움직임을 활용해 인체에 있는 조직의 다양한 층을 학습하게 된다. 먼저 자기접촉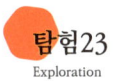을 통해 학생들은 자신의 팔에 있는 피부, 막, 근육, 뼈, 그리고 관절을 구분하는 법을 배운다.[1] 다양한 조직층을 배우고 구분할 수 있으면 학생들은 인체 시스템의 복잡한 상호연결성을 이해하고, 이 과정에서 긴장을 이완시키고 움직임을 개선시킬 수 있다.

단순히 팔을 접촉하는 탐험만으로 긴장을 이완시키는 것이 어떻게 가능할까? 막은 인체 전체에 분포되어 있기 때문에 한 부위에 고정이 생기면 몸을 관통해 다른 부위에도 특정한 수준의 고정을 만든다. 예를 들어, 뜨개질을 해서 만든 두툼한 스웨터를 상상해보라. 스웨터의 한 부분만 단축되더라도 실로 연결되어 있는 옷 전체가 영향을 받는다.[2] 마찬가지로 한 부위의 긴장이 이완되면 몸의 다른 부위가 편해진다. 학생들은 자기접촉이라는 단순한 방법을 통해 피부, 막, 근육, 그리고 뼈 조직을 구분하는 법을 배우고, 이러한 자기접촉에 의해 몸의 감각과 움직임이 영향을 받는다는 사실을 체험하게 될 것이다.

탐험 23
Exploration

접촉 기법 응용

Variations in the Use of Touch

시간	*10 ~ 15분*
목적	다양한 접촉법을 활용해 피부, 막, 근육, 뼈 조직을 구분한다. 인체 시스템에 대해 이전에 시각적으로 이해했던 내용을 몸으로 체화하기. 자기접촉 기법을 사용하여 긴장을 이완시키고 움직임을 편하게 만들기.

12장. 막과 움직임의 질감

활동

이 탐험은 9장에서 소개했던 뼈 접촉 탐험의 연장이다.

1) 한 손을 반대쪽 앞팔 중간 부위에 올립니다. 올린 손을 부드럽게 앞뒤로 움직여보세요. 어떤 느낌이 드나요?(이때 만지는 부위가 피부이다) 피부가 좌우로 움직이는 느낌을 확인하세요. 이 피부 바로 밑에 막이 있습니다.

2) 막이란 무엇인가요? 누구 아는 사람 있나요? 막은 어디에 위치해 있을까요?(교사는 학생들이 하는 말을 듣고 적절히 대답한다)

3) 막은 피복처럼 몸을 연속적으로 싸고 있는 축축한 결합조직의 일종입니다. 근육도 이 막 안에 쌓여 있죠. 이 막 덕분에 한 근육이 다른 근육 위에서 미끄러질 수 있습니다. 주방에서 사용하는 매끄러운 랩을 상상해보세요.(학생들에게 치킨을 먹을 때 고기를 감싸고 있는 부드러운 막을 본 적이 있었는지 물어보라. 또는 생닭고기에서 그런 막을 본 적이 있었는지도 물어볼 수 있다. 고기를 둘러싼 막을 상상하며 뭔가 역겹게 느끼는 학생들도 있겠지만, 대부분은 막 이미지를 바로 연상시킬 수 있을 것이다)

4) 이제 손을 반대편 전완 한 부위에 대고 조금 깊게 눌러봅니다. 무엇이 느껴지나요?(이게 근육 조직이다)

5) 팔의 여러 다른 부위도 눌러보세요. 뭔가 차이점이 느껴지나요? 여기서 조금 더 깊게 눌러보면 조금 딱딱한 느낌이 손가락에 전해집니다. 이건 무엇일까요?(이게 뼈다. 앞팔에서는 약간 측면을 눌렀을 때 뼈 조직을 만나게 된다)

6) 모래 사장을 관통해 지나간다고 상상해보세요. 손가락으로 앞팔을 눌렀을 때, 이 모래를 지나 깊은 곳에서 뼈에 도달합니다.

7) 압력을 견고하게 유지하면서 손가락으로 앞팔의 뼈를 느껴보세요. 압력을 유지한 채로 앞팔에 있는 뼈를 움직여보세요.

8) 이제 누르는 압력을 조금 풀면 다시 근육이 느껴집니다. 손가락을 통해 앞팔에 있는 근육을 느껴보세요.

9) 여기서 다시 압력을 조금 더 풀면 피부층이 느껴집니다. 손가락으로 앞팔의 피부를 느껴봅니다.

10) 이제 앞팔을 누르고 있던 손을 뗍니다. 그런 다음 양팔을 모두 움직여보세요. 좌우 차이가 느껴지나요? 무엇이 느껴지나요?

응용

이번엔 파트너와 함께 한다. 학생 한 명이 다른 학생의 앞팔을 누르면서 탐험을 진행하면 된다. 자기접촉을 먼저 한 학생들만 파트너와 함께 이 탐험을 할 수 있게 한다.

토론

* 무엇이 느껴졌나요? 피부, 막, 근육, 그리고 뼈의 느낌 차이를 알 수 있었나요? 자기-접촉 탐험을 마친 후 양팔을 움직였을 때 어떤 느낌을 받았나요? 좌우 차이는 어떻던가요?

* 뭔가 다른 경험을 한 사람은 없나요?

얕은막, 골막, 깊은막 등과 같이 다양한 막층에 대해 토론을 나눈다. 교사는 해부학 자료를 보면서 관련된 정보를 제공하면 된다.

조직의 종류, 움직임의 질감, 그리고 감정

우리가 사용하는 언어에는 몸, 마음, 그리고 감정의 내적 연결성이 반영되어 있다. 다시 말해, 특정 존재 상태나 정신신체적 상태가 특정 어구에 담겨 있다는 의미이다. 예를 들어, "초조한"이라는 단어에는 몸의 긴장으로 표현력이 제한을 받는 상태가, "느긋한"이라는 단어에는 성품이 부드럽고 몸의 톤이 이완된 상태가, "냉담한"이라는 단어에는 말하기 싫을 정도로 마음이 닫힌 상태가 담겨 있다. 몸의 움직임에는 마음과 의식 상태가 드러난다. 따라서 타인의 움직임을 보고 우리는 그들의 몸을 통해 드러나는 마음을 관찰할 수도 있다. 그렇기 때문에 움직임을 변화시켜 몸-마음 연결성 body-mind relationship 에 영향을 줄 수 있다.

인체를 구성하는 막, 근육, 뼈, 관절 등 모든 개별 조직층 또한 다양한 형태의 감정과 내적 활력을 반영한다. 다음 탐험을 통해 학생들은 자신의 파트너와 함께 움직이며 관절, 뼈, 근육, 그리고 막에서 구동되는 움직임을 탐험하게 된다. 이런 탐험을 통해 학생들은 몸과 마음이 밀접하게 연계되어 있다는 사실을 알게 될 것이다. 또한 자신이 원하는 방식으로 움직임을 질적으로 폭넓게 표현하는 법도 깨닫게 된다. 예를 들어, 관절이나 활액에서 구동되는 움직임 탐험은 종종 웃음을 유발한다. 하지만 근육에서 비롯된 움직임은 힘이나 활력, 또는 저항감과 관련이 있다. 뼈에서 구동되는 움직임은 명확함과 방향성을 지니고 있고, 막에서 구동되는 움직임은 보통 편안함이나 상호연결성과 관련이 있다.

이런 탐험들을 통해 학생들은 자신에 대해서 많은 것을 배울 수 있을 뿐만 아니라, 자신의 신체와 감정 상태에 영향을 줄 수 있는 방법까지 익히게 된다. 탐험한 것에 대해 서로 체험을 나누고 토론을 하는 과정에서 학생들은 움직임의 질감과 감정 표현 사이의 관계를 인지하고, 또 자기돌봄 self-care 을 지속적으로 할 수 있는 원천에 접근할 수 있다. 예를 들어, 긴장되어 걱정하는 마음이 생긴다면 고무로 된 짐볼 위에 앉아 가볍게 통통 튀어본다. 이렇게 하면 관절에서 구동되는 편안한 움직임을 느낄 수 있으며 결국 기분 좋고, 편안하며, 활기찬 마음을 되찾는데 도움이 된다. 뭔가 산만하고 집중력이 떨어졌을 때는 뼈의 감각을 느끼면서 팔을 움직여보거나, 또는 뼈가 지지하는 움직임에 초점을 맞춰 몇 가지 요가 동작을 해보라. 그러면 명료하고 집중된 마음을 되찾는데 도움이 된다. 또 오랜 시간 컴퓨터 앞에서 공부를 하다가 무기력하거나 모호한 느낌이 든다면 빠르게 걸으면서 몸을 움직여본다. 그러면 혈액의 움직임이 활성화되어 활력, 포근함, 그리고 생명과의 연결성이 크게 되살아난다.

　이렇게 움직이는 방식을 간단하게 변화시키는 것만으로도 우리는 마음, 감정, 인식 상태 등을 변화시킬 수 있다. 다양한 응용 탐험을 하는 과정에서 학생들은 활력이 높아지는 경험을 하게 될 것이다. 그로 인해 움직임의 질감이 좋아져 다양한 방식으로 신체 표현이 가능해지며, 결국 자신감이 커지고 탐험의 즐거움을 만끽할 수 있을 것이다.

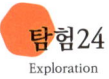
Exploration

뼈, 관절, 근육, 막에서 구동되는 움직임³

Moving from the Bones, Joints, Muscles, and Fascia

시간　　20 ~ 25분

목적　　관절, 뼈, 근육, 막에서 구동되는 움직임 구별하기. 집중력을 활용하여 움직임의 질감 변화시키기. 자신이 선호하는 움직임 구동 방식, 그리고 관련된 신체적, 감정적 상태 이해하기.

활동　　학생들이 서로 파트너와 탐험을 할 수 있게 한다.(작문을 활용할 수도 있다. 응용 탐험을 참조하라)

　　　　1) **관절에서 구동되는 움직임** : 파트너와 마주보고 서서 서로 손을 잡습니다. 서로 손을 앞쪽으로 뻗습니다. 그런 다음 손목을 이완하며 흔드세요. 흔드는 힘에 의해 생긴 진동이 팔꿈치를 지나 견갑대까지 이르게 합니다. 근육을 이완하고 진동에 의해 여러분이 움직이게 하세요. 진동이 머리로, 목, 척추를 지나 천골로, 아래쪽으로 골반 지나 다리, 발까지 내려가게 합니다.(사진 12-1a)

2) 이제 파트너의 손을 놓고 선 자세에서 눈을 감습니다. 잠시 쉬면 느낌을 확인하세요. 어떤 느낌이 드나요?

학생들은 파트너와 함께 자신의 느낌을 나눈다. 관절의 움직임과 관련된 마음은 가벼움과 즐거움이다.

3) **뼈에서 구동되는 움직임** : 다시 선 자세에서 눈을 감습니다. 천천히 몸을 앞으로 기울여 몸무게가 발가락에 오게 한 다음 뒤로 움직여 발 중심으로 오게 합니다. 이제 몸무게를 뒤꿈치로 가져간 다음 다시 중심으로 가져옵니다.

4) 파트너와 마주보고 서서, 이번엔 서로 손바닥을 붙인 다음 눈을 감습니다. 몸무게를 천천히 앞으로 이동시켜 파트너와 힘의 균형을 이루게 합니다. 파트너의 손을 통해 몸무게가 지지받게 하세요. 안정위로 누워서 했던 탐험처럼, 근육은 이완시키고 골격에 의해 몸무게가 지지받게 합니다.(사진 12-1b)

5) 이제 파트너에 기대지 말고, 다시 원래 중립자세로 되돌아옵니다. 하지만 손바닥은 여전히 붙인 상태를 유지합니다. 이제 붙인 양손을 움직이는데, 팔뼈를 지렛대처럼 활용해 파트너의 팔을 움직입니다. 이게 어렵지 않게 잘 되나요? 아니면 몸 어딘가에 긴장이 발생하나요? 어깨인가요? 목, 엉덩이, 다리인가요? 긴장된 부위를 이완하면서 움직임이 쉽게 일어나는지 확인하세요.

쉬면서 서로의 체험을 공유한다. 뼈의 움직임과 관련된 마음은 명확함과 애쓰지 않음이다.

6) **근육에서 구동되는 움직임** : 선 자세로 돌아옵니다. 몸을 세우고 선 자세에서 서로 손바닥을 마주하고 몸무게를 서로의 파트너에게 다시 기댑니다. 이제 한 발을 약간 뒤쪽으로 가져가고 한 손은 밉니다. 그런 다음 다른 손을 밉니다. 이 탐험의 느낌은 어떤가요? 발바닥은 바닥에 고정하고 가능한 견고하게 밀어보세요.(사진 12-1c)

7) 이제 미는 행위를 멈추고 원래의 중립 자세로 돌아옵니다. 눈을 다시 감습니다. 느낌이 어떤가요?

쉬면서 서로의 체험을 공유한다. 근육의 움직임과 관련된 마음은 활력, 힘, 저항이다.

8) 이제 다시 선 자세에서 모든 관절을 흔들면서 근육을 이완해보세요.(미는 동작을 하기에 앞서 이렇게 몸을 터는 관절운동을 먼저 하면 몸에 활력이 생긴다)

*9) **막에서 구동되는 움직임** : 서로에게 조금 가까이 다가갑니다. 그런 다음 파트너의 손목을 잡고 몸을 뒤로 기댑니다. 척추는 정렬된 상태를 유지하며 팔이 스트레칭되게 하세요. 이제 무릎을 굽히고 머리와 등이 앞으로 굽혀지면서 멀어지듯 스트레칭이 일어나게 합니다. 한 팔을 가볍게 당긴 후 다른 팔을 또 가볍게 번갈아가며 당기면서 등과 팔의 근육을 느껴봅니다.*

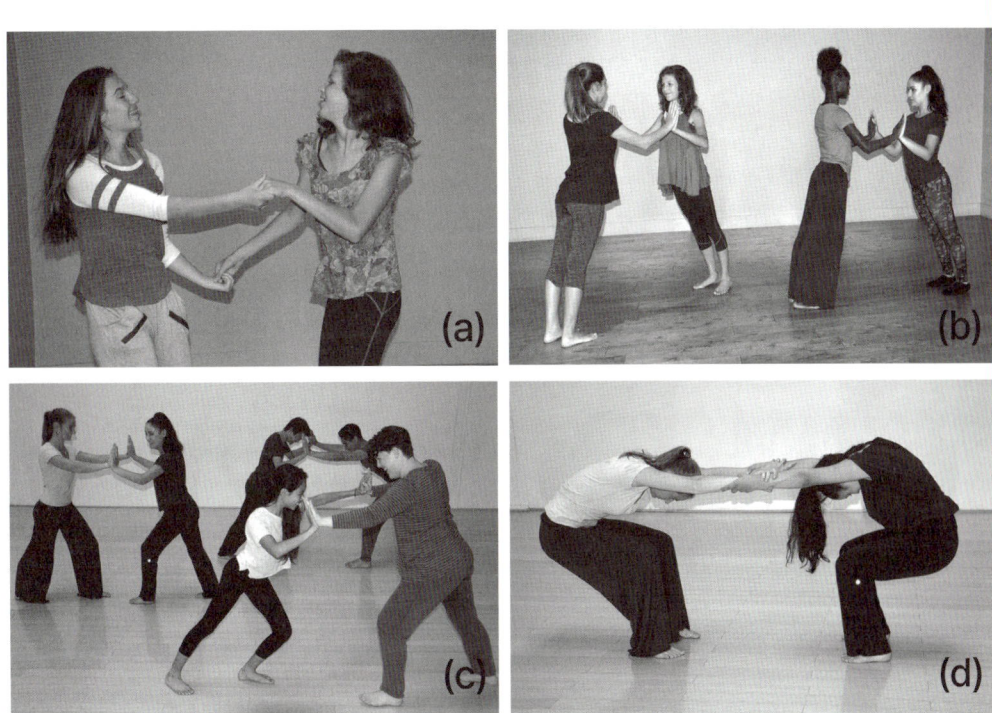

사진 12-1a, b, c, d. 움직임 구동 탐험을 하는 학생들. 관절에서 구동되는 움직임(a), 뼈를 통한 균형잡기(b), 근육으로 밀기(c), 막을 통해 스트레칭(d).

막에 의식을 집중하면서, 스트레칭이 몸 전체를 둘러싼 막을 통해 이루어지게 합니다. 파트너와 짝을 맞춰 움직이면서, 몸 전체의 막을 통해 부드러운 스트레칭이 일어나게 합니다.(사진 12-1d)

학생들은 쉬면서 서로의 체험을 공유한다. 막의 움직임과 관련된 마음은 편안함과 부드러움이다.

응용 학생들을 둥글게 원형으로 서게 한 다음 교사가 여러 종류의 움직임 구동 방식을 학생을 상대로 시연한다. 그러면 파트너와 함께 탐험을 하기 전에 각각의 움직임 구동 방식에 대한 감을 잡을 수 있을 것이다.(사진 12-4)

<u>파트너와 함께 탐험</u>: 이 장에서 학생들은 파트너와 손바닥을 대고 몸무게를 가하여 밀면서 뼈에서 구동되는 움직임 탐험을 하였다. 이런 탐험은 머리와 머리, 어깨와 어깨, 또는 등과 등을 맞댄 자세에서도 할 수 있다. 교사가 먼저 시범을 보이도록 한다.

<u>작문하기</u>: 학생들은 자신의 체험에 대해 작문을 한다. 움직임 구동을 했던 특수한 인체 조직을 중심으로 탐험 후의 체험을 각각 작문한다.

토론 * 어떤 체험을 했나요? 어떤 조직 탐험이 가장 편안하게 느껴졌나요? 가장 즐겁게 느껴진 것은 무엇이었나요? 그때 어떤 인체 시스템에 의식이 집중되었나요? 가장 즐겁게 느껴졌던 움직임은 무엇이었나요? 가장 어렵고, 가장 불편했던 것은 무엇이었나요? 왜 자신이 그렇게 느꼈다고 생각하나요? 움직임 구동 탐험을 촉진시켰던 느낌은 무엇이었나요?

* 다른 체험을 한 사람은 있나요?

| 작문과 관련된 토론 | * 각각의 움직임 구동을 여러분은 어떤 단어와 구로 묘사했나요?

* 지금은 어떤 느낌이 드나요? 이 탐험을 통해 어떤 것을 배웠나요? 여러분의 일상 생활에 이러한 탐험 원리를 어떻게 적용할 수 있을까요? |

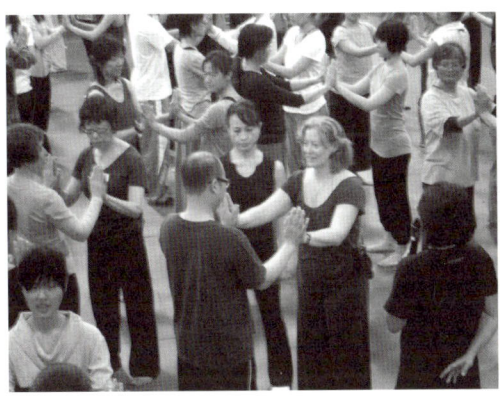 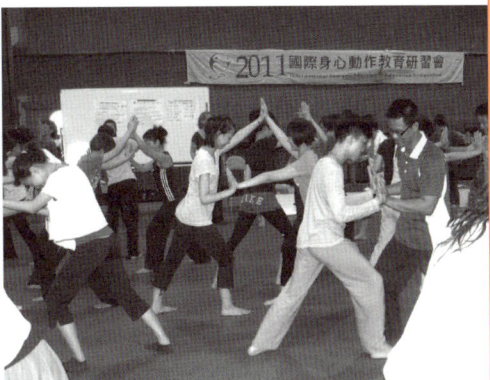

사진 12-2a, b. 뼈 접촉 탐험과 근육으로 밀기 탐험을 통해 서로간의 연결성을 느끼는 어른들.(사진은 대만에 있는 소마교육협회에서 제공받았다)

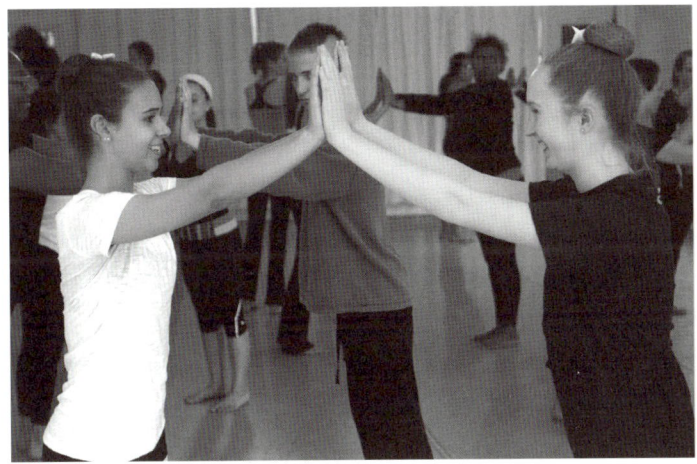 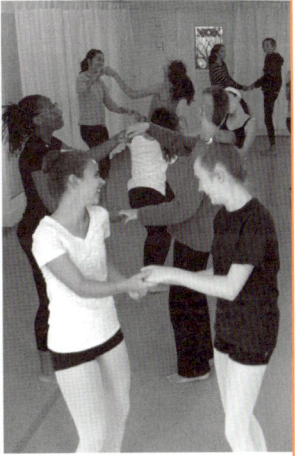

사진 12-3a, b. 뼈 지지를 통한 단단한 명확성과 활액 움직임을 통한 편안한 유동성 사이의 차이를 탐험하고 있는 십대들.

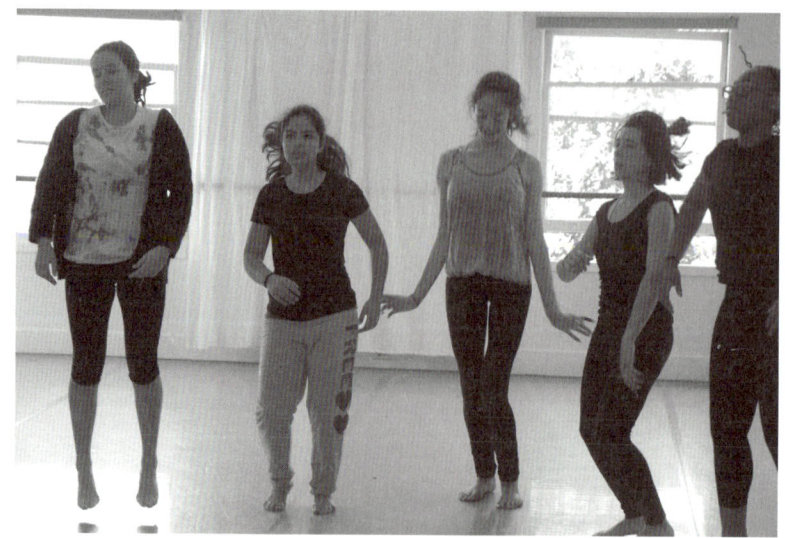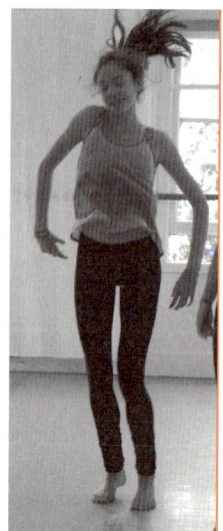

사진 12-4a, b. 파트너와 하기 전에 개인별로 각 조직에서 구동되는 움직임의 질감을 탐험하는 학생들. 바디마인드센터링에서는 사진에 보이는 것을 "쾌활한 활액_{jovial synovial fluid}" 탐험이라고 한다.

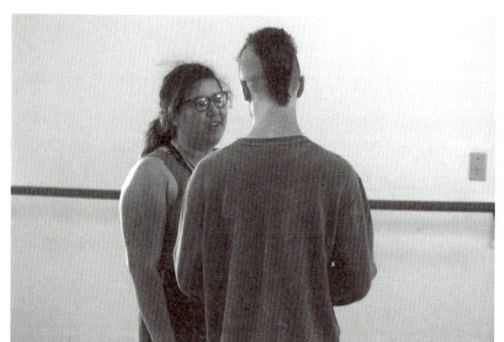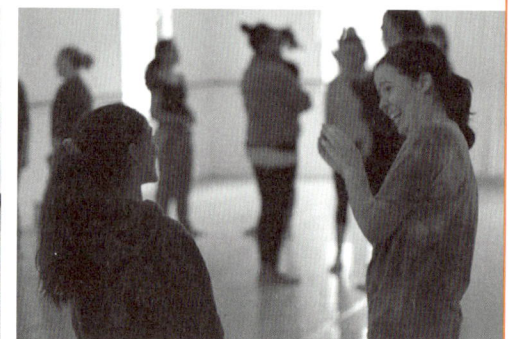

사진 12-5a, b. 파트너와 함께 자신의 체험을 공유하는 학생들. 다양한 조직의 구동 방식과 움직임의 질감과 관련된 느낌에 대해 서로 대화를 나누고 있다.

앞의 다른 장에서 했던 것과 마찬가지로, 여기서 배웠던 탐험들을 통해서도 학생들은 자기 자신, 움직임, 그리고 신체에 대해 좀 더 편안한 느낌을 얻게 될 것이다. 또한 머리로만 이해하던 것을 넘어서는 인체 해부학 지식 또한 얻게 될 것이다. 이는 자신의 몸으로 해부학적인 내용을 "체득" 했기 때문이다. 이제 학생들은 바디리스닝, 바디스캔, 그리고 고유수용감각과 내수용감각 인지에 대해 좀 더 친숙해졌으며, 소마틱스를 통해 몸과 대화를 나누는 방법도 알게 되었다.

인체에 존재하는 여러 시스템들을 실험적으로 체험하기도 했다. 뼈, 근육, 장부에서 구동되는 움직임을 시간을 두고 탐험하면서, 특정한 움직임의 질감과 연계된 느낌과 마음을 좀 더 의식적으로 인지하는 법도 발전시킬 수 있었다. 이를 통해 움직임 표현의 안전 지대를 확장시킬 수 있는 기회를 얻었고, 감각과 인식 사이에 존재하는 밀접한 상호연결성까지 탐험하였다.

여기까지가 소마움직임교육 커리큘럼의 체화 기초 레벨 1에 해당되고, 다음 장부터 전개되는 체화 기초 레벨 2부터는 앞에서 배운 원리를 적용하여 정렬, 호흡, 웜업 같은 주제를 탐험한다. 다음 탐험들도 개인적인 차원에서 계속해서 체화를 위한 학습을 고무시키고, 집단적인 차원에서 유대감을 형성하는 내용으로 구성되어 있다. 주어진 시간 동안 몸 안으로 좀 더 깊게 들어가 자신을 들여다보는 탐험을 통해 학생들은 자신감과 자기이해를 높여나갈 것이다. 어떤 탐험에서는 자신이 지니고 있던 전형적인 패턴(자세 탐험을 확인하라)을 반추해볼 수 있는 도전적인 실험을, 또 다른 탐험에서는 현대 기술 문명에 의해 형성된 습관(척추를 돌보는 탐험과 아침 습관을 형성하는 탐험을 확인하라)을 되돌아보면서 자신의 호흡(호흡을 억제하고 자유롭게 하는 내적, 외적인 요인을 스스로 발견하는 탐험을 확인하라)에 대해 좀 더 개인적으로 깊은 이해를 할 수 있을 것이다.

이러한 탐험에서 통해 얻은 통찰을 나누면서 학생들은 타인을 통해 배울 수 있는 기회를 얻게 된다. 체득과 관련된 대화를 하며 학생들은 좀 더 성숙된 태도를 갖게 되고 자기성찰 능력까지 갖추게 된다. 책에 제시된 탐험들은 비록 특정한 순서대로 나열되어 있지만 교사가 활용할 때는 소마움직임교육을 받는 그룹의 상황에 맞게 최선의 형태로 소개하면 된다.

PART 04

A CURRICULUM IN SME: EMBODIED ANATOMY FOR TEENS

Embodied Fundamentals - Level II

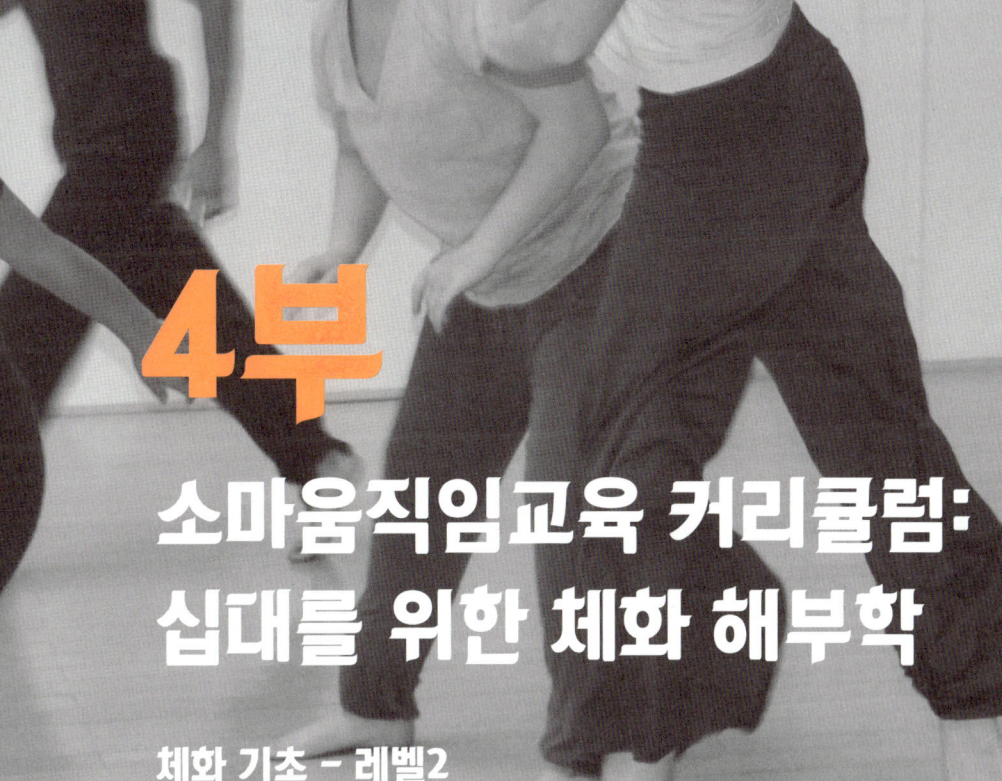

4부

소마움직임교육 커리큘럼: 십대를 위한 체화 해부학

체화 기초 - 레벨2

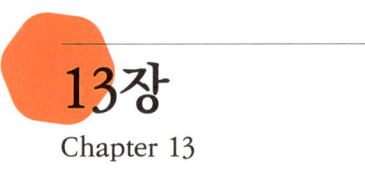
13장
Chapter 13

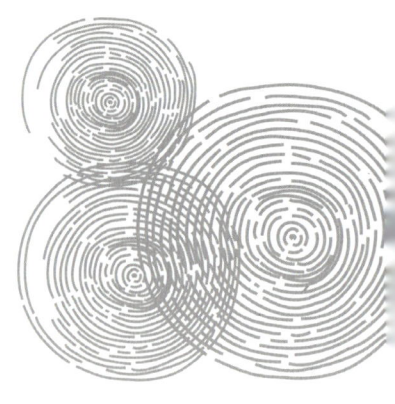

구조와 자세

　구조는 물리적인 형태이며, 자세는 그 구조 안에서 살아가는 방식이다. 사는 동안 인체는 다양한 요인들에 반응하며 변해간다. 우리는 식습관, 운동, 감정, 그리고 습관적으로 움직이는 방식을 선택하며 살아가는데, 이러한 선택에 의해 몸의 구조와 기능 그리고 자기에 대한 감각 sense of self까지 변한다. 하지만 이 많은 선택들(앉는 방식, 잠을 자는 모양, 심지어 먹는 음식까지) 은 습관적으로 이루어진다. 어떤 선택은 의식적이지만 또 어떤 선택은 무의식적이다. 이러한 습관의 배경에는 행동에 지속적으로 영향을 미치는 느낌, 태도, 그리고 믿음이 존재한다. 이 장의 첫 번째 탐험을 통해 학생들은 자신의 습관적인 행동 habitual behavior을 되돌아보고, 이 습관에 담긴 문화적 가정 cultural assumptions까지 인지하게 될 것이다. 습관은 자신의 신체뿐만 아니라 자기와 타인을 인식하는 방식까지도 영향을 미친다.

자세 인식

신체이미지_{Body image}와 자기이미지_{self-image}는 서로 얽혀있다. 그렇기 때문에 십대들에게 자세라는 복잡한 주제를 소개할 때 매우 민감한 부분이 존재하는 것도 사실이다. 청소년 시기의 육체는 일종의 전장이다. 부모와 학교가 원하는 모습과 행동에 맞춰 독립성을 확보하려는 전쟁이 일어나는 장소이다. 자세에 대해 가르칠 때 교사는 학생들이 일단 자신의 현재 자세를 인지할 수 있도록 해주고, 움직임과 태도에 영향을 미치는 다양한 요인들에 대해 성찰할 수 있는 기회를 갖게 해주어야 한다. 그렇게 해야 학생들이 자신의 몸과 움직임 패턴, 그리고 문화적 환경에 대해 좀 더 의식적으로 인지할 수 있게 된다. 다른 탐험들은, 단지 겉보기에 예뻐보이는 특정한 신체 형태에 경도되지 말고, 좀 더 건강과 관련된 효율적인 정렬 상태, 그리고 좀 더 균형잡힌 몸을 체험할 수 있도록 구성되어 있다. 이를 통해 학생들은 자신을 붕괴시키는 방식이 아닌 지지력을 느끼게 해주는 인체 사용법을 체화하게 될 것이다.

앞의 탐험들을 통해 학생들은 인체 정렬이 좋아지는 것의 이점을 알기 시작했으며, 더 큰 변화를 위한 동기부여를 받았을 것이다. 운동감각이 좋아져 춤과 움직임이 좀 더 편안하게 느껴지는 학생들도 있고, 요통이나 발목염좌와 같은 만성적인 문제가 줄어든 이들도 있으며, 몸과 마음이 좀 더 이완되어 수업을 들을 때 집중력이 좋아진 경우도 있다. 또 자존감이 높아지고 성적이 올라간 학생들도 있다. 자세라는 주제를 탐험하는 과정에서도 이러한 변화를 체험하고 소마움직임교육의 효과를 어렵지 않게 체득할 수 있을 것이다.

자세라는 주제를 탐험할 때 교사는 다음과 같은 질문을 던지며 구조와 자세 개념에 대한 토론을 시작할 수 있다. "골격계 균형이란 무엇인가?", "자세란 무엇인가?", "균형잡힌 정렬 상태에 대해 정의할 수는 있는데, 왜 우리들은 모두 그러한 정렬을 갖고 있지 못할까?" 이런 질문들을 통해 학생들은 몸의 구조와 살아있는 몸인 소마_{soma}의 복잡한 내적 연계성에 대해 생각해볼 수 있을 것이다. 그런 다음 "자세 경향성 확인하기" 탐험을 통해 학생들은 자신의 자세에 영향을 미치는 특정한 요소를 변화시킨 후 이를 되돌아보게 될 것이다. 또 머리, 몸통, 골반 세 부위의 상대적 위치를 확인하는 탐험에서는 인체 중심에서 이 세 부위를 앞뒤로 이동시켜보면서 그에 따른 몸의 반응을 관찰하게 될 것이다.

예를 들어, 학생들이 자신의 흉곽(가슴우리)이나 몸통을 앞쪽으로 이동시키면 다양한 반응이 일어난다. 습관적으로 가슴을 앞쪽으로 내밀고 있는 학생들은 자부심과 자신감을 느낀다. 반면 몸통이 뒤로 이동해 구부정해진 학생들은 당혹스러운 느낌 또는 심하게 공격에 노출된 것 같은 느낌을 받는다. 학생들은 가슴을 앞으로 내밀고 있는 사람을 보면 그에게서 완고하거나 권위적인 느낌이 든다. 이러한 반응은 당연하다. 특정 자세는 종종 전형적인 인상을 제공하기 때문이다. 그렇기 때문에 학생들이 자신의 자세 경향성을 인지할수록, 그들의 자세를 스스로 또는 타인이 어떻게 해석하는지 알 수 있다.

"내 자세를 맞춰보세요" 탐험에서는 특정 그룹 구성원들이 취하는 자세가 지닌 전형성을 살펴보거나 그 자세를 체화하는 형태로 한 걸음 더 나아간다. 예를 들어, 역도선수, 수영선수, 축구선수는 그 운동을 잘 하기 위해 특정 근골격이 발달하기 때문에 특유의 자세를 지니고 있다. 마찬가지로 특별한 스포츠를 하면 그에 따라 몸도 영향을 받고, 그렇게 특수한 자세를 취하며 동작을 오래 하다보면 신체 구조에 변화가 생길 수밖에 없다. 군인을 상상해보라. 체력, 의무, 힘 등과 같은 그림이 연상된다. 발레를 하는 여성 무용수는 뭔가 가볍고 우아하며 여성적인 이미지가 있다. 이러한 이미지는 해당 문화권에서 통용되는 믿음 체계의 영향을 받아 다양한 형태로 그 인상이 각인된다.

이러한 사례들을 살펴봄으로써 학생들은 문화적으로 형성된 고정관념과 인식이 살아가는 과정 내내 자신의 몸과 움직임에 영향을 준다는 사실을 알게 된다. 군대에 복무했던 사람이 제대를 한다해도 군대 시절의 자세를 떨쳐버리지 못하거나, 발레리나가 자신의 직업을 그만둔 후에도 계속 발레를 하던 시절의 습관을 유지하곤 한다. 다시 말해 이전에 경험했던 움직임 습관이 현재 몸과 자기 감각 sense of self 에도 영향을 줄 수 있다는 뜻이다. 반대로 자기 감각이 선택에 영향을 주어 특정한 움직임을 하게 하거나, 못하게 할 수도 한다. 자신이 과거에 경험했던 것과 비슷한 동작은 선호하면서, 그렇게 형성된 안전 지대 바깥에 있는 생소한 동작은 회피하는 현상이 그것이다.

선구적인 무용치료사인 마리 화이트하우스 Mary Whitehouse 는, "의식 또는 인지를 통해 생긴 변화는 어떤 것이든, 우선 자신의 실질적인 조건과 관련이 있고, 다음으로 그 조건이 내포하고 있는 의미와 관련이 있다"는 사실을 발견했다.[1] 다시 말해 특정한 자세와 관련된 무언가를 명확하게 인지하는 과정에서 학생들은 자신의 움직임, 스스로를 인식하는 방식, 그리고 타인에 의해 인식되어지는 방식에 영향을 주는 요소들이 무엇인지 자각하게 된다. 또한 학생들은 스스로가 취하는 자세와 자세를 바라보는 고정관념 중 대부분이 종종 무의식적으로, 다시 말해 성, 계급, 민족, 또는 직업 등과 같은 요소에 의해 형성된다는 사실도 알게 된다. 이에 대해서도 "내 자세를 맞춰보세요" 탐험에서 체험하게 될 것이다.

이 과정을 통해 학생들은 인지를 개발시키고 자신과 타인을 함부로 판단하지 않는 태도를 갖게 될 것이다. 선입견은 개인뿐만 아니라 집단에게도 큰 영향을 미친다. 특히 특정한 인상에 따라 타인을 판단하고 평가하는 경우 더욱 그러하다. 이러한 일들은 학교뿐만 아니라 우리 사회에도 만연해 있다. 피부색, 성별, 직업, 국가, 그리고 성적 취향 등에 따라 억압적인 태도를 취하는 것이 그것이다. 십대들은 자신이 지닌 선입견과 습관을 인지하는 과정에서 타인에 대한 공감 능력을 높이고 좀 더 다양한 선택을 하기 시작한다. 자신이 살아가는 방식, 움직이는 형태, 그리고 스스로를 인식하고 타인을 대하는 태도가 바뀌기 때문이다. 이를 통해 학생들은 타인을 함부로 판단하는 태도를 줄여나가고, 무의식적으로 반응하는 습관을 떨쳐내며, 주변인들에게 좀 더 포용적인 마음을 갖게 될 것이다.

각각의 탐험 이후에는 토론을 통해 자세와 관련된 자신의 느낌을 나누고, 또 주어진 시간 동안 자신의 체험을 반추하며 통찰을 얻게 된다. 타인에게 어떻게 보여야만 하는지, 또는 스스로 어떤 이가 되어야만 하는지에 대한 기대를 충족시키는 탐험이 아니다. 교사는 학생들이 의식적으로 스스로 선택할 수 있게 하는 촉진자가 되어야 한다. 학생들 스스로 자신이 누구인지 발견하고 결정할 수 있는 도구를 제공하는 아군으로서의 역할을 해야 한다.

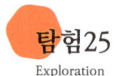

탐험 25
Exploration

구조란 무엇인가?
자세란 무엇인가?

What Is Structure?
What Is Posture?

시간 　　　*20분*

목적 　　　*구조와 자세의 개념에 대해 토론하고 이 개념들 사이의 상호연관성 알아보기. 자세 정렬에 대해 이해하기.*

활동/토론 　　　* 구조란 무엇일까요? 골격 균형이란 무엇일까요?(머리, 몸통, 골반 개념을 가지고 골격 균형에 대해 토론하고 뼈, 근육, 건, 인대의 구조와 기능에 대해서 이야기를 나눈다)

* 인체 구조에 영향을 미치는 요소에는 무엇이 있을까요?(유전, 유전학, 성, 인종, 주로 사용하는 부위, 상처, 정렬, 식습관 등을 포함)

* 자세란 무엇일까요?(자세는 우리가 자신의 인체를 사용하는 방식이다. 이에 대해서는 14장 "균형의 역동성" 편에서 자세히 살펴볼 예정이다)

* 균형잡힌 정렬에 대해 정의를 내릴 수 있는데, 왜 모든 이들이 그런 균형을 갖고 있지 못할까요? 왜 모든 신체가 똑같은 정렬 상태를 지니고 있지 못할까요? 자세에 영향을 미치는 요인에는 뭐가 있을까요?(운동, 감정 상태, 상처, 문화적 인식, 미디어 이미지, 롤모델 등을 포함)

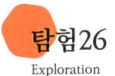

자세 경향성 확인하기

Identifying Postural Tendencies

시간 *20 ~ 30분, 응용 탐험과 함께 하면 45분*

목적 몸무게를 담당하는 인체의 세 부위(머리, 흉곽, 골반)을 움직이면서 자세 경향성 확인하기. 특정 자세와 관련된 개인적, 집단적, 그리고 이와 관련된 것들 알아보기.

활동 모두 선 자세에서 탐험을 시작한다.

1) 눈을 감습니다. 잠시 바디스캔을 합니다. 발에서부터 시작하여 머리끝까지 올라가며 바디스캔을 합니다. 그냥 자신이 어떻게 서 있는지 확인하기만 하면 됩니다. 머리의 무게는 어떤가요? 중심에 위치한 느낌이 드나요? 아니면 머리 무게가 앞쪽이나 뒤쪽으로 쏠린 느낌이 나나요? 또는 오른쪽이나 왼쪽으로 쏠린 느낌이 나나요? 자세를 바꾸려고 하진 마세요. 그냥 느끼세요.

2) 이제 턱을 가슴쪽으로 당기며 머리를 약간 앞쪽으로 이동시켜보세요. 어떤 느낌이 드나요? 이런 동작이 몸의 다른 부위에 어떤 영향을 주나요? 척추, 어깨, 골반, 무릎에는 또 어떤 영향을 주나요? 발에 가해지는 무게 분포는 어떻게 변하나요? 이제 여러분이 느끼기에 머리가 좀 더 인체 중심에 위치하고 균형잡힌 위치에 놓이도록 배열해보세요.

3) 이제 머리를 중심에서 약간 뒤쪽으로 이동시켜보세요. 느낌은 어떤가요? 다시 이 동작이 척추, 어깨, 골반, 무릎에 어떤 영향을 주나요? 그리고 발에 가해지는 무게 분포는 어떻게 변하나요?

4) 머리를 움직일 때 발생하는 친숙한 느낌, 이상한 느낌, 새로운 느낌을 확인해보세요. 여러분의 자세는 어떤 경향성을 지니고 있나요? 어떤 이미지가 그려지고, 어떤 느낌이 떠오르나요?

몸통을 중심에서 앞쪽, 뒤쪽으로 이동시키며 같은 탐험을 반복한다.

골반을 중심에서 앞쪽, 뒤쪽으로 이동시키며 같은 탐험을 반복한다.

5) 이제 몸을 이완시키고 원하는 방식으로 섭니다. 호흡을 합니다. 들이쉬고, 내쉬고. 지금 원하는 대로 몸을 스트레칭하고 움직입니다. 준비가 되었으면 눈을 뜹니다.

응용

교사는 학생들에게 자신이 탐험한 자세를 그대로 유지한 채로 눈을 뜨고, 그 새로운 자세로 방 안을 걸어보게 한다. 예를 들어, 머리를 중심에서 앞으로 이동시킨 자세를 한 이후엔, 그렇게 머리가 아래를 향해서 바닥을 바라보게 되는 자세로 방을 걷게 한다. 그리고 그 자세로 걸을 때 어떤 느낌이 드는지 확인하게 한다. 다시 똑바로 선 자세에서 눈을 감고 머리, 몸통, 골반의 균형이 좀 더 잡힌 자세로 몸을 재배열하게 한 후 다음 자세로 넘어가게 한다. 그리고 그 변형된 자세로 다시 걸어보게 한다.(사진 13-1a, b) 걸으면서 다른 학생들이 어떻게 걷고 있는지 관찰하게 하라. 또는 각자 새로운 자세로 걸으며 다른 사람을 만나면 멈춰서 서로 대화를 나누게 할 수도 있다.(사진 13-1c) 모든 응용 탐험이 끝난 후에, 학생들에게 자신이 취했던 자세 중에서 가장 익숙한 느낌이 나는 것이 무엇인지 묻는다.(사진 13-2) 그리고 다시 걷게 한다. 이제 가장 이상하고 자기답지 않게 느껴지는 자세를 취하게 한다. 이 자세로 걷게 하면서 각각의 자세에서 뭔가 다르게 느껴지는 점이 무엇인지, 또는 타인에게 그 자세가 어떻게 보여지는지 물어본다.

십대들뿐만 아니라 어른들도 이 탐험을 즐겁게 여긴다. 탐험을 하며 다양한 페르소나*personas*를 "입고" 다양한 자세로 방 안을 즐겁게 걷다보면 자신과 타인을 새로운 방식으로 바라보게 될 것이다. 또한 유머스럽게 즉흥성을 즐기면서도 공동체의 소속감을 느끼고, 그 안에서 살아가는 자기 삶의 태도와 편견을 바라보는 과정에서 자기 자신의 모습까지 되돌아볼 수 있을 것이다. 무의식적인 태도와 관련된 부분은 이어지는 토론 편에서 가볍게 살펴보고, 다음 탐험인 "내 자세를 맞춰보세요?" 편에서 좀 더 깊게 들어갈 예정이다.

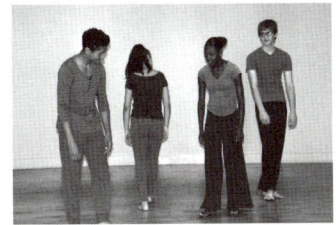 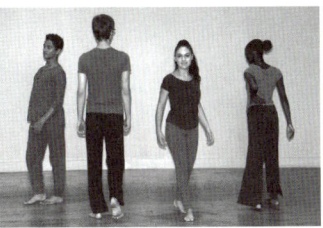 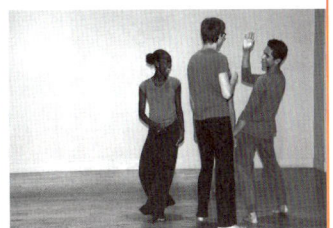

사진 13-1a, b, c. "자세 경향성 확인하기" 응용 탐험을 하는 학생들. 머리, 몸통, 골반을 한번에 한 부위씩 이동시킨 후 걷는 방식으로 다양한 형태의 자세를 탐험하고 있다. 이런 방식을 통해 자세와 그 자세에서 느껴지는 인상이라는 매우 복잡한 주제를 즐겁게 탐험할 수 있다.

토론 학생들은 파트너와 자신의 경험에 대한 토론을 한다.

* *(여러 명이 모인 그룹에서)* 여러분은 어떤 경험을 했나요? 뭔가 익숙하게 느껴진 자세가 있었나요? 왜 그랬다고 생각하나요? 불편하게 느껴진 자세는 있었나요? 왜 그랬다고 생각하나요? 특정한 사람을 떠올리게 하는 자세가 있었나요? 또는 여러분의 모습을 반영한 자세는 어떤 거였나요?

* 뭔가 재밌는 점이 있었나요? 왜 그렇게 재밌었나요?

13장. 구조와 자세

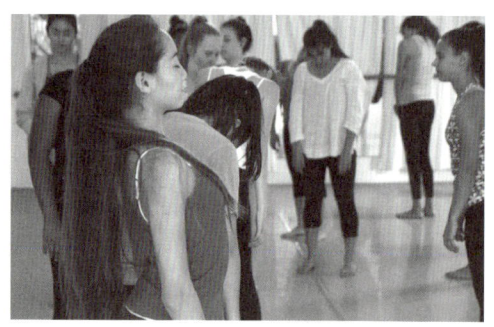
사진 **13-2.** 자신에게 가장 친숙한 자세 탐험을 하는 학생들. 나중에는 가장 불편하게 느껴지는 자세를 탐험한 후 서로 비교해본다.

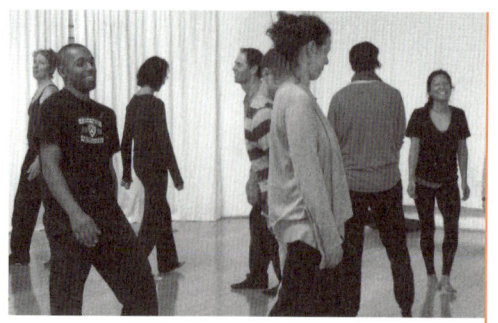
사진 **13-3.** 소마움직임교육 체화 프로그램 참여자들은 "자세 경향성 확인하기" 탐험을 하며 다양한 자세가 드러내는 "페르소나"를 입고 걷는 것을 즐겁게 여긴다.

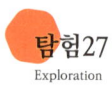 탐험27 Exploration 내 자세를 맞춰보세요   What's My Line?

시간	*50 ~ 60분*
목적	자세와 신체이미지의 전형에 대해 이해하고 토론하기. 신체를 오랜 시간 특정한 방식으로 사용하면서 움직이면 구조가 변한다는 사실 이해하기. 특정 신체 자세와 개인적, 집단적, 문화적 편견이 연관되어 있다는 사실에 대해 이해하기.
활동	학생들에게 여러 장의 종이를 주고 그 위에 자신이 보기에 특정 자세와 관련 있는 사람 유형에 대해 서술하게 한다. 한 장에 한 자세 유형을 기록하게 하라. "우울한, 부끄러운, 자신감 있는" 마음 범주와 관련 있는 자세를 기록하거나, 역도선수, 체조선수 같은 특정 종목 운동을 하는 선수들의 자세 또는 패션 모델처럼 미디

어를 통해 형성된 전형적인 자세를 적으면 된다. 교사는 학생들이 적은 종이를 받은 후, 한 장씩 읽으면서 그 중에서 수업에 가장 적절한 것들을 선택한다. 물론 교사가 원하는 것을 몇 개 선별할 수도 있다.

이제 수업에 참여한 학생들을 두 그룹으로 나눈다. 한 그룹은 선별한 종이를 집은 후 그 전형적인 사람과 관련된 자세를 최선을 다해 시연한다. 그리고 다른 그룹은 앞의 그룹이 시연하는 자세가 어떤 유형의 사람과 관련이 있는지 추측해본다. 한 그룹이 특정 자세를 취할 때, 다른 그룹은 일단 눈을 감고 있다가, 자세를 시연하면 눈을 뜬다. 자세를 시연하는 그룹도 시연하기 전에 눈을 감는다. 그래야 다른 사람의 자세를 참조하지 않고 자신만의 방식대로 시연할 수 있기 때문이다. 두 그룹이 모두 눈을 뜨면 시연 그룹이 어떤 사람을 묘사하는지 맞춘다. 추측 그룹이 시연 그룹이 드러내는 자세와 관련된 사람 유형에 대해 추측을 마치면, 다음과 같은 토론을 진행한다.

토론

* (추측 그룹에게) 시연 그룹이 보여준 자세가 누구랑 관련이 있다고 생각하나요? 어떻게 알게 되었나요? 자세의 어떤 특별한 점 때문에 그걸 알게 되었나요? 여러분과 관련된 부분이 있나요? 왜 그러한 인상을 갖게 되었다고 생각하나요? 여러분이 관찰한 것을 어떻게 해석했나요? 그러한 연관성은 어디에서 비롯된 건가요? 왜 대부분의 사람들이 그렇게 생각한다고 여기나요? 그룹의 다른 사람이 지닌 인상과 여러분이 지닌 인상이 왜 다르다고 생각하나요?

* (시연 그룹에게) 여러분이 묘사하는 사람의 자세를 왜 그렇게 선택했나요? 여러분 모두 같은 자세를 취했나요? 왜 서로 비슷하게(또는 다르게) 자세를 취했나요? 그 자세로 서고 움직일 때 어떤 느낌이 들었나요? 그렇게 보여진다면 어떤 느낌이 들까요? 왜 그렇다고 생각하나요? 뭔가 다른 경험을 한 사람은 없나요?

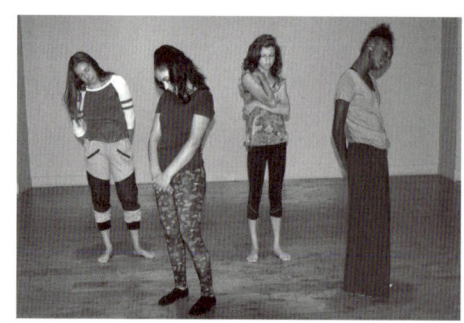

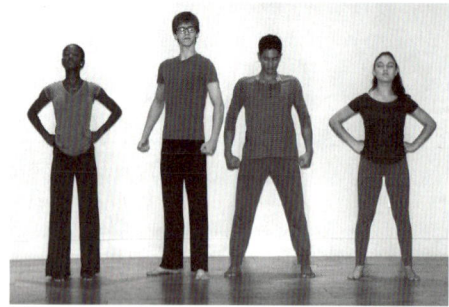
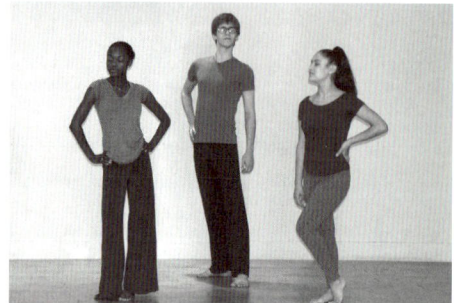

사진 13-4a, b, c. "내 자세를 맞춰보세요" 탐험에 참여해 전형적인 자세를 시연하는 학생들. 부끄러운 자세(a), 보디빌더 자세(b), 패션 모델 자세(c).

교사를 위한 조언

* 전형적인 자세와 관련된 열린 토론을 하는 과정에서 어쩔 수 없이 매우 민감하거나 논란의 여지가 있는 영역을 건드리게 된다. 또 학생들이 선택한 주제를 받아들이기 위해 선택하는 과정에서 교사는 자신에게 친숙한 토론 주제를 더 선호하게 된다. 이렇게 자신이 특정 주제를 "편집"하여 배재할 수 있음을 인지하고 있다면, 탐험과 이후의 토론 과정에서 학생들의 반응에 좀 더 주의를 기울여야 한다. 일단은 비슷한 의견을 보이는 또래 그룹에서 탐험을 시작하고, 다양한 방식으로 탐험이 이루어질 수 있도록 열린 대화를 해나가야 한다.

* 교사는 원활한 토론이 이루어질 수 있도록, 일단 모든 학생들의

관점이 타당하다는 점을 상기시키고 좀 더 깊게 나아가야 한다. 예를 들어, 어떤 학생이 누군가의 자세를 보고 "정신 지체" 장애인처럼 보인다는 말을 했다고 하자. 이 경우 그렇게 모욕적인 단어를 쓴 학생을 공격적으로 대하지 말고, 교사는 그가 그러한 인상을 받게 된 부분을 객관적으로 바라볼 수 있도록 전체 그룹의 의견을 조율하여야 한다. "매우 흥미로운 관찰 결과네요"라는 말로 대응을 한 후 이런 질문을 할 수 있다. "누구 비슷한 느낌을 받은 사람 없나요? 그런 인상을 준 자세와 움직임이 뭔가요? 왜 그 자세를 보고 그런(지체 장애인 같은, 게이 같은, 우울증에 걸린 것 같은, 오만한, 섹시한, 또는 그외 전형적인 형태의 표현) 생각을 하게 되었나요?" 교사는 해당 자세를 시연한 학생에게 이런 질문을 할 수도 있다. "그런 자세로 서거나 움직일 때 어떤 느낌이 들었나요?" 누군가에게 공격적이거나 압박감을 주는 표현을 쓰는 것과 관련해서 학생들과 직접적으로 토론을 진행할 수도 있다. 사실 그런 표현을 사용하는 것이 좋은 게 아니라는 사실은 학생들 스스로 알아채고 말을 꺼내는 경우가 대부분이다.

* 이러한 대화는 사실 인종차별, 성차별, 동성애 혐오증, 등과 같은 다양한 사회적 이슈를 다룰 때 특히 유용하다. 또한 움직임 탐험을 통해 학교에서 일어나는 왕따 현상을 학생들 스스로 되돌아보고 판단할 수 있게 하는 계기를 마련해 줄 수도 있다. 특수한 경우 교사는 여기서 제시한 탐험을 카운셀링, 회복적 사법 모임 등과 같이 학생들을 돕는 기법들과 결합시키기도 한다. 민감한 주제를 능숙하게 다루어 토론을 이어나가는 것은 쉽지 않은 일이다. 하지만 성공적으로 토론을 마친 학생들은 학교 생활을 해나가는 데 필요한 인지 능력, 공감 능력, 그리고 감수성을 향상시킬 수 있을 것이다.

숙제 * 미디어, 광고, 영화 등에서 보이는 특정인들의 자세나 신체이미지를 조사하는 프로젝트를 제안할 수 있다. 이미지나 사진을 모아 전시하게 하는 것도 괜찮다. 신체이미지와 관련된 성, 계급, 민족, 그리고 다른 형태의 전형적인 요소들을 조사하는 프로젝트를 내주어도 된다.

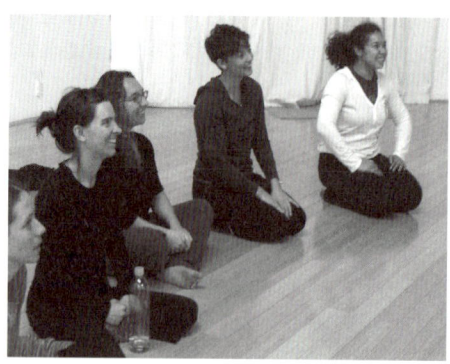 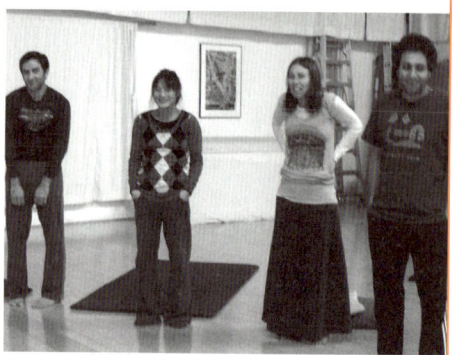

사진 13-5a b. 소마움직임교육 체화 트레이닝에 참여한 사람들. "내 자세를 맞춰보세요" 탐험을 하면서, 한 그룹은 전형적인 자세를 취하고 있고 다른 그룹은 그 자세가 어떤 사람을 묘사하는지 추측하고 있다.

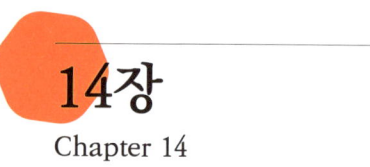
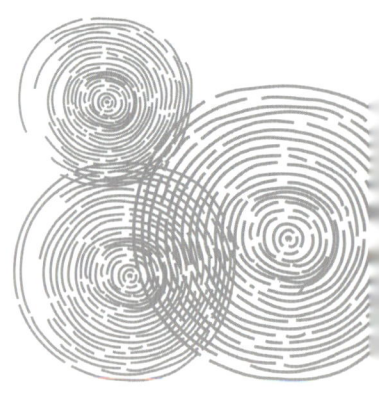

14장
Chapter 14

균형의 역동성

　십대들은 보통 전형적인 "바른 자세"가 있어서 이를 갖출 수 있다고 생각한다. 그래서 바른 자세를 취하라고만 하면, 어깨를 당기고 턱을 드는 학생, 어깨와 턱을 내리는 학생, 어깨는 올리고 가슴은 내미는 학생 등 반응이 제각각이다. 각자 자신들이 생각하는 이상적인 자세의 이미지를 떠올려서 표현했다고 볼 수 있다. 일반적으로 공간 안에서 고정된 위치를 취하며 가만히 있는 것을 자세로 여기지만, 사실 자세는 위치 개념이 아니라 몸 내부의 균형을 유지하는 행위와 관련이 있다. 따라서 몸 안에서의 관계로 자세를 재정하는 것이 우리의 움직임을 억제할 수도 있는 신경근패턴, 그리고 심지어 우리의 삶까지 풀어낼 수 있는 첫걸음이다. 내가 예전에 가르쳤던 학생의 이야기를 소개하겠다

정렬에 대한 인식

척추에 대한 수업을 할 때 카를라Karla라는 이름을 지닌 한 여학생이 말했다. "척추는 일직선으로 세워진 막대기와 같아요." 그녀는 그 사실을 알려주려고 자신이 그린 그림을 열정적으로 소개했다. 그림엔 뻣뻣한 척추에 턱을 견고하게 당겨 마치 일자로 선 "막대기" 모양을 한 사람이 묘사되어 있었다. 그녀는 춤 연습실에서 같은 자세를 완성시키기 위해 몇 시간을 보내곤 했다. 카를라가 멋진 자세를 완성시키기 위해 했던 노력과 그에 따른 자긍심은 이해할 만하다. 하지만 그것 때문에 감정적 스트레스를 받으면 자주 목근육에 경련이 발생하거나, 심지어 머리를 돌리는 것조차 못하는 지경에 이르곤 했다. 통증이 일어날 때면 등교도 못하고 집에서 숙제를 하며 스트레스가 가중되었다. 마음 속에 단지 "막대기" 이미지가 있었을 뿐인데 그녀의 신경근이 이에 맞춰져 움직임, 건강, 자존감, 그리고 삶의 질에까지 영향을 주었던 것이다.

카를라의 사례가 매우 극단적인 것처럼 보이지만, 사실 많은 이들이 자신의 척추가 일자로 되어 있으며 딱딱하다는 이미지를 지니고 있다. 이는 우리가 "똑바로 앉으세요", "바로 서세요", 또는 "구부정하게 서지 마세요"라는 말을 자주 듣고 살아가기 때문이다. 학생들은 척추가 등의 표면을 따라 길게 지나간다고 상상하기도 한다. 그래서 머리와 척추를 측면에서 그려보라고 하면 "등에 붙은 일직선의 막대기" 그림을 그린다. 결국 이런 이미지를 지닌 학생들은 더 좋은 자세를 갖추려고 보다 똑바르게 보이는 자세로 몸을 조정한 후 고정시키곤 한다.

하지만 정렬Alignment이란 인체 내부의 역동적 균형dynamic balance이다. 이는 위치가 아니라 느껴지는 감각이자 경험이다. 탐험28의 "스몰댄스"는 접촉즉흥Contact Improvisation 춤을 창시한 스티브 팩스턴Steve Paxton이 개발한 것으로, 고요하게 멈추어 있는 가운데, 특히 발과 다리 관절 주변에 있는 내재근, 건, 그리고 인대에서 일어나는 매우 미묘한 변화 덕분에 중력장 안에서 인체가 바로 설 수 있다는 사실을 알아채는 탐험이다.[1] 다음 탐험은 팩스턴 운동Paxton's exercise에서 가져온 것으로 학생들이 자세를 새로운 방식으로 경험하고 인식할 수 있도록 돕는다.

탐험28 Exploration 균형이란 무엇인가? 스몰댄스   What Is Balance? The Small Dance

시간 10분

목적 중력장 안에서 인체의 균형을 유지하기 위해 이루어지는 자세 이동 느끼기. 움직임뿐만 아니라 균형이라는 용어의 확장된 의미 이해하기.

활동 학생들은 원형으로 선다.

1) 실험 하나를 해볼 거예요. 눈을 감고 최대한 가만히 서 있는 탐험입니다. 정확히 1분을 드리겠습니다. 얼만큼 가만히 있을 수 있는지 볼게요.

2) OK. 이제 눈을 감습니다. 완벽하게 가만히 서 있을 때 어떤 일이 일어나는지 느껴보세요. 이제 시작합니다.(1분 시간을 잰다) 최대한 가만히 서 있습니다.(1분이 끝날 때까지 기다린다) OK. 몸을 이완합니다. 하지만 눈은 계속 감고 있으세요.

응용 앞의 탐험 후 바로 토론에 들어가거나, 또는 재밌게 비교해볼 수 있는 응용 탐험으로 넘어가도 된다.

1) 이제 다시 같은 탐험을 할 겁니다. 하지만 이번엔 가만히 있으려고 할 때 몸에서 일어나는 일을, 그게 무엇이든, 최대한 과장합니다. 예를 들어, 그냥 가만히 있을 때 느껴지는 것의 강도를 "볼륨 1"이라고 치면, "볼륨 10"까지 키운다는 느낌으로 과장하세요. 이제 다시 1분 시간을 드릴게요.

2) 다시 눈을 감습니다. 준비. 시작.(학생들은 때론 몸을 흔들거나, 호흡을 꾹 참거나, 또는 어깨나 다리를 긴장시키는 반응을 보인다. 30초 정도 지나

면 다음과 같은 말을 더한다) 여러분이 현재 하고 있는 것을 계속 해나가세요. 하지만 조금씩 눈을 뜨면서 다른 사람들이 하는 것을 살펴봅니다.

3) *(1분이 모두 지나면)* OK. 이완하세요.

토론 *최대한 가만히 서 있을 때 무엇을 느꼈나요? 완벽하게 가만히 서 있는 게 가능했나요? 어떤 체험을 했나요? 뭔가 다른 경험을 한 사람은 없나요? 균형이란 무엇일까요?(앞에서 소개했던 골격계 균형이라는 용어와 중력장 안에서 균형을 유지하기 위해 미묘하게 자세 이동을 하는 것에 대해 토론한다)*

척추 해부학

일단 학생들이 자세의 역동성에 대한 체험을 하고 나면, 중력장 안에서 놀랍도록 탄력적으로 자세를 유지시키는 실제 물리적인 구조물에 대한 학습으로 넘어간다. 척추는 단순히 딱딱한 물체가 쌓인 구조물이 아니라 경추, 흉추, 요추, 천골-미골에 의해 형성된 4개의 만곡으로 이루어져 있다.[2] 이 척추를 구성하는 4개의 만곡은 충격을 흡수할 뿐만 아니라 몸의 무게 대부분을 담당하는 세 부위 즉, 머리, 흉곽, 골반의 균형을 유지하는 데에도 기여한다. 사실 척추는 관절의 연속체인데, 척추뼈와 그 사이에 있는 연골성 디스크가 관절 연결을 하고 있어서 척추에 가동성을 제공한다.

비록 사람들이 자신의 등 뒤에 있는 척추를 종종 뼈들이 쌓여 올려진 기둥으로 여기곤 하지만, 실제 우리가 등에서 만질 수 있는 뼈는 척추의 극돌기이다. 이 극돌기는 각각의 척추 마디에서 돌출된 뼈이다. 척추에서 몸무게를 지탱하는 부위를 "추체"라고 하는데, 이 부위는 흉강에서 보면 안쪽으로 1/3 정도 들어가 있으며 몸의 중심에 가까이 위치해 있다.

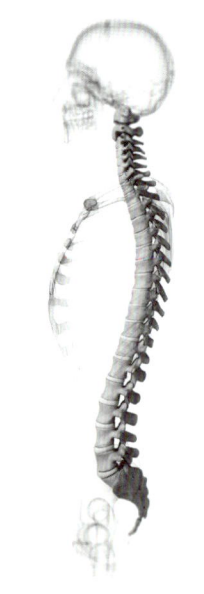

척추는 머리뼈 바로 아래에서 이어져 있지 않고 거의 머리뼈 중심에서 균형을 이루고 있다. 실제로 머리뼈는 환추라고 불리는 경추 1번 뼈 위에 놓여있다. 척추 기둥 안쪽에는 척수가 있기 때문에, 척추 위에 놓인 머리뼈의 배열이 신경계의 건강과 효율적인 기능에 있어 중요한 역할을 한다. 골격 정렬Skeletal alignment이란 인체 무게를 주로 담당하는 세 부위(머리, 흉곽, 골반)가 중심수직축central vertical axis 또는 연직선plumb line을 따라 이루는 균형을 가리킨다. 연직선이란 실 끝에 작은 추를 달아 바닥까지 늘어뜨렸을 때 생기는 직선으로, 선 자세에서 머리, 상체, 골반, 다리, 발의 위치를 이 선상에서 보고 인체 정렬 상태를 평가할 때 종종 사용하는 개념이다.

사진 14-1. 척추를 측면에서 본 모습

- 척추 정렬이 필요한 이유

인체가 효율적으로 사용된다면 몸무게는 중심수직축을 따라 골격계를 통해 전달되며, 이때 건, 인대, 막과 같은 결합조직이 관절을 지지하면서 안정화시켜준다. 하지만 머리, 흉곽, 골반의 정렬이 틀어지면 스트레스가 이러한 조직에 쌓인다. 따라서 중심수직축 정렬이 좋아질수록 선 자세에서 근육이 덜 긴장되며, 결과적으로 몸에 쌓이는 스트레스도 줄어든다. 이렇게 근육이 에너지를 많이 사용할 수 있는 환경이 갖추어져야 몸의 움직임도 좋아진다.

균형잡힌 정렬Balanced alignment 상태가 갖춰지면 인체의 모든 시스템이 좀 더 자유롭게 기능한다. 그로 인해 척수와 말초신경은 압박을 덜 받고, 가슴 공간과 골반 공간 안에 있는 장부들 또한 최소 압력과 제한을 받으며 기능하며, 중요한 혈관들이 막힘없이 혈액을 순환시키게 된다. 또 정렬이 개선되면 만성 스트레스와 피로가 줄어들고, 몸의 활력이 극대화되며, 웰빙 감각이 상승한다. 그러므로 학생들이 골격 정렬과 건강 사이의 복잡한 연관관계를 이해할수록 자기 몸의 정렬을 좋게 하는데 동기부여가 된다. 학생들은 정렬의 특수성을 공부하면서 자신의 몸을 기준으로, 이미 그렸던 골격계 그림을 참조하게 될 것이다. 그리고 골격 모형을 통해 인체 구조에 대한 좀 더 정확한 이미지를 얻게 될수록, 그들의 움직임 또한 개선될 것이다.

카를라는 수업을 받으며 척추 구조를 좀 더 면밀히 살펴보았다. 원래 자신이 지니고 있던 척추 막대기 이미지를 새로운 이미지로 변화시킬 수 있었고, 그로 인해 좀 더 건강해지고 또 조금 더 유연하게 움직일 수 있게 되었다. 우선 그녀는 척추에 있는 만곡들에 대해 배웠고 첫 번째 경추 위에 균형을 잡고 얹혀 있는 머리뼈를 느꼈다. 탐험을 하며 목근육을 이완시키니 경추에 존재하는 만곡을 확실히 느낄 수 있었으며, 척추가 등 뒤에서 일자로 배열되어 있는 것이 아니라 몸의 중심으로 깊게 뻗어나가 있다는 사실을 깨닫고 중심수직축을 통한 균형까지 느낄 수 있었다. 시간이 지남에 따라 카를라는 등에서 "막대기처럼 지탱하고 있던" 큰 근육에 쌓인 불필요한 긴장까지 내려놓게 되었다.

일단 그녀가 정확한 해부학적 지식을 바탕으로 자신의 척추를 명확히 느끼게 되니, "몸과 싸우는 것이 아닌 구조를 지탱해주는 새로운 이미지"가 형성되었다. 구조가 변하기까지는 시간이 걸리지만, 이러한 체득은 카를라의 자기인식, 움직임, 그리고 건강 상태에 긍정적인 영향을 미치게 되었다. 척추와 척주의 해부학과 정렬 상태에 대한 학습을 통해 학생들은 실제 자세를 역동적이며 살아있는 과정으로 이해하기 시작한다. 또 파트너와 함께 걸으며 척추 만곡을 느끼는 탐험도 하고, 머리, 흉곽, 골반을 이동시키는 실험을 통해 그러한 이해를 내재화시키게 될 것이다.

다른 탐험들도 척추를 다룬다. 먼저 앉은 자세에서 골반과 척추의 관계를 탐험한다. 선생님과 부모님은 대부분 아이들에게 "구부정하게" 있지 말라는 말을 자주 한다. 구부정한 자세로 앉으면 실제로 골반의 밑면이 아닌 척추의 밑면, 즉 천골로 앉게 된다. 그렇게 앉으면 허리에 부하가 걸린다. 교사는 학생들의 구부정한 몸을 "바르게 교정"하기보다는 이 두 방식의 앉기를 비교하는 실험을 제안하는 편이 더 낫다. "구부정하게" 앉는 것을 여전히 좋아하며, "그게 뭐 어때" 하는 태도를 보이는 학생들도 있을 것이다. 교사들은 이런 학생들을 만나면 실망하는 대신 오히려 인체 사용법, 습관적인 자세 패턴, 그리고 건강이라는 주제에 대해 그 학생들과 토론을 해 나갈 수 있는 계기로 삼는 편이 더 낫다.

비뚤어져 있고 효율성이 떨어지는데도, 자신이 습관적으로 취하는 자세가 더 옳게 "느껴지는" 사람들이 많다. 하지만 새로운 자세 패턴을 익혀서, 그 패턴이 좀 더 친숙하게 느껴지고 내적인 지지력으로 전환되면 근육계에 변화가 일어난다. 이러한 신체 학습을 통해 학생들은 자신의 몸에 대해 더 많은 정보를 습득하고, 더욱 다양한 선택지를 갖게 될 것이다. 다양한 인체 탐험들을 통해 학생들은 이미 어떤 경우에도 스트레스 없이 똑바로 서고 앉는 법, 몸무게의 대부분을 차지하는 인체의 세 부위를 좀 더 정렬시키는 법, 그리고 이들을 좀 더 유동적으로 사용하는 법을 배우면, 이로 인해 "균형잡힌 정렬"을 좀 더 쉽게 달성하게 된다. 그런데도 바로 앉는 것을 잘 못하는 학생들이 있다면, 아마 넙다리뒤근육(햄스트링)이 짧아진 경우일 수 있다. 이 경우 해당 근육을 늘려주는 운동을 하게 하거나 골반을 받쳐주는 쿠션 위에 편안하게 앉을 수 있게 해주어야 한다. 여기서 소개하는 앉은 자세 탐험을 하면 편안하게 앉아서 수업을 듣거나, 나중에 바닥에 앉아서 하는 다른 탐험을 좀 더 스트레스 없이 할 수 있을 것이다.

학생들이 자신의 특수한 움직임 습관을 알아채는 탐험도 있다. 해당 탐험에서는 핸드폰으로 문자를 보낼 때 취하는 자세를 관찰함으로써, 그 자세가 건강에 어떤 영향을 미치는지 확인한다. 예를 들어, 핸드폰 문자를 보내거나 책을 읽을 때, 또는 컴퓨터 작업을 하면서 습관적으로 오랜 시간 몸을 앞으로 굽히고 있으면, 흉곽(가슴우리) 안쪽의 폐와 심장이 압박을 받고 경추에 긴장이 쌓인다. 이는 인체에 활력을 선사하는 데 관여하는 호흡계와 순환계 모두에 악영향을 끼친다.

머리, 척추, 폐, 심장 등과 같이 상체에 위치한 구조물들의 관계를 학습하면서 학생들은 이 부위의 정렬 상태를 좋게 하고 움직임을 편안하게 해야 한다는 동기부여를 받게 될 것이다. 단지 학생들에게 몸을 구조화시키는 "바른" 방법을 가르치려고 하지 말고, 이러한 탐험을 통해 그들이 자신의 습관적인 자세 패턴을 체험할 수 있는 기회를 제공하라. 그런 다음 다양한 형태로 실험을 해보며 학생들 자신에게 가장 놓은 느낌이 나는 방식을 찾아서 비교하게 하라. 그런 다음 함께 토론을 이어가도록 한다.

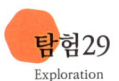

척추와 골반 – 앉기
Spine and Pelvis - Sitting

시간 15 ~ 20분

목적 앉을 때 골반과 척추의 관계 이해하기. 천골이 아닌 골반 밑면으로 앉는 법 익히기. 척추와 바른 호흡, 그리고 몸 사용법의 관계 이해하기.

활동 학생들을 바닥에 원형으로 앉게 한다. 그런 다음 꼼짝 안 하고 고정된 자세로 앉아서 눈을 감고 그 자세를 인지하게 한다.

1) 여러분은 어떻게 앉아 있나요? 인체의 어느 부위로 앉고 있나요? 그 자세에서 골격계의 어느 부위가 몸무게를 지지하나요? 구별할 수 있나요? 느낌은 어떤가요?(사진 14-2a)

2) 이제 눈을 뜹니다. 발바닥을 바닥에 대고 앉아 다리를 교차합니다. 양손으로 무릎을 잡고 몸무게를 살짝 뒤로 기울입니다. 어디로 앉아 있나요?(이게 천골로 앉는 자세이다)(사진 14-2b)

3) 눈을 감으세요. 이 자세에서 다른 부위가 어떻게 느껴지나요? 무엇이 느껴지나요?

4) 몸무게를 앞으로 이동시켜서 양쪽 좌골뼈 튀어나온 부분이 바닥에 닿게 하세요. 어디로 앉는 느낌인가요?(이곳이 바로 좌골 또는 좌골결절이다) 이곳은 어디의 일부인가요?(골반 아래쪽이다)(사진 14-2c)

5) 이 자세에서 다른 부위가 어떻게 느껴지나요? 어떤 느낌이 드나요?

6) OK. 눈을 뜹니다. 이제 좌골로 걸어봅시다. 한쪽 좌골을 먼저 앞으로 움직이고 다음으로 반대쪽 좌골을 앞으로 보내면 됩니다. 이제 같은 방식으로 뒤쪽으로도 걸어봅시다.(사진 14-3)

7) 좌골로 계속 앉은 상태에서 머리 꼭대기를 위쪽으로 뻗으며 척추를 부드럽게 늘려보세요. 잠시 눈을 감고 어떤 느낌이 드는지 확인합니다.

8) 그렇게 하면 흉곽에서 무슨 일이 일어나나요? 다시 천골로 앉는 자세로 돌아옵니다. 이때는 흉곽에서 어떤 일이 일어나나요?

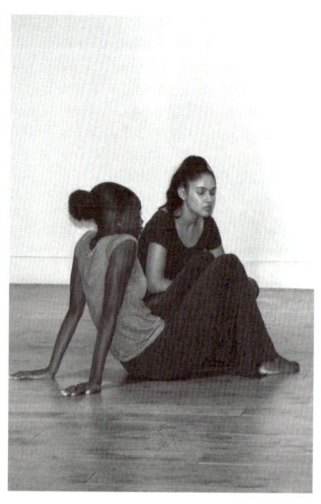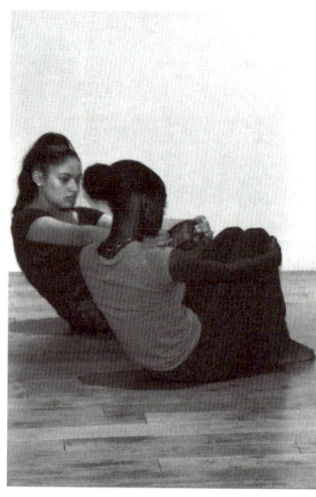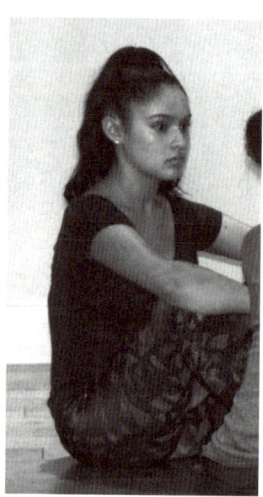

사진 **14-2a, b, c.** 천골로 앉으면 척추에 무리가 가지만, 좌골로 앉으면(또는 좌골결절) 척추보다는 골반에 몸무게가 더 실린다. 특정 자세로 앉아 있다가 꼼짝 말고 가만히 있으라는 말을 들은 학생들은 그 자세에서 자신이 몸의 어느 부위로 앉아 있는지 확인한다.(a) 그런 다음 몸을 뒤로 기울여 천골로 앉는 실험을 한다.(b) 그러고 나서 이제 몸을 앞으로 기울여 좌골로 앉은 다음 차이를 비교한다.(c)

토론

* 꼼짝 안 하고 고정된 자세로 앉아 있으라고 할 때 어떤 느낌이 들었나요? 여러분이 생각하기에 그 자세가 "정상적"이어서, 평소 습관적인 앉기 자세와 비슷했나요?

* 천골로 앉기와 좌골로 앉기 중 어떤 방식이 여러분에게 더 편하게 느껴졌나요? 왜 그렇다고 생각하나요?(골격 모형을 보고 골반으로 앉기와 천골이나 요추로 앉기 자세가 건강한 척추와 어떤 관련이 있는지 토론한다)

* 척추를 늘린 정도가 앉기 자세에 어떤 영향을 미쳤나요? 좌골로 앉는 것이 더 쉬워졌나요? 왜 그럴까요?

* 척추를 늘렸을 때 흉곽은 어떻게 변했나요? 그 자세가 호흡에 어떤 영향을 주었나요? 또 뭔가를 느꼈나요?

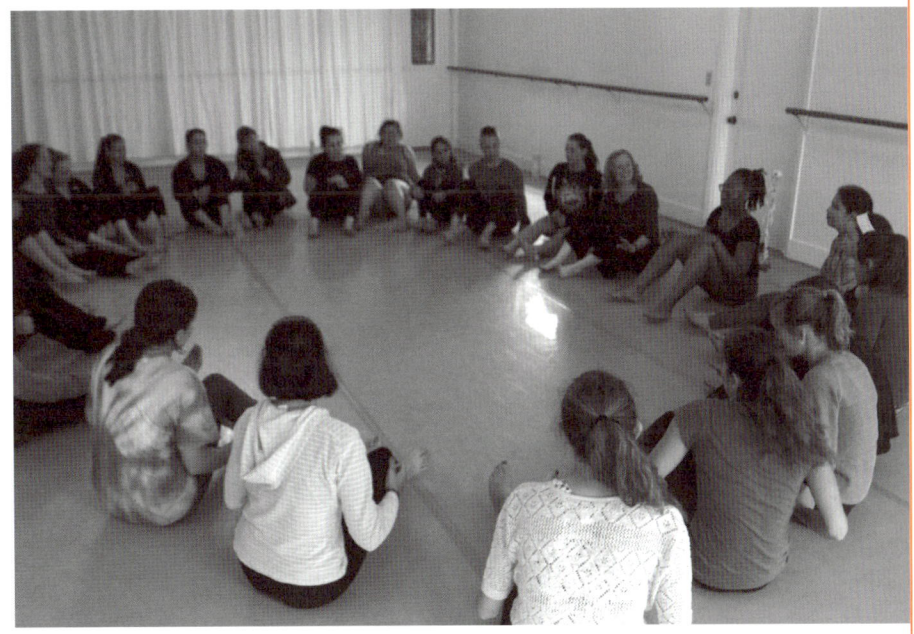

사진 14-3. 천골로 앉을 때와 골반(좌골)로 앉을 때 몸무게 지지 방식의 차이를 탐험한 다음, 좌골로 걷는 연습을 하고 있는 학생들. 좌골을 이용해 앞으로 움직였다 뒤로 돌아온다. 이 탐험은 골반의 아래쪽에 있는 뼈의 위치를 확인시켜주며 좌골에 대한 고유수용감각 인지를 높여준다.

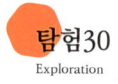

척추 만곡

Curves of the Spine

시간	*20분*
목적	경추, 흉추, 요추의 만곡을 이해하고 느끼기. 척추 극돌기 느끼기. 척추의 위치를 이해하고 고유수용감각 높이기.
활동	학생들을 파트너와 앉게 한다. 이때 앉은 학생 뒤에 파트너가 앉는다.

6장에서 배웠던 접촉 기법을 확인하면 이 탐험을 하는데 도움이 된다. 일단 교사가 자원자에게 접촉 기법을 시연하면 그룹 전체가 이를 관찰한다. 그런 다음 학생들은 파트너와 함께, 앞에서 했던 탐험에서처럼, 천골이 아닌 좌골로 앉았는지 확인한다.

1) (뒤에서 접촉하는 파트너에게) 앞에 앉은 학생의 등을 따라 척추의 만곡을 느껴보세요. 경추에서 시작해 아래쪽으로 내려와 요추까지 확인합니다. 손을 평평하게 해서 척추의 만곡을 느끼면서 따라 내려오세요. 그것을 여러 번 반복합니다. 척추 만곡의 방향뿐만 아니라 척추가 뒤쪽 표면에서 돌출된 부위까지 확인합니다. 피부에서 얼마나 가까운 곳에 척추 뼈의 돌출된 부위가 느껴지나요?(척추 모형을 참조하여 구조를 명확하게 이해한다)

2) (앞에 앉아있는 학생에게) 파트너의 손이 척추를 접촉하며 내려갈 때 그 만곡을 느껴보세요. 눈은 감고 감각에 집중합니다. 어떤 느낌이 드나요? 뭔가 불편한 느낌이 들면 파트너에게 이야기합니다. 예를 들어, 접촉이 너무 약하거나 강하면 파트너에게 학생이 원하는 형태로 변화를 달라고 요청하세요.

3) 이제 똑바로 서서 걸어봅니다. 어떤 느낌이 드나요? 원하는 방식으로 이

리저리 움직여보세요. 척추와 몸의 다른 부위에서 어떤 느낌이 드는지 확인합니다.

파트너와 함께 잠시 서로의 경험을 공유한다.

4) 파트너와 역할을 바꿉니다.

같은 탐험을 반복한다. 교사는 앞서 했던 것과 마찬가지로 지도한다.

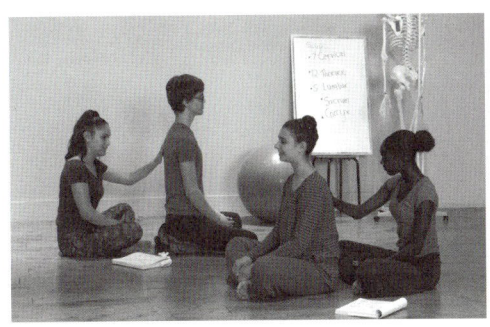

사진 14-4. 학생들이 접촉 기법을 적용하며 척추 만곡을 따라 내려가면서 척추에 대해 학습하는 모습.

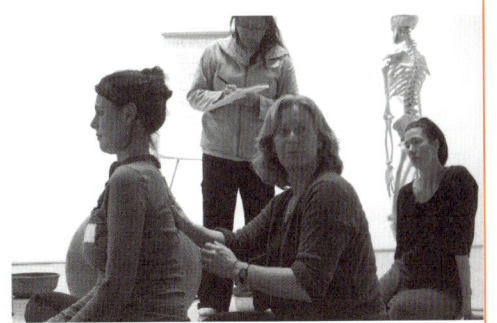

사진 14-5. "교육에서 체화" 프로그램에 참여한 성인 교사들이 척추 만곡 탐험에 대해 가르치는 법을 배우고 있다.

토론

* 접촉 기법을 파트너의 등에 적용했을 때 무엇을 느꼈나요? 척추 만곡을 느낄 수 있었나요? 여러분이 예상했던 느낌이었나요? 파트너가 등을 접촉했을 때 어떤 느낌이 들었나요? 예상했던 느낌이 들었나요?(학생들이 그린 척추 그림이나 척추 모델을 활용해 척추의 위치에 대한 토론을 나눈다)

* 등을 파트너가 만졌을 때와 여러분이 파트너의 등을 만졌을 때 느낌 차이를 그림과 비교하면 어떤가요?

* 탐험이 끝난 후 방을 걷거나 움직였을 때 무엇이 느껴졌나요? 척추에 대한 인식 변화가 있었나요? 움직임도 변했나요? 몸 다른 부위에서 변한 것은 없나요? 이 탐험을 통해 무엇을 배웠나요?

탐험이 끝나면 학생들에게 다시 머리와 척추 측면 그림을 그리게 한다. 탐험 8을 참조하라. 수업 중에 그림을 그리면 약 10~15분 정도 시간이 소요된다. 숙제로 내주어 학생들 스스로 하게 해도 된다.

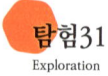

탐험31 Exploration — 머리, 흉곽, 골반 정렬

Alignment of the Three Body Weights

시간   15~20분

목적   자세 정렬 체험하기. 공간 안에서 몸의 무게와 관련된 이미지 구축하기. 이미지 기법을 활용해 자세 톤과 몸의 활력 높이기.

활동   탐험 3에서 배웠던 "인식 이동"을 되새겨보라. 여기서는 인식 이동 원리를 바탕으로 이미지가 자세 정렬에 어떤 영향을 미치는지 조금 더 깊게 탐구한다. 탐험 26에서 했던 "내 자세를 맞춰보세요"도 참조하라.

1) 선 자세에서 눈을 감고 잠시 바디스캔을 합니다. 인지되는 것을 있는 그대로 느껴봅니다.

2) 몸무게를 담당하는 세 부위, 즉 머리, 흉곽, 골반으로 의식을 가져갑니다. 뭔가 변화시키려고 하진 마세요. 그냥 이 세 부위의 관계를 확인합니다. 머리가 중심에서 앞으로 나가있나요, 아니면 뒤로 빠져있나요? 몸통은 어떤가요? 골반은 어떤가요?

3) 이제 선 자세를 있는 그대로 느껴보세요. 자신이 부드럽고, 따뜻한 모래 위에 서 있다고 상상합니다. 몸무게가 발을 통해 땅으로 흘러갑니다.

4) 이제 손가락 끝으로 정수리를 가볍게 두드린 후, 팔을 이완시켜 원래 위치로 가져갑니다.

5) 두드린 부위를 느껴보세요. 그 지점에서부터 몸이 천장 또는 하늘 방향으로 길어집니다.(도움이 되는 이미지를 제시해도 된다)

6) 이제 이 떠오르는 느낌을 유지하며 몸의 근육을 이완시킵니다. 어쩌면 머리가 올라가면서 어깨와 턱도 따라 올라가고 무릎이 긴장될 수도 있습니다. 하지만 모두 이완하세요. 척추를 통해 머리 끝까지 떠오르는 느낌을 가만히 느껴봅니다.

몸무게를 담당하는 세 부위의 정렬

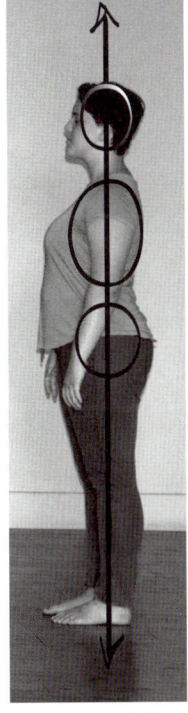

Lateral view 측면 모습

사진 14-6. 한번에 양방향으로 에너지를 확장하면, 척추를 신장시키고, 몸무게를 담당하는 세 부위를 정렬시키는데 도움이 된다.

7) 이제 다시 머리, 흉곽, 골반 세 부위로 의식을 가져옵니다. 뭔가 변화시키려고 하진 마세요. 그냥 이 세 부위의 관계를 알아챕니다. 머리가 중심에서 앞으로 나와있나요, 아니면 뒤로 빠져있나요? 몸통은 어떤가요? 골반은 어떤가요? 앞에서 느꼈던 것과 지금 느낌은 같은가요, 다른가요?

8) 눈을 뜹니다. 방 안을 걸어보세요. 발 아래에 따뜻한 모래가 있고, 척추가 늘어난 느낌은 그대로 유지합니다. 걷는 느낌이 어떤가요?

토론

* 이 탐험에서 무엇을 느꼈나요? 이미지가 정렬 상태에 어떠한 영향을 미쳤나요? 이러한 이미지를 활용해 걸을 때 어떤 느낌이 났나요?

* 몸무게를 담당하는 세 부위에는 어떤 영향이 있었나요? 어떤 경험을 했나요? 다른 경험을 한 사람은 없나요? 무엇을 배웠나요?

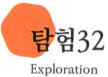
탐험32
Exploration

척추 돌보기 - 핸드폰 보는 자세

Care of the Spine
- Using Technology

시간 *15 ~ 20분*

목적 자세 정렬에 대해 탐구하기. 핸드폰이나 컴퓨터 같은 기계를 사용하는 습관 알아채기. 습관적인 자세가 몸과 건강에 미치는 영향 이해하기. 대체 자세 탐험하기.(문자를 보내거나 읽을 때 머리, 척추, 팔의 관계 이해) 기계를 사용할 때 움직이는 법 개선하기.

활동 *준비물*
* 핸드폰을 준비한다. 또는 핸드폰을 사용하는 학생처럼 연기한다.
* 대체물: 들고 탐험할 수 있는 책을 준비한다. 핸드폰이 없는 학생이 있거나, 교사가 핸드폰을 가지고 하는 탐험을 선호하지 않으면 책을 활용한다. 독서를 할 때 몸의 사용법을 탐구하면 된다.

학생들은 방 안에 여기저기 편하게 앉아 잠시 자신의 핸드폰을 살펴본다. 서서 하거나 앉아서 해도 된다. 또는 두 방식 모두 해보아도 된다.

이 탐험을 두 가지 형태로 진행할 수 있다. 하나는 마치 핸드폰이 있는 것처럼 들고 쳐다보는 것이고, 다른 하나는 실제 자신의 핸드폰을 활용해 탐험을 하는 것이다.

학생들이 자신의 핸드폰을 활용해 탐험을 한다면, 교사는 수업 전에 걷었던 각자의 핸드폰을 나누어준다. 그런 다음 학생들이 자신의 손에 핸드폰을 들고 정확히 같은 자세로 화면을 보고 있으면, 얼마 후에 핸드폰을 수거한다고 공지한다. 손에 핸드폰을 들고 탐험을 할 때 교사는 다음과 같이 안내한다.

1) 평소 하던 대로 핸드폰을 잠시 바라봅니다.(사진 14-7a와 14-8a)

2) 이제 그 자세를 그대로 하고 있으면, 제가 돌아다니며 핸드폰을 가져갈 거예요. 핸드폰을 가져가면 눈을 감고 그 자세를 그대로 유지하면서 잠시 바디스캔을 합니다. 몸의 느낌이 어떤가요? 무엇이 느껴지나요?(사진 14-7b와 14-8b)

3) 이제 머리, 흉곽, 골반을 바르게 정렬시켜보세요. 하지만 팔은 핸드폰을 잡고 있던 자세 그대로를 유지합니다.

학생들에게 다시 핸드폰을 돌려준다.

4) 이제 핸드폰을 받았으면 눈을 뜹니다. 이 새롭게 정렬된 자세에서 핸드폰을 보면 어떤가요? 느껴보세요.(학생들은 경추와 흉추가 앞으로 굽혀지는 것을 피하려고, 핸드폰을 든 손을 이전보다 좀 더 높게 든다)(사진 14-7c와 14-8c)

5) 지금은 느낌이 어떤가요? 눈을 뜨세요. 그리고 잠시 이 새로운 자세에서 핸드폰을 사용해보세요. 어떤 느낌이 드나요? 이전과 같은 점과 다른 점은 무엇인가요?

6) 이제 다른 자세에서도 실험을 해보세요. 핸드폰을 아주 높게 들거나 또는 아래로 크게 낮춰보세요. 그리고 몸에서 어떤 느낌이 나는지 확인하세요. 가장 느낌이 좋은 자세를 찾습니다. 구분이 가능한가요? 그 느낌은 어떤가요?

토론

* 여러분이 핸드폰을 사용할 때의 자세를 알아챘나요? 어떤 체험을 했나요? 흉골 부위에선 어떤 변화가 생겼나요? 흉곽은 어떤가요? 여러분의 폐에는 어떤 영향이 있나요? 심장에는요? 무엇을 느꼈나요? 호흡에는 영향이 있던가요? 어떤 영향이 있었나요?

* 얼마나 자주 핸드폰을 보나요? 한 번 볼 때 어느 정도의 시간을 소모하나요? 핸드폰을 어떻게 잡고 보나요?

* 머리, 흉곽, 골반을 정렬시킨 후 핸드폰을 보면 어떤 일이 일어나나요? 어떤 변화가 생겼나요? 그 느낌은 어땠나요?

* 여러분이 사용하는 기기에는 뭐가 있나요? 그 기기를 사용할 때 같은 자세를 취하나요, 아니면 다른 자세로 사용하나요? 얼마나 오래 사용하나요? 어떤 방식으로 사용하나요?

* 이 탐험을 통해 무엇을 체득했나요? 무엇을 배웠나요? 다른 경험을 한 사람은 없나요?

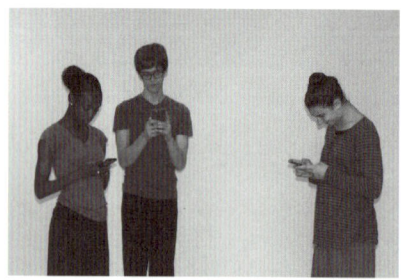 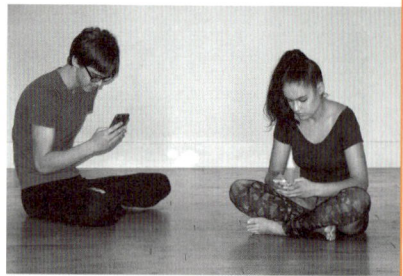

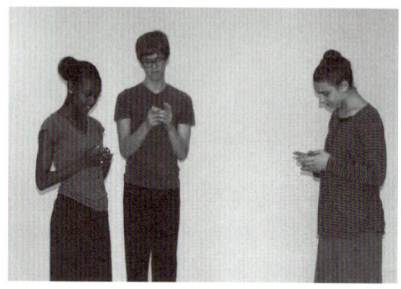 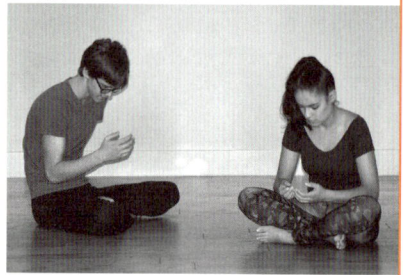

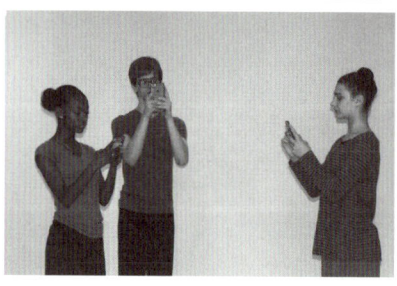 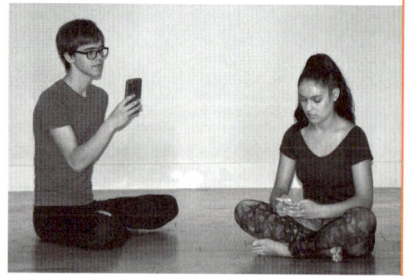

사진 14-7a, b, c. 척추 돌보기 탐험. 선 자세에서 핸드폰을 들고 있는 학생들. 매일 자신이 핸드폰을 볼 때의 자세, 독서를 할 때의 자세를 비교해보면 좋다. 여기서 학생들은 평소 자신이 핸드폰을 사용할 때 몸을 어떻게 사용하고 움직이는지 교사의 지도를 받아 탐험을 하고 있다. 또한 가장 자신에게 좋은 느낌이 나는 새로운 자세를 찾는다.

사진 14-8a, b, c. 척추 돌보기 탐험. 앉은 자세에서 학생들은 같은 탐험을 하고 있다. 앉은 자세에서 핸드폰을 여러 방향으로 움직이며 머리, 흉곽, 골반의 관계를 탐험하면서 몸을 인지하고 있다.

척추의 움직임

척추는 다양하게 움직일 수 있는 가능성을 지니고 있다. 척추에서는 굴곡(앞으로 굽히기), 신전(뒤로 펴기), 측굴(좌우 측면으로 굽히기), 그리고 회전(중심축에서 돌리기)과 같은 움직임이 가능하고, 이런 기본 동작들이 결합되어 다양한 움직임이 발생한다. 하지만 등에 있는 큰 근육과 심층에서 척추를 따라 배열되어 있는 자세 지지근에 긴장이 쌓여 온전한 가동범위로 움직이지 못하는 이들이 많다. 중력 또한 몸을 압박하는 요소이다. 특히 척주가 위치한 중심축에서 그러한 압박이 커진다. 사실 기립 자세를 끊임없이 유지하기 위해 인체에 존재하는 엄청나게 많은 신경 세포의 90퍼센트 정도가 중력장 안에서 몸의 기능을 유지하는데 사용된다. 인간은 접촉과 움직임에 의해 일어나는 고유수용감각 피드백을 통해 척추의 온전한 움직임을 회복할 수 있다. 그러기 위해서 등의 큰 근육에 쌓인 긴장을 이완시키고 코어에 있는 내재근을 활성화시켜 척추 지지력을 유지해야 한다.

척추 움직임 탐험을 하기 위해 학생들은 먼저 파트너와 함께 경추, 흉추, 요추의 움직임을 구분해야 한다. 다음 탐험에서, 한 학생은 앞에 앉아서 상체를 앞으로 굽히고, 다른 학생은 그 뒤에 앉아 굽힌 학생의 등을 따라 척추의 각 마디를 손으로 접촉한다. 이를 통해 두 학생 모두 척추의 위치를 느끼게 된다. 또한 접촉 기법을 받는 학생은 척추를 하나의 "덩어리"로 움직이는 것이 아닌, 각각 구분된 형태로 움직이는데 도움을 받게 된다. 이러한 굴곡 움직임으로 인해 척추 사이에 있는 추간판의 압력이 풀리며, 척추가 신장된다. 비록 척추의 특정 부위, 특히 요추의 극돌기는 깊게 위치해 있어서 잘 만져지지 않기도 하지만, 탐험 과정을 통해 발생하는 고유수용감각 피드백 작용에 의해 척추에 대한 인지가 높아지고 결과적으로 가동성 또한 좋아지게 된다.

이 첫 번째 탐험을 하는데 어려움을 겪는 학생들은 몇 주 동안 여러 번 반복해서 동작에 익숙해져야 한다. 그래야 움직임이 좀 더 부드러워진다. 이 탐험이 끝난 다음 수업 때 나는 종종 학생들에게 같은 탐험을 반복할지 아니면 다른 것으로 넘어갈지 물어본다. 그러면 학생들은 보통 반복하기를 원한다. 이 탐험에 익숙해질수록 더 하고 싶은 마음이 들기 때문이다. "키가 커지는" 탐험을 다시 하자고 적극적으로 요구하는 이들도 있다.

다른 탐험을 통해서는 척추의 다양한 움직임 가능성을 확인하게 될 것이다. "척추의 춤" 탐험에서는 학생들이 서로 등을 대고 앉아 척추의 움직임 가능성을 탐험하고 머리와 척추의 움직임을 통합시키는 법을 배운다. 칼린 맥호세가 "피쉬 스위쉬Fish Swish"³라고 명명한 것을 기반으로 개발한 기법을 소개한다. 이 탐험에서 학생들은 서로를 가볍게 잡아 끌면서 바닥에서 물고기처럼 몸을 좌우로 움직인다. 이는 통해 학생들은 척추의 움직임을 매우 창조적이고 통합적으로 배우고 경험하게 될 것이다.

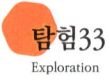

탐험33 Exploration — 척추의 움직임 – 앞으로 굽히기
Movement of the Spine - Forward Curl

시간   40 ~ 50분

목적   척추의 연결성을 좋게 하고 신장시킨다. 척추에 대해 이해하고 고유수용감각 인지를 높여 추간판의 공간을 확보한다. 등에 있는 큰 근육 긴장을 이완시키고 척추를 지지하는 코어 내재근을 활성화시킨다.

활동   척추에 접촉 기법을 적용하는 탐험을 한 후에 하면 좋다. 파트너 사이에 신뢰가 형성되어 있다면 효과는 더욱 높아진다.

한 학생은 앞에 앉고 파트너가 뒤에 앉는다. 앞에 앉은 이가 시연을 하고 뒤에 앉은 이는 촉진/관찰한다. 그룹 내의 다른 이들은 지켜본다. 9장에서 배웠던 "뼈 접촉" 기법을 복습하고 토론한다.

1) (파트너와 함께 앉은 모든 학생들에게) 자 시작합니다. 잠시 여러분이 앉은 자세를 조정하세요. 천골로 앉아 있나요, 좌골로 앉아 있나요? 쿠션이나

매트 또는 편안하게 앉을 방석이 필요한가요? 앉은 자세에서 이완 상태를 유지한 채로 척추를 신장시킬 수 있나요?

2) (촉진/관찰하는 학생에게) 앞에 앉은 파트너의 정수리를 잠시 가볍게 두드립니다. 그렇게 하면 몸을 앞으로 굴려서 굽히기 전에 정수리에서부터 척추를 신장시킬 수 있습니다.(사진 14-9) 다 했으면 손을 뗍니다.

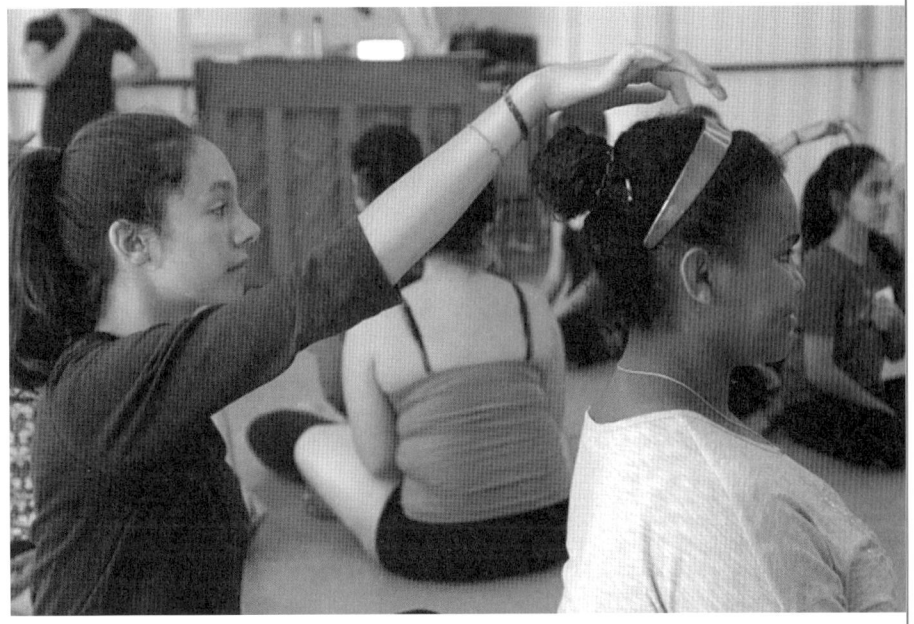

사진 14-9. 파트너의 정수리를 가볍게 두드려 고유수용감각 피드백을 돕는 학생들.

3) (움직이는 학생에게) 파트너가 척추를 따라 극돌기를 만지면 머리 무게를 앞쪽 아래로 내려놓듯 몸을 굴리며 가슴쪽으로 굽힙니다. 눈은 감습니다. 머리 무게에 의해 몸이 부드럽게 앞쪽으로 말릴 때 척추 각 마디가 이완되는 것을 느껴보세요. 파트너가 접촉해서 내려가는 부위만 움직이게 합니다. 다른 부위는 편하게 이완합니다.

4) (촉진/관찰하는 학생에게) 손가락 하나를 앞에 앉은 학생의 경추 극돌기에 대고 시작합니다. 파트너가 몸을 앞으로 말아 굽힐 때, 여러분은 척추의 움직임에 따라 극돌기를 한 번에 한 마디씩 내려가는 느낌으로 손가락을 아래로 움직입니다. 파트너가 중력에 의해 몸을 앞쪽으로 말아 내려갈 때

거기에 맞춰 척추의 움직임을 느껴봅니다.(경추에서 흉추 지나 요추까지 이동한다)

5) 탐험을 하면서 뼈가 튀어나온 부위와 그 사이의 좀 더 평평한 부위의 차이를 느껴보세요. 다음 척추 마디가 잘 느껴지지 않으며 1인치 정도 더 내려와 각각의 척추 마디를 최대한 느껴보려고 해보세요. 아마 여러분은 이런 탐험을 처음 해보실 거예요. 뭐든 처음은 어려운 법입니다. 이렇게 척추 마디의 위치를 찾는 탐험을 통해, 100퍼센트 정확하지 않아도, 파트너는 그것을 느끼는데 도움을 받습니다.

6) (모두에게) 탐험 중에 호흡을 참고 있지는 않나요? 이렇게 새로운 탐험을 하면 호흡을 참는 사람이 있습니다. 호흡에 의식을 집중해보세요. 그러면 이완하고 집중하는데 도움이 될 거예요.

7) (촉진/관찰하는 학생에게) 파트너가 몸을 앞으로 다 만 후 다시 되돌아 앉을 때, 뒤에 앉은 이는 요추에서부터 위쪽으로 척추 각 마디를 손가락으로 느끼며 올라옵니다.

8) (움직이는 학생에게) 몸을 펴서 되돌릴 때, 추간판이 부드러운 쿠션처럼 작용하여 척추 각 마디가 이완된 상태에서 정렬이 일어나게 합니다.

다음은 서로의 역할을 바꾸는 전환 과정이다.(사진 14-12)

9) (움직이는 학생에게) 잠시 눈을 감고 느낌을 확인합니다. 그런 다음 눈을 뜨고 서서 걸어보세요. 어떤 느낌이 드나요?

10) (촉진/관찰하는 학생에게) 파트너가 걷는 모습을 관찰해보세요. 무엇이 보이나요?(걷는 파트너의 키가 더 커진 느낌, 몸이 더 펴지거나, 발이 더 가벼워진 느낌을 받곤 한다) 앉은 자세에서 잠시 눈을 감습니다. 파트너가 돌아올 때까지 바디스캔을 하며 마음의 눈으로 여러분의 척추를 바라보세요. 어떤 느낌이 드나요? 파트너의 등에 접촉 기법을 적용했는데, 그 과정에서 생긴 변화가 여러분의 몸에 시각적으로 그려지나요? 어떤 인식 변화가 있었나요?

파트너와 몇 분간 대화를 나눈다. 그런 다음 역할을 바꿔서 반복한다.

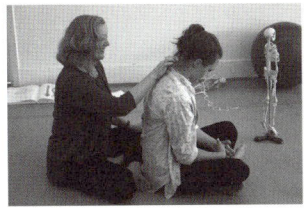 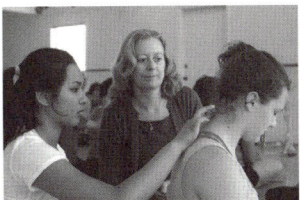 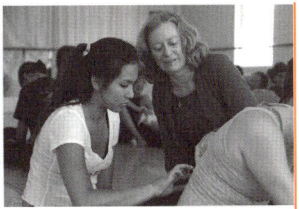

사진 14-10a, b, c. 이 탐험을 잘 하려면 먼저 교사는 한 명의 학생과 함께 시연을 하면 좋다.(a) 또는 다른 학생에게 앞에 앉은 파트너 등에서 척추 각 마디의 극돌기 위치를 확인할 수 있도록 지도할 수도 있다.(b, c)

토론

* 이 탐험을 통해 무엇을 배웠나요? 파트너 척추의 극돌기에 접촉 기법을 적용하면서 무엇을 느끼고, 어떤 것을 관찰했나요?

* 파트너가 탐험 후 걷는 것을 보고 무엇을 발견했나요?

* 상체를 앞으로 굽혀 말면서 무엇을 느끼고, 어떤 것을 관찰했나요?

* 파트너의 접촉이 영향을 미쳤나요? 어떤 경험을 했나요? 걸을 때 뭔가 달라진 점이 있었나요? 뭔가 다른 경험을 한 사람은 없나요?

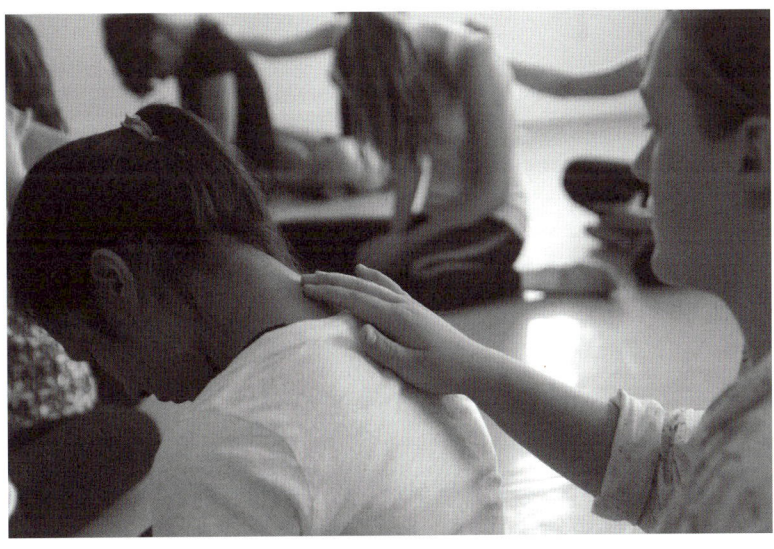

사진 14-11. 움직임과 접촉을 통한 학습을 하는 학생들. 앞에 앉은 학생은 접촉을 통해 해당 접촉 부위의 고유수용감각 인지가 높아진다. 접촉을 하는 학생은 척추 각 마디의 위치를 확인할 수 있다.

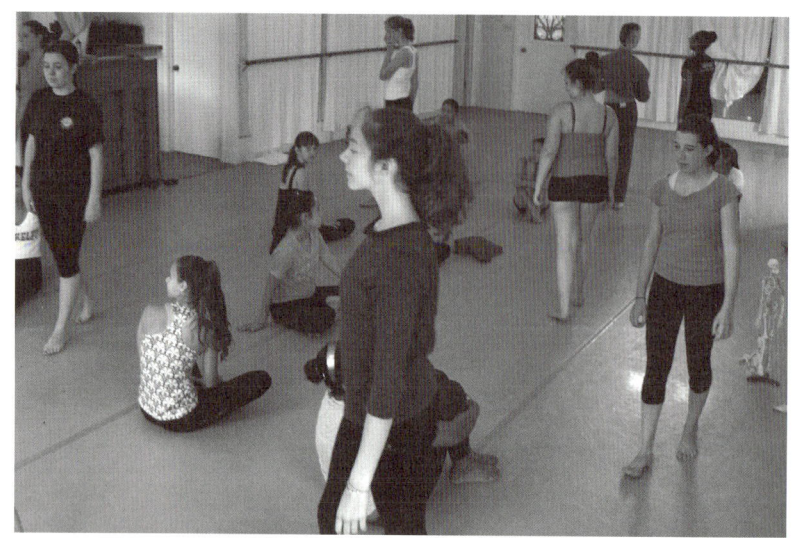

사진 14-12. 역할을 바꾸기 전 척추에 접촉 기법을 받은 학생들이 걸으면서 느낌을 확인하고 있으며, 파트너는 그들을 보면서 어떤 변화가 있었는지 관찰하고 있다. 걷는 학생은 자신의 척추가 좀 더 신장된 느낌을 받거나, 관찰해보면 종종 키가 커진 것처럼 보이기도 한다.

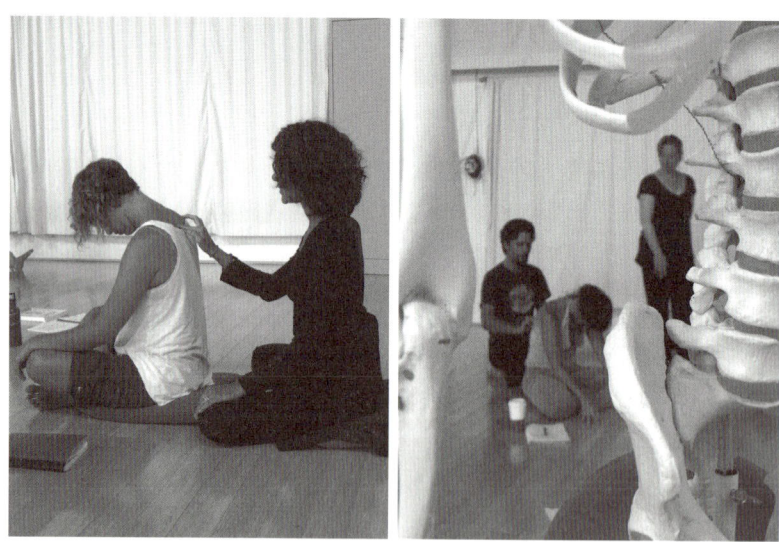

사진 14-13a, b. 소마움직임교육 체화 트레이닝에 참여하여 "앞으로 굽히기" 탐험을 배우고 있는 교사들. 접촉을 한 사람과 접촉을 받은 사람 모두, 척추의 지지력을 높이고 신장시켜 몸을 정렬시키는 것이 중요하다. 그래야 좀 더 쉽게 접촉하고, 편하게 움직일 수 있다.

응용

이 탐험 전후에 교사는 학생들에게 추간판의 구조와 기능을 재밌는 방식으로 이해시킬 수 있다. 일단 학생 한 명을 커다란 짐볼 위에 앉힌다. 그런 다음 그 위에서 앞뒤로 조금씩 움직이게 한다. 짐볼 위에 앉은 부위는 압박을 받지만 뒤쪽은 약간 팽창되는 모습을 관찰할 수 있을 것이다. 이게 바로 척추가 굴곡할 때 추간판에서 일어나는 일과 비슷하다. 짐볼 위에 앉은 부위가 척추로 치면 복측에 해당된다.(사진 14-15a, b) 척추가 신전한다면 반대 현상이 일어나, 척추 마디 배측이 압박을 받고 복측은 확장된다.(사진 14-15c, d) 교사는 다른 학생을 자신 앞에 세우고 척추를 굴곡, 신전시키면서 이 두 가지를 동시에 설명할 수

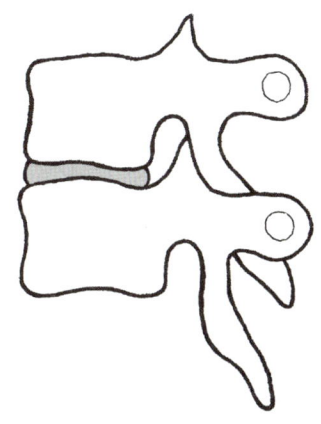

사진 **14-14.** 척추가 정렬되어 있으면 척추의 앞쪽(복측)과 뒤쪽(배측)에서 추간판이 상대적으로 동일한 압력을 받는다.

도 있다.(사진 14-15) 이렇게 하면 학생들은 추간판에서 일어나는 충격 흡수 효과를 좀 더 섬세하게 이해할 수 있다. 교사는 학생과 파트너가 되어 이에 대한 시연을 보일 수도 있다.(사진 14-16)

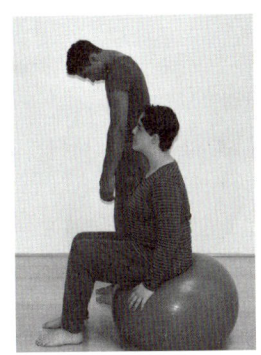 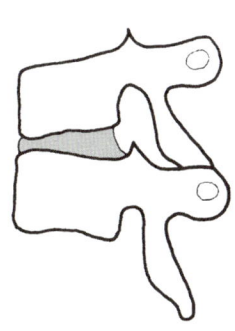 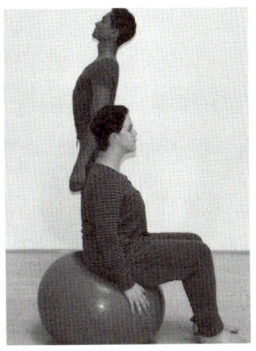 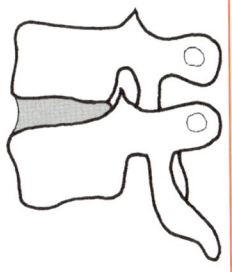

사진 **14-15a, b, c, d.** 짐볼 위에서 하는 응용 탐험. 척추를 굴곡시키면 디스크의 복측이 더 압박을 받고, 배측은 펴진다.(a, b) 신전시키면 배측이 더 압박을 받고, 복측이 펴진다.(c, d)

14장. 균형의 역동성

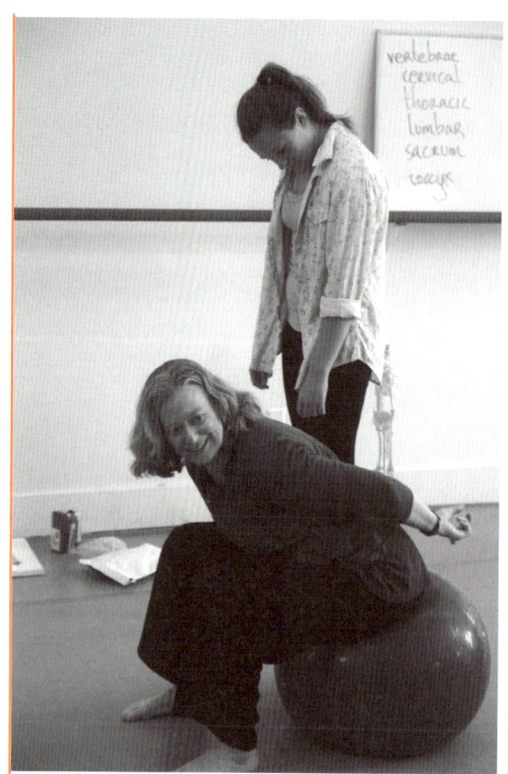 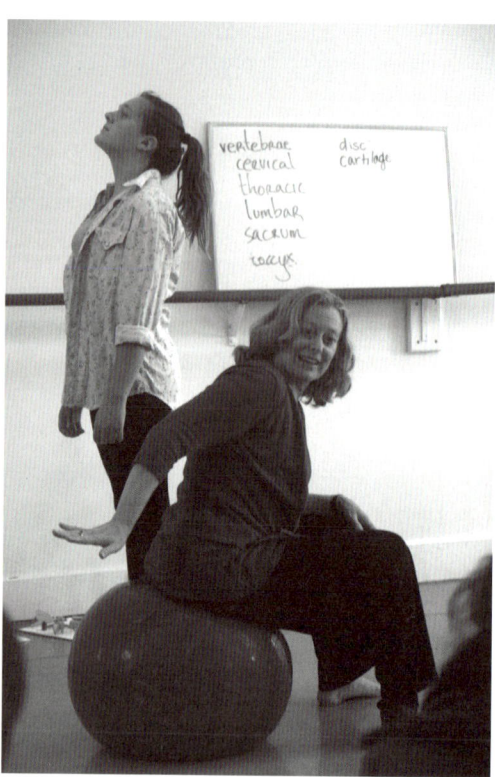

사진 14-16a, b. 짐볼 위에서 하는 응용 탐험. 교사는 학생과 함께 시연을 보이거나, 또는 사진 14-15에서처럼 학생이 시연할 때 함께 참여할 수도 있다.

교사를 위한 조언

* 학생들이 척추 마디에 접촉 기법을 쓰며 따라갈 때 지나가는 부위의 이름을 소리내는 방식으로 탐험을 진행할 수도 있다. 예를 들어, 경추는 약자로 C를 쓰고 뒤에 숫자를 붙여 각 마디 이름을 정한다. 그래서 첫 번째 경추는 C1, 다음은 C2, C3, C4, C5, C6, C7, 이렇게 7개가 있고, 흉추는 T1, T2, T3, 이렇게 내려가 T12까지 셀 수 있다. 요추는 L이고 5개가 있으며, 천골까지 세면서 위에서 아래로 내려가면 된다. 밑에서 위로 올라올 때는 거꾸로 L5, L4, L3 순으로 세면 된다.

* 교사가 이렇게 각 척추 마디의 이름을 불러주면 학생들이 탐험을 할 때 집중을 더 잘 할 수 있다. 특히 이 탐험을 처음 할 때 큰 도움이 된다. 교사는 자신이 불러주는 속도는 일종의 가이드이며, 학생들이 원하는 방식대로 조금 빠르거나 느리게 해도 된다고 알려준다.

* 교사는 학생들에게, 한 번에 엄청 정확하게 탐험을 진행하기보다는 대략적인 속도로, 하지만 최선을 다해 탐험을 하면 된다고 알려준다. 탐험을 반복해 과정에 익숙해지고 편안해지면 접촉 기법 사용을 좀 더 섬세하게 적용하게 하라.

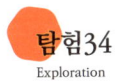

척추의 춤 – 등에서 등으로

Dance of the Spine - Back to Back

시간   20 ~ 25분

목적   척추의 잠재적인 움직임 탐험. 파트너와 짝을 이뤄서 다양한 척추 움직임 탐험을 즐기기. 척추와 머리의 반응력 높이기.

활동   **준비물**
*종이, 필기구

학생들은 앉아서 또는 파트너와 함께 이 탐험을 하면 된다.

1) 파트너와 등을 마주하고 앉습니다. 잠시 호흡을 고릅니다. 몇 번 깊게 호흡합니다. 깊게 심호흡 하며 숨을 들이쉬고, 내쉴 때 소리를 냅니다.(교사는 학생들과 같이 소리를 내며 숨을 내쉰다) 다시 한번 들이쉬고, 내쉬며 소리를 냅니다. 이때 등을 이완하며 파트너에게 기댑니다.

2) 파트너의 등에 기대면서 등 표면을 통해 전해지는 서로의 호흡을 느껴봅니다. 자신의 호흡을 인지하면서 파트너의 호흡과 동조시켜보세요. 동시에 들이쉬고, 내쉽니다. 같은 리듬으로 호흡합니다.

3) 이제 여러분의 척추 전체 움직임을 다양한 방식으로 탐험해보세요. 처음엔 천천히 움직입니다. 그래야 파트너와 등이 떨어지지 않은 상태를 유지할 수 있습니다. 여러분이 움직일 때 무슨 일이 일어나는지 확인합니다. 한쪽이 이끌면 한쪽이 따릅니다.(교사는 학생들이 충분한 탐험을 할 수 있는 시간을 준다)

4) 머리도 함께 움직이는지 확인합니다. 등을 대고 척추를 움직일 때 머리가 똑바로 서서 긴장된 채로 고정되어 있지는 않나요? 척추 움직임에 맞춰 머리도 움직일 수 있도록 내버려둡니다. 말 없이 파트너와 함께 등을 대고 움직이면서, 현재 하고 있는 움직임, 그리고 앞으로 할 움직임에 집중합니다.

5) 여러분의 척추는 어떻게 움직이나요? 여러분은 어떤 움직임을 만들고 있나요?

6) 이제 몸의 움직임에 맞춰 팔도 따라 움직이게 하세요. 가능한 모든 움직임 탐험을 한 것 같나요? 뭔가 새로운 동작을 할 수 있나요? 또는 파트너 움직임에 맞춰서 따라갈 때 발전하는 측면이 있나요?

7) 이제 마칠 준비를 하세요. 다 되었으면, 파트너와 함께 동작을 멈추고 쉽니다.

8) 서로의 등을 뗍니다. 그런 다음 한쪽으로 돌아서 파트너에게 감사하다는 말을 합니다.

9) 다시 눈을 감습니다. 그런 다음 얼마간 혼자서 응용 탐험을 해봅니다. 동작 탐험을 할 때 뭔가 좋았던 움직임이 있었나요? 또는 느낌이 이상하거나 불편했던 동작은 없었나요? 척추가 최선의 방식으로 움직이게 할 수 있었

나요? 머리는 척추 움직임에 맞춰 잘 움직였나요? 원한다면 선 자세에서도 탐험을 해보세요.

학생들이 파트너와 함께 자신의 체험을 나누게 한다. 교사는 학생들에게 자신이 경험한 척추 움직임 탐험에 대해 몇 개의 단어를 활용해 종이에 적어보게 한다.

토론

* 어떤 체험을 했나요? 말 없이도 파트너와 교감이 가능했나요?

* 서서 한 것과 앉아서 한 것에 차이가 있었나요? 어떤 점이 다르던가요?

* 척추 움직임에 맞춰 머리가 반응하게 할 수 있었나요? 또는 머리가 긴장되어 고정되었나요? 왜 그렇다고 생각하나요?

* 여러분이 움직이는 방식을 알아챌 수 있었나요? 파트너가 움직이는 방식은 알아챌 수 있었나요? 여러분의 파트너가 움직이는 방식이 자신에게 새롭게 느껴지는 것이 있었나요? 놀라운 점이 있었나요?

* 여러분의 척추는 어떻게 움직이던가요? 무엇을 발견했나요? 어떤 단어를 적었나요?

필기도구를 가지고 다양한 단어나 구로 기록하게 한다. 학생들은 "미끄러지는", "뱀 같은", "꿈틀대는" 등과 같은 단어, "파도가 치는", "위로 스트레칭되는", "뒤로 펴지는" 등과 같은 구로 자신의 움직임을 표현하기도 한다. "굴곡(굽힘)"이나 "신전(폄)" 등과 같이 좀 더 해부학적인 용어를 사용하는 학생들도 있다.

단어나 구 리스트를 모두 작성했으면 서술적인 표현과 해부학적인 용어를 서로 연관짓는다. 예를 들어, "뱀 같은 움직임"이라는 어구는 아마도 굴곡과 신전이 척추 여러 부위에서 동시에 발생해서 일어나는 동작이다. 또 "비틀리고 펴지는 등"이라는 표현은 해부학적으로 척추 회전과 신전이 결합된 움직임이다.

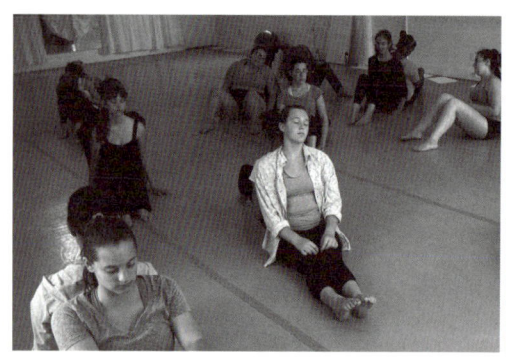 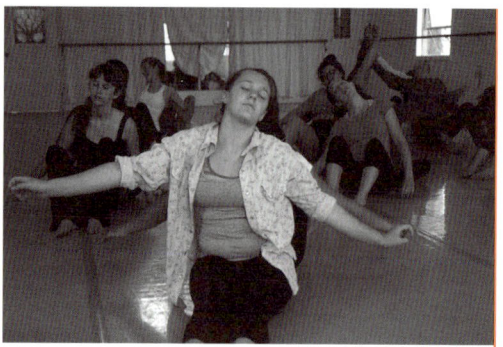

사진 14-17a, b. 척추의 춤 탐험. 학생들은 먼저 파트너와 등을 마주하고 앉는다. 이 자세에서 서로 등을 기대면 등 표면의 고유수용감각 인지가 높아진다.(a) 이 자세에서 파트너와 함께 가능한 모든 형태의 척추 움직임을 탐험한다.(b) 이 과정에서 자연스럽게 파트너 사이에 상호 협력하는 마음과 감사하는 마음이 생겨난다.

교사를 위한 조언

* 탐험에 음악을 추가할 수도 있다. 음악 덕분에 학생들은 좀 더 즉흥적인 움직임 탐험을 자유롭게 할 수 있기 때문이다. 학생들이 파트너와 함께 연결되어 호흡이 동조되고, 서로의 움직임에 느리게 반응하기 시작할 때 선택한 곡을 틀어주면 된다. 자신과 파트너의 몸에 좀 더 의식을 집중하라는 말보다는 "음악에 맞춰 움직이세요"라는 말을 학생들은 더 좋아한다. 이때 가사가 있는 음악보다는 멜로디 위주의 음악이 더 좋다. 리듬이 다양하게 사용된 음악은 풍부한 움직임을 만드는데 도움을 주기 때문이다.

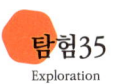

척추의 움직임 – 측굴

Movement of the Spine
- Side to Side

시간	*20 ~ 30분*
목적	머리, 목, 척추의 상호연결성 체득하기. 척추의 측굴과 머리, 흉곽, 골반이 쉽게 반응하는 움직임 탐구하기. 몸에 걸리는 무게감을 줄여 부양감이 생기도록 구조화하기.
활동	파트너와 함께 한다. 교사는 다음 동작을 시연한다.

파트너 한 명은 등을 바닥에 대고 눕는다. 다른 파트너는 선 자세에서 누운 파트너의 발목을 잡고 부드럽게 당긴다. 이때 발은 약간 위로 올라가게 한다. 발목을 잡은 사람은 누운 파트너를 바닥에서 좌우로 움직인다. 당기는 파트너는 등을 앞으로 굽히기보다는 고관절 소켓을 구부려 몸무게를 지탱한다. 이렇게 하면 요추에 스트레스가 덜 가해진다. 학생들이 파트너와 탐험을 시작하기 전에 교사는 먼저 상체를 굽히는 이 두 가지 방식을 시연한다.

1) (서 있는 파트너에게) 누운 파트너의 발 위치에 섭니다. 눈을 감고 먼저 자신의 몸에 집중합니다. 잠시 바디스캔을 합니다. 몸무게가 발을 통해 지지받는 것을 느껴보세요. 척추 전체가 하늘에 닿는다고 상상합니다.

2) 이제 눈을 뜹니다. 그리고 배웠던 대로 몸을 굽힙니다. 먼저 발목을 부드럽게 해서 굽히고, 다음으로 무릎, 다음으로 엉덩관절을 굽힙니다. 이때 척추는 최대한 길게 유지합니다. 정수리가 앞쪽, 위쪽으로 이동할 때 좌골은 뒤쪽, 아래로 내려갑니다.

3) 이제 손을 뻗어 누워있는 파트너의 발목을 잡고 바닥에서 약간 들어올립니다. 그리고 발을 당기고 뒤로 걸어가면서 파트너의 다리를 부드럽게

좌우로 움직입니다.(좌우로 움직이는 범위를 작게 해서 동일한 가동범위로, 약간 빠르게 움직인다. 그렇게 하면 물고기가 물 속에서 움직일 때 좌우로 부드럽게 헤엄치는 동작이 만들어진다) 파트너가 바닥에서 미끄러질 때 척추가 어떻게 반응하는지 관찰합니다. 좌우로 움직일 때 파트너의 몸에서 어떤 일이 일어나는지 확인합니다. 척추가 어떻게 움직이나요?

4) (누워 있는 파트너에게) 파트너가 다리를 당기면 머리와 목을 이완하세요. 척추를 통해 좌우로 흔드는 움직임이 전달되는 것을 느껴보세요. 척추가 편안하게 움직이나요? 뭔가 "걸린" 느낌이 나거나 "긴장된" 부위는 없나요? "용기(근골격계)"가 움직이면서 "내용물(장부)"도 함께 움직이는 것이 느껴지나요?

역할을 바꿔서 반복한다.

응용 척추를 이렇게 좌우로 흔드는 동작을 개인적으로 누운 자세, 앉은 자세, 선 자세 등 다양하게 변형시켜서 탐험한다.

토론 * 파트너의 움직임에서 무엇을 발견했나요? 당겨질 때 어떤 느낌이 나던가요? 척추가 어떤 구조로 되어 있어서 이러한 움직임이 일어나는 걸까요? 이렇게 움직이는 동물에는 뭐가 있을까요?

* 머리, 흉곽, 골반이 척추의 움직임에 따라 어떻게 반응하던가요? 그 느낌은 어땠나요?

* "용기"가 움직임에 따라 "내용물"이 움직이는 것을 느낄 수 있었나요?

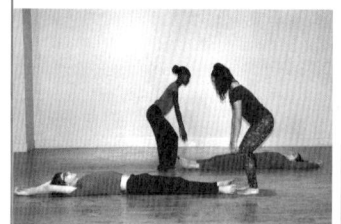 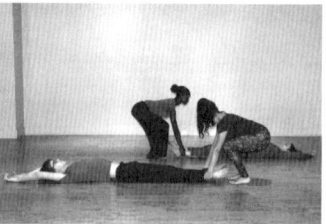 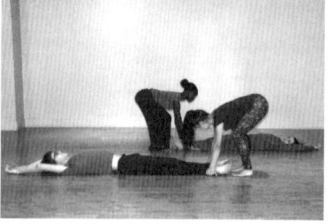

사진 14-18a, b, c. 척추의 움직임 탐험을 하는 학생들. 바닥에 누운 각각의 파트너를 학생들이 가볍게 당겨서 좌우로 움직이면 척추에서 측굴이 일어난다.(탐험에 들어가기에 앞서 몸 쓰는 법을 먼저 연습해야 한다. 그래야 허리에 무리가 가지 않고 파트너를 당길 수 있다)

교사를 위한 조언

* 수업의 일부로 이러한 탐험을 자유롭게 하게 할 때 교사는 학생들에게 안전과 관련된 주의사항을 알려주어야 한다. 동작은 천천히 그리고 주의해서 진행되어야 한다. 다른 학생들의 몸을 움직이는 일은 높은 신뢰가 바탕이 되어야 하기 때문이다. 교사는 학생들에게 명확한 주의사항을 전달하고 일단 혼자서 탐험을 하게 한다. 그 다음에 파트너와 짝을 지어서 하면 동작 탐험이 좀 더 안전하게 그리고 신뢰를 바탕으로 진행될 것이다. 자신이 하는 게 무엇인지 아는 학생은 좀 더 자신감을 갖고 파트너의 다리를 움직일 것이고, 바닥에 누워서 당겨지는 학생 또한 자신의 몸이 거칠게 다루어지지 않을 것이라는 신뢰가 생길 것이다. 일단 지시사항을 숙지하고 탐험을 시작하면 스스로 할 때에도 즐겁고, 파트너와 함께 당기고 당겨지는 탐험을 할 때에도 재미를 느낄 것이다. 방법에 익숙해질수록 학생들은 재밌게, 놀이하듯 척추의 움직임을 즐기게 될 것이다.

15장
Chapter 15

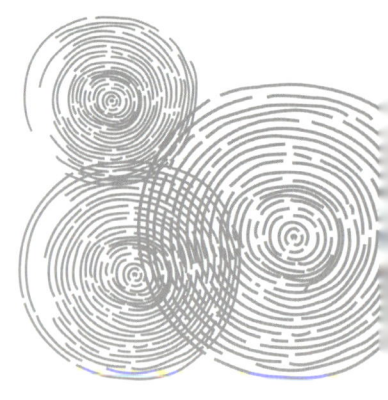

기본 호흡법

"콘서트 어떨 것 같아?" 친구에게 물었다.

"아, 몇 주 안에 세부적인 내용이 완성될 거야, 호흡을 깊게 골라야겠어."

"아직 그 대학에서 소식 안 들었어?" 한 학생이 다른 학생에게 물었다.

"응, 하지만 숨을 참고 있을 수만은 없지. 어쨌든 내가 오랫동안 준비한 일이거든."

"그 휴가를 언제쯤 받으려나? 숨통이 좀 트이겠지!"

기대감, 부담감, 두려움 등 모든 형태의 내적 감정은 호흡을 압박하는 요소로 작용한다. 이는 우리가 사용하는 언어에 잘 나타나 있다. 그리고 압박받던 호흡이 풀리고 이완된 후에야 우리는 참던 호흡을 내려놓는다. 하지만 감정 상태에 의해 유발되던 호흡 고정 패턴은 신체뿐만 아니라 우리의 삶 곳곳에 영향을 미친다.

호흡에 대한 인상

호흡은 의식적 노력 없이도 일어나는 자연적인 과정이다. 하지만 인간은 인지를 통해 호흡을 변화시킬 수 있다. 호흡을 의식적으로 조절함으로써 만성긴장을 감소시키는 법을 배운 학생은 감정적 스트레스에 의해 유발되는 얕은 호흡을 개선시키고 자신의 건강을 능동적으로 유지시킬 수 있는 능력을 얻을 수 있다. 심호흡 하기, 길게 내쉬기, 웃음 등은 호흡을 깊고 편안하게 만들어주어 몸의 건강뿐만 아니라 감정적 건강까지 회복시키는데 기여한다. 호흡 덕분에 우리는 각박한 삶 속에서 몸을 "고정"시키던 습관을 내려놓고 마음을 편안하게 유지시킬 수 있다. 건강한 삶에서는 일, 휴식, 놀이가 균형을 이룬다. 까예하Calleja라는 이름을 지닌 학생은 이에 대해 다음과 같은 표현을 하였다.

> 가족들과 함께 성장하고 어려서부터 댄스 트레이닝을 하면서, 나는 끊임없이 열심히 일하며 사는 게 가치 있는 삶이라고 강하게 믿어왔습니다. 하지만 솔직히, 삶의 어떤 지점에서, 휴식 없이 살아가는 이런 태도가 실제로는 역효과를 일으켰어요. 목표를 향해 내달리는데, 이게 오히려 저를 땅에 내동댕이 치고 있었어요. 하지만 전 현재 휴식의 가치를 천천히 배워가고 있답니다.

삶의 균형이 깨질수록 스트레스가 증가하기 때문에, 균형잡힌 삶을 살수록 이완이 쉽다. 스트레스 가득한 삶을 살수록 몸의 여러 부위에 긴장이 쌓인다. 예를 들어, 감정적 스트레스로 인해 어깨 근육이 긴장되는 것처럼, 흉곽, 복부, 등 근육에 긴장이 있으면 호흡이 얕아지고, 호흡이 제한되면 몸에 산소 공급이 어려워져 활력이 떨어진다. 삶의 균형이 깨지면 다른 문제들도 발생한다. 수면 부족, 빨리 먹는 습관, 외출이나 운동을 하지 않는 생활 등으로 인해 삶의 에너지가 떨어지는 것이 그것이다. 에너지가 떨어지면 몸에 과부하가 걸린 것 같고 마음이 불안해진다. 십대들 또한 공부에 대한 압박감, 학교, 부모님, 친구들과의 관계에서 발생하는 부담감, 그리고 청소년기에 발생하는 급격한 신체 변화로 인해 수많은 스트레스를 안고 살아간다. 하지만 청소년들이 "심호흡"하는 법을 배울 수 있다면 이러한 문제를 헤쳐나가는데 큰 도움을 받을 수 있다.

호흡에 집중하기 위해 학생들은 우선 소리와 움직임이 호흡에 미치는 영향에 대해 지도를 받고 탐구를 하게 될 것이다. 이러한 탐험을 통해 학생들은 충만한 호흡과 얕은 호흡의 차이, 심박동(순환계)과 호흡(호흡계)의 관계, 그리고 소리와 움직임을 통해 유발되는 인식과 느낌에 대해 알아가게 된다. 탐험 후엔 자유롭게 작문 시간을 갖는다. "나는 ~ 경우 숨을 쉬기 어려워요"라는 글을 쓴 후 "나는 ~ 경우 숨이 잘 안 쉬어져요"라는 형식으로 작문을 한다. 이를 통해 자신의 호흡을 제한하는 상황, 생각, 그리고 느낌을 확인하고 좀 더 충만하게 호흡할 수 있는 계기를 마련할 수 있다. 이렇게 경험을 공유하면서 그룹 구성원 전체가 공통적으로 경험하고 있는 것이 무엇인지도 알게 될 것이다. 또한 자신을 제한하거나 압박하는 느낌 또는 자유롭게 하는 느낌과 관련된 다양한 감정적 경험과 장부의 반응에 대해 목소리를 내는 과정에서 학생들은 토론에 좀 더 적극적으로 참여하게 될 것이다.

이와 관련된 반응을 보인 학생이 쓴 글이 있다. 그 학생은 다음과 같이 작문을 하였다.

긴장을 하고 있는 경우 저는 숨이 잘 안 쉬어져요. 울고 있을 때 숨을 쉴 수가 없어요. 뭔가에 골두하고 있을 때 숨을 쉴 수가 없어요. 무서운 것을 보고 있으면 숨을 쉴 수가 없어요. 정말 일찍 잠에 들려고 애쓰면 숨을 쉴 수가 없어요. 뭔가 아름다운 것을 보면 숨을 쉴 수가 없어요.

위의 글을 쓴 다음엔 아래와 같은 글을 썼다.

편안함을 느낄 때 숨이 잘 쉬어져요. 밖에 나가 태양 아래 있을 때 숨이 쉬어져요. 춤 출 때 숨이 쉬어져요. 움직이고 있을 때 숨을 쉴 수 있어요. 자심감이 있을 때 숨이 잘 쉬어져요. 친구랑 있을 때 숨을 쉴 수 있어요.

또 다른 학생은 다음과 같이 자신의 반응을 표현하였다.

나는 공부를 지나치게 많이 해놓고, 충분히 잘 했는지 걱정이 될 때 숨이 잘 안 쉬어져요. 또는 충분히 잘 하지 못했다는 사실을 알았을 때도 그래요. 이때는 생명력이 다 사라진 것 같아요. 마음에 두려움이 있을 때, 실패할까 두려워서 호흡하는 것을 잊어버려요.

그러고 나서 다음과 같은 글도 썼다.

저는 해안가에 서서 멀리 수평선을 바라볼 때 숨이 잘 쉬어져요. 저는 팔을 넓게 벌리고 신선한 봄 공기를 마시려고 하면 숨이 쉬어집니다. 뜨거운 휴스턴 거리를 달리곤 할 때에도 숨을 쉴 수 있어요. 노래에 맞춰 발로 비트를 낼 때면 숨이 잘 쉬어집니다.

다음 글은 나중에 수업에서 자유롭게 작문을 하는 시간에 어떤 여학생이 쓴 글이다.

"나는 ~ 경우 숨이 잘 안 쉬어져요"라는 구절에 맞춰 반응을 살펴보면서, 내면 깊은 곳에서 어둡고 불편한 기억 또는 이미지가 떠올랐어요. 저는 신이 없는 삶을 떠올릴 때, 또는 가장 친한 친구가 죽는다거나 부상을 당하는 상상을 하면 숨을 쉴 수가 없다고 말해죠. 또는 제가 물 속에 있거나 어깨에 무거운 짐이 가득 올라간 듯한 감정이 들 때를 상상해보기도 했어요. 하지만 "나는 ~ 경우 숨이 잘 쉬어져요"를 진행할 때는 산꼭대기에 서 있거나 해변에 앉아 파도를 바라보는 것처럼 호흡을 틔워주는 장소와 느낌을 연결시켰죠. 파도가 들어왔다 나가고, 부딪치고 고요해지는 것과 마찬가지로 제 숨도 천천히 들어오고 나가는 것 같았어요.

흥미롭게도 그녀와 함께 파트너가 되어 탐험을 하고 나서 그 경험에 대해 공유하며 작문을 했던 학생이 썼던 글도 있다.

경험을 함께 공유할 때, 제 파트너는 자신의 가장 친한 친구에게 안 좋은 일이 일어나는 상상을 하면 숨을 쉴 수가 없다는 말을 했어요. 난 그녀가 정말 믿을 수 없을 정도로 이타적인 사람이라는 생각이 들었어요. 다른 사람 때문에 자신의 생명과도 직결된, 숨을 쉴 수 없을 정도의 마음을 가지고 있다는 그녀를 보고, 전 정말 깊은 생각을 하게 되었죠. 어떻게 바깥에서 일어나는 일이 우리의 내적 경험, 바로 호흡과 같은 것에 영향을 미치는 걸까요?

이러한 글과 성찰에서 보듯, 학생들은 주어진 시간 동안 자신의 경험을 되돌아보고 다른 이들과 그 경험을 공유하는 과정에서 얻은 통찰을 통해 학습한다.

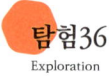

탐험 36 호흡과 소리   Breathing and Sound

시간 *10 ~ 15분*

목적 호흡과 소리를 활용해 긴장을 이완시키고 활력을 증진시키기. 호흡과 소리의 효과 이해하기. 좀 더 충만한 호흡을 일상에 통합시킬 수 있는 방법 확인하기.

활동 이 탐험은 안정위에서 시작한다.

1) 심호흡을 하고 몸을 이완시킵니다. 마음의 눈으로 긴장이 느껴지는 부위를 바라보고 그곳으로 호흡을 가져갑니다.

2) 이제 숨을 내쉬면서 공기가 이빨 사이로 빠져나가게 하며 "스~~" 소리를 냅니다.("아~~" 소리를 내면서 해도 된다)[1] 소리가 척추에 차올라, 척추의 길이를 늘린다고 상상하세요. 이 소리를 몸의 긴장된 부위로 보냅니다.

3) 이제 숨을 내쉬며 어떤 소리라도 내보세요. 크고 빠른 한숨 소리, 끊임없이 뭔가 구르는 소리, 웃음 소리, 뭐든 괜찮습니다. 그리고 무슨 일이 일어나는지 관찰합니다. 숨을 내쉴 때 소리가 커지면서 몸을 진동시킵니다. 진동으로 마사지하고 싶은 몸 안쪽 부위로 이 소리를 보내보세요.

4) 다시 심호흡을 합니다. 들이쉬고, 내쉬고. 탐험 시작할 때와 비교해 어떤 차이점이 있나요? 좀 더 열리고 이완된 부위는 어디인가요?

토론 * 이 탐험을 하면서 무슨 변화가 있었나요? 긴장을 가장 잘 이완시킨 방식은 무엇이었나요? 소리를 내면서 하면 어떤 느낌이 들던가요? 숨을 내쉬면서 소리를 낼 수 있었나요? 몸에서 진동을 느낄 수 있었나요? 몸의 어느 부위였나요?

* 무엇이 호흡에 영향을 미치나요?(몸의 움직임, 스트레스, 감정 등) 무작위로 특정 소리를 내서 긴장을 이완시킬 수 있나요? 예를 들어보세요.(기지개 켤 때 내는 소리, 끙끙대는 소리, 또는 웃는 소리 등등)

* 일상 생활에서 여러분의 몸을 이완시키고 집중력을 도와주었던 호흡법이 있나요?(시험 보기 전, 또는 어려운 주제로 대화를 나눌 때 몇 번의 심호흡을 하거나, 밤에 잠자리에 들기 전에 했던 일들, 그리고 노래를 하거나, 빠르게 걷거나, 아주 깊게 호흡을 하는 자신만의 방식)

탐험 37
Exploration

호흡과 움직임
Breathing and Movement

시간	*15 ~ 20분*
목적	자신의 호흡에 영향을 주는 몸의 다양한 움직임 탐험하기.
활동	교사는 학생들이 달리거나, 느리게 움직이거나, 점핑을 하는 등 속도와 힘을 다양한 방식으로 바꿔가며 즉흥적으로 움직이는 탐험을 할 수 있도록 지도한다. 하나의 방식을 마친 다음엔 멈춰서 눈을 감고 전체적인 느낌을 확인한 후 그 움직임이 호흡에 미치는 영향을 알아보게 하라.
활동	* 움직임 탐험을 할 때 자신의 호흡을 알아챌 수 있었나요? 언제 호흡 속도가 올라가던가요? 여러분이 언제 호흡을 참는지 파악했나요? 무엇 때문에 호흡을 참게 되나요? 그때의 느낌은 어떤가요? 여러분이 호흡을 참을 때 몸에서 무슨 일이 일어나나요? 언제 호흡을 충만하게 하나요?

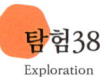
탐험38
Exploration

호흡과 감정(작문으로 시작)

Breathing and Emotion (Journal Entry)

시간   *40 ~ 50분*

목적   *자신의 호흡에 영향을 주는 요소 파악하기. 호흡을 제한하는 상황, 생각, 느낌 그리고 호흡을 충만하게 하는데 도움이 되는 것 알아채기. 그룹과 함께 자신의 경험 공유하기.*

활동   *준비물*
*적을 수 있는 종이
*펜이나 그림을 그리는데 필요한 도구

작문 기법은 이전에 했던 두 개의 탐험과 결합시킬 수 있다. 각각의 탐험을 끝낸 후, 토론을 하기 전에 작문을 하게 하면 된다. 아래에서 안내하는 대로 짧게 안정위 탐험을 먼저 시행한다.

- 1부. 안정위에서 탐험

활동 후에 바로 글을 쓸 수 있도록 필기구는 몸 근처에 두고 시작한다. 그럼 다음 교사는 학생들에게 안정위로 눕게 하라.

1) 심호흡을 합니다. 들이쉬고, 내쉬고. 잠시 그 자세에서 바디스캔을 합니다. 발에 걸리는 무게부터 확인하고 위로 올라가면서 머리까지 바디스캔을 합니다.(몇 분간 스스로 탐험을 할 수 있는 시간을 준다) 다시 한번 심호흡을 합니다. 들이쉬고, 내쉬고.

2) 한 손은 복부에, 다른 한 손은 상흉부나 흉골 부위에 놓습니다. 그런 다음 호흡에 집중합니다. 뭔가 바꾸려고 하지 마세요. 그냥 편하게 쉬면서 자연

스러운 호흡이 일어나게 하세요. 편히 쉽니다.(2~3분 호흡하는 시간을 준다)

3) 무엇을 느꼈나요? "자연스럽게 호흡하는" 느낌은 어땠나요? 자연스러운 호흡에 영향을 주는 것은 무엇인가요? 호흡을 힘들게 하는 요소는 무엇인가요?

4) 마지막으로 다시 한번 바디스캔을 합니다. 쉬면서 호흡에 집중한 후엔 어떤 변화가 있었나요? 심호흡을 합니다. 들이쉬고, 내쉬고.

5) 준비가 되었으면 몸을 한쪽으로 굴려 안정위 자세를 푼 후에 자리에 앉습니다.

6) 그런 다음 작문을 준비합니다. 준비가 다 되었으면 앉은 자세에서 몇 분간 작문을 시작합니다.

- 2부. 작문하기

교사가 준비된 문구를 제시하면 학생들은 거기에 맞춰 자유롭게 떠오르는 대로 작문을 합니다. 각 주제마다 2~3분의 시간을 투자합니다. 교사는 학생들이 온전한 문장뿐만 아니라 어구, 단어, 심지어 그림으로도 자신의 생각을 표현할 수 있게 합니다.

작문을 마친 후 그 내용을 다른 학생들과 공유할 때, 학생들은 자신의 작문 중에서 필요한 부분만 선별해서 공유하면 되고, 작문 결과를 교사에게 제출할 필요는 없습니다.

1) 여기에 첫 번째 주제문이 있습니다. "나는 ~ 때 숨이 잘 안 쉬어져요."

교사는 몇 분 후 학생들에게 작문을 마쳤는지 물어보고 다음으로 넘어간다.

2) 여기에 두 번째 주제문이 있습니다. "나는 ~ 때 숨이 잘 쉬어져요." (몇 분

후 다시 작문을 마쳤는지 여부를 물어본다)

3) (파트너 또는 3인 이상 그룹으로 모이게 한다) 잠시 자신의 경험을 공유합니다. 먼저 한 사람이 이야기한 후 옆사람으로 넘어가면 됩니다.(교사가 일정한 시간을 정하여, 한 학생이 이야기하고 정해진 시간이 되면 알려준 다음 옆에 있는 파트너가 이야기할 수 있게 할 수도 있다. 이렇게 하면 그룹에 소속된 모든 학생들에게 같은 시간을 배분할 수 있다)

<u>**모두 마친 후엔 응용 탐험을 첨가한다**</u>: 교사는 학생들에게 그룹으로 모여 나눴던 주제를 수집하게 한다. 주제는 적어도 한 번 이상 언급이 되었거나 또는 한 명 이상의 학생이 말했던 것을 선정하게 한다. 그런 다음 학생들 각자가 그 주제 목록을 지니고 있게 한다.

토론

* 무엇을 배웠나요? 어떤 요소가 호흡을 제한하나요? 왜 그랬던 것 같나요?(첫 번째 주제문인 "나는 ~ 때 숨이 잘 안 쉬어져요"에 대한 작문을 한 후 "나는 ~ 때 숨이 잘 쉬어져요"라는 주제문으로 넘어가는 방식을 쓸 수 있다. 또는 학생들이 자유롭게 원하는 방식으로 작문을 하게 할 수도 있다)

* *(응용 탐험을 통해 주제문을 모은 다음)* 여러분이 속한 그룹은 어떤 주제를 선정했나요?(학생들이 서로 돌아가며 볼 수 있도록 수집한 주제문 모두를 칠판이나 큰 종이 위에 쓰게 한 후 토론을 이어나간다)

* 여러분의 호흡을 제한하는 요소는 무엇인가요? 왜 그럴까요? 호흡을 충만하게 하는 요소는 무엇인가요? 왜 그럴까요?

* 모든 탐험에 따른 반응이 같았나요, 아니면 뭔가 다른 점이 있었나요? 왜 그러하다고 생각하나요? 이 토론에서 가장 중요한 점은 무엇인가요? 무엇을 배웠나요?

* 소리, 움직임, 감정 등 호흡에 영향을 주는 여러 요소들 중에서, 여러분의 호흡에 긍정적 또는 부정적 반응을 일으키는 것은 무엇이라고 생각하나요?(운동, 움직임, 감정 등과 관련된 주제문 목록에 따라 토론한다) 왜 그럴까요?

호흡 해부학

예전에 십대 소녀들로 이루어진 소규모 그룹과 함께 호흡에 대한 탐험을 하고 있었다. 나는 소녀 다섯 명 모두에게 양손을 먼저 흉곽 앞쪽의 늑골에, 다음으로는 뒤쪽의 늑골에 대개 한 후 심호흡을 하면서 손 아래에서 일어나는 일을 관찰해보라고 했다. "흉곽에서 무슨 일이 일어나고 있나요?"라고 묻자, 다섯 명 모두 숨을 들이쉴 때 자신의 늑골이 위로, 그리고 바깥쪽으로 움직이고 내쉴 때 내려간다는 말을 했다. 뒤쪽에서는 무슨 일이 일어나냐고 했을 때는, 큰 변화가 없다는 말을 했다.

그런 다음 양손을 복부로 가져가게 한 다음 다시 심호흡을 하고 느낌을 확인해보게 했다. "복부에서는 무슨 일이 일어나나요?"라고 질문을 했더니, 그중 세 명이 숨을 들이쉴 때 복부가 안으로 들어가고 내쉴 때 밖으로 부풀린다는 답을 했다. 하지만 한 소녀는 복부가 전혀 안 움직인다고 하고, 마지막 소녀는 눈치를 보고 머뭇거리며 아무 말도 하지 않았다. 그러다가 숨을 들이쉴 때 복부가 나오고 내쉴 때 들어가는 것 같다는 말을 했다. 그녀는 다섯 명 중에서 가장 몸집이 컸었는데, 아마도 자신의 복부 움직임이 그렇게 나온 이유를 스스로 오해하며, "내가 살이 쪄서 그런 걸 거예요"라는 말을 덧붙였다.

난 그들에게 왜 이런 차이가 생기는지 물었다. 네 명의 소녀는 부모, 친척에게서 호흡을 배웠다고 했다. 그 중 한 명은 예전에 댄스 강사가 항상 복부를 안으로 넣으며 호흡하라고 가르쳤다고 했다. 한 소녀는 자신과 언니가 함께 오랜 시간 그런 호흡이 옳다고 여기며 수련을 했었다고 자신있게 말했다. 이쯤 되자 몸집이 큰 다섯 번째 소녀는 매우 주눅이 들어 투덜대며 이런 말을 했다. "아무도 제게 올바른 호흡에 대해 알려주지 않았어요."

"학생의 호흡법이 잘못된 게 아니에요." 나는 다섯 번째 소녀를 달래며 말했다. 아이러니하게도 그 소녀야말로 몸의 자연적인 리듬에 맞춰 숨을 들이쉬고, 내쉬고, 확장하고, 이완하며 역동적인 호흡을 하고 있었다.

"빨래판 복근"과 같은 잘못된 사회적 이미지 때문에 많은 학생들이 온전한 호흡을 망치며 살아가고 있다. 탄탄한 복부를 지니고도 자연스러운 호흡을 하는 이들도 있지만 그러지 못한 이들도 많다. 미디어에서는 빨래판 복근을 지닌 남자와 여자를 멋지게 포장한다.(댄스, 에어로빅, 역도, 모델을 보라) 이들을 보며 자라나는 학생들은 자신의 복부 또한 멋지게 가꾸기 위해서 탄탄하게 긴장시켜야 하는 걸로 오해한다. 설상가상으로 이렇게 잘못된 이미지 때문에, 많은 이들이 복부를 위, 간, 그리고 소장과 대장 같은 장부가 담긴 "용기"로 보지 않고 단지 근육이 밀집된 부위로 착각하며 살아간다.

충만한 호흡을 하면 흉강과 복강의 체적이 번갈아가며 변한다. 이로 인해 흉곽과 복부가 함께 삼차원적인 움직임을 일으킨다. 횡격막은 호흡의 90퍼센트를 담당하는 근육으로 흉강과 복강을 구분하는 경계이다. 이 횡격막이 수축하면서 아래로 내려가 편평해지면 늑골과 척추가 안정되는 지점에 이른다. 이때 흉강의 체적이 증가하며 공기가 폐 안으로 들어온다. 횡격막이 평평해지면서 아래에 있는 복부에도 압력이 가해지는데, 이로 인해 복강의 내용물들도 바깥 방향으로 확장되며 좀 더 복부가 둥글게 변한다. 그런데 복근을 꽉 죄면서 압박하면 횡격막이 파도처럼 움직이는 것을 방해하여 장부의 자연스러운 움직임까지 제한된다.

흉강을 이루는 늑골은 폐의 엽들을 담고 있는데, 이 폐엽들 사이에 심장이 위치한다. 숨을 들이쉴 때 폐에 산소가 가득 차면 앞뒤, 좌우, 상하, 이렇게 여섯 방향에서 폐가 풍선처럼 부푼다. 흉곽은 숨을 들이쉴 때 확장되고 내쉴 때 수축되는데, 이로 인해 용기(늑골)와 내용물(폐와 심장)이 서로 상호작용을 한다. 그런데 늑골 사이의 늑간근이나 몸통 바깥층에 있는 근육들에 긴장이 쌓이면 늑골의 율동적인 움직임이 방해받아 폐가 온전히 확장되지 못한다. 하지만 호흡이 제한을 받지 않고 이루어지면 폐가 완전히 차고 비워지면서 더 많은 산소가 순환계로 공급되고, 이로 인해 몸에 있는 모든 세포의 기능이 좋아진다.

실제 해부학과 생리학을 바탕으로 이러한 호흡을 담당하는 구조물들과 그 역동성을 배우면서, 학생들은 자신의 흉곽과 복벽에 쌓인 긴장을 좀 더 쉽게 알아채고 얕은 호흡을 개선시키게 된다. 다음에 소개하는 첫 번째 탐험 제목은 "우리는 호흡을 어떻게 하는가?"이다. 이 탐험을 통해 학생들은 호흡을 관찰한 다음 토론을 하면서 자신이 하고 있고 또 알고 있는 호흡에 대해 이해하게 될 것이다. 이 탐험 후에 호흡에 대해 더 많은 정보를 접하면 된다. 자기 자신의 호흡 패턴을 알아가면서 학생들은 호흡에 대한 인식의 폭이 넓어지고, 자신의 호흡 움직임까지 개선시킬 수 있게 될 것이다.

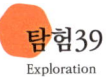 **탐험 39**
Exploration

우리는 호흡을 어떻게 하는가?   How Do We Breathe?

시간   30~45분

목적   호흡 과정에 대해 자신이 알고 있는 것 확인하기. 호흡 과정에 대한 질문 자극하기. 호흡 메커니즘에 대해 배우기.

활동   **준비물**
* 빈 종이(학생들은 자신이 지니고 있는 노트에 직접 적을 수도 있다)
* 연필이나 펜

- 1부. 안정위에서 탐험

1) 호흡에 의식을 집중합니다. 잠시 여러분이 인지하고 있는 것을 살펴보시고, 그 느낌이 어떤지 확인해보세요.

2) 여러분은 왜 호흡을 하나요? 호흡의 목적은 무엇일까요?

3) 여러분 몸 안쪽을 상상해보세요. 호흡이 어떻게 일어나고 있나요? 잠시 그것을 관찰하면서 호흡 과정을 느껴봅니다.

4) 무엇을 알았나요? 무엇이 미스터리로 남아 있나요?

5) 양손을 먼저 흉곽 앞쪽에 댑니다. 몇 번 호흡을 하면서 손 아래에서 무슨 느낌이 나는지 확인해보세요.

6) 호흡을 하면서 바닥에 닿은 등쪽을 느껴봅니다. 어떤 느낌이 나요?

7) 이제 양손을 복부에 댑니다. 다시 호흡을 몇 번 합니다. 손 아래에서 무슨 느낌이 나요?

8) 이제 한 손은 복부에, 다른 손은 상흉부나 흉골 부위에 댑니다. 지금은 양손 아래에서 어떤 느낌이 나요?(사진 15-1)

9) 양손을 이완시켜 원래 자리로 가져옵니다. 그리고 호흡을 하면서 그 자세에서 쉽니다. 어떤 느낌이 드나요?

10) 준비가 되었으면, 몸을 한쪽으로 굴려 앉으세요.

- 2부. 작문하기

1) 여러분이 호흡하는 방식을 통해 무엇을 배웠나요? 먼저, 이 탐험을 통해 느끼거나 경험한 것에 대해 글을 씁니다. 그런 다음 호흡에 대해 여러분이 알고 있는 모든 것들에 대한 목록을 작성하세요. 그냥 원하는 단어나 구 또는 온전한 문장을 적어 내려가면 됩니다. 호흡을 하는 목적, 호흡에 관여하는 인체 구조물 등, 호흡에 대해 여러분이 알고 있는 것은 무엇이든 그 목록에 포함시키세요. 그리고 호흡에 대해 궁금한 질문들도 포함시켜도 됩니다.(5~10분 정도 작문할 시간을 준다. 학생들은 파트너와 또는 3~4명으로 이루어진 소규모 그룹으로 토론을 한 후 전체 그룹 토론으로 넘어간다)

토론   각 그룹에서 모은 정보들을 취합한 후 토론을 한다.

* 여러분이 속한 그룹에서는 호흡 탐험을 통해 어떤 것을 발견했나요? 어떤 질문을 했나요?

다음과 같은 질문을 포함시켜라.

* 왜 호흡을 할까요? 호흡을 하는 목적은 무엇일까요?

* 상흉부나 흉곽에 댄 손 아래에서는 어떤 일이 일어났나요? 복부에 댄 손 아래에서는 무엇을 체험했나요?

* 뭔가 다른 경험을 한 사람은 없나요? 왜 그렇다고 생각하나요?
* 우리는 어떻게 호흡을 할까요? 호흡을 할 때 몸에서 어떤 일이 일어나나요?

교사는 입과 코를 통해 들어온 산소가 기도를 통해 폐로 가고, 다시 모세혈관을 거쳐 세포까지 전달되는 흐름과 관련된 해부학/생리학 정보를 제공한다. 호흡과 관련된 다른 탐험을 통해 좀 더 많은 체험을 하면 또 다른 질문들이 떠오를 것이다.

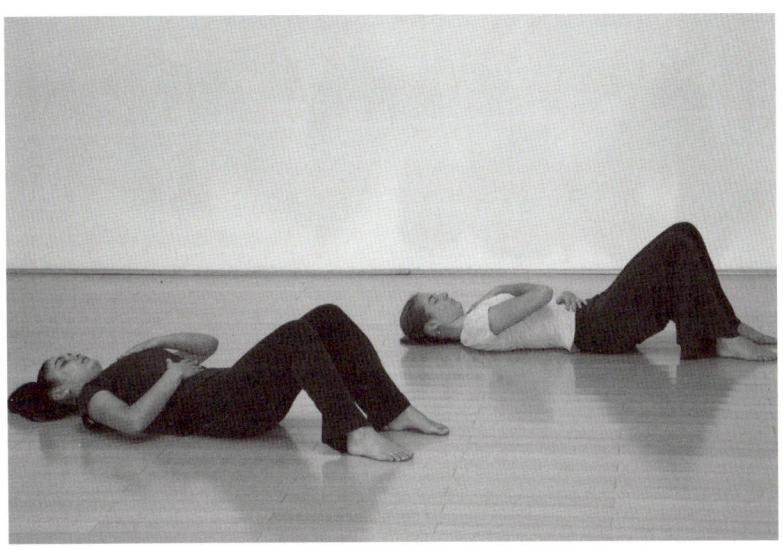

사진 15-1. "우리는 호흡을 어떻게 하는가?" 탐험을 하는 학생들. 양손을 몸의 특정 부위에 대고 자신의 호흡을 느끼고 있다. 이를 통해 학생들은 몸에서 일어나는 호흡을 체험하고 호흡 과정에 대해 자신이 알고 있던 것을 되돌아보게 된다.

교사를 위한 조언

* 호흡의 해부학/생리학과 관련된 토론은 건강이라는 주제로까지 확장시킬 수 있다. 숨을 들이쉴 때 신선한 공기를 몸에 공급하기 위해서는 숨을 온전히 내쉬며 이산화탄소를 모두 배출해야 한다는 사실을 학생들에게 상기시켜라. 교사는 학생들과 호흡과 혈액의 흐름이 건강 전반에 미치는 영향에 대해서 토론을 할 수도 있다. 산소가 부족해서 생기는 생명력과 체력이 줄어든 느낌, 또는 천식이나 빈혈 같은 장애에 대해서 토론을 나누면 된다.

숙제   * 학생들은 한 주 동안 자신의 경험을 추적하며 자문을 할 수 있다. 여기엔 어떤 활동이나 상황이 자신의 호흡에 영향을 주었는지 적는다.

호흡과 움직임

호흡은 움직임에 영향을 준다. 호흡에 의해 움직임이 억제되거나 자유롭게 되기도 하며, 마찬가지로 움직임에 의해 호흡이 억제되거나 자유롭게 되기도 한다. 폐는 왼쪽에 2엽, 오른쪽에 3엽을 지니고 있고, 이 엽들 사이에 심장이 삼차원적으로 둘러싸여 있기 때문에, 호흡을 할 때마다 심장이 부드럽게 폐에 의해 마사지를 받는다. 그렇기 때문에 몸통의 상부가 열리면 폐가 온전히 확장되고 심장이 건강하게 기능한다. 이는 몸의 움직임이 자유로우면서 제한을 받지 않아야 가능한 일이다. 폐가 위로 확장되어 쇄골 아래까지 이르면 팔과 상부 척추의 움직임이 좋아진다. 또한 늑간근이 늑골을 확장, 수축시키는 움직임이 자유롭게 일어나야, 늑골과 흉골을 연결하는 연골성 관절들이 몸 앞면에서 부드럽게 움직인다. 척추를 보면, 각각의 늑골이 흉추와 흉추 사이 디스크, 두 지점에서 만나며 경첩 관절을 이루어 몸의 뒤쪽 움직임을 보조한다. 그렇기 때문에 인체의 정렬이 좋으면 척추, 흉곽, 폐, 그리고 심장 사이에 충분한 공간이 확보되어 움직임과 관련 기능이 제대로 이루어진다. 하지만 그 공간이 압박을 받으면 이 모든 것들이 제한을 받는다.

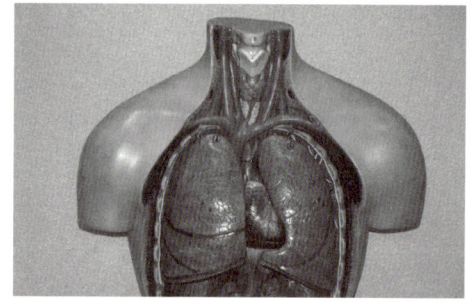

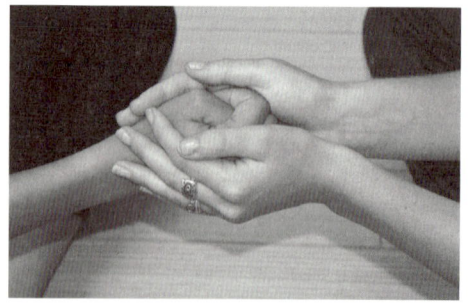

일단 학생들이 호흡의 목적과 역동성을 이해하면 호흡과 관련된 여러 차원의 움직임 탐험을 해볼 수 있다. 움직일 때 흉곽(용기) 안에 있는 폐와 심장(내용물)이 지지하는 것 느끼기, 폐와 심장의 관계 시각적으로 이해하기, 호흡을 할 때 흉곽의 움직임 체험하기, 호흡을 할 때 몸 뒷면 느끼기, 호흡 횡격막의 위치와 움직임 느끼기, 그리고 마지막으로 이 모든 것을 통합하여 온전한 호흡 인지하기. 이러한 탐험들을 통해 학생들은 좀 더 몸 전체로 하는 호흡을 체득하여 활력이 커지고, 건강은 증진된다.

이 호흡 관련 탐험들은 개인적으로도 할 수 있지만 파트너와 함께 할 수도 있다. 호흡을 할 때 파트너와 서로 등을 대고 앉아 등 표면을 느끼거나, 낙하산 모양의 천을 들고 숨을 들이쉬고 내쉴 때의 횡격막 움직임을 재현하는 탐험은 파트너 또는 그룹으로 하면 좋다. 이렇게 서로 상호작용하는 탐험을 통해 학생들은 해부학을 좀 더 생생하게 이해하고, 재밌고 또 창조적으로 그룹 학습을 할 수 있다. 이러한 학습 효과를 높이기 위해 교사는 작문 기법을 첨가하기도 한다. 라니Lani라는 학생이 폐가 심장을 "허그"하는 체험에 대하여 쓴 글을 소개하겠다.

> 내 머릿속에 떠오른 마지막 이미지는 누군가 주먹을 쥐고 있는데 다른 이의 손이 컵 모양으로 감싸고 있는 것이었어요. 이건 마치 폐가 심장을 감싸고 있는 바로 그 모습을 닮았죠. 폐가 심장을 감싸 보호하듯 흉골과 늑골도 폐를 보호합니다. 이런 생각만으로도 저는 제 몸 안에서 편안함을 느낍니다.

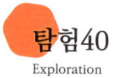

내용물과 용기[2]　　　Contents and Container

탐험 40 Exploration

시간	*10 ~ 15분*
목적	용기(흉곽)와 내용물(심장과 폐) 구분하기. 장부와 늑골의 움직임을 포함하여 호흡 개념 확장하기. 호흡을 할 때 흉곽과 장부의 움직임 체험하기. 움직일 때 폐와 심장이 전하는 지지력 느끼기.
활동	이 활동은 11장에서 소개했던 탐험 21의 "뼈에서 구동되는 움직임, 장부에서 구동되는 움직임"을 기반으로 하고 있다. 앉은 자세나 선 자세에서 탐험을 하면 된다.

1) 양손을 흉곽 앞쪽에 올립니다. 눈을 감고, 늑골 위에 올려진 여러분의 손뼈를 느껴봅니다. 이제 늑골을 움직이며 흉곽을 움직입니다.(사진 15-2) 양손을 모두 이완하고 잠시 쉽니다.

2) 다시 양손을 흉곽 위에 올립니다. 이번엔 약간 흉곽 옆쪽으로 가져갑니다. 눈을 감고, 여러분의 손이 폐 위에 부드럽게 올려져 있다고 상상합니다. 폐의 좌엽은 2개, 우엽은 3개인데, 이 엽들 사이에 심장이 담겨있다고 상상하며 느껴봅니다. 이제 흉곽 안에 있는 "내용물"을 움직여보세요. 여러분의 손 사이에서 앞뒤로 움직이는 것을 느낍니다. 양손을 모두 이완하고 잠시 쉽니다.

3) 장부의 움직임이 늑골을 움직이게, 즉 내용물이 용기를 움직이게 합니다. 이제 늑골이 장부를, 즉 용기가 내용물을 움직이게 합니다.

4) 이번엔 흉곽과 장부의 움직임을 함께 느껴봅니다.

5) 이제 한 팔을 위쪽으로 뻗습니다. 이때 폐가 팔을 지지하는 것을 느껴봅니다. 그런 다음 숨을 들이쉬면서 다른 팔도 뻗습니다. 다시 한 번 폐가 지지하는 것을 느껴봅니다.(사진 15-3)

6) 이제 여러분이 원하는 대로 움직이며 탐험을 해봅니다.(교사는 학생들이 탐험을 하는 동안 말을 멈춘다)(사진 15-4)

토론

* 어떤 체험을 했나요? 호흡을 할 때 몸에서 어떤 움직임이 일어나나요? 숨을 들이쉴 때 흉곽은 어떻게 반응하나요? 이 움직임을 일으키는 것은 무엇인가요? 심장은 어디에 위치하나요? 호흡을 할 때 폐는 어떻게 움직일까요?

* 움직일 때 용기와 내용물을 느낄 수 있었나요? 무엇을 발견했나요? 팔을 들고 움직일 때 어떤 느낌이었나요? 탐험 시작 전에 움직였던 것과 어떤 차이가 있던가요? 폐가 지지하는 것을 느낄 수 있었나요?

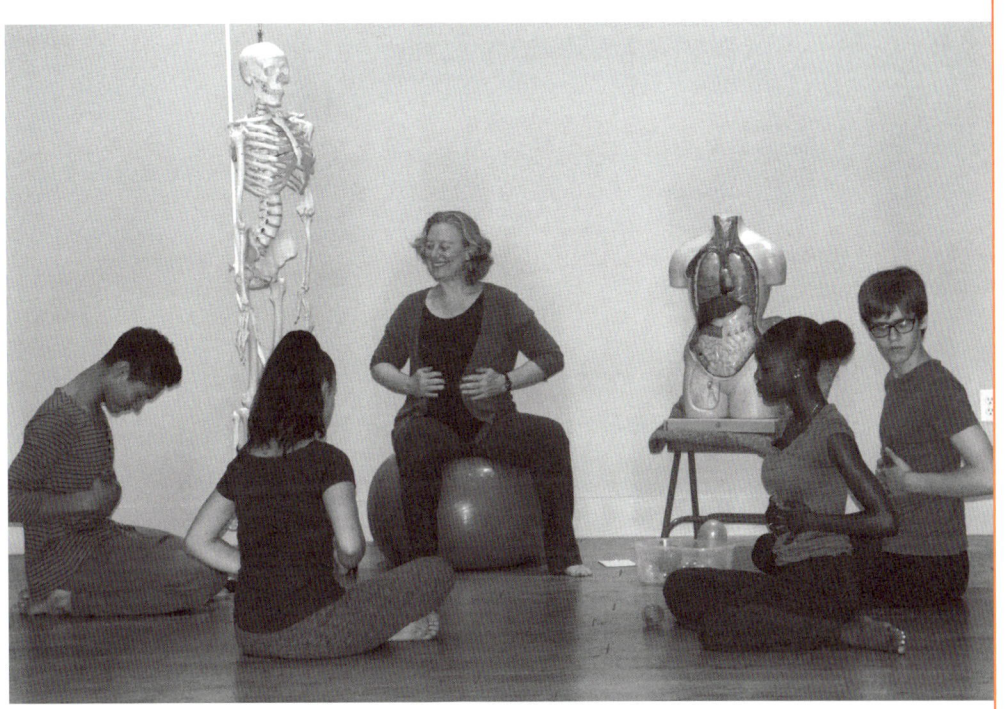

사진 15-2. 용기와 내용물에서 구동되는 움직임 탐험을 하는 학생들. 처음엔 늑골에, 다음엔 폐와 심장에 의식을 집중한다.

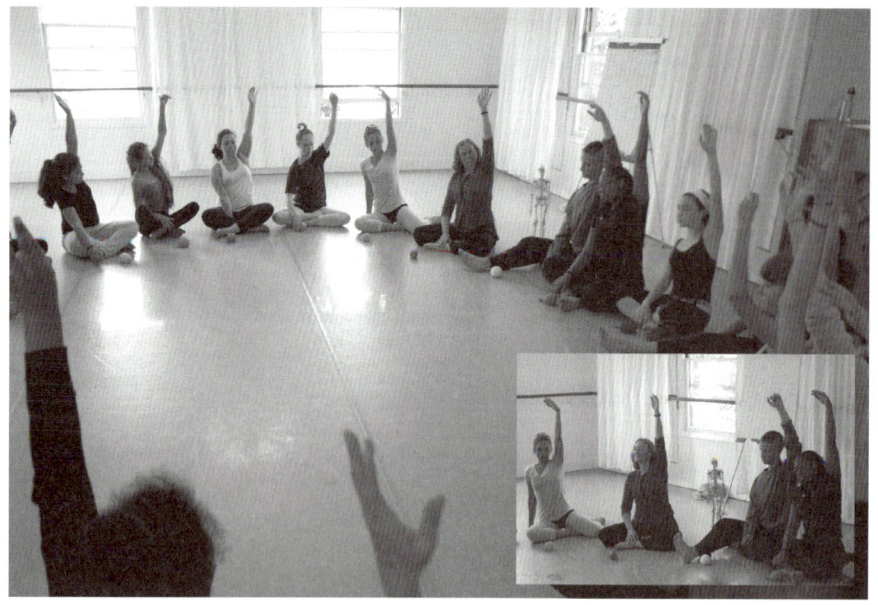

사진 15-3a, b. "폐로부터 손 뻗기"를 할 때의 느낌을 탐험하는 학생들. 이는 내부 지지력을 느끼게 해주고 호흡을 확장시켜준다. 이를 통해 상체에 좀 더 삼차원적인 감각이 생긴다.

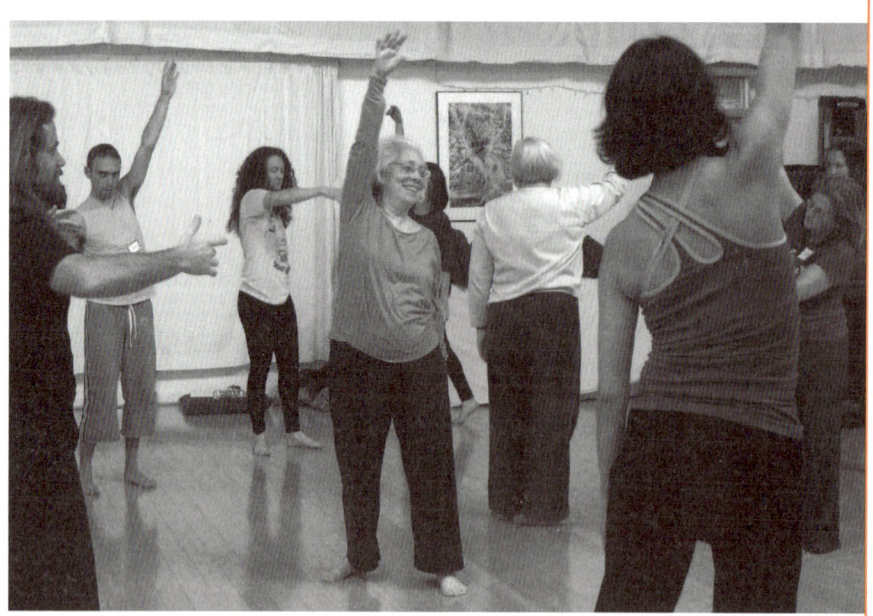

사진 15-4. 보니 베인브릿지 코헨이 캘리포니아에서 열린 소마움직임교육 체화 프로그램에 객원으로 참여하여 장부 지지와 표현 탐험을 하고 있는 교사들을 가이드하고 있다.

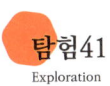

폐와 심장의 허그

Hug of the Lungs and Heart

시간 15 ~ 20분

목적 폐와 심장의 관계 체험하기. 심장 주변에 있는 폐의 삼차원 지지력에 대한 인지 높이기. 이러한 인지력을 움직임과 통합시키기.

활동 학생들은 파트너와 함께 서로 마주보고 앉거나 선다.

교사는 먼저 폐와 심장의 장부 모델이나 그림을 학생들에게 보여주며 해부학 복습을 한다. 폐는 왼쪽에 두 개의 엽, 오른쪽에 3개의 엽이 있으며 삼차원적으로 심장을 감싸고 있다. 학생들은 이를 통해 폐와 심장에 대한 명확한 이미지를 갖게 될 것이다. 골격 모델이 있다면, 흉곽 안쪽에 풍선을 넣고 시연을 보일 수도 있다. 붉은색 물풍선으로 심장을, 좀 더 밝은색을 지닌 공기 풍선 두 개를 좌우에 넣고 폐를 설명한다.(사진 15-5) 그런 다음 파트너와 함께 탐험을 진행한다.

1) (한 명의 파트너에게) 한 손으로 주먹을 만드세요. 학생은 심장입니다.

2) (다른 파트너에게) 손으로 부드럽게 "심장"을 양쪽에서 감쌉니다. 학생은 폐입니다.

3) (그룹 전체에게) 서로의 손을 느껴

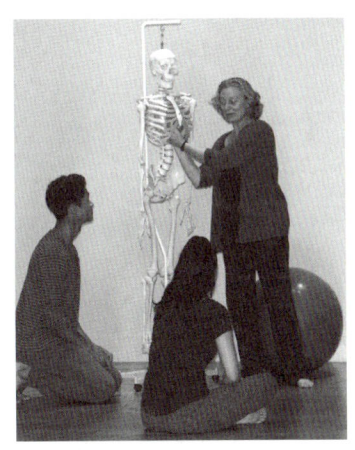

사진 15-5. 공기가 들어간 풍선(폐를 나타낸다)과 물이 담긴 풍선(심장을 나타낸다)을 조합해서 활용하면 십대들이 자기 몸에 있는 장부를 시각화하고, 흉곽 안에서 해당 장부가 어디에 위치해 있는지 파악하는 데 도움이 된다.

봅니다. 폐가 심장을 어떻게 감싸고 있고, 심장이 폐에게 어떻게 감싸여지고 있는지 느껴보세요. 눈을 감습니다. 잠시 그 자세를 유지합니다.(학생들이 탐험을 할 수 있는 시간을 준다)(사진 15-6)

4) 이제 파트너와 서로 손을 풀고, 그 손을 자신의 몸에 댑니다. 한 손은 심장 위에, 다른 손은 늑골/폐 위에 댑니다. 눈은 계속 감고 있습니다.

5) 심호흡을 하고 지금까지 했던 것을 여러분 몸 안에서 느껴봅니다. 폐가 심장을 감싸고 있고, 심장이 그 안에서 뛰고 있습니다.

6) 이제 손을 움직여서 여러분의 흉곽/폐의 다른 부위를 느껴봅니다. 폐는 몸의 앞쪽, 옆쪽, 뒤쪽으로 확장되어 있습니다. 이 탐험을 하면서 이리저리 움직여도 괜찮습니다. 어떤 느낌이 드는지 확인해보세요. 그런 다음 쉽니다.

여기서 탐험을 마치거나 파트너와 역할을 바꿔 반복한다. 파트너와 몇 분간 서로 대화를 나누거나 그룹 토론으로 넘어가도 된다.

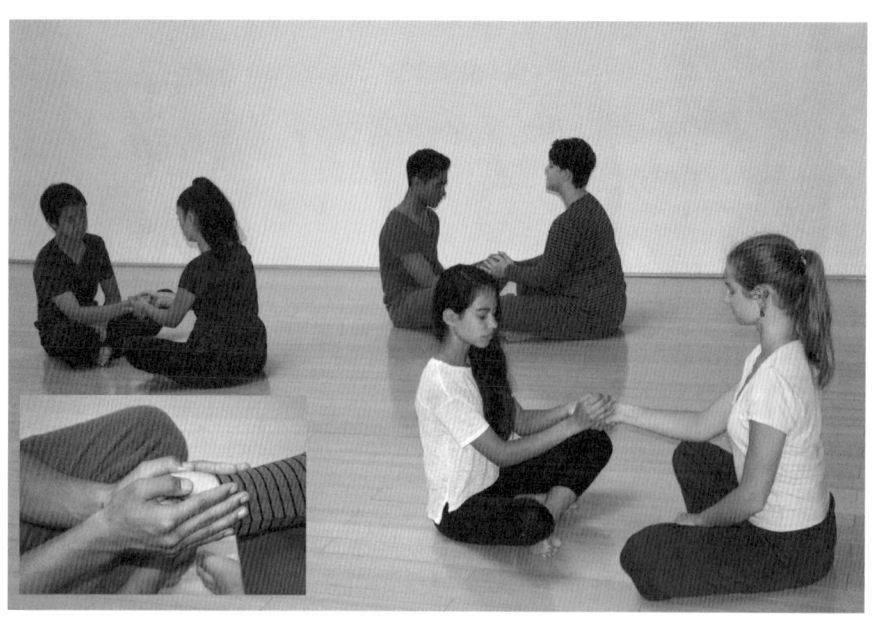

사진 15-6a, b. 파트너와 하는 "폐와 심장의 허그" 탐험을 통해 학생들은 자신의 몸에 존재하는 폐와 심장의 밀접한 관계를 느끼게 된다. (a, b) 파트너와 함께 한 후엔 자신의 몸통에 직접 손을 대고 앞서의 이미지를 활용해 탐험을 계속한다.

응용	파트너와 손을 잡았을 때 주먹을 쥐어 심장 역할을 했던 학생에게 "심장 박동을 넣어보세요"라고 말한다. 그러면 주먹을 쥐고 있는 학생은 가볍게 주먹을 쥐었다 폈다 하면서 박동을 표현한다. 밖에서 손으로 주먹을 둘러싸서 폐 역할을 하는 학생은 자신의 호흡 리듬에 맞춰 부드럽게 양손을 폈다가 수축한다. 이렇게 하면 심장 주변에서 폐가 "마사지"하는 장부 움직임 감각을 좀 더 선명하게 느낄 수 있다.
토론	* 어떤 체험을 했나요? 무엇을 발견했나요? 놀라운 점은 있었나요? 이 탐험을 어떻게 느꼈나요? 다른 경험을 한 사람은 없나요? 어떤 질문이 떠오르나요?

탐험 42 Exploration — 등 깨우기   Awakening the Back

시간	*20분*
목적	삼차원적으로 일어나는 호흡 체험하기. 호흡을 할 때의 등 표면 감각 인지 높이기. 이러한 인지를 움직임에 통합하기.
활동	학생들은 이 탐험을 파트너와 서로 등을 대고 시작한다. *1) 파트너와 등을 대고 앉습니다. 이완하여 몸무게를 서로의 등에 가해지도록 하세요. 눈은 감고, 등 표면을 통해 전해지는 호흡을 느껴보세요.*

2) 여러분의 들숨과 날숨에 흉곽이 반응할 때 파트너의 호흡을 느껴보세요.

3) 말은 하지 말고 서로의 호흡을 맞춥니다. 그러면 파트너와 들숨과 날숨을 동시에 하게 됩니다. 파트너와 함께 호흡하면서 생기는 움직임에 의해 등이 마사지되는 것을 느껴보세요.

4) 이제 한 손은 흉골에, 다른 손은 복부에 댑니다. 호흡을 하면서 몸의 앞면과 뒷면을 느껴보세요.(사진 15-7) 들숨에 의해 폐가 차오를 때 몸의 앞면과 뒷면 사이에서 충만함을 느낄 수 있나요? 날숨에 의해 안쪽의 체적이 줄어드는 느낌은 어떤가요?(학생들이 잠시 탐험할 시간을 준다)

5) 이번에는 손을 몸통의 좌우 측면에 대고 같은 탐험을 반복합니다. 몸의 앞뒤, 좌우에서 일어나는 호흡을 느껴보세요.(탐험을 할 수 있도록 몇 분간 침묵의 시간을 갖는다)

6) 이제 파트너와 동시에 심호흡을 합니다. 들이쉬고, 내쉬고. 다시 숨을 들이쉬었다 내쉬면서 입으로 가볍게 소리를 냅니다. 다시 들이쉬고 내쉬면서 천천히 서로의 등을 뗍니다.

7) 눈은 계속 감은 채로, 앉은 자세에서 자신의 호흡을 관찰합니다. 이제 눈을 뜹니다. 준비가 되었으면 일어나서 걸어보세요. 느낌이 어떤지 확인합니다.(방안을 걸으면서 탐험할 수 있도록 몇 분간 시간을 준다) 양팔을 스트레칭하거나 원하는 동작을 하면서 현재 느낌을 확인합니다.

8) 준비가 되면 자신의 파트너와 만나서 잠시 서로의 경험에 대한 대화를 나눕니다.

토론

* (전체 그룹 모임에서) 여러분은 어떤 체험을 했나요? 파트너의 호흡이 등을 통해 느껴졌나요? 등 표면으로 호흡 움직임을 느끼는 것이 어떻게 가능할까요? 일정한 호흡 리듬을 찾을 수 있었나요? 어떻던가요? 느낌은 어땠나요? 손을 몸 앞쪽(흉골과 복부)에 대었을 때 몸 앞쪽과 뒤쪽을 동시에 인지할 수 있었나요? 몸 측면의 움직임도 느낄 수 있었나요? 얼마나 다양한 방향으로 폐가 확장하나요?

* 혼자서 탐험을 했을 때는 어떤 느낌이었나요? 눈을 감고 했을 때와 뜨고 했을 때의 차이점이 있었나요? 방 안을 걸었을 때 무엇을 발견했나요? 움직이는 느낌은 어땠나요? 걸을 때 평소보다 등이 더 잘 느껴지던가요? 다른 경험을 한 사람은 없나요?

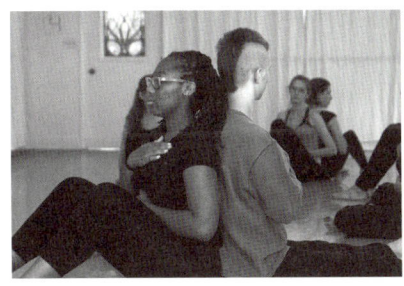 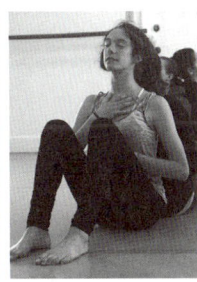 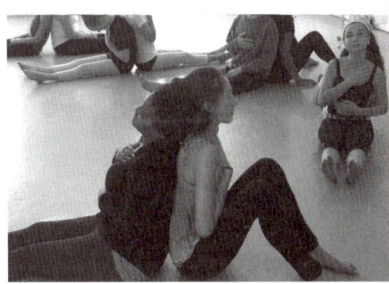

사진 15-7a, b, c. "등 깨우기" 탐험을 하는 학생들. 파트너와 함께 등을 대고 앉아 한 손은 흉골에, 다른 손은 복부에 대고 호흡을 생생하게 느끼고 있다. 이는 몸의 뒤쪽과 앞쪽에서 폐가 확장되는 것을 인지할 수 있는 탐험이다. 파트너와 함께 탐험을 진행하면 일정한 호흡 리듬을 체험할 수도 있다.

교사를 위한 조언

* 학생들이 파트너와 함께 이 탐험을 하기 어려운 경우, 학생들 각자 등을 벽에 대고 탐험을 할 수 있도록 지도할 수도 있다. 짐볼을 벽에 댄 후, 그 짐볼에 등을 기대며 호흡 탐험을 할 수도 있다.

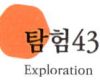

흉곽, 폐, 횡격막

Rib Cage, Lungs, and Diaphragm

시간 20분, 응용 탐험까지 30 ~ 50분

목적 흉곽 호흡의 메커니즘 이해하고 체험하기. 들이쉬고 내쉴 때 횡격막의 움직임 느끼고 시각화하기. 배운 것을 체화하기. 흉강과 복강의 관계를 기반으로 횡격막 움직임 이해하기.

활동 학생들은 안정위 자세 또는 앉은 자세에서 탐험을 시작한다.

1) 양손을 흉곽 좌우 측면에 댑니다. 이때 손가락은 몸의 중심을 가리킵니다.(시연을 보인다) 이제 눈을 감습니다. 들이쉬고, 내쉬고. 호흡을 할 때 손이 어떻게 움직이나요?(들이쉴 때 손가락이 펴지고 내쉴 때 모인다)(사진 15-8a, b를 확인하라) 손 아래에서 흉곽과 폐의 움직임을 동시에 느껴보세요.

2) 양손을 흉곽 뒤쪽에 댑니다. 그러면 손가락이 등 중앙을 향하고, 엄지손가락은 흉곽 옆쪽에 닿습니다. 이제 눈을 감고 다시 몇 번 심호흡을 합니다. 호흡을 할 때 손가락이 어떻게 움직이나요?(들이쉴 때 손가락이 펴지고 내쉴 때 다시 모인다)(사진 15-8c, d)

3) 횡격막은 어떤가요? 어떻게 움직이나요? 하부 늑골 밑에 손가락을 부드럽게 댑니다.(사진 15-8e) 이제 가만히 있다가 기침을 한두 번 합니다. 손가락 밑에서 뭐가 느껴지시나요? 횡격막이 아래로 압박하는 느낌이 나나요? 이제 기침을 하지 않고도 그런 움직임을 만들 수 있는지 확인합니다.

4) 그런 다음 팔을 내려놓고 심호흡을 합니다. 숨을 들이쉴 때 횡격막 움직임을 느낄 수 있나요?

5) 이제 양손으로 여러분의 횡격막이 위치하는 부위에 돔 모양을 만들어보세요.(교사는 양손 손가락으로 깍지를 껴서 손바닥을 아래로 향하며 돔 모

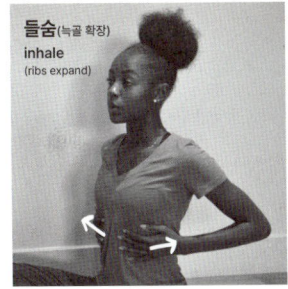 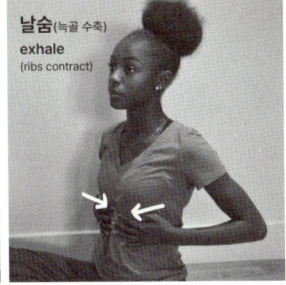
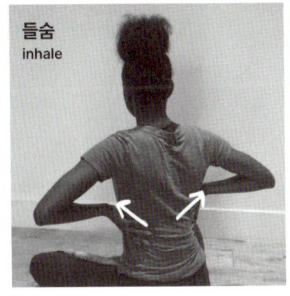 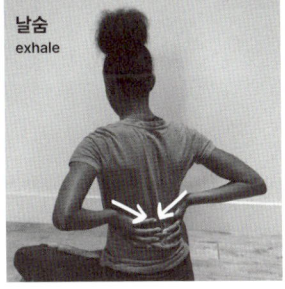

사진 15-8a, b, c, d. 호흡을 할 때 흉곽 앞뒤에서 일어나는 움직임을 양손으로 느끼고 있는 학생.

양을 알려준다. 또는 횡격막 사진이나 그림을 참조한다) 이제 숨을 들이쉬면서 양손을 아래로 눌러 펴서 손바닥이 평평하게 만듭니다. 그렇게 하면 깍지를 낀 손가락들이 아래로 내려간다. 그런 다음 숨을 들이쉬면서 손에 커브를 만들고 손가락들이 다시 느슨해지며 위로 올라가게 합니다.(사진 15-8f, g) 이는 호흡을 할 때 횡격막의 움직임을 나타냅니다.(여러 번 반복하게 한다. 그런 다음, 학생들이 눈을 뜨고 있다면, 교사는 학생들에게 눈을 감으라고 한 후 스스로 해보게 한다)

6) 이제 양손가락을 풀어 손을 몸 옆에 두고 잠시 쉽니다. 준비가 되었으면 눈을 뜹니다.

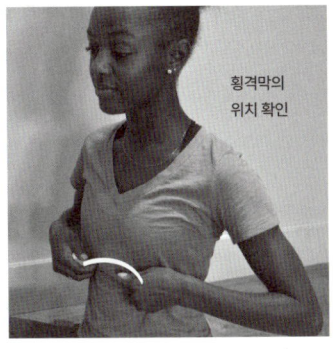 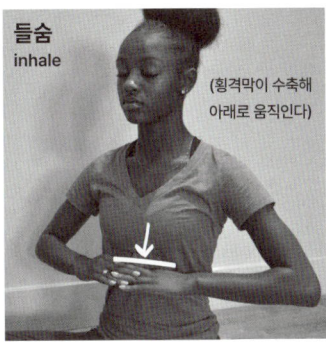 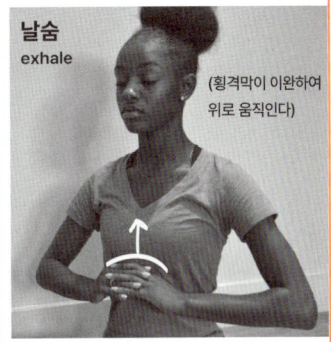

사진 15-8e, f, g. 양손을 횡격막 부위에 올린 학생.(e) 양손을 깍지 켜서 숨을 들이쉬고 내쉴 때 일어나는 횡격막 움직임을 시연하고 있다.(f, g) 호흡을 할 때 일어나는 현상들을 시간을 두고 명확하게 구분하는 이러한 단순한 탐험을 통해 학생들은 좀 더 깊게 숨을 쉴 수 있는 계기를 마련할 수 있다.

응용 — **그룹으로 하는 횡격막 움직임 탐험**

천을 활용하기: 큰 옷이나 천을 활용해 횡격막 움직임을 가시적으로 시연할 수 있다. 옷 여러 개를 활용한다면 학생들을 3~5명 정도 소그룹으로 나누어 탐험을 시작하게 한다.

매우 큰 천을 활용한다면, 한 그룹만으로 충분하다. 우선 학생들을 원형으로 세운 뒤 천의 끝단을 잡게 하라. 들숨에 "횡격막"이 아래로 내려가고, 날숨에 위로 올라간다.(사진 15-9) 천이나 옷 모두로 이러한 시연을 할 수 있다. 좀 더 크기가 작은 옷으로 탐험을 할 때 학생 몇 명을 돔 모양 공간 아래로 들어가게 한 후 일어서게 할 수도 있다.[3]

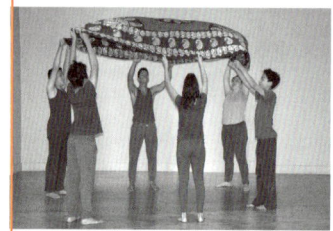 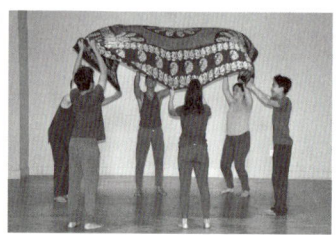 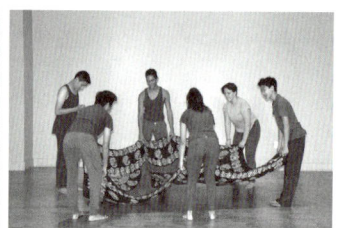

사진 15-9a, b, c. 응용 탐험. 천을 활용해 횡격막 움직임을 시연하는 탐험은 호흡을 할 때 일어나는 일들을 시각적으로 이해할 수 있게 해줄 뿐만 아니라 학생들에게 즐거움까지 선사한다.

토론

* 여러분의 횡격막 움직임을 느낄 수 있었나요? 기침을 할 때 횡격막이 아래로 내려가는 것을 느낄 수 있었나요? 느낌은 어땠나요? 기침을 하지 않고도 스스로 횡격막 움직임을 구동시킬 수 있었나요? 어떻게 했나요? 횡격막의 기능은 무엇인가요? 횡격막은 어디에 부착되어 있나요?

교사는 골격 모델, 장부 모델, 또는 해부학 그림을 활용해 횡격막의 모양과 부착부를 학생들에게 복습시킨다.

* 호흡을 할 때 일어나는 움직임을 가장 잘 이해하게 해준 이미지나 탐험은 무엇이었나요? 그러한 이미지가 아직도 혼란스럽지는 않나요? 이 이미지에 대해 설명해줄 학생은 있나요? 흉곽과 횡격막의 움직임을 동시에 느낄 수 있었나요? 무엇을 발견했나요? 뭔가 놀라운 점은 무엇인가요? 질문 있으신가요?

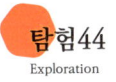
탐험44
Exploration

충만한 호흡

Full Breathing

시간 20분

목적 흉강과 복강이 폐와 횡격막의 움직임에 맞춰 자유롭게, 그리고 제한 없이 움직이는 것을 체험하기. 앞에서 배웠던 것들 통합시키기.

활동 안정위에서 탐험을 시작한다.

1) 심호흡을 합니다. 들이쉬고 내쉬는 호흡에 따라 복부가 움직입니다. 들이쉴 때 횡격막은 아래로, 내쉴 때는 횡격막이 이완하여 다시 위로 올라갑니다. 복부 위에 손을 올리고 그 움직임을 느껴보세요.(탐험 시간을 준다) 이제 손을 다시 몸 옆으로 가져와 이완합니다. 이 과정이 부드럽게, 별다른 노력 없이 쉽게 이루어질 때까지 계속 반복합니다.

2) 이제 흉강에서 일어나는 호흡에 집중합니다. 양손을 늑골 위에 올리고, 숨을 들이쉬고 내쉬는 흐름에 흉곽이 어떻게 반응하는지 느껴보세요. 흉곽 옆면과 뒷면의 움직임도 느껴봅니다. 호흡에 폐가 어떻게 반응하는지도 느낍니다.(탐험 시간을 준다) 이제 손을 다시 몸 옆으로 가져와 이완합니다.

이 과정이 부드럽게 별다른 노력 없이 쉽게 이루어질 때까지 계속 반복합니다.

3) 이제 가슴 상부, 흉강 꼭대기 부분에 의식을 집중하세요. 양손을 쇄골 바로 아래에 대고 호흡에 따라 위쪽 늑골이 어떻게 반응하는지 확인합니다. 호흡을 할 때 쇄골과 어깨가 넓어지게 합니다.(탐험 시간을 준다) 다시 손을 몸 옆으로 가져와 이완합니다. 가슴 상부에서 호흡이 들어올 때까지 계속 반복합니다.

4) 이제 이 모든 영역에 의식을 집중합니다. 호흡이 먼저 복부로 들어와 가슴 상부로 올라갑니다. 컵에 물을 부으면 먼저 바닥을 채우는 이미지를 활용하면 도움이 됩니다. 먼저 숨을 완전히 내쉽니다. 그런 다음 천천히 들이쉬세요. 먼저 복부가 확장하고, 그 다음은 흉곽, 그 다음은 상부 가슴 순으로 확장됩니다.

5) 천천히 숨을 내쉽니다. 먼저 복부가 이완되고, 다음으로 흉곽이 이완되고, 그 다음으로 상부 가슴이 이완됩니다. 특정 한 부위로 호흡이 들어오는 것을 느끼기 어렵다면 다시 손을 대고 그 부위를 탐험하던 방식으로 되돌아옵니다.

6) 흐름이 느껴질 때까지 이 과정을 반복합니다. 호흡이 끊임없이 일어나는 것을 느껴보세요.(몇 분간 탐험의 시간을 준다)

토론

* 이 탐험을 하면서 무엇을 느꼈나요? 특정 부위로 호흡을 넣는 것이 다른 부위로 넣는 것보다 더 쉬웠나요? 각 부위로 호흡이 들어오는 느낌을 확인할 수 있었나요? 그렇게 하는데 도움이 되었던 것은 무엇이었나요? 호흡할 때 쇄골이 움직이는 것을 느낄 수 있었나요? 호흡을 할 때 쇄골이 움직이는 이유는 뭘까요?(골격 모델을 참조한다)

* 컵에 물이 채워지는 것처럼 호흡이 바닥에서부터 가슴까지 채워지는 것을 느낄 수 있었나요? 그러한 이미지에 도움을 받았나요? 도움이 될 만한 다른 이미지가 있나요?

* 여러분은 "복식호흡"이라는 말을 들어본 적이 있을 거예요. 복식호흡을 하면 심호흡을 하는데 도움이 됩니다. 그런데 사람들이 복식호흡이라는 용

어를 사용하는 이유는 뭘까요? 여러분은 실제로 복부로 호흡을 해본 적이 있나요? 호흡을 할 때 복부에서 움직임을 느낄 수 있는 이유는 뭘까요?

교사를 위한 조언

몸의 특정 부위로 "호흡을 넣는" 이번 탐험과 이전에 배웠던 "호흡과 소리" 탐험은 뭔가 헛갈리는 측면이 존재한다. 복식호흡이라는 용어는 사실 적확하지 않다. 실제로 흉곽 또는 흉강 안에 폐가 위치해 있기 때문에 숨을 복강 또는 복부로 넣을 수는 없다. 사실은, 우리가 숨을 들이쉴 때 횡격막이 아래로 내려가며 복부가 팽창하는 감각 때문에, 마치 복부가 충만해져 거기서 "호흡"이 일어나는 것으로 착각하는 것이다. 교사는 학생들이 "복식호흡"이라는 용어를 말 그대로 받아들이게 교육하는 것보다는 그렇게 불리는 맥락을 이해시킬 필요가 있다. 또한 실제 폐 호흡이 일어나는 기전과 호흡 이미지를 활용해 특정 신체 부위로 "호흡을 넣는" 것의 차이를 명료하게 전달해주어야 한다. 이미지를 활용하는 것은 매우 효과적인 시각 기법에 해당된다.

"어스 바디"로 호흡하며 살아가기

호흡은 시간이 연계된 인체의 핵심적인 움직임이다. 또한 호흡을 통해 인간은 자연과 진정한 상호연결성을 이룬다. 외부 환경에 존재하는 공기가 호흡을 통해 몸 안으로 들어오면, 우리는 그것과 하나가 되어 서로 함께 살아간다. 호흡을 할 때마다 우리는 자연과 동떨어진 존재가 아님을 자각할 수 있다. 숨을 내쉬면 이산화탄소가 밖으로 배출되어 주변의 나무와 식물을 키우는 일이 동시에 일어난다. 지구의 인간은 하루에 수백만 번 이상 이러한 주고 받음의 행위를 하며 상호 연결된 생명의 그물 안에서 살아간다. 인간은 자신의 몸 안에서도 이러한 역동적 상호 교환을 경험하는데, 이를 통해 우리는 실제로 서로 연결되어 있을 뿐만 아니라 모든 자연과도 연결되어 있다는 것을 알 수 있다.

10대 환경 운동가이자 랩퍼인 시우테즈칼 마르티네즈Xiuhtezcatl Martinex는 어스 가디언즈Earth Guardians의 디렉터이자 『위 라이즈We Rise』란 책의 작가이기도 하다. 그는 자신의 책에서, 인간은 지구를 사랑하지 않는 문화, 자신의 인간성을 사랑하지 않는 문화 속에서 살아가고 있다고 지적한다. 하지만 그는 인간 미래에 대한 희망에 찬 비전 또한 제시하며 청소년들에게 지구를 자신의 집처럼 여기며 재연결할 것을 요구한다.

> 지구를 보호하는 것은 인간의 의무입니다. ~~ 우리는 피부 색도 다르고, 믿는 신도 다르지만, 이 지구에서 모두 함께 살아가고 있습니다. ~~ 같은 땅에서 나와, 같은 공기를 마시고, 같은 물을 마십니다. 그리고 하나의 행성 안에서 살아가고 있습니다. ~~ 우리는 지구와의 관계 안에서 우리 자신을 바라보는 방식으로 인식을 전환해야만 합니다.[4]

"생명의 호흡" 탐험을 통해 학생들은 호흡 과정을 통해 산소와 이산화탄소가 상호 교환되는 것을 되돌아 보게 될 것이다. 또 응용 탐험에서는 이 지구상에서 살아가는 모든 존재들이 이 놀라운 호흡 과정을 통해 서로 연계되어 있다는 사실도 인지하게 될 것이다. 불교 전통에서는 이를 "자애"라는 용어로 표현한다. 자애 명상Metta meditation을 할 때는, 우선 자애의 마음을 자신에게 보낸다. 그런 다음 이 자애의 마음을 바깥으로 확산시킨다. 예를 들어 친구나 가족에게, 그 다음엔 자신의 "적"에게, 그리고 그 다음엔 자신이 속한 국가에, 그리고 그 다음엔 지구에 있는 모든 나라들에게, 최종적으로 지구상의 모든 존재에게 자애의 마음을 보내는 명상이 자애 명상이다. "생명의 호흡" 탐험을 할 때도, 자애 명상과 마찬가지로, 학생들은 자신의 호흡 과정이 다른 사람, 그리고 주변 환경과 어떻게 연결되어 있는지 고찰한다. 이를 통해 우리는 자신이 "호흡하는 큰 존재"의 일부임을 체득할 수 있다. 나는 "호흡하는 큰 존재"를 "어스 바디 Earth body"라고 부른다.

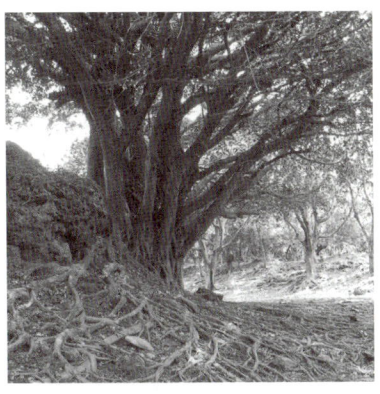

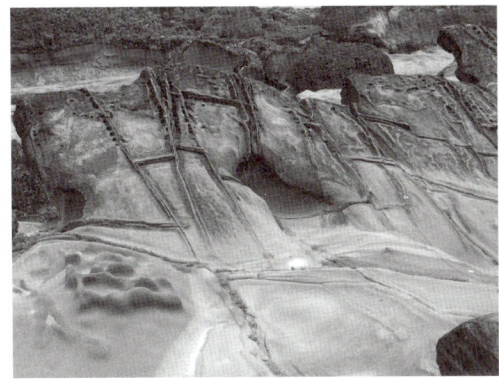
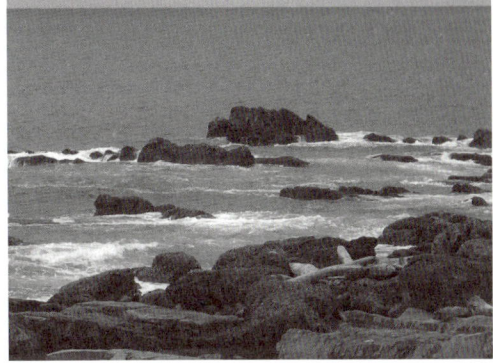

사진 15-10a, b, c. 인체와 자연의 원소들은 상호 연결되어 있다. 땅속 깊이 뿌리 내리고 있는 나무는 산소를 공급하는데 이는 우리의 폐, 모세혈관과 비슷하다.

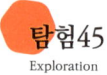

탐험 45 Exploration

생명의 호흡

The Breath of Life

시간 20 ~ 30분

목적 세포 호흡 소개. 호흡 측면에서 인간과 지구의 상호 관계 인지하기. 인체와 주변 자연 환경이 밀접하게 상호 연계되어 있음을 인지. 인간 서로가 상호 의존하고 있음을 인지. 우리가 살고 있는 지구에 대한 사랑과 책임 인지.

활동 똑바로 앉거나 안정위 자세에서 탐험을 시작한다. 이 탐험은 야외에서 했을 때 효과적이다. 야외에 나가 나무에 등을 기대고 앉거나 땅바닥에 누워서 탐험을 하면 좋다. 앞에서 했던 탐험을 통해 배웠던 해부학적 지식을 체화시킬 수 있는 탐험이다.

- 1부 (15분)

1) 눈을 감고 호흡을 인지합니다. 공기가 코와 입을 통해 들어와 목의 기도를 통해 내려간 후 폐를 채우는 것을 느껴봅니다. 안으로 들어온 공기 중에서 산소가 폐에 있는 수많은 모세혈관을 통해 혈액으로 전달되어 몸에 있는 모든 세포로 들어갑니다. 동시에 이산화탄소가 모든 세포에서 방출되어 폐를 거쳐 바깥으로 배출됩니다. 인체에 있는 세포 각각은 이러한 호흡을 통해 활력을 되찾고 에너지를 얻습니다. 잠시 동안 호흡을 하며 몸 안의 세포에 에너지가 스며드는 것을 느껴보세요. 한 손은 흉골에, 다른 손은 복부에 대고 탐험을 해도 됩니다.

2) 이제 깊게 숨을 들이쉬세요. 이렇게 여러분의 생명력을 높이는 산소는 어디에서 오는 걸까요?

3) 다시 한번 숨을 깊게 들이쉽니다. 그런 다음 최대한 내쉬세요. 숨을 내쉴 때 이산화탄소가 폐에서 빠져나간다고 상상합니다. 이 이산화탄소는 어디로 갈까요?

4) 숲 속에 누워있다고 상상해봅니다. 주변에 가득한 나무들이 태양 빛을 막아줍니다.(야외에서 이 탐험을 한다면 이렇게 말할 수도 있다. 여러분 주위의 나무들을 느껴보세요. 그리고 바람에 흔들리는 나뭇잎 소리도 들어보세요. 등에 닿은 나무 껍질을 느껴보세요. 깊게 뿌리 내린 나무의 몸통이 여러분을 강하게 받쳐주는 것도 느껴봅니다) 나무가 숨을 "들이쉴" 때, 나무는 여러분이 내뿜은 이산화탄소를 마십니다. 여러분이 살아가기 위해 산소를 필요로 하듯, 그 이산화탄소가 바로 나무가 살아가는데 필요한 요소입니다.

5) 그리고 나무는 숨을 "내쉴" 때, 여러분이 필요로 하는 산소를 방출합니다. 물론 지구의 대기엔 이산화탄소와 산소가 모두 존재합니다. 하지만 나무와 식물이 없다면, 인간이 숨을 쉬는 데 필요한 산소를 충분히 공급받을 수 없습니다. 나무와 식물은 대기를 신선하게 하며 호흡을 통해 인간에게 생명력을 전달합니다.

6) 잠시 동안 주변의 나무나 식물과 여러분의 호흡이 서로 상호작용하는 것을 느껴봅니다. 나무와 식물이 주는 이러한 선물에 감사하는 마음을 전하거나, 그러한 선물을 받아들이는 여러분의 폐에도 감사한 마음을 전합니다. 폐는 필요 없는 이산화탄소를 내뿜어 식물을 "양육" 시키는데 도움을 줍니다.

교사는 여기서 수업을 끝낼 수도 있고 2부까지 진행할 수도 있다. 또는 이 탐험을 다음 날 한 번 더 반복한 다음 그때 2부 탐험을 추가할 수도 있다.

- 2부 (10~15분)

1) 이제 잠시 누워 있는 자신(또는 앉아 있는 자신)을 느껴봅니다. 몸무게를

느껴보고, 호흡을 할 때 폐, 늑골, 그리고 횡격막의 움직임도 느껴보세요.

2) 이제 방 안에서 누워 있는(또는 앉아 있는) 다른 사람들을 인지해봅니다. 여러분이 숨을 들이쉬면 방 안의 산소가 각자의 폐로 들어오고, 숨을 내쉬면 이산화탄소가 주변으로 배출되는데, 이때 방 전체가 호흡하는 것을 느껴봅니다.

3) 우리는 모두 같은 공기를 마십니다. 우리 모두가 하나인 것처럼 호흡하는 것을 느껴보세요. 여러분이 이 전체적인 호흡의 일부인 것처럼 느껴보세요.

4) 여러분 주변의 모든 사람들이 호흡을 힐 때, 자신의 몸이 필요로 하는 공기를 공유하고 있다고 상상해보세요.

5) 우리 주변에 있는 모든 식물과 나무를 상상해봅니다.(야외에서 탐험을 할 때. 여러분 주변의 나무와 식물 모두를 인지해보세요)

교사는 학생들이 이러한 인지를 점진적으로 주변의 모든 이웃, 그 다음엔 국가, 바다, 다른 나라, 지구 전체 등으로 확장시킬 수 있도록 가이드한다.

6) 여러분의 폐가 주변의 모든 살아 있는 존재들과 호흡을 통해 상호 연결된 망으로 이어져 있음을 느껴보세요. 동물들 또한 호흡을 하며 산소를 들이마시고 이산화탄소를 내뿜어 식물에게 도움을 줍니다.

7) 우리는 호흡을 통해 지구에서 살아가는 생명체를 돕습니다. 여러분의 가족을 돕고, 동물을 돕고, 국가와 세상을 돕습니다.

8) 이제 이완하면서 여러분이 어디에 도달했는지 확인합니다. 잠시 쉬면서 느낌을 확인하세요.

토론

- 1부

* 이 탐험을 한 후의 느낌은 어떤가요? 몸에서 어떤 변화가 일어났나요? 호흡은 어떻게 변했나요? 감정과 느낌은 어떤가요?

* 탐험을 하면서 무엇을 발견했나요? 어떤 체험을 했나요? 이를 통해 무엇을 깨달았나요? 이 탐험을 통해 배운 것은 무엇인가요?

* 여러분은 식물에 대해 그리고 식물이 하는 호흡에 대해 알고 있나요? 이 탐험을 통해 배운 것 중에서 흥미로웠던 점이 있는 학생은 없나요?

- 2부

1부 토론을 반복한다. 하지만 말을 바꿔서 하며, 이번엔 먼저 체험적인 측면에 집중한다. 이 토론은 다양한 방향으로 진행할 수 있다. 몇 가지 질문을 제시하면 다음과 같다.

* 여러분 주변 사람들에게 인식을 확장하며, 모두 같은 공기를 마시며 호흡하는 탐험을 할 때, 무슨 일이 일어났나요? 여러분을 그것의 일부로 느낄 수 있었나요?

* 여러분 주변 사람들 또는 주변의 세상을 상상할 수 있었나요? 여러분의 상상력을 주변의 세상으로 확장하려 할 때 무슨 일이 일어났나요? 여러분을 그것의 일부로 느낄 수 있었나요?

* 여러분이 맑은 공기를 마시고 있음을 느낄 수 있나요? 가능하면 왜 그렇고, 가능하지 못하면 또 왜 그러한가요?

* 우리가 마시는 공기를 보호할 수 있는 좋은 생각 있나요? 이러한 부분에 대한 탐구에 관심이 있는 사람은 없나요?

교사를 위한 조언

숙제
* 학생들에게 이 탐험을 집에서도 할 수 있게 한다. 한 주 동안 탐험을 하고 그 체험에 대해 작문을 해오게 하라.

홈 프로젝트
* 학생들이 인체와 식물의 해부학과 생리학이라는 주제로 개인적으로 또는 그룹으로 프로젝트를 진행하게 한다. 또한 자신이나 자신이 소속된 사회에서 흥미롭게 부각되는 특정 환경 관련 문제에 대한 프로젝트를 진행할 수도 있다.

* 앞의 탐험에 익숙해진 학생들은 타인에게 가르칠 수도 있다. 부모나 교사 그룹, 저학년이나 고학년, 또는 자신이 속한 커뮤니티의 다른 그룹들에게 이 호흡 탐험을 소개할 수도 있다.

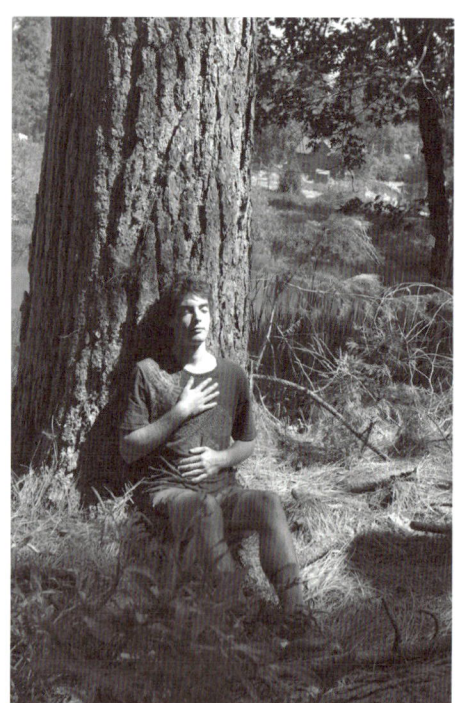 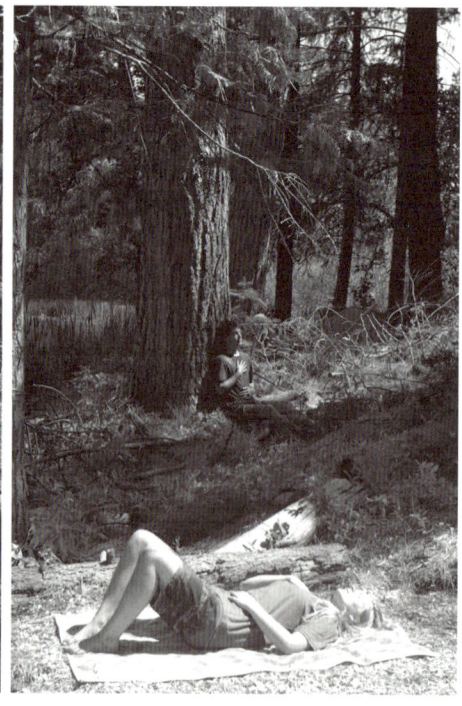

사진 15-11a, b. 야외에서 "생명의 호흡" 탐험을 하고 있는 십대들.

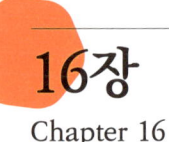
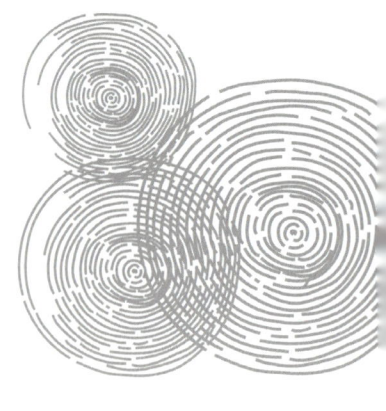

16장
Chapter 16

소마틱스 "웜업" :
생활 속 수련에 대한 새로운 접근

앞에서 소개한 탐험들을 통해 학생들은 자신의 몸에 대해 많은 지식을 얻고 또 소마인지 somatic awareness 를 높인 상태에서 움직이는 것에 대해 깊은 체득을 했을 것이다. 이를 통해 운동지성이 크게 깨어난 학생들은 삶의 다른 측면도 영향을 받는다. 물론 운동지성이 높아졌다고 해서 고도의 협응력이 필요한 운동을 별다른 지도 없이 잘 할 수 있다는 의미는 아니다. 학생들이 스포츠나 신체 활동을 하기 전에 보통 웜업(워밍업)을 하는데, 이때 보통 자신의 습관적인 움직임 패턴에 따라 대충 하는 경향이 있다. 마찬가지로, 대부분의 사람들은 자신이 배운 특정한 방식으로 매일 똑같은 형태의 웜업 루틴을 학생 때부터 배워서 계속 반복하는 경향이 있다. 어떻게 보면 우리는 자신의 몸을 단순히 기능적인 도구로 대하며 반복적이며 기계적으로 운동을 하고 있는지도 모른다.

이 장에서는 전통적인 형태의 "웜업 warm-up" 개념을 되돌아보고 소마틱스 관점의 웜업 원리와 수련을 통해 앞에서 배운 것들을 통합시키는 방법을 소개하고자 한다. 자신의 움직임을 좀 더 의식적으로 인지할수록 건강을 증진시키고 생명력을 높이는 웜업이 가능해진다. 이는 소마틱스 방식의 웜업을 한 이후에 다른 운동을 하거나 단지 일상적인 수련을 할 때에도 마찬가지다. 비록 신체 교육에서 웜업이라는 용어가 "근골격계와 심폐(심호흡계)가 고강도 신체 활동에 적응할 수 있도록 준비시키는 저강도 운동"으로 정의되어 왔지만[1], 사실 "웜업" 운동 자체만으로도 그 효과를 볼 수 있다. 하지만 학생들이 여기서 소개하는 소마틱스 방식의 웜업을 익힌다면 하루를 시작할 때, 그리고 하루를 살아가는 동안 계속 건강을 지켜나갈 수 있을 것이다.

웜업 운동 되돌아보기

소마틱스 방식의 웜업을 탐구하기 전에 먼저 학생들은 자신이 이미 하고 있는 웜업 방식에 대해 작문을 해보고 토론을 통해 이를 친구들과 공유하는 시간을 갖는다. 탐험 46에서 교사는 학생들에게 10분 동안 자신이 하는 웜업 운동을 해보게 하고 그 모습을 관찰한다. 보통 수업이 여러 차례 진행되어도 학생들은 비슷한 형태의 웜업을 계속 반복한다. 바닥에 앉아 한 다리를 스트레칭한 다음 다른 다리를 스트레칭하기, 선 자세에서 한 다리를 뒤로 뻗어 앞 다리를 구부리며 버티기, 상체를 숙여 발가락을 손으로 잡기, 한 손을 머리 뒤로 넘겨 다른 손으로 당기기. 학생들은 이런 동작들이 근육을 스트레칭시킨다는 사실을 알고 있다. 이런 웜업을 하는 동안 그들은 방 안을 힐끔거리거나, 다른 학생들을 관찰하거나, 때론 서로 잡담을 나누기도 한다. 이는 학생들이 웜업을 할 때 어디에 집중을 해야하고, 현재 하고 있는 동작의 의미가 무엇인지 이해하지 못하기 때문이다.(사진 16-1을 보라)

교사는 학생들이 하는 웜업 운동이 옳다, 그르다 평가하지 말고 토론을 통해 왜 그런 방식이 형성되었는지 이해할 필요가 있다. 대부분의 학생들은 웜업 운동을 누군가로부터(코치, 친구, 친척, 부모 등) 직접 배우거나 그들이 하는 것을 보고 간접적으로 익힌다. 이런 토론을 통해 학생들은 자신이 현재 하고 있는 웜업 운동 밑에 깔린 개념들을 이해하게 될 것이다. 그런 다음 인체 시스템에 대해 복습을 하면서 웜업을 할 때 어떤 시스템에 의식을 집중하고 있는지 학습하고 토론한다. 이를 통해 웜업 운동의 의미와 건강한 방식의 웜업이 정말 무엇인지에 대한 대화를 나누게 될 것이다.

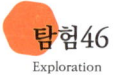

웜업이란 무엇인가?

What Is a Warm-Up?

시간 *30 ~ 40분*

목적 현재 하고 있는 웜업 운동 방식과 그 밑에 깔린 믿음에 대해 인지하기. 앞에서 해부학적, 생리학적 지식을 바탕으로 탐험한 몸-마음 인지 원리를 웜업 운동에 적용하는 법 고찰하기.

활동 **준비물**
*작문을 위한 필기구

교사는 학생들이 필기구를 옆에 두고 탐험 후 손쉽게 작문을 할 수 있게 준비시킨다. 그런 다음 10분 동안 뭐든 좋으니 학생들 자신만의 웜업 운동을 해보라고 한다.

10분이 지나면 필기구를 이용해 자신이 했던 웜업 운동 목록을 작성하게 한다. 그러면서 왜 그런 웜업 동작을 선택했는지, 누구에게 배웠는지 되돌아보게 한다. 작문을 먼저 하기 전에 토론으로 바로 넘어가도 괜찮다.

학생들은 파트너와 또는 소규모 그룹으로 토론을 하거나, 바로 전체 그룹 토론을 진행할 수도 있다.

토론 * *어떤 웜업 운동을 했나요? 왜 그런 동작을 했나요?*

* *"웜업"의 의미는 무엇일까요? 그런 웜업 동작은 어디에서 배웠나요?*

* 그런 웜업 동작을 왜 한 건가요?(교사는 학생들이 하는 동작을 관찰한 후, 점핑을 하거나 특수한 형태로 스트레칭을 하는 학생들에게 왜 그런 웜업 운동을 했는지 물어볼 수도 있다)

* 웜업 운동을 하면서 무엇에 집중했나요? 무슨 생각을 했나요? 옆사람과 이야기를 하면서 했나요?

* 웜업을 하는 동안 계속 눈을 뜨고 했나요, 감고 했나요? 눈을 감고 했다면 왜 그랬나요? 눈을 뜨고 했다면, 왜 뜬 상태로 계속 웜업을 했을까요?

* 자신이 한 웜업 동작과 몸무게는 어떤 관계가 있을까요? 동작의 형태와 현재 웜업을 하고 있는 환경이 서로 관계가 있나요?

* 웜업을 할 때 어떤 인체 시스템에 집중했나요?

* 움직일 때 어떤 인체 시스템이 관여하던가요? 역동적으로 몸을 움직일 때 인체의 어떤 기능이 활용되나요?

교사를 위한 조언

* 웜업 운동을 해보라면 학생들은 종종, "웜업이요? 어떤 웜업을 해요?" 등과 같이 확인 질문을 하곤 한다. 매우 좋은 질문을 했다고 학생들에게 칭찬을 하라. 하지만 현재 하는 탐험의 목적을 위해 아직은 답해줄 수 없다고 말하라. 토론이 모두 끝난 후에 학생들이 했던 이 처음 질문을 되돌아보며 웜업이라는 주제에 대해 학생들이 어떤 생각을 가지고 있었는지 함께 대화를 나눈다.

교사를 위한 조언

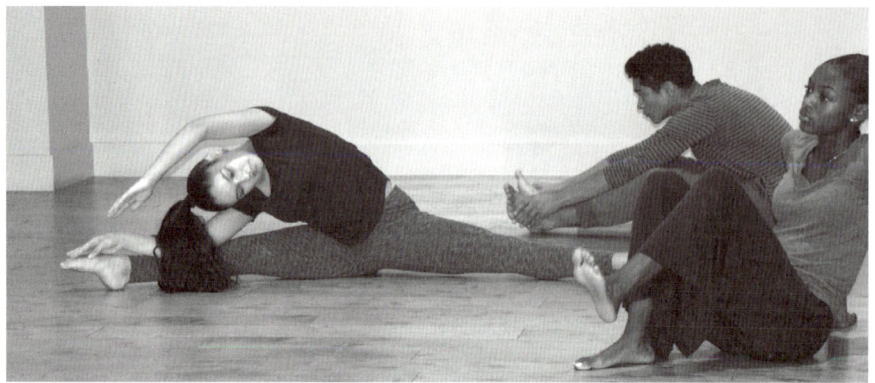

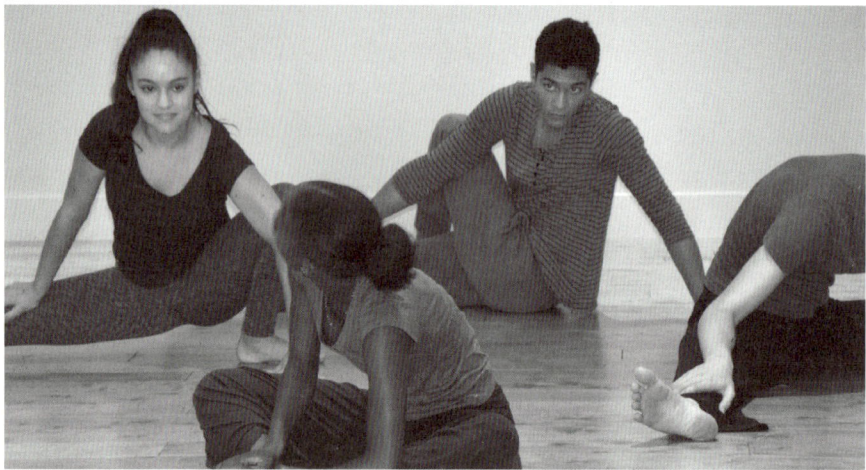

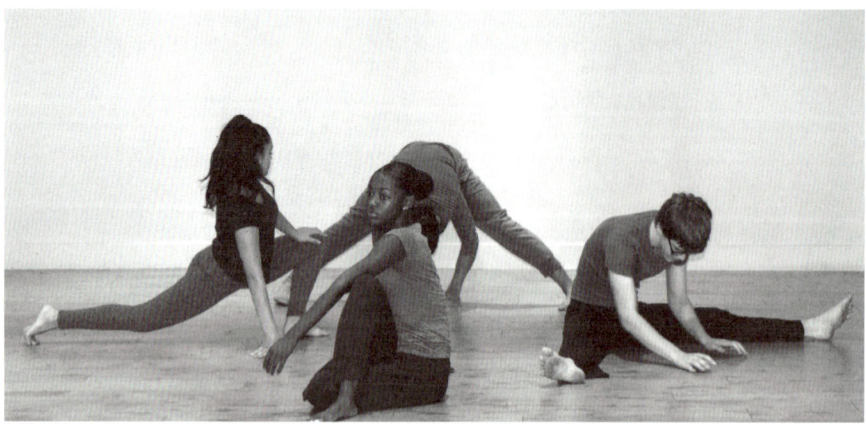

사진 16-1a, b, c. 자신만의 방식으로 웜업 운동을 하는 십대들. 웜업을 하고 왜 그런 동작을 자주 하는지 되돌아본다. 학생들은 웜업을 할 때 보통 습관적으로 특정 동작을 반복한다. 다양한 방식으로 스트레칭을 하거나 다른 사람이 어떤 동작을 하는지 힐끔거리기도 한다.

건강을 증진시키고 활력을 높이는 소마웜업

습관적인 형태로 웜업 동작을 반복하다 보면 종종 그것을 하는 동기도 잃고 운동감각 인지도 상실하게 된다. 움직임을 온전히 체화하고 효율적으로 건강한 몸-마음 관계를 구축하기 위해서는 동기와 운동감각 인지가 반드시 필요하다. 우리는 자신만의 방식으로 신체를 움직이며 동작을 체화해 나간다. 그렇기 때문에 웜업을 하든, 다른 운동을 하든 자신의 필요에 맞게 몸과 마음을 활용하는 방식을 익혀왔다. 소마교육가인 아이린 다우드 Irene Dowd 는 이렇게 말한다. "특정한 움직임에 자신을 온전히 집중해야, 그 동작을 위한 효율적인 준비를 할 수 있다."

특정한 동작을 모아 웜업하는 법을 가르치기보다는, 다음 네 가지 원칙에 맞추어 각자의 웜업 동작을 다듬을 수 있게 하라.

1. 의도와 동작을 정렬시키기.
2. 심층에서부터 시작하여 인체의 모든 시스템을 통합적으로 활용하기.
3. 감각과 운동의 균형잡기.
4. 즉흥적인 동작과 구조적인 동작을 결합시키며 운동을 하는 동기를 유지하기.

웜업을 매일 일상적으로 하든, 대회를 나가고 댄스 클래스에 참여하든, 또는 어떤 종류의 운동을 하든 상관없이 이 네 가지 기본 원칙을 이해하고 있는 학생이라면, 무슨 움직임 탐험을 하든 온전히 몰입하여 자신의 가능성을 확장시키면서도 부상의 위험을 감소시킬 수 있을 것이다.

- 의도와 동작 정렬하기: 체크인

운동감각 인지를 개발하고 움직임의 질을 높이는 첫 단계가 바로 의도와 동작을 정렬하는 것이다. 웜업 운동의 목적은 집중된 인지, 즉 앞에서 이야기했던 "바디리스닝" 상태를 이루는 것이다. 보니 베인브릿지 코헨은 이러한 몸-마음 인지를 능동적 선택 active choice, 전감각운동 포커

싱presensory motor focusing, 또는 감각 플래닝sensory planning으로 불렀는데, 이는 동기와 움직임을 직접적으로 연계시키는 결과를 가져온다. "내면에서 우리는 동기, 주의집중, 그리고 차별적 인지를 통해 전감각운동 포커싱을 한다."[2] 그렇기 때문에 전감각운동 포커싱이 떨어지면 마치 "동작을 스쳐 지나가는" 것 같은 느낌을 받아, 현재 하고 있는 움직임에 무관심한 상태가 되며, 동시에 부상의 위험이 높아진다. 아이린 다우드가 미국 국가무용협회National Dance Association 워크숍에서 설명했던 대로, "지루함을 피하는 것이야말로 최선의 부상 예방책"이다.[3] 다우드는 무관심하고 피로한 채로 동작을 반복하는 것은 건염, 근육염좌, 그리고 스트레스성 골절과 같은 과사용에서 비롯되는 부상을 일으키는 주요인이 될 수 있다고 강조한다.[4]

의도와 동작을 정렬하는 방식으로 웜업을 하는 것에 대해 학생들에게 전할 때 기타를 튜닝하는 비유를 들면 좋다. 기타를 튜닝하기 위해서는 인지하는(소리를 듣기) 연습, 움직임을 구동하기(줄의 장력을 맞추기), 그런 다음 더 많은 인지(다시 소리를 듣고 줄을 미세하게 조율하여 맞추기) 훈련을 해야 한다. 기타 연주자는 일단 기타를 치며 줄이 울리는 소리를 듣는다. 그런 다음 들은 것을 바탕으로 각각의 줄의 장력을 느슨하게 하거나 높여서 음정을 맞춘다. 최종적으로 모든 줄을 다시 튕겨서 소리가 좀 더 조화롭게 울리는지 확인한다. 기타라는 악기는 더위, 추위 등과 같은 외부 환경에 영향을 받기 때문에 연주를 할 때마다 음정을 조율해주어야 한다. 각각이 줄에서 나는 소리를 먼저 듣지 않고 튜닝을 한다고 상상해보라. 무슨 일이 일어날까? 아마도 어떤 줄을 느슨하게 하고, 어떤 줄을 조여야 할지 감을 잡을 수 없을 것이다.

그런데 자신의 현재 몸 상태를 느끼지 않고 스트레칭으로 웜업을 시작하는 학생들이 많다. 인체 또한 물리적 환경에 지속적으로 영향을 받는다. 기타와 다르지 않다. 몸은 덥고 추운 환경뿐만 아니라 이전에 달성했던 움직임 수준, 그리고 생각, 감정 등과 같은 내적 상태에도 영향을 받는다. 이런 다양한 변수에 맞춰 웜업 운동을 하려면 인지 훈련을 해야 한다. 그래야 기계적으로 반응하는 대신 능동적으로 자신의 몸을 리스닝할 수 있다. 그렇기 때문에 학생들은 웜업을 준비할 때 우선 여러 가지를 "체크인check-in"하는 과정을 밟아야 한다. 자신의 느낌, 그날 몸이 무엇을 필요로 하는지 등을 잠시 체크인하는 것은 기타 연주자가 연주를 시작하기 전에 먼저 튜닝을 하는 것과 비슷하다. 웜업 운동을 마친 후에도 상황에 따라 이러한 체크인을 여러 번 반복하며 원하는 목적지를 향해 나아가야 한다.

예를 들어, 초기에 체크인 탐험을 할 때 학생들은 안정위 자세에서 바디스캔을 하며 자신

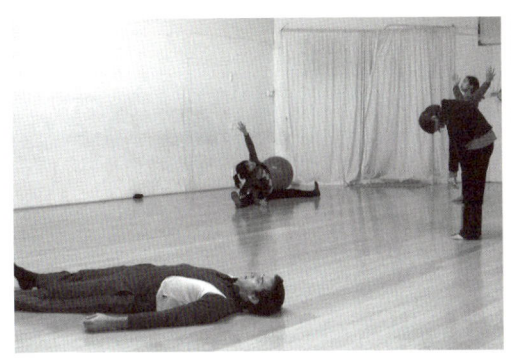
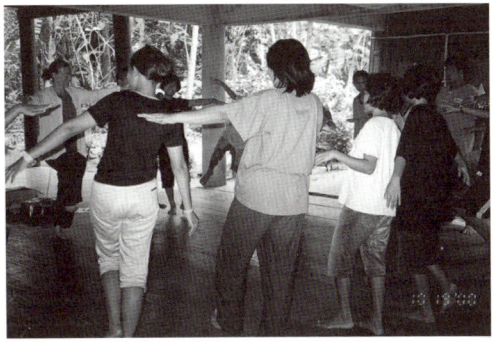

사진 16-2a, b. 체크인을 통해 학생들은 자신의 현재 몸 상태를 확인한다. 움직임 전후에 변화한 정신-신체 상태를 비교할 때도 체크인이 필요하다. 소마움직임교육 체화 프로그램에 참여한 사람들이 다양한 체크인 탐험을 하고 있다.*(a)* 태국 한 학교에 다니는 십대들이 한 발로 선 다음 다른 다리로 서는 체크인 탐험을 하고 있다.*(b)*

의 호흡, 몸무게, 그리고 신체 정렬 상태를 확인할 수 있다. 나중에는 눈을 감고 선 자세에서 바디스캔을 하며 신체 정렬 상태를 체크인하거나, 서서 척추를 앞으로 굽히거나 손을 반대쪽으로 넘기는 동작을 통해 유연성을 체크인하면 된다. 한 다리로 선 다음 다른 다리로 서는 동작을 통해 균형 감각이 어떻게 변했는지 체크인 탐험을 할 수도 있는데, 이 체크인은 눈을 감고도 할 수 있다. 이렇게 하면 고유수용감각이 좀 더 많이 요구된다. 학생들은 이렇게 다양한 체크인 탐험을 매번 2~3가지 정도 선별해서 하곤 한다.

- 자기 주도적인 움직임: 즉흥 동작

초기 체크인을 한 후 학생들은 자신의 신체가 필요로 하는 방식으로 움직이며 웜업을 한다. 나는 이를 "즉흥 동작 Responsive Moving"이라 부른다. 즉흥 동작은 내면에 의식을 집중하며 "체크인"을 하는 또 다른 형태의 접근법이다. 즉흥 동작 탐험을 할 때는 먼저 고요한 상태에서 시작하고 자신의 내적 충동에 맞춰 부드럽게 움직이며 웜업을 한다. 일반적인 형태의 스트레칭 웜업에서는 정해진 순서에 따라 기계적으로 한쪽을 늘리고 나서 반대쪽을 늘리지만, 이 방식에서는 좀 더 자연스러운 방식으로 몸을 움직인다. 기지개를 켠다는 상상을 해보라. 보통 우리는 부지불식간에 기지개를 켜곤 한다. 즉흥 동작 탐험에 익숙해지려면 일단 눈을 감고 자신의 몸에 의식을 집중해야 한다. 눈을 감고 움직이면 타인의 시선을 의식하지 않고도 탐험을 이어나갈 수 있다.

즉흥 동작 탐험을 하는 학생들의 움직임을 평가하지 말라. 특정한 방식으로 근육을 스트레칭하거나 흥미로운 자세를 취하는 것보다는, 학생들이 자신의 감각에 따른 동작을 해나갈 수 있도록 지도하라. 의식적으로 특정한 동작을 하지 않고 자신의 즉흥적인 충동에 따라 탐험을 해나가다 보면 자신에게 필요한 동작이 일어난다는 사실을 깨닫게 된다. 인간은 비슷한 기본 신체 구조를 지니고 있지만, 각자의 몸은 고유한 독특함을 지니고 있다. 내면에 의식을 집중하며 움직이는 동안 학생들은 몸이 필요로 하는 것을 인지하기 시작하며, 동시에 자기 몸의 독특함 또한 자각하면서 감사한 마음이 일어난다. 이러한 체득을 통해 학생들은 내면에 존재하는 "판단하지 않는 주시자"를 일깨우고 동작에 좀 더 몰입하게 된다. 청소년 시기엔 특히 자의식이 발달하면서 자기비판 경향 또한 강해지는데, 이러한 탐험을 통해 자신의 움직임 패턴을 새롭게 다듬을 뿐만 아니라 내면의 목소리에 귀를 기울이는 법까지 터득할 수 있다. 앞에서 소개했던 탐험들을 마치면 이제 자유롭고 즉흥적인 형태의 움직임 탐험을 할 수 있는 준비가 갖추어졌다고 볼 수 있다. 또한 자기 주도적인, 즉 내면의 목소리에 집중하여 탐험하며 판단을 적게 하는 방식의 움직임에 좀 더 익숙해지면서 탐험을 함께 하는 그룹 구성원들 간에 신뢰 또한 높아졌을 것이다.

즉흥 동작 탐험을 처음 해본 학생들은 자신의 체득의 폭이 매우 넓어졌다는 사실을 깨닫는다. 한편으로는 몸이 필요로 하는 동작을 좀 더 집중력을 가지고 쉽게 하고 있는 자신을 발견하고 놀라기도 한다. 내게 이 접근법을 배운 9학년 학생 중 하나가 다음과 같은 글을 썼다.

이렇게 움직이는 것은 정말 뭔가 달랐어요! 내 몸 어디에 긴장이 있는지 알아차릴 수도 있고, 그 부위를 좀 더 편하게 움직일 수도 있었죠.

어떤 11학년 남학생도 탐험을 즐기며, "그냥 뭘 해야 할지 알 것만 같았어요. 난 그저 동작이 일어나도록 내버려 두기만 하면 되요"라는 말을 했다.

물론 이런 즉흥적인 움직임 탐험이 다른 방식보다 어렵게 느껴져 뭘 해야 할지 모르겠다는 학생도 있었다. 10학년 소녀인 애비 Abby의 글을 읽어보자.

즉흥 동작 탐험을 하는 동안, 난 습관적으로 같은 동작만 계속 반복되는 것 같았어요. 저기에 엄청나게 다양한 옵션이 존재하는데도 새로운 동작을 하기가 정말 어려웠어요.

어떤 학생은 다음과 같은 글을 남겼다.

춤을 배워서 나의 동작은 전형적으로 이루어집니다. 그래서 정말 내 몸이 하고 싶은 동작이 무엇인지 모르겠어요. 정말 내 몸이 필요로 하는 것이 무엇인지 짐작도 못하겠네요.

마찬가지로 체조, 무예, 요가 등과 같이 특정한 형태의 움직임 트레이닝을 이전에 고강도로 배워왔던 학생들은 자신에게 친숙한 동작 레퍼토리가 있기 때문에, 뭔가 "새로운 동작을 의식적으로" 찾으려고 노력을 하거나, 그래야만 한다고 생각하는 경향이 있다.

하지만 다양한 움직임을 서로 공유하고 함께 토론을 해나가면서, 학생들은 움직임을 구동하는 방식이 매우 다양하다는 사실을 알아채기 시작한다. 특수한 방식으로 머릿속에 있는 움직임을 의식적으로 표현할 수도 있고, 이전에 배워서 신경계에 각인된 동작 시퀀스를 무의식적으로 따라갈 수도 있다. 하지만 다른 접근법도 있다. 물론 이 방식이 많은 이들에게 친숙하게 느껴지지 않을 수도 있다. 내면에 의식을 집중하고 느껴지는 감각인식$_{\text{sensory perceptions}}$에 따라 몸이 필요로 하는 움직임을 느끼는 대로 펼치는 방식이 그것이다. 이런 차이를 학생들이 이해한다면 좀 더 자유로운 흐름을, 그리고 잠재적으로 새로운 형태의 움직임을 "즉흥적으로" 표현하는데 도움이 된다. 시간을 두고 여러 번 이러한 즉흥 동작 탐험을 할수록 학생들은 좀 더 내면 주도적인 방식의 움직임을 자유롭게 그리고 풍부한 동작으로 표현하기 시작할 것이다.

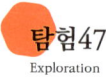
탐험 47
Exploration

즉흥 동작[5]

Responsive Moving

시간 20 ~ 25분

목적 자신이 습관적으로 움직이는 방식을 인지하고 다른 접근법을 배운다. 의식적으로 또는 이미 정해진 시퀀스에 따른 움직임 말고 자신의 내적인 충동에 따라 움직이는 법을 배운다. 웜업 운동으로 이 즉흥 동작을 한다.

활동 교사는 학생들이게 즉흥 동작 탐험에 대해 간략하게 소개한다. 체크인 탐험처럼 내면을 리스닝하는 또 다른 접근법이라고 소개하거나, 앞에서 소개했던 기타 조율하는 비유를 통해 설명해도 된다. 부지불식간에 하품을 하며 자연스럽게 몸을 움직이는 것으로 비유를 할 수도 있다. 즉흥적이고 자연스럽게 움직이는 것은 의도를 가지고 미리 계획적으로 움직이는 방식과는 다르다. 즉흥 동작 탐험은 학생들이 이전에 배웠던 전형적인 움직임과는 다르며, 정해진 방식으로 체크인을 하는 것과 다르다는 사실을 학생들이 알게 하라.

교사는 학생들에게 눈을 감고 탐험을 하면서, 걷거나 팔을 휘두르는 것처럼 빠른 동작을 할 때는 살짝 눈을 떠서 다른 사람을 때리지 않도록 주의를 준다. 또한 움직임 탐험을 하는 시간도 정해서 알려준다. 첫 탐험에서는 대략 10분 정도가 적합하다.

1) 방 안에서 자신이 원하는 곳을 찾습니다. 편안한 자세를 취하고 눈을 감습니다.(학생들은 바닥에 누워서 원하는 자세로 탐험을 시작해도 된다) 심호흡을 합니다. 들이쉬고, 내쉬고. 지면에 가해지는 몸무게를 느껴봅니다.

몸의 어느 부위에 가장 몸무게가 많이 가해지나요?

2) 이제 자세를 바꿔보세요. 자세를 바꾸어 새로운 자세를 만드는 동안 몸의 어느 부위가 바닥에 닿는지 확인해보세요. 이제 그 자세에서 몸무게가 지면에 가해지는 것을 느껴봅니다. 현재의 몸 모양을 느껴보시고, 지면에 닿는 부위와 주변 공기에 닿는 부위를 느껴봅니다.

3) 다시 자세를 바꿉니다. 그 자세에서는 몸무게가 어느 부위에 많이 가해지나요? 바뀐 몸의 모양도 느껴봅니다. 그 자세의 느낌은 어떤가요?

4) 다시 자세를 바꾸기 위해 움직입니다. 하지만 이번엔 자세를 바꾸면서 이전에 취했던 신체 모양을 인지한 상태에서 움직이며 다음 자세까지 느낌을 이어갑니다. 느낌은 어떤가요? 몸무게는 어떻게 변하나요? 이제 새로운 자세에서 멈춥니다.

5) 다시 자세를 바꿉니다. 새로운 자세로 바꿀 때 움직이는 각각의 부위를 느껴봅니다. 그런 다음 바꾼 자세에서 멈춥니다.

6) 이제 자신만의 타이밍에 맞춰 자세를 계속 바꿔보세요. 자세를 바꾸며 움직일 때 바닥과 몸이 마찰되는 것을 느껴봅니다. 몸의 각 부위가 마찰되도록 내버려둡니다. 원한다면 한 자세에서 멈추지 말고 계속 움직여보세요. 그러면 자유로운 움직임이 펼쳐집니다.

7) 계속 움직입니다. 몸이 여러분을 이끌게 합니다. 원하는 대로 움직여보세요. 지금 이 순간 몸이 원하는 대로 움직이면 됩니다. 뭔가 생각을 할 필요는 없습니다. 그냥 움직이는 것을 알아챕니다. 마치 실을 잡고, 그 실이 가는 대로 따르는 것처럼 움직입니다.(학생들에게 몇 분 동안 탐험할 수 있는 시간을 준다)

8) 움직임에 대한 충동이 일어나지 않거나, 자기 주도적인 움직임을 지속할 수 없다면, 잠시 멈춰서 몸의 특정 부위가 원하는 움직임이 일어날 때까지 기다립니다. 움직임을 통해 여러분의 몸이 깨어나고, 신선한 산소가 몸 안의 모든 세포로 전해진다고는 사실을 기억하세요. 그 에너지가 몸 전체를 열어주는 느낌에 의해 움직임이 일어나게 합니다.

9) 원한다면 자기 주도적인 움직임에 의해 앉거나 선 자세로 이동할 수도 있습니다. 이 방식의 움직임에는 옳고 그름이 없습니다. 지금 이 순간에 어

떤 형태의 움직임이든 일어나게 합니다. 어떻게 보여질지 생각도, 판단도 내려놓고 그냥 알아챕니다. 생각이 그냥 지나가게 하며 몸의 충동에 따라 계속 움직입니다.(어떤 지시나 제안도 하지 말고, 학생들이 탐험을 계속 이어나갈 수 있도록 여유를 준다)

10) 다시 몇 분 동안 몸이 원하는 대로 움직입니다. 그러다 천천히 움직임을 멈추게 하거나, 절로 마무리가 일어나게 합니다. 어떻게 끝낼지 계획할 필요는 없습니다. 느낌대로 따라가세요.

먼저 파트너와 함께 체험을 공유하게 한다. 또는 바로 그룹 토론으로 넘어가도 된다.

토론

* 탐험을 하면서 어떤 체험을 했나요?

대화를 이어나가는데 이 질문 하나면 충분하다. 하지만 관련된 질문 몇 개를 더 제시한다.

* 탐험을 하면서 어떤 생각들이 마음에 떠올랐나요? 몸이 이끄는 대로 따라갈 수 있었나요? 이러한 탐험 방식이 여러분에게 어떤 의미로 다가왔나요? 어떻게 움직일지 결정하고 하는 것과 즉흥적으로 움직이는 것 사이의 차이점이 뭐라고 생각하나요?

* 즉흥 동작 탐험을 하며 나왔던 동작들 중에서 맘에 드는 것은 뭐였나요? 왜 그 동작을 기억하고 있다고 생각하나요? 놀랄 만한 점은 있었나요?

그런 다음 즉흥 동작 탐험을 개인의 웜업 운동과 연계시킨다.

* 이러한 즉흥 동작 탐험을 여러분의 웜업 운동과 어떻게 연계시킬 수 있을까요? 웜업 운동의 일부로 추가한다면 언제가 좋을까요? 지금까지 여러분이 해왔던 웜업과 차이점이 있을까요? 어떤 차이점이 있을까요?

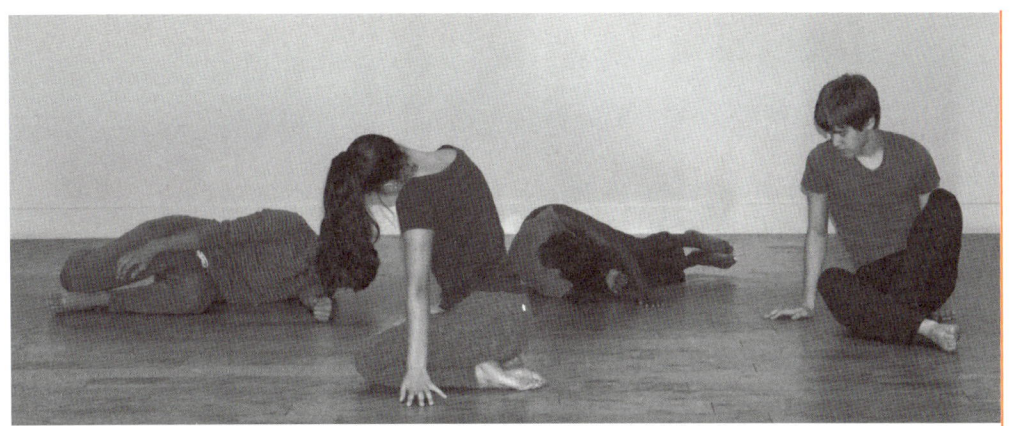

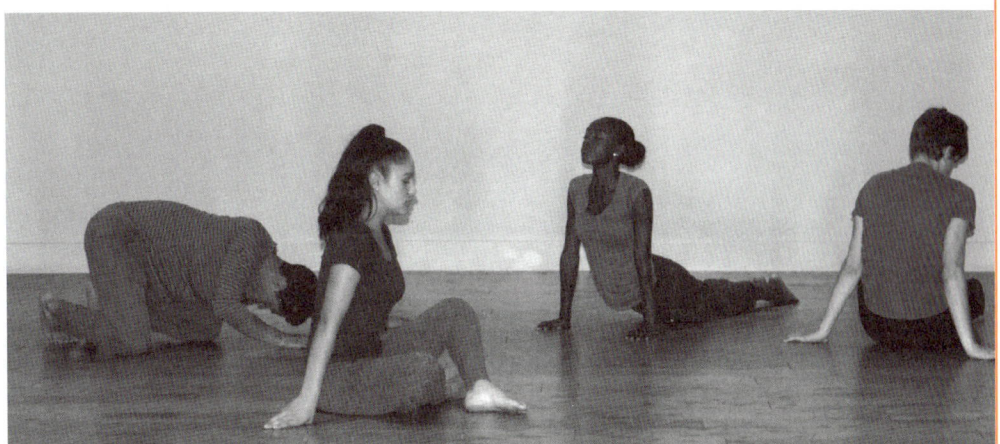

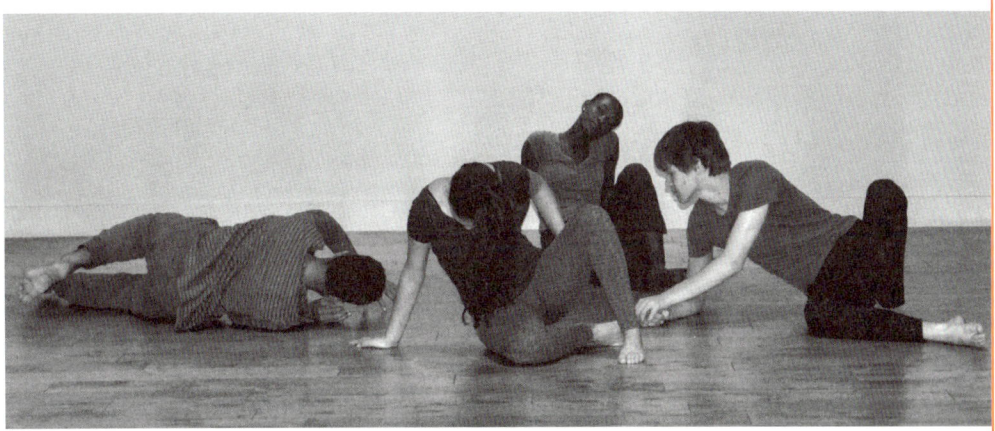

사진 16-3a, b, c. 즉흥 동작 탐험 1. 자신의 습관화된 움직임 패턴에서 벗어난 즉흥 동작을 하는 십대들. 탐험이 진행되면서 동작이 좀 더 다양하고 섬세하게 변해간다. 사진 16-1에서 웜업을 하고 있는 학생들 모습과 이 사진에 보이는 모습을 서로 비교해보라.

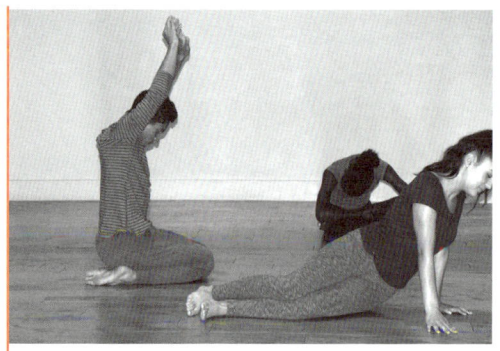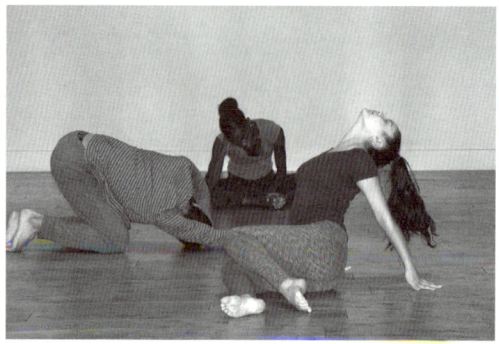

사진 16-4a, b, c. 즉흥 동작 탐험2. 좀 더 자기 주도적인 방식에 익숙해질수록 학생들은 자신의 움직임에 자신감을 갖는다. 이 새로운 움직임 탐험은 남들에게 어떻게 보일지 눈치를 보지 않고 진행할 수 있기 때문에 기분 좋은 느낌을 선사한다.

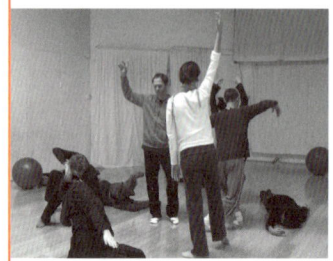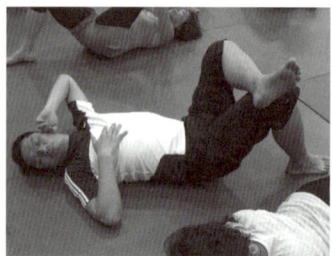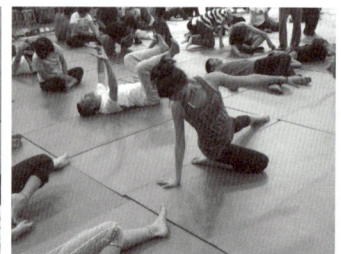

사진 16-5a, b, c. 즉흥 동작 탐험 3. 눈을 감고 자유롭게 움직이거나, 음악을 틀지 않고 내적 충동에 따라 움직이는 방식이 낯설게 느껴지곤 한다. 여기서는 교사가 먼저 즉흥 동작 탐험 시범을 보이고 있는데, 사진은 캘리포니아에서 진행된 소마움직임교육 커리큘럼에 참가한 사람들 모습을 찍은 것이다.(a) 대만에서 진행한 워크숍에 참가한 사람들. 한 그룹은 체육교사로, 또 한 그룹은 물리치료사와 작업치료사로, 그리고 나머지 한 그룹은 무용가로 이루어져 있다.(b, c)

교사를 위한 조언

* 즉흥 동작 탐험 한 번 한 후, 또는 여러 번 한 후에 학생들이 이 방식에 익숙해져 감을 잡으면, 교사가 말로 지도하지 않은 상태에서 스스로 탐험을 진행하게 할 수 있다. 예를 들어, 수업 시작 10분 전에 학생들에게 즉흥 동작 탐험을 하게 한 후 스스로 탐험을 마무리하게 한다. 이 경우 난 탐험을 시작할 때 종소리를 울린다. 그러면 학생들은 종소리를 신호로 삼아 내면에 집중하기 시작하

고, 끝무렵에 다시 종을 치면 천천히, 하지만 명확하게 동작을 마무리한다. 수업을 통해 배우는 다른 구조적인 형태의 탐험을 하다 쉬는 시간에 이 즉흥 동작 수련을 할 수도 있다. 학생들에게 이런 방식의 움직임 탐험이 필요한 때를 교사가 직접 결정하거나, 학생들에게 직접 물어볼 수도 있다. 다음 탐험으로 이것을 하자거나, 아니면 언제 시간을 내서 하자는 식으로 제안하면 된다.

- 인체의 모든 시스템 통합시키기

즉흥 동작 탐험이 이어질수록 학생들은 전통적인 방식의 웜업 운동이 주로 인체 특정 부위의 근골격계를 스트레칭하는 방식으로 시작된다는 사실을 알게 된다. 스트레칭을 해서 혈액의 흐름을 좋게 해주어 활액뿐만 아니라 관절 주변의 근육과 다른 조직들까지 웜업시켜주어야 실제로 좋은 움직임이 일어난다. 이러한 효과를 극대화하려면 인체 심층에서부터 움직임이 바깥쪽으로 일어나게 만들어야 한다. 사실 온전한 웜업이란 인체에 있는 모든 시스템을 활성화시키는 작업이다. 학생들에게 이러한 개념을 소개하려면, 먼저 균형잡힌 다이어트를 하기 위해 여러 종류의 음식이 필요하다는 사실부터 상기시킬 필요가 있다. 학생들은 보통 스트레칭을 통해 근육을 풀어주어야 다른 동작을 하는데 도움이 된다는 사실은 잘 알고 있지만, 몸이 얼마나 복잡한지, 그래서 근육뿐만 아니라 인체에 있는 모든 시스템을 활성화시킬 필요가 있다는 사실은 간과하는 경향이 있다.

이전에 배웠던 탐험들을 통해 관절, 근육, 고유수용감각, 그리고 장부 지지력에 대해 체득한 학생이라면 다양한 움직임이 존재한다는 사실을 이해했을 뿐만 아니라 웜업에 대한 이해의 폭도 넓혔을 것이다. 근육으로 가는 혈액의 흐름이 좋아질수록 윤활관절의 충격 흡수력도 좋아지고, 공간 안에서 위치를 감지하는 능력도 개선된다는 사실을 알게 되면서, 학생들은 인체 시스템의 복잡성뿐만 아니라 시스템들 간의 상호연관성까지 이해하기 시작한다.

보니 베인브릿지 코헨은 무용과 체육에서 하는 웜업이 특정한 무용 동작 또는 체조 기법 형태로 구조화되어 있어서 매우 제한적인 효과밖에 없기 때문에, 인체의 움직임 가능성을 온전히 활성화시키는 웜업이 필요하다고 말한다.

> *인체를 구성하는 주된 시스템들은 우리 몸을 지지해주고 연결해준다. 이에 더하여 인간의 초기 발달 과정에서 형성되는 움직임 패턴이야말로 일상 생활 동작을 하는 일반인부터 고도로 숙련된 동작을 행하는 무용가와 운동선수까지, 인간이 하는 모든 행위의 기반을 이룬다. ~~ 하지만 무용가들이 하는 웜업 운동은 인체 시스템의 극히 일부분과 발달 움직임 패턴의 몇 가지 정도만 건드리고 끝난다. 보통 특정 춤 스타일을 전개하기 위해 필요한 최소한의 시스템만 활용하는데 그치고 만다.*[6]

다양한 인체 시스템을 활용하는 즉흥적인 방식의 웜업을 통해 학생들은 습관화된 움직임 패턴을 벗어나 몸의 기능과 표현력을 확장시킬 수 있다. 즉흥 동작을 통해 인체 시스템을 탐험하는 웜업 방식으로 우리는 스스로의 움직임을 온전히 체화할 수 있을 뿐만 아니라 인체를 구성하는 시스템들과의 연결성까지 발견할 수 있을 것이다. 사실 학생들은 인체 시스템들이 서로 얽혀서 미묘하고 개성적인 움직임을 표출한다는 것도 배우게 될 것이다.[7] 즉흥 동작 탐험과 이후에 배우는 탐험들을 통해 학생들은 광범위한 움직임을 체화할 수 있다. 또 새로운 방식의 움직임을 자신의 웜업 운동 안으로 결합시킬 수도 있을 것이다.

- 감각 경험과 운동 경험 사이의 균형 맞추기

감각 경험과 운동 경험 사이의 균형이 맞추어져야 새로운 움직임 패턴의 통합이 일어난다. 이는 유아들에게 필요한 기본적인 움직임 기법부터 운동선수나 무용가들이 행하는 보다 복잡한 형태의 기술들 모두에 적용된다. 지금까지 배웠던 모든 탐험과 마찬가지로, 웜업 탐험 또한 감각 경험과 운동 경험 양자의 균형을 제공한다.

걷기는 단순하고 익숙한 동작이다. 그렇기 때문에 웜업을 하는 첫 단계에 걷기가 포함되면 좋은 점이 많다. 일단 걷는 행위를 통해 혈액의 흐름이 좋아지고, 그로 인해 세포에 신선한 산소가 공급된다. 이렇게 산소를 머금은 혈액이 근육까지 전달되면 고유수용감각 반응을 자극하고 관절 내의 활액 생산이 촉진된다. 웜업 목적으로 걷기를 할 때 이미지 기법을 결합하면 좋다. 모래 위를 걷는다고 상상하거나 색연필 이미지를 활용해 척추를 늘릴 수도 있다. 걷기를 하면서 우리는 외부(주변 환경) 인지를 하면서 내부(자신의 내부 감각) 인지를 동시에 높일 수 있다. 이는 이미 지금까지 탐험을 통해 학생들이 이미 경험한 내용이다.

쉐이핑Shaping이라는 제목의 탐험을 통해서는 자세를 변화시키고 몸의 다른 부위로 몸무게를 지탱하는 과정을 통해 웜업하는 법을 배운다. 이 쉐이핑 탐험은 이전에 고유수용감각에 대해 배울 때 그림을 그리는 탐험을 통해 이미 경험하기도 했다. 장부에 대해 배울 때도 몸의 각기 다른 부위로 몸무게를 지탱하며 고유수용감각과 내수용감각을 자극하는 법을 경험한 적이 있다. 학생들은 이 탐험을 파트너와 할 수도 있다. 내부에 의식을 집중하는 탐험(더 많은 감각 자극이 전해진다)을 바탕으로 파트너에게 서로 몸을 기대며 놀이하듯 탐험을 진행하면 된다. 이 모든 탐험들을 통해 학생들은 좀 더 활력을 얻게 되고, 현존에 대한 체화를 깊게 할 수 있을 것이다.

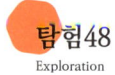
걷기   Walking

시간   15 ~ 20분

목적   심혈관계 기능을 증진시키기. 신체 조직과 활액을 웜업시켜 관절의 움직임을 좋게 하기. 이미지 기법을 활용해 외부 집중에서 내부 집중으로 전환시키기.

활동   다음 설명은 이 탐험의 한 가지 예시일 뿐이다. 아래에서 소개한 대로, 움직임의 어떤 측면을 인지하느냐에 따라 다양한 형태의 응용 탐험이 가능하다.

1) 방 안을 걸어봅니다. 몇 분간 걸으면서 주변 사람도 확인하고, 서로에게 인사를 합니다.(사진 16-6)

2) 옆사람과 함께 걸으며 그의 눈 색깔을 관찰해보세요. 서로의 눈을 확인할 수 있을 때까지 계속 걷습니다.

3) 이제 걸으면서 방 안을 둘러보세요. 사람들 사이의 공간에 의식을 집중합니다. 공간을 보면, 그곳으로 걸어가세요.(걷는 속도를 빠르게 하거나 달리듯 지나가는 방식으로 변화를 주게 한다. 사람들 사이 거리를 좁히거나 최대한 넓히는 방식으로 공간 변화를 주게 할 수도 있다)(사진 16-7)

4) 이제 걸으면서 발바닥에 닿은 바닥의 온도를 느껴보고, 바닥의 질감도 느껴봅니다.

5) 잠시 멈춥니다. 눈을 감으세요. 심호흡을 합니다. 들이쉬고, 내쉬고. 발로 전해지는 몸무게를 느껴봅니다. 한쪽 발에 더 많은 무게가 가해지나요? 발가락과 발뒤꿈치 중 어느 곳에 무게가 더 가해지나요? 이제 눈을 뜨고 다시 걷습니다.(이런 탐험을 몇 차례 더 한다. 몸의 각기 다른 부위에 초점을 이동시키면서 하게 할 수도 있다)

6) 이제 걸으면서 발에 가해지는 몸무게를 느껴보세요. 모래 위를 걷고 있다고 상상해보세요.(견갑대를 자유롭게 늘어뜨리거나, 호흡에 집중하라는 등, 다양한 방식으로 초점을 전환시킬 수도 있고, 머리 꼭대기 위쪽으로 색연필이 자라나는 것과 같은 이미지 기법을 활용하게 할 수도 있다. 학생들의 탐험을 돕는 것이면 어떤 이미지도 괜찮다)

7) 이제 걸으면서 손과 팔을 흔들어보세요, 그런 다음 어깨까지 흔듭니다.(계속해서 몸통, 엉덩이, 다리, 발 순으로 진행한다. 흔들며 걷거나, 비틀거리며 걸을 수도 있다. 굴곡, 신전, 회전 등의 움직임을 가미해 탐험을 해도 되고, 몸 가까운 곳에서 먼 곳으로 순차적인 관절 운동을 하면서 움직여도 된다. 다리에 있는 관절을 순차적으로 움직일 때는 걷는 것을 잠시 멈춰도 된다)

8) 자신만의 속도로 계속 걷습니다. 이제 천천히 속도를 줄이세요. 걷는 속도가 점차 줄어들어 정지될 수 있게 합니다. 움직임 모멘텀이 서서히 줄어들어 동작이 멈추게 하면 됩니다.

9) 눈을 감고 선 자세에서 잠시 심호흡을 하며, 발바닥에서 머리 끝까지 바디스캔을 합니다.

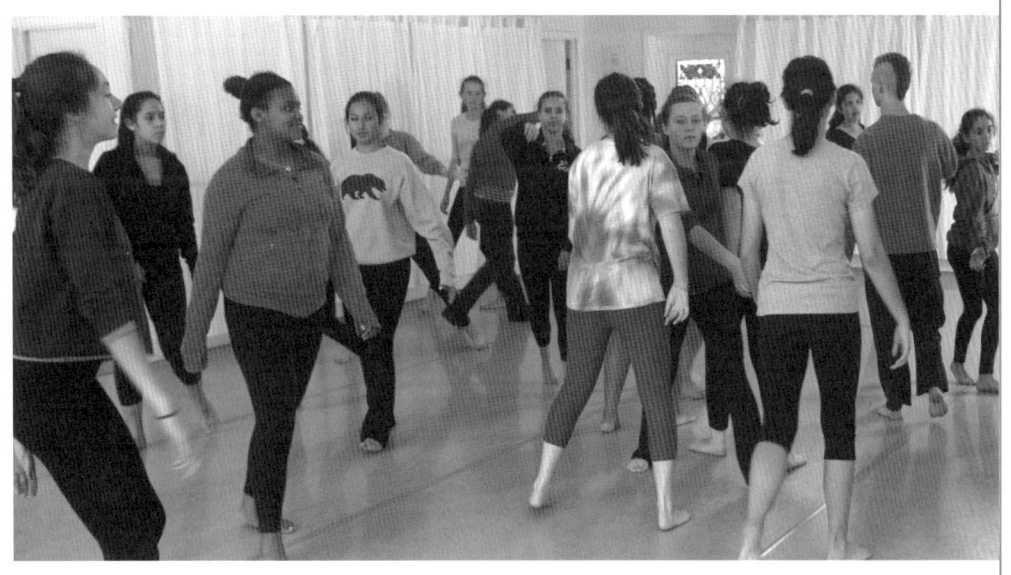

사진 16-6. 걷기는 건강을 증진시킨다. 또 걷기를 웜업 운동에 추가시키면 학생들의 의식을 바깥에서 안쪽으로 이동시키는데 도움이 된다.

토론

* 이 탐험에서 무엇을 체득했나요? 방금 바디스캔을 하면서 무엇을 발견했나요? 바깥쪽에 의식을 두는 것(주변 사람을 관찰하거나 방 안에 있는 사물을 보는 행위)과 안쪽에 의식을 두는 것(발바닥에 걸리는 몸무게를 인지하거나 이미지 기법을 활용하며 탐험하는 것) 중에서 어느 방식이 좀 더 자연스럽고 편하게 느껴졌나요? 각각의 방식은 여러분의 움직임에 어떤 영향을 미쳤나요?

* 이런 탐험을 웜업 운동과 어떻게 연결시킬 수 있을까요? 걸을 때 인체의 어떤 시스템이 활성화되나요? 웜업 운동의 어느 단계에 이 걷기를 추가하면 좋을까요? 왜 그래야 한다고 생각하나요?

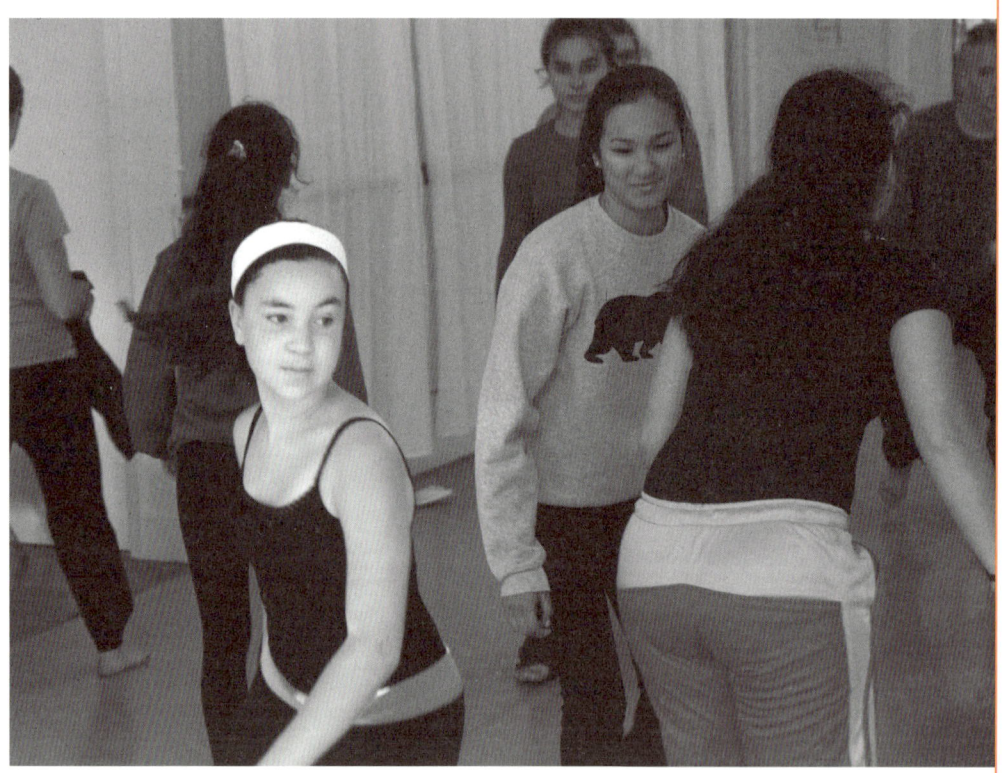

사진 16-7. 내면을 인지하면서 즐겁게 서로의 공간을 지나가는 학생들.

탐험49 Exploration	**쉐이핑** Shaping

시간   *10 ~ 15분*

목적   고유수용감각 수용기 활성화. 다양하고 즐거우며 즉흥적인 형태의 지루하지 않은 웜업 운동으로 부상을 예방하기.

활동   이번 탐험은 쉐이핑이라 부른다. 교사가 손뼉이나 드럼을 쳐서 소리로 알리거나, "go" 하면서 신호를 주거나, 또는 자신만의 타이밍에 맞게 보다 즉흥적으로 신호를 주면 학생들은 원하는 대로 자세를 변화시키는 탐험이다. 학생들은 짐볼 위에서 자세를 잡아도 되고, 뭔가 "균형이 깨진" 것 같은 자세를 다양하게 취하며 탐험을 이어가도 된다.

1) 방 안에서 탐험을 시작할 적합한 장소를 찾으세요. 앉거나 서서 움직일 때 방해받지 않을 정도로 충분한 공간을 확보하고 탐험을 시작합니다.

2) 이제 앉은 자세 그대로 멈추세요. 눈을 감습니다. 자신이 취하고 있는 자세 모양을 느껴봅니다. 제가 손뼉을 치면 앉은 자세를 바꿉니다. 다시 바꿔보세요. 이제 눈을 뜨고 여러분의 타이밍에 맞춰 계속 자세를 바꿔봅니다.

3) 이제 누운 자세에서 앉은 자세까지 다양한 형태의 자세를 취합니다. 등을 대고 누운 자세, 복부를 대고 엎드린 자세, 허리를 세우고 앉은 자세, 무릎을 꿇고 엎드린 자세 등등 몸의 다양한 영역으로 몸무게를 지탱하며 자세를 바꿔보세요. 자신의 몸 어느 부위로 몸무게를 지탱하고 있나요? 머리인가요, 양손인가요, 아니면 두손과 한 다리인가요? 양다리와 한손인가요? 양팔과 양다리인가요? 몸의 한 부위로 몸무게를 지탱하다 다른 부위로 이동시켜보세요. 이제 균형을 잡아보세요. 몸의 다른 부위로 버티며 균형을 잡습니다.

여기서 탐험을 멈추거나, 아래의 응용 탐험으로 넘어가도 된다.

응용 짐볼 위에서: 학생들은 짐볼을 이용해 탐험을 해나갈 수 있다. 짐볼을 이용하면 자세와 균형을 다양하게 변화시킬 수 있다. 또한 짐볼의 탄력 때문에 재미도 있지만 예측불가능성이라는 묘미도 있다.(사진 16-8a, b)

파트너와 함께: 쉐이핑 탐험을 파트너와 함께 할 수도 있다. 이에 도움이 되는 방법을 제시한다.

1) 움직이다가 파트너를 찾습니다. 그 파트너와 함께 균형 잡기를 해보세요. 천천히 파트너에게 다가가 서로의 몸무게를 어떻게 지탱할 수 있을지 확인하세요. 서로 등을 대는 방법, 손바닥과 손바닥을 마주하는 방법, 머리와 머리를 마주하고 몸무게를 지탱하는 방법을 쓸 수 있습니다. 충분히 천천히 움직여서 자세를 바꾸어도 균형이 유지되게 합니다. 놀이하듯 이 탐험을 파트너와 함께 말 없이 해보세요. 여러 가지 방식으로 파트너와 함께 쉐이핑 실험을 해보고 새로운 것을 발견해보세요.

2) 이제 다시 혼자서 움직이며 자세를 취합니다. 자세를 바꿔가며 몸무게를 몸의 다양한 부위로 가해보세요.

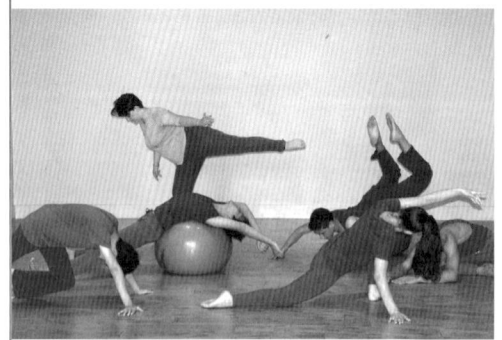 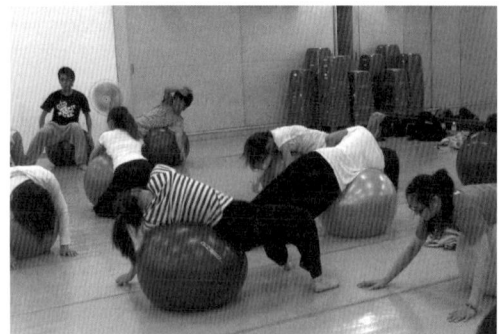

사진 16-8a, b. 쉐이핑 탐험을 하며 고유수용감각을 깨우는 일은 재미가 있을 뿐만 아니라 웜업 운동에 보다 즉흥적인 측면을 포함시키게 된다. 짐볼을 이용해서 탐험을 한다면 낯선 자세에서 다양한 방향으로 움직일 수도 있다.(쉐이핑 탐험을 하는 태국 십대들)

토론

* 어떤 체득을 했나요? 뭐가 재미 있었나요? 왜 그렇다고 생각하나요? 왜 이런 탐험이 웜업 운동으로 활용될 수 있다고 생각하나요? 고유수용감각과는 어떤 관련이 있나요?

* (파트너와 하는 응용 탐험) 파트너와 어떤 경험을 했나요? 말 없이 파트너와 탐험을 하는데 어려움이 없었나요? 서로 균형을 잘 맞출 수 있었나요? 무엇을 발견했나요?

몸 전체 통합: 구조화된 움직임 시퀀스

비록 이전에 배웠던 탐험들이 주로 즉흥성에 초점을 두고 있지만, 구조가 잘 갖춰진 움직임 시퀀스를 통해 익숙한 형태의 스트레칭 요소가 추가된다면 웜업 운동을 할 때 큰 도움이 된다. 그러므로 즉흥적인 요소와 구조적인 요소의 균형을 유지해야 자유로운 측면과 형식적인 측면이 조화를 이룬 수련을 해나갈 수 있고, 지루함을 피하면서 부상까지 예방할 수 있다. 여기서는 구조가 잘 갖춰진 탐험을 제공한다. 이를 통해 학생들은 몸에 있는 큰 근육들을 스트레칭하는 데 도움을 받게 될 것이다. 앞에서 소개했던 요가의 태양경배는 구조가 잘 갖춰진 움직임 시퀀스이다. 이와 비슷한 형태의 탐험이 매우 많이 존재한다. 태양경배 시퀀스뿐만 아니라 다른 요가 자세나 무예 동작 또한 여기에 해당된다.

여기서 나는 불가사리 교차 스트레치 Starfish Cross-Stretch[8] 라는 이름의 탐험을 소개할 것이다. 이 탐험을 할 때는 X자 자세 또는 불가사리 모양으로 바닥에 등을 대고 누운 다음, 손발을 뻗은 자세에서 몸을 굴려서 엎드린 후 배를 바닥에 댄 자세로 바꾸고, 다시 등을 바닥에 댄 자세로 되돌아온다. 이 탐험에서는 척추 회전을 통해 움직임을 구동한 후 순차적으로 몸의 코어와 팔다리로 연동시킨다. 이를 통해 학생들은 몸의 특정 관절이 "잠긴" 상태, 또는 움직임이 관통해 지나갈 만큼 자유롭지 못한 상태에 있는지 아닌지 인지할 수 있다. 움직임이 지나가는 경로가 자유로울수록 더 편안한 움직임이 일어난다. 이 탐험에서는 여섯 개의 지체(양팔, 양다리, 머리와 꼬리)가 몸의 코어에서 방사형으로 똑같이 뻗어나가는 체험을 하게 될 것이다. 응용 탐험에서는 장부의 지지력을 통해 근골격계의 움직임을 통합시키고, 결과적으로 좀 더 종합적이고 부상의 위험이 없는 움직임을 이끌어내는 법을 배운다.

고학년이나 소마틱스 수련에 경험이 있는 학생들이라면 이 불가사리 탐험을 파트너와 함께 시행할 수도 있다. 파트너와 함께 한다면 자신의 움직임 패턴뿐만 아니라 타인의 움직임 패턴까지 인지하는 경험을 하게 되고, 파트너가 좀 더 쉽게 움직일 수 있도록 촉진하는 법도 익히게 된다. 더하여 외부 접촉이나 가이드를 통해 도움을 받는다면 고유수용감각 인지를 높일 뿐만 아니라 움직일 때 공간 지향적인 측면에 좀 더 의식을 집중할 수 있을 것이다.

타인의 움직임을 촉진시키는 방식은 좀 더 고급 레벨이다. 그렇기 때문에 학생들은 먼저 자기 자신의 움직임 탐험에 충분한 시간을 투자한 후에 도전하는 편이 낫다. 자신의 움직임을 제대로 이해하고 신체적인 측면 또한 충분히 통합되어 있는 그룹이라면 타인의 움직임을 가이드하는 방법을 배워도 괜찮다.

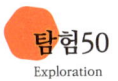
탐험50
Exploration

불가사리 교차-스트레치   Starfish Cross-Stretch

시간   *20 ~ 30분*

목적   뼈를 "지렛대" 삼는 법 명확하게 익히기. 특정 관절의 "잠긴" 상태 또는 움직임이 관통해 지나갈 만큼 자유롭지 못한 상태 인지하기. 통합적인 움직임, 측면-교차 움직임 깨우기. 척추 회전 구동과 코어/말단 구동 탐험. 내 몸과 타인의 몸에서 일어나는 움직임 구동 방식과 움직임 패턴 감지하고 인지하는 능력 높이기. 골격(용기)과 장부(내용물)에 대한 인지를 통합하여 부상에서 자유로운 움직임(응용 탐험)을 만드는 방식과 결합시키기..

활동   교사는 학생들에게 이 움직임 패턴을 먼저 시연한다. 일단 등을 바닥에 대고 누운 자세에서 손과 팔을 위로 뻗는다. 그 다음 한쪽으로 한쪽으로 회전한 후 돌아 엎드려 복부를 바닥에 댄다. 그런 다음 발과 다리를 몸 뒤쪽으로 뻗어 원래 자세로 되돌아온다. 교사가 시연을 보이면 학생들은 따라한다. 교사가 구령을 넣으면서 적절한 타이밍으로 속도를 낮추거나 높일 때 학생들은 거기에 맞춰 동작을 진행한다.

등을 바닥에 대고 불가사리 자세를 취한 후 손과 발을 위아래로

뻗으면 X자 모양이 된다. 손과 발은 몸 옆에서 열린 자세이다.(사진 16-9a)

1) X자 자세로 눕습니다. 마치 불가사리가 된 것처럼 느껴보세요. 6개의 지체(양팔, 양다리, 머리와 꼬리)가 몸의 코어에서 방사형으로 뻗어나가는 것처럼 누워보세요.

2) 이제 동작을 구동합니다. 먼저 손가락을 뻗으며 등을 대고 누운 자세에서 복부로 엎드린 자세로 바꿉니다.(사진 16-9b) 몸을 한쪽으로 돌릴 때 몸의 모든 관절과 뼈가 지렛대처럼 작용하여 몸을 부드럽게 움직이게 합니다. 파도를 떠올려보세요. 손가락에서 손, 손목, 팔, 쇄골을 지나 늑골, 척추, 아래쪽의 골반, 그 다음 다리 지나 발까지, 파도가 밀려오듯 움직임이 연결되어 굴러가는 동작이 일어납니다. 마지막엔 복부를 바닥에 대고 엎드립니다.

3) 그런 다음 복부를 바닥에 대고 엎드린 자세에서 뒤쪽이 X자로 되어 있는지 확인합니다.(사진 16-9c)

4) 이제 발에서부터 움직임을 구동하여 다시 구릅니다.(사진 16-9d) 다시 몸의 모든 뼈가 지렛대처럼 사용되게 하고, 등을 대고 누운 자세로 부드럽게 전환합니다. 발바닥에서 다리, 골반, 늑골, 척추, 견갑대를 지나 팔, 손, 손가락까지 흐름이 지나갑니다.

5) 이제 등을 대고 누운 자세에서 몸 전체가 X자로 되어 있는지 확인합니다.(사진 16-9e)

6) 이제 스스로 이 불가사리 교차-스트레치 동작을 여러 번 해봅니다. 몸을 돌릴 때 근육의 힘은 최소로 씁니다. 그래야 회전 모멘텀이 인체의 모든 관절을 통해 부드럽게 전달됩니다.

등에서 복부로, 복부에서 등으로, 이렇게 여러 번 동작을 시행한다. 오른쪽으로도 구를 수 있고, 왼쪽으로 구를 수도 있다.

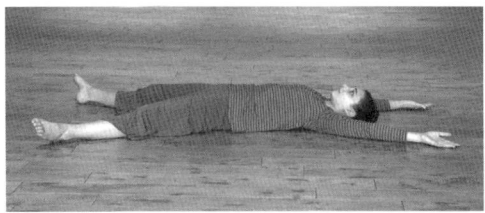
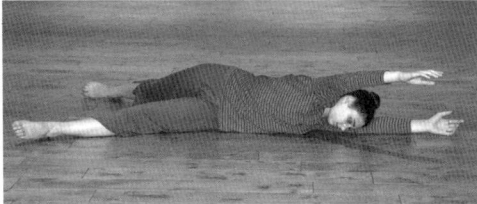
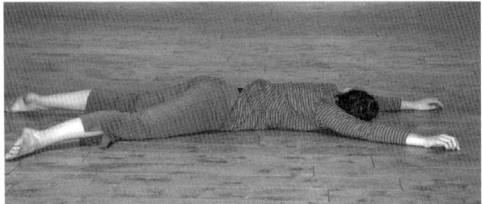
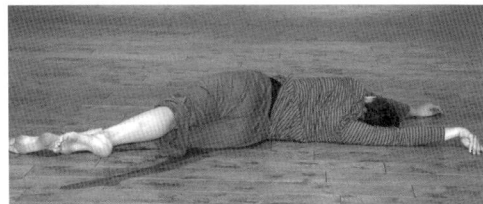
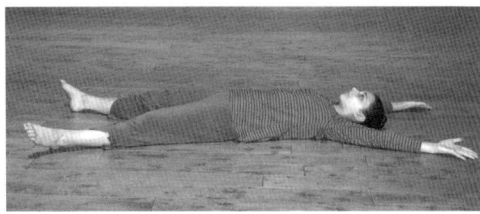

사진 16-9a, b, c, d, e. 불가사리 교차-스트레치 탐험을 통해 양팔, 양다리, 머리와 꼬리, 이렇게 6개 지체가 코어에서 방사형으로 뻗어나가는 것을 몸 전체로 인지할 수 있다. 이 탐험을 통해 학생들은 측면-교차 동작을 하며 몸 전체가 유동적으로 연결되어 있다는 사실을 깨닫게 된다.

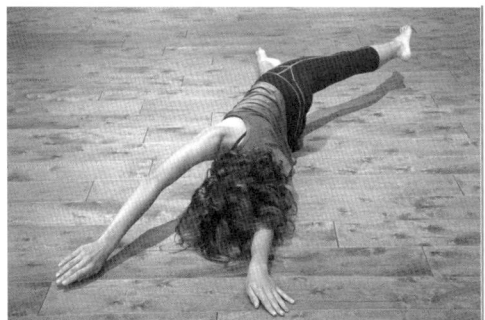
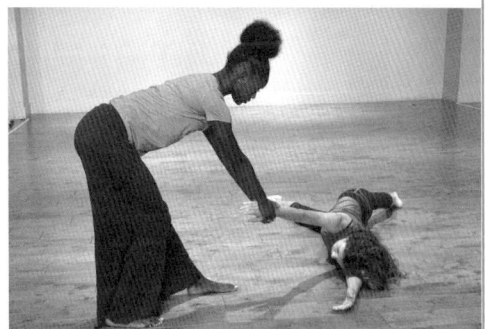
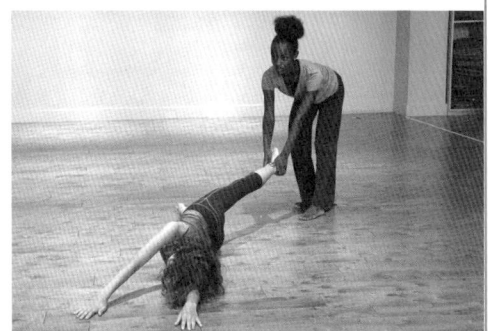
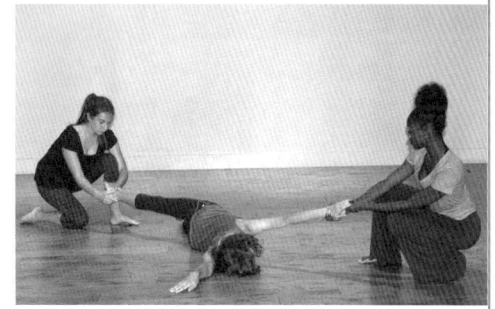

사진 16-10a, b, c, d. 불가사리 교차-스트레치 응용 탐험. 혼자서 탐험을 한 이후에, 학생들은 파트너의 움직임을 촉진시켜줄 수도 있다. 먼저 한 학생이 스스로 동작을 한다.(a) 이때 파트너는 이를 관찰하고 있다가 도움을 준다.(b, c) 이 탐험은 3명 이상 그룹으로 할 수도 있다.(d)

16장. 소마틱스 "웜업" : 생활 속 수련에 대한 새로운 접근

응용	혼자서 탐험을 하고 나면, 교사 여러 명이 학생들과 함께 시연을 보일 수도 있다. 이때 각각의 학생들은 그룹으로 모여 자신이 겪은 내용을 공유하며 시작한다. 이렇게 하면 움직임을 개선하는데 도움이 된다.

파트너와 함께 하는 탐험: 파트너와 함께 할 때는, 우선 한 학생은 바닥에 누워서 동작을 하고 다른 학생은 이를 관찰하며 시작한다.(사진 16-10a) 그런 다음 관찰을 하고 있던 학생이 교사가 시연을 보였던 방식대로 누워서 몸을 굴리는 학생의 움직임을 도와준다. 손이나 팔을 이끌어 반대편으로 넘어가게 하거나, 발과 다리가 뒤로 넘어갈 수 있게 도와주면 된다.(사진 16-10b, c)

<u>**소규모 그룹으로 하는 탐험**</u>: 3명 이상 그룹으로 탐험을 할 수도 있다. 이때 한 명은 동작을 하고 두 명은 도움을 준다. 이렇게 하면 몸 전체를 사선으로 스트레칭시킬 수 있다. 보통 한 명은 상지 쪽에서 다른 한 명은 하지 쪽에서 도움을 주면 된다.(사진 16-10d)

<u>**장부에 집중하며 하는 탐험**</u>: 이 탐험을 장부에서 기시하는 움직임에 초점을 맞추어 반복할 수도 있다. 그런 다음 골격계와 장부 모두를 통합시키는 방식으로 넘어가 내부 전체가 지지하는 움직임이 일어나게 한다. |
| **토론** | * 무엇을 발견했나요? 움직임이 몸을 관통해 지나가는 것을 느낄 수 있었나요? 뭔가 "막힌" 부위가 느껴지지는 않았나요? 여러 번 반복할수록 더 쉬워졌나요? 어떤 느낌을 받았나요? 뭔가 다른 경험을 한 사람은 없나요? |

| 교사를 위한 조언 |

* 학생들이 불가사리 탐험을 통해 측면-교차 동작을 하는 동안 척추에서 과도한 회선이 일어나지 않는지 확인해야 한다. 허리를 보호하기 위해 복부로 지탱하는지도 확인한다. 이는 특히 파트너나 그룹으로 탐험을 할 때 주의해서 봐야 할 부분이다. 촉진자(움직임을 돕는 학생들)에 의해 팔과 다리가 신장되며 과한 모멘텀이 발생하면 회전력이 커질 수 있기 때문이다.

웜업 공식에 맞춰 수련하기

앞에서 배운 탐험들을 통해 소마틱스 방식의 웜업, 즉 소마웜업 somatic warm-up 공식을 개별적으로 익혔다면 이제 각자에게 맞게 수련을 해도 된다. 소마웜업 공식은 다음 6가지 요소로 구성되어 있다.

1. **체크인**: 그날 어떤 느낌이 드는지, 현재의 몸-마음 상태는 어떠한지 체크하고 지금 이 순간에 현존하며 마음을 고요하게 한다.(체크인 탐험은 보통 안정위에서 시작한다. 안정위에서 척추를 굴리거나 다리를 한쪽으로 넘겼다 되돌아오는 방식으로 유연성을 체크하면 된다. 물론 선 자세에서 한 발로 선 후 반대 발로 서서 균형을 검사하는 것도 체크인에 포함시킬 수 있다)

2. **즉흥 동작**: 그날 자신의 몸이 원하는 느낌에 따라 움직이는 방식. 의식적으로 정형적인 동작을 하는 것이 아니라 내적 충동에 따라 자유롭게 움직인다.

3. **걷기**: 걷기를 통해 근육으로 가는 혈액의 흐름과 양을 늘리고 관절 윤활액의 온도를 높일 수 있다. 여러 관절을 흔들며 걸을 수도 있다.

4. 쉐이핑: 몸의 여러 부위로 몸무게를 가하는 방식으로, 고유수용감각 피드백을 극대화시키고 신체 내부를 깨우는데 도움이 된다.

5. 구조화된 시퀀스: 코어 연결성을 활성화시키고 몸 전체의 움직임을 자극한다.(불가사리 탐험, 태양경배 시퀀스, 또는 다른 형태의 움직임 시퀀스)

6. 체크인: (반복) 웜업의 효과를 확인하기 위해 다시 체크인 탐험을 한다. 처음 체크인 탐험을 했을 때와 비교해서 현존, 몸-마음 인지, 유연성이 어떻게 변했는지 다시 확인한다.

이 여섯 가지 요소는 즉흥적인 형태로 탐험을 할 수 있다. 또한 매일 자신의 필요에 따라 순서를 바꾸어서 시행할 수도 있다. 학생들은 매번 자신에게 가장 느낌이 좋은 순서로 소마웜업을 하면 된다. 예를 들어, 초기 체크인을 한 후 바로 걷기를 하고, 다음으로 좀 더 의도가 가미된 쉐이핑 탐험으로 넘어간 후 자유롭게 즉흥 동작 탐험을 해나가는 식이다. 다른 날에는 체크인을 한 후 바닥에 누워 즉흥 운동으로 몸을 편안하게 하고, 쉐이핑으로 넘어간 후 걷기를 하는 방식으로 진행해도 된다. 어떤 경우든 구조화된 시퀀스가 뒷부분에 배치되는 것이 좋고, 마지막엔 체크인으로 마무리한다.

이러한 형태의 웜업을 통해 우리는 좀 더 활기를 되찾고 자신의 몸에 "현존"하는 느낌을 받을 수 있다. 소마웜업 탐험은 그 자체로 건강한 일상을 유지하는데 도움을 주며 삶에 활력을 제공한다. 소마웜업을 했던 학생들은 보통 좀 더 중심이 잡힌 느낌, 그라운딩이 된 느낌, 그리고 몸이 유연해진 느낌을 받았다. 학생들에게 이 소마웜업 공식에 따른 수련을 스스로 해보게 하는 것은 이 책에서 소개한 소마움직임교육 체화 커리큘럼을 마무리하는 중요한 단계이기도 하다. 학생들은 매일 자신에게 맞는 개인적인 형태의 움직임 시퀀스를 스스로 창조할 수 있다. 따라서 그들이 자신의 몸-마음 건강 body-mind health 을 얻는데 필요한 다양한 방법을 알려주어 독립심을 갖게 하는 것이 교사의 역할이다.

웜업 운동에 추가해야 할 요소들

이 소마웜업을 매일 자신에 맞게 조절해서 수련하면서 몸의 특수한 측면을 계발시키는 움직임이나 스트레칭을 추가할 필요가 있다. 여기에는 가동성, 근력, 유연성, 지구력, 그리고 특정한 운동 능력을 향상시키는 퍼포먼스가 포함될 수 있다. 특별한 형태의 운동 전에 하는 웜업을 할 때 학생들은 좀 더 집중적으로 단련을 해야 하는 부분에 맞게 선별적으로 변화를 주어야 한다는 뜻이다. 예를 들어, 마라톤 선수들은 지구력을 높이는데 집중해야 하고, 체조 선수는 유연성과 가동성을, 그리고 축구 선수는 달리거나 점프를 할 때 방향과 속도를 빠르고 반사적으로 변화시키는 능력이 필요하다. 교사는 이러한 사실을 전하기 위해 근골격계 능력과 관련된 다음 네 가지 개념에 대해 학생들과 토론을 해야 한다. 일단 학생들이 이미 알고 있는 정보를 모아 확인하는 작업부터 시작해야 한다.

* 가동성 - 특정 관절의 모양에 따라 결정되는 가동 범위
* 유연성 - 특정 관절 주변 조직의 유연성과 탄성에 따라 결정되는 가동 범위
* 근력 - 저항을 이겨내는 근육 또는 근육군의 능력
* 지구력 - 오랜 시간을 버티는 근육 또는 근육군의 능력

자신의 하는 운동의 속성에 맞춰 좀 더 내부 집중 요소나 외부 집중 요소를 추가해도 된다. 예를 들어, 요가나 태극권을 할 때 내부를 인지하는 일은 필수적이다. 하지만 필드에서 농구나 축구를 할 때는 팀원들을 확인하는 외부 인지가 중요하다. 사실 운동을 할 때 우리는 이 두 가지 인지 방식 모두를 결합해서 사용한다. 단체 공연을 하는 무용가들이나 가파른 바위 산을 오르는 클라이머는 이 둘을 모두 활용해야만 한다. 학생들은 자신이 하는 운동에서 뭐가 필요한 요소인지 분석한 후 웜업 운동에 적절한 항목을 추가해야 그 운동을 해나가기 위한 "준비"를 제대로 할 수 있다. 이는 웜업 운동에 대한 전통적인 형태의 정의와도 맞아 떨어진다. 이런 형태의 웜업 개념은 소마움직임교육 커리큘럼뿐만 아니라 다른 특수한 형태의 체육 교육 분야에도 광범위하게 활용될 수 있다. 학생들 또한 이 새로운 형태의 소마웜업 방식을 스포츠, 무용 등과 같이 자신들이 현재 배우고 있는 다방면의 움직임 교육에 접목하는 요령을 어렵지 않게 깨우치게 될 것이다. 소마웜업은 학생들이 하는 이 모든 탐험에 도움을 줄 뿐만 아니라 실력을 높이는 데도 기여한다.

마지막으로 소마웍업을 매일 하든, 아니면 다른 종류의 스포츠나 움직임 탐험을 하든 상관없이, 자신이 현재 하고 있는 수련에 헌신하는 마음으로 집중해야 한다는 사실을 교사는 학생들에게 상기시켜 주어야 한다. 이는 8장에서 이미 소개한 내용이다. 수련은 개인적으로 또는 그룹으로 할 수 있다. 수련을 할 때 헌신의 마음을 지니고 수련을 한다면, 단지 경쟁을 위해, 또는 자신을 증명하기 위해 퍼포먼스를 향상시킨다는 개념으로 접근하는 것보다 체득의 깊이를 더할 수 있다. 최선을 다해 수련에 현존하려는 마음, 좀 더 넓은 세상을 위해 무언가를 공여하는 태도를 학생들이 갖게 되길 희망한다.

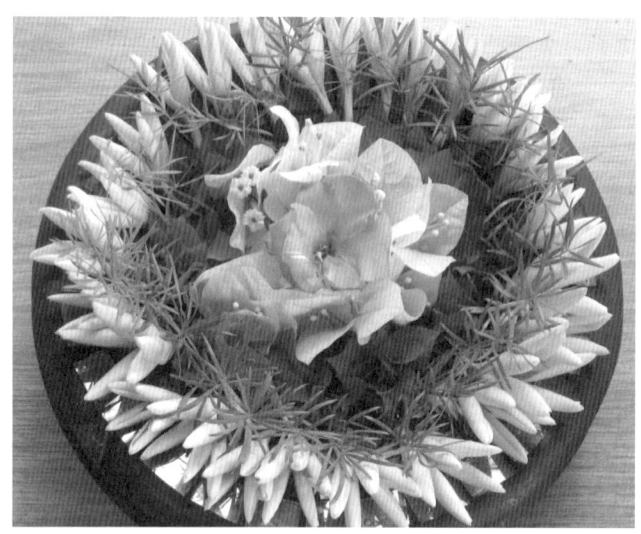

인도네시아 발리의 꽃 공양

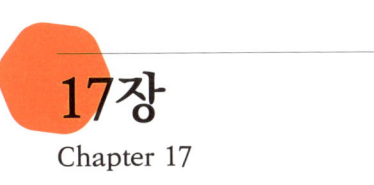

17장
Chapter 17

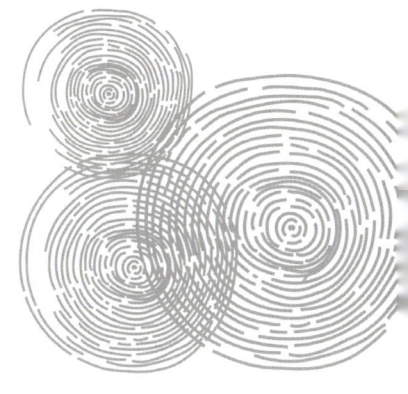

충만한 원 그리기

인식한다는 것은 정보를 받아들이는 개인적인 방식과 관련이 있다.
인간은 누구나 감각 기관을 지니고 있다.
그 감각 기관은 서로 비슷하게 생겼지만 개인의 인식은 매우 다르다.
인식은 감지하는 것과 자신이 어떻게 연계되어 있는가와 관련이 있다.
인식은 자신, 타인, 지구, 그리고 우주의 관계에 의해 형성된다.

— 보니 베인브릿지 코헨 Bonnie Bainbridge Cohen

이 수업이 진행되는 동안 학생들은 비슷한 탐험을 하지만 그 반응은 각자 다르다. 이는 학생들이 움직임 패턴, 몸-마음 연결성, 생활방식, 느낌, 그리고 타인과의 연결성 등을 통해 자신에게 의미있는 것을 발견하기 때문이다. 이때의 배움은 전형적인 학습 요소를 누적시키거나 기존의 신체 능력을 높이는 형태가 아니라, 학생 자신이 내부와 외부 환경 변화에 개인적으로 어떻게 반응하는지 인지함으로써 형성된다. 다음에 제시하는 작문에는 글을 쓴 학생들의 변화한 인식의 폭이 담겨있다.

오늘 우린 서서 몸을 이완하는 수련을 했어요. 머릿속으로 몸 안의 뼈를 상상했죠. 정말 집중이 잘 되었는데, 그때 보았어요, 그리고 평가를 했죠. 뼈의 무게, 구조를 인지했는데, 그건 마치 내가 머릿속이 아니라 몸 안에서 보고 느끼는 것 같았죠.

수련 후 우리가 보았다고 생각한 것에 대한 그림을 그렸어요. 난 정말 엄청난 비밀의 그림을 완성했다고 생각했어요. 단지 타인의 모양만 보고 그림을 그리는 것이 아니라, 먼저 자기 자신을 느끼고 그 그림을 그려야 한다는 것을 깨달았죠. 난 빠르게 기쁜 마음으로 스케치했는데, 오늘 했던 수업이 정말 마음에 들었습니다.

난 매일 15분에서 30분 정도 진행된 이 수업을 통해 집중력이 향상된 느낌을 받습니다. 몸도 이완되고 공부에도 도움이 됩니다.

- *11학년 안나*Anna

처음 수업을 시작할 때는 정말 제가 하는 것이 우습게 여겨졌고 다른 운동과 별다른 차이를 느끼지 못했어요. 그래도 안정위 자세가 편하다는 생각은 했었죠. 그런데 수업 내내 내 몸이 뻣뻣할 뿐만 아니라 허리가 자동적으로 아치를 이루고 있다는 사실을 깨닫게 되었어요. 아마도 수년 간 승마를 하며 아치가 형성된 허리로 말 안장에 앉아 있다보니 목 신경이 눌린 것 같아요. 그래서 똑바로 서 있을 때면 오히려 상대적으로 몸이 굽어진 느낌을 받았죠. 다른 애들은 이와 반대로 모두 몸이 구부정해서 똑바로 서려고 애를 쓰는 것 같았어요.

먼저 안정위 자세로 누웠을 때 매우 뻣뻣한 느낌을 받았는데, 수업을 마치고 나니 전혀 뻣뻣한 느낌을 못 받았고, 몸을 바르게 정렬하는 것도 좀 더 쉬웠어요. 커리큘럼을 모두 마치고 나니, 어떤 스트레칭도 어렵게 느껴지지 않아요. 더이상 뻣뻣한 몸으로 수업에 참가하지도 않아요. 정렬이 엄청 개선되었어요.

- *7학년 다이앤*Diane

이제 저는 제 몸 안에 무엇이 있는지, 그게 어떻게 기능하는지 이전보다 더 잘 인지할 수 있어요. 저 자신에 대해 전반적으로 좋은 느낌이 생겼네요. 마치 운동 능력이 개선된 것 같아요. 코치 님도 그렇다고 인정하셨어요. 이 수업 덕분에 제 인지 능력과 지식 모두 나아졌다고 생각해요. 배운 내용을 영원히 간직하고 싶어요.

- *11학년, 브라이언*Bryan

커리큘럼 초반엔 내 몸이 약 160cm 정도 길이의 복잡한 물건처럼 여겨졌어요. 그런데 지금은 내 몸 안에 있는 시스템들의 차이를 상상할 수 있어요. 뼈도 느낄 수 있고, 어떻게 연결되어 있는지도 느껴요. 내 몸에 실제로 존재하고 또 매우 중요한 역할을 하는 것들을 알아가는 일은 정말 멋진 것 같아요.

수업이 진행될수록 전 제 몸에 대해 좀 더 명확하게 이해해가고 있다는 생각이 들어요. 제 몸의 구조와 기능에 대해 흥미와 호기심을 갖게 되었어요. 제게 정말 유익한 수업입니다. 진심으로 정말 많이 배웠고, 매우 중요한 것을 익혔다고 말하고 싶어요. 누구든지 자신의 몸에 대해 가능한 많은 것을 배워야 한다고 봐요. 우린 이 몸과 함께 쭉 살아갈 테니까 말이죠.

- *12학년, 사라*Sarah

오늘은 정말 불행한 하루였어요. 수많은 일들이 짧은 시간 안에 연속적으로 일어나 정말 심란했죠. 그런데 수업에 들어가니 정말 흥미로운 것이 거기 있었어요. "대단해! 마음을 명료하게 하고, 마음의 눈으로 몸을 관찰할 수 있겠어." 이런 생각이 들었는데, 그게 그렇게 쉬운 것만은 아니었죠. 하지만 방 안을 걷는 동안 정말 마음이 비워졌어요.

하지만 방 한 곳에 가만히 서서 균형을 유지하기 위해 마음을 집중하기 시작하자, 이 균형을 유지하려는 마음 때문인지, 관계, 친구, 그리고 "균형잡힌" 다이어트 등에 있어서 나의 균형은 무엇인가 하는 생각이 올라왔어요. 내 삶 속의 부족한 균형에 대해 계속 생각하게 된거죠. 그래서 전 그날 제게 일어났던 문제의 바닥까지 내려가 살펴볼 수 있는 기회를 갖게 되었어요.

- *12학년, 스테파니*Stephanie

자신의 몸으로 하는 실험적 탐험을 통해 학생들은 능동적으로 뭔가를 발견하는 법을 배운다. 자신이 살아가는 방식이 몸에 어떤 영향을 미치는지에 대한 가치 있는 통찰을 얻고, 수업을 통해 체득한 것을 통합하여 일상에 녹여내기도 하며, 스트레스나 부상을 유발할 수도 있는 움직임 패턴과 습관을 개선시키는 법을 체득하기도 한다. 어떤 학생들은 수업이 진행되며 점차 집중력이 높아지는 경험을 하고 실제 학업 성적도 높아진다. 누군가는 신체 능력이 향상되어 정말 다양한 동작들을 할 수 있게 되고, 베일에 가려 있던 몸에 대한 이해가 높아지니 지니고 있던 두려움과 내면 세계의 미스터리를 극복하고 벗겨내기도 한다. 그리고 몸을 리스닝함으로써 살아가는데 도움이 되는 통찰을 얻기도 한다.

방금 소개한 몇 편의 체험기에서 보았듯, 십대들이 이러한 교육을 자신의 삶에 얼마나 녹여낼지, 또 소마움직임학습이 그들의 인생에 어느 정도나 영향을 미칠지 모두 알 수는 없다. 하지만 문을 활짝 열어야 할 시간이다. 소마틱스 교육을 통해 청소년들은 자신의 삶의 질을 높여줄 도구를 얻고 책임감 있는 어른으로 성장해나갈 수 있다. 내가 가르쳤던 학생들 중 한 명이 쓴 다음 글이 이를 정확하게 묘사해준다.

난 최근 스트레스와 불안에 시달렸어요. 경험적으로 전 요즘 몸과 분리된 느낌, 마치 지반이 흔들리며 이동하는 느낌을 받았죠. 견고하게 발을 딛고 설 무언가가 필요하다는 느낌이었어요. 논리적으론 설명이 불가능해요. 그래서, 아무런 의도 없이, 내 골격 구조를 상상하기 시작했어요. 달리는 버스 의자에 앉아, 불안과 긴장으로 가득한 채로, 그냥 내면으로 잠겨들기 시작했어요. 소마틱스 수업 첫 시간에 바디스캔을 배웠을 때 만큼의 미스터리한 느낌은 없었지만, 꽤 마음이 고요해지고 중심이 잡히는 느낌이었어요. 그래서 뼈 추적 기법을 제 팔에 적용해봤어요. 그때, "그래, 여기에 내가 있지"하는 생각이 들었죠. 그래서 바로 버스에서 내려 교실로 걸어 들어갔어요.

교육자로서 우리는 학생들에게 그들이 좀 더 편안하게 느낄 수 있는 경험 그리고 스스로를 이해하고 바로 설 수 있는 교육을 제공할 수 있다. 타인과 그리고 우리를 둘러싼 환경과 연결되기 위해서는 우선적으로 자기 자신과의 관계를 되돌아보아야 한다. 학생들이 자신과의 일차적인 관계를 개선시키게 한 후, 이를 확장하여 타인 그리고 환경과의 관계를 개선시키는 방향으로 나아갈 수 있도록 돕는 것이 교사의 역할이다. 바로 이러한 연결, 즉 자신과의 연결, 타인과의 연결, 그리고 지구와의 연결에 의해 충만한 삶의 원이 형성된다.

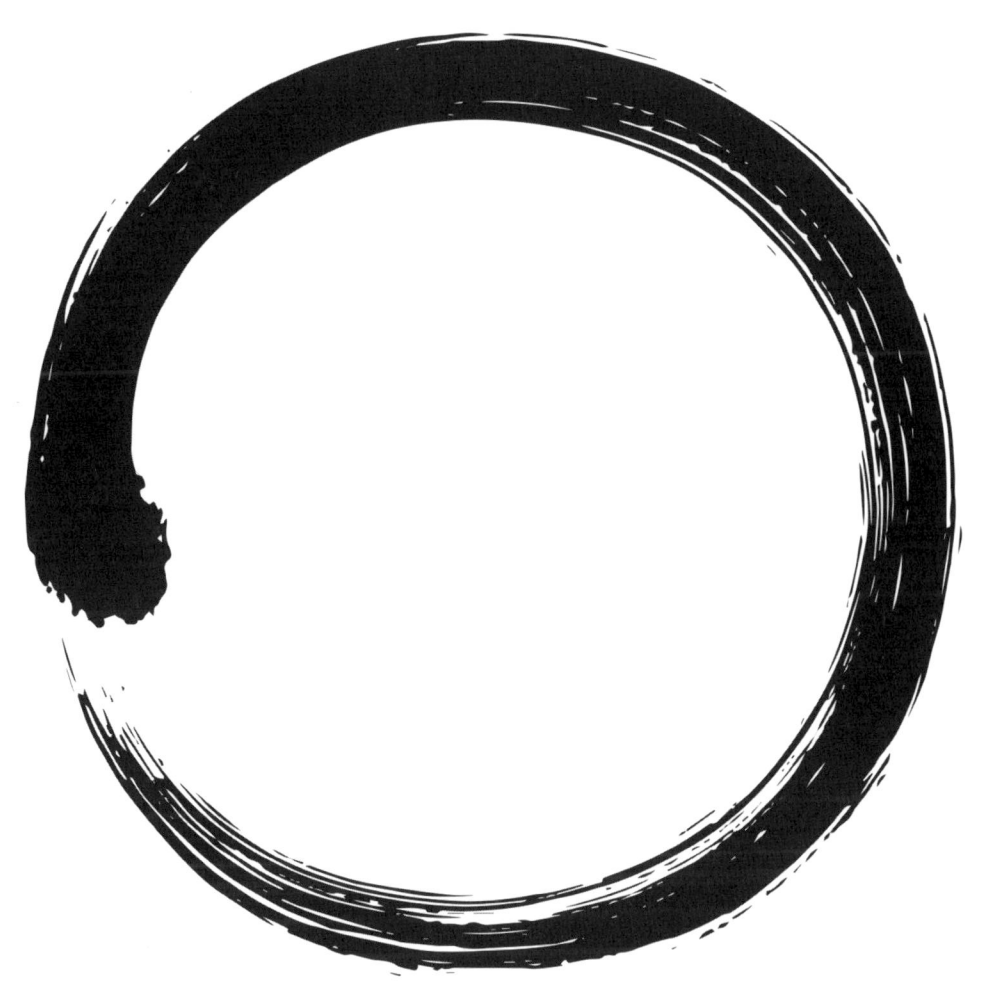

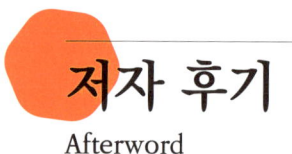
저자 후기
Afterword

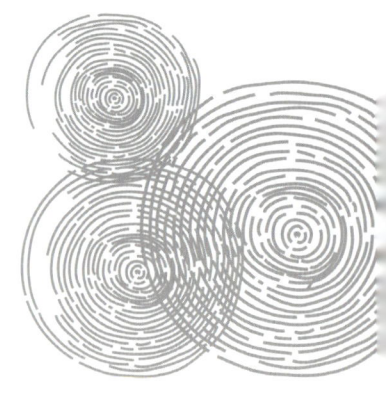

소마교육의 미래

불가능을 마주해야 예상치 못한 질문을 하게 된다.

– 에밀리 콘라드 Emillie Conrad

여기까지 도달했다면, 여러분은 아마도 소마움직임교육을 십대들에게 어떻게 가르쳐야 하는지, 그리고 그 효과에 대한 다양하고 확실한 근거는 무엇인지에 대해 뚜렷하게 감을 잡았을 것이라 생각한다. 청소년 교육에 소마틱스 커리큘럼을 포함시키는 일은 21세기 초반엔 매우 시대를 앞서간 생각이었다. 지금도 청소년을 위한 교육에 그러한 프로그램을 추가하는 일은, 학교에서 직접 하든 다양한 교육 환경에서 접목하든, 그 비전을 달성하기까지 해결해야 할 일도 많고 답해야 할 질문도 많다. 하지만 그 아이디어와 믿음은 시양 수련 문화에 엄청나게 스며들었다. 수많은 이들의 헌신과 노력이 더해진다면, 오늘 이상한 것이 내일은 기준이 될 수 있다. 난 이를 다른 나라의 학생들을 가르치면서 제대로 이해할 수 있었다. "최상의 수련"이 무엇인지에 대한 기준은 교육분야뿐만 아니라 문화적 맥락에 따라 광범위하게 다르게 받아들여질 수 있다는 사실을 알게 된 것이다.

예를 들어, 난 최근 대만의 타이퉁Taitung 대학에서 3일 워크숍을 진행했는데, 아침에 함께 모였을 때 "안정위 자세" 수련을 가르쳤었다. 이 자세로 짧은 시간 휴식을 취하는 것만으로도 다양한 생리학적 효과가 발생한다는 사실에 대해 토론을 한 후, 점심을 먹고 휴식 시간에 스튜디오에 돌아왔는데, 불이 꺼져 있는 공간에 40명의 학생들이 누워 있는 모습을 보고 깜짝 놀랐다. 대부분의 학생들이 안정위 자세로 쉬고 있지 않은가! 물론 나는 이렇게 생각했다. "정말 훌륭한 학생들이네! 배운 것으로 벌써 수련을 하고 있다니!" 하지만 프로그램 디렉터에게, 학생들이 스스로 수련을 하고 있는지, 아니면 그녀가 제안해서 하는지 물어보니, 혼란스런 표정으로 이렇게 답했다. "저희는 점심 먹고 나면, 다음 수업 전에 그냥 이렇게 쉬는데요."

미국의 교육 환경에서 "낮잠"은 전통적으로 취학 전 아동 교육에만 포함된다. 편의시설이 넘쳐나지만 십대와 어른뿐만 아니라 아이들도 거기서 낮잠을 자지는 않는다. 하지만 소마틱스 관점에서 보면, 낮잠을 자거나 산책을 하는 것과 같은 회복 활동들은 우리네 교육 환경과 일상에 얼마든지 포함시킬 수 있는 요소이다. 사실 요즘은 미국의 몇몇 공항과 여러 단체들도 요가나 피트니스를 하거나 낮잠을 잘 수 있는 특수한 공간을 마련하는 추세다. 심지어 서서 사무를 보거나 걸으면서 미팅을 하는 사업가들도 있다. 교육 방식이 변하고 있다는 방증이다. 소마틱스 수련에 관심을 가지는 사람들이 많아질수록, 신체지성을 확보하는 일이 우선순위에 놓이고 있고, "체화"라는 개념이 전면에 부각되면서 여러 문화권의 수련들에 스며들고 있다.

예를 들어, 요가가 학교에서 받아들여진 과정을 살펴보면 이를 잘 알 수 있다. 요가 수련이 지금은 대중적으로 잘 알려져 있고, 그 효과 또한 연구에 의해 지지를 받으며 많은 이들이 관심을 갖고 있다. 그래서 교육자들도, 비록 지나치게 단순화된 버전으로 응용해 쓰지만, "체육 교육"에 활용하는 것을 고려하고 있다. 요가 프로그램이 현재 여러 사립, 공립 중고등학교에서 시행되고 있는 것은 선구자들의 영감과 헌신 덕분이다. 마음챙김 명상과 사회-감정 학습 프로그램 또한 학교 교육에서 점차 확산되는 추세인데, 이러한 신체기반 접근법들은 대부분 이 책에서 소개한 소마인지somatic awareness를 계발시키는 것에 초점을 맞추어져 있고, 이는 21세기 교육의 자연스러운 경향이 되고 있다. 소마교육Somatic education은 학생들이 상호작용을 하는 프로젝트기반 학습과 잘 어울린다. 그렇기 때문에 다양한 국가에서 이 프로젝트기반 학습을 도입하는 추세에 있다. 일단 대중들이 이해하고 경험을 하게 되면, 행정가, 교육자, 부모, 그리고 십대 자신들까지, 통합형 청소년 교육을 희망하는 이들 모두가 이 소마교육을 받아들일 준비가 되었다고 볼 수 있다.

체계적인 변화를 원한다면 소마인지를 내적으로 체화하는 개인들이 많아져야 한다. 딘 후안이 말했듯, "개인과 사회의 문제는 단지 심신 분리의 결과일 뿐이다."[1] 그러니 스스로 소마인지를 탐구하고 적용하는 과정에서 자신이 어디에 있는지 시간을 두고 진심으로 탐구해 보길 바란다. 살아가는 동안 우리는 자신의 내적인 원천과 재연결될 수 있는 수련을 일상의 습관으로 삼는 선택을 할 수 있다. 예를 들어, 움직임과 명상을 아침 수련에 살짝 추가했을 뿐인데, 놀랍게도 아침마다 마시던 커피 카페인을 끊은 사람도 있다. 교육자 입장에서 나의 다음 목표는 선생님들을 그룹으로 모아 소마틱스 관련 워크숍을 열고, 그들이 좀 더 전문적으로 소마틱스를 배울 수 있게 하는 것이다. 여기엔 해부학 수업에 단순한 뼈 추적 탐험을 넣고 싶어하는 고등학교 교사가 올 수도 있고, 십대들 프로그램에 소마틱스 활동을 넣고 싶어하는 아웃도어 교육자들도 참여할 수 있다.

독립적인 형태의 소마교육 프로그램을 제공하기 위해서는, 훈련되고 지식이 풍부한 교사들이 필요하다. 현재도 다양한 분야의 전문가들이 여러 가지 소마틱스 기법들을 심도 있게 배우고 있으며, 그 배움을 청소년 교육에 적용시키고 있다. 지난 30년 동안 소마틱스 분야가 전세계에 알려지게 되었고, 또 청소년들에게 소마교육을 제공하는 이들도 많기는 하지만, 십대들을 위한 실질적인 프로그램이 아직은 많지 않다. 이 책에 소개된 것이 그중 일부이다.[2] 좀 더 학생을 중심에 두고, 발달 과정에 있는 청소년들의 상황을 반영한 프로그램을 만들기 위해서는 보다 창조적인 형태의 소마틱스 커리큘럼이 필요하다. 체육 트레이너, 무용 교사, 과학 교사, 체육 교사, 건강과 웰빙 교사, 그리고 소마틱스 기술을 발전시키길 원하는 다양한 분야의 교사들이 각자의 상황에 맞는 신체기반 접근법이나 커리큘럼을 개발해야만 한다. 가장 중요한 것은, 다양한 분야의 교사 양성 트레이닝과 학위 과정에 소마틱스가 포함되어야 한다. 이를 통해 수많은 아이들과 성인들이 소마틱스의 효과를 만끽할 수 있길 희망한다. 하지만 이 모든 상황이, 그 규모가 크든 작든, 보다 광범위한 형태의 문화적 현상으로 발전하기 위해서는 그러한 프로그램을 학교, 무용 스튜디오, 아웃도어 교육, 그리고 커뮤니티 안에서 받아들일 수 있는 가치 시스템이 필요하다.

소마교육 프로그램이 중고등학교 수준에서 널리 시행되기 위해서는 국가 차원에서 이러한 교육을 광범위하게 지원해주어야 한다. 청소년들의 신체에 대해 관심을 갖고, 그들에게 움직임 체화 교육이 필요하다는 사실을 국가 차원에서 인식하고 도움을 주어야 한다는 뜻이다. 예를 들어, 질병관리예방센터CDC, Center for Disease Control and Prevention에서는 청소년들이 적어도 하루 한 시간은 움직이도록 지침을 정하였다.[3] 미국의 십대들은 현재 체육 수업을 학교에서 받고 있는데, 이를 시행하는 학교는 전체의 약 78퍼센트에 불과하다.[4] 하지만 미국심장협회American Heart Association에서 보고한 자료에 따르면, 미국 전체 초등학교의 3.8퍼센트, 중학교의 7.9퍼센트, 그리고 고등학교의 2.1퍼센트만이 매일 체육 교육이나 그와 유사한 수업을 학년 전체에 걸쳐 시행하고 있다.[5] 확실히 CDC의 기준을 우리의 청소년들에게 적용하기까지는 넘어야 할 난관이 가득하다.

긍정적인 것 중에 하나는, 사춘기를 지나며 생물학적 변화를 다양하게 겪는 청소년들에게 평소보다 많은 잠이 필요하다는 연구 결과가 최근에 나왔다는 점이다. 사춘기 청소년들은 생활의 변화도 심하고 해야 할 공부도 많다. 그래서 어떤 중고등학교에서는 청소년들의 이러한 생물학적 변화를 반영하여 수업 시간을 조금 더 뒤로 미루기도 한다.[6] 비록 몸에 우선순위를 두는 교육 방식이 새롭고도 도전적인 시도이긴 하지만, 보다 전체적인 형태의 청소년 교육을 위해 변화하는 학교와 단체가 많아지고 있다는 사실을 지난 10년 동안 계속해서 접하고 있는 것은 고무적이다.

예를 들어, 내 프로그램에 참여한 다양한 분야의 교사들은 자신들이 가르치는 청소년들을 위해 창조적인 소마틱스 관련 커리큘럼을 개발하고 있다. 여기에는 소마틱스 수련을 학교에서 시행하는 요가 수업에 통합시킨 건강&웰빙 디렉터들, 경험해부학 요소를 중학교 무용 프로그램에 활용한 무용 교사들, 그리고 보다 움직임에 기반한 소마틱스 접근법을 십대들을 위한 워크숍에 넣은 마음챙김 명상 교사들이 포함된다. 참가자 중에는 소마틱스 분야를 광범위하게 배우며 자신만의 테니스 교수법을 발전시키는 청소년 코치도 있다.

수업을 하는 요일, 교실 디자인, 그리고 커리큘럼 등에서 엄청난 변화를 주고 있는 중고등학교도 있다. 움직임 수업을 좀 더 오래 하거나, 낮에 주기적으로 쉬는 시간을 더 자주 가지며 학생들이 자발적으로 그 시간을 활용할 수 있게 해주는 대안학교도 생기고 있다. 수업 중에 의자와 짐볼을 같이 가져와 앉거나 요가, 태극권, 아이키도 같은 다채로운 움직임 수업을 포함시

키는 학교도 생기고 있다.[7]

하지만 이들은 교육자 개인이나 몇몇 단체들이 소마인지를 높이려고 신체기반 활동을 창조적으로 활용하는 일례에 불과하다. 이 사례에서 알 수 있듯, 소마틱스 프로그램 또는 소마틱스 원리는 대부분의 학교 프로그램과 결합시킬 수 있다. 자연 속에서 야외 수업을 할 때 놀이나 탐험을 하는 과정에서도 생생한 감각기반 접근을 활용하면 십대들에게 도움을 줄 수 있다. 또한 하이킹, 요리, 정원 다듬기, 원예 수업과 같이 자연에서 바로 할 수 있는 활동들도 청소년 교육에 직접 통합시킬 수 있다. 에코소마틱스 교육, 야외 놀이, 그리고 다양한 형태의 일상적인 움직임은 건강한 생활스타일에 기여할 뿐만 아니라 생명력 넘치고 감각적인 교육 모델로 활용이 가능하다.

현재의 미국 교육 시스템에서, 그리고 다른 나라 교육 환경에서, 이 소마틱스 프로그램을 어디에, 어떻게 적용하면 좋을까? 소마교육은 경제적으로 광범위한 영역의 학생들에게, 그리고 다양한 인구층에게 제공되는 것이 이상적이다. 하지만 이러한 목적을 달성하기 위해서는 교육자들의 협력이 필요하다. 마샤 에디Martha Eddy는 다음과 같이 말했다.

> 소마교육을 확산시키려면 더 많은 시간, 공간, 그리고 고요함이 필요하다. 이들은 몸-마음 학습과 소마행동을 이끄는데 필요한 요소이다. 하지만 불행히도, 시간, 공간, 고요함을 확보하는 비용이 점차 증가하고 있다..... 학교에서 낮 시간에 몸과 이완에 대해, 그리고 새로운 습관을 형성하는 법을 배우기 위해서는 충분히 오랜 시간이 필요하다.... 하지만 정확히 우리에게 필요한 것은 교육의 딜레마를 해결하고 사회의 균형 회복에 기여하는 일이다.[8]

이는 누가 그러한 프로그램을 후원해줄 수 있느냐, 그리고 가난한 학생들도 그런 수련을 접할 수 있느냐에 관한 문제를 부각시킨다. 소마움직임교육의 효과가 널리 알려지기 전엔, 주로 이 프로그램이 독립적인 영역, 즉 공립 대안학교나 홈스쿨링, 또는 사립 중고등학교에서부터 퍼지기 시작했다. 이들 교육 영역에선 이미 학생중심 교육 모델이 시행되고 있었고, 내적으로 소마움직임교육과 동일한 가치를 지향하고 있었다. 그래서 핵심 관계자들과 교육자들이 이러한 커리큘럼을 쉽게 받아들일 준비가 되어 있었던 것이다. 사립학교나 대안학교 중에는 이미 움직임 프로그램을 진행할 수 있는 공간이 확보되어 있거나 새로운 프로그램을 진행하는데 재정적 지원을 받고 있는 곳도 있었다.

재정적으로 극심한 불평등 문제를 다루는 것은 이 책의 범주를 넘어선다. 하지만 내가 생각하기에 효율적인 접근법이 몇 가지 존재한다. 그 중에서도 소마움직임교육 프로그램에, 특히 공립학교 수업이나 방과후 수업과 관련해서, 더 많은 학생들을 참여시킬 수 있는 방법 중 하나는 정보 보조 자금 지원을 받는 것이다. 물론 그러한 보조금을 받는 일이 쉽지는 않겠지만, 내 경험에 따르면, 시골이든 도시든 가난하고 소외된 학생들을 대상으로 하는 프로그램이라면 정부 지원을 받을 수 있는 가능성이 높다. 또한 소마움직임교육의 효과가 널리 알려질수록 다양한 형태의 자금 지원을 장기적으로 받을 수 있는 기회도 높아질 것이다.

예를 들어, 난 예전에 비영리단체에서 방과후 프로그램으로 일주일에 한 번 무용 수업과 교육 서비스를 제공한 적이 있다.[9] 이때는 저소득 가정의 중고등 학생들에게 무료로 교육을 했었다. 하지만 그들과의 수업 과정에서, 다양한 형태의 소마틱스 원리를 활용해 무용 실력을 높일 수 있도록 해주는 전문가 확보를 위한 정부 지원을 받는 데 성공한 적이 있다.

소마움직임교육자 트레이닝 프로그램에 다양한 분야의 사람들이 참가하게 하는 것이 일차적인 나의 목적이다. 그렇게 되면 여러 전문 분야 교사들이 이러한 커리큘럼을 접하게 되며, 이는 결국 좀 더 광범위한 학생에게 혜택이 돌아간다. 중요한 것은 어떤 한 분야의 교사만으로는 특정 십대 집단의 니즈를 만족시켜 주기 어렵다는 사실이다. 학생들은 어른들을 일종의 롤모델로 삼기 때문에 이러한 다양성은 필수불가결한 요소이기도 하다. "교육에서 체화" 트레이닝을 진행하면서 나는 다양한 형태의 인종, 신체 능력, 성/젠더 성향을 지닌 사람들뿐만 아니라 여러 국적의 학생들을 만났다. "샌프란시스코 무용가 그룹"이라는 이름을 지닌 비영리단체와 학문 기금 마련을 위한 재정적 지원을 받기 위해 파트너로 일한 적도 있다.

지난 몇 년 동안 쏟았던 이러한 노력 덕분에 다양한 형태의 그룹들이 소마움직임교육을 접하게 되었다. 참가자들이 서로의 아이디어와 관심을 공유하며 집단적 경험을 통해 서로 배울 수 있었고, 그 과정에서 전문성을 심화시킬 수 있는 계기가 마련된 것은 당연한 일이다. 더 많은 분야의 목소리를 경청하며 인종, 종교, 성, 신체 능력, 또는 사회경제적 지위가 다른 여러 학생들의 니즈에 부합되는 창조적인 커리큘럼을 만드는 일은 우리 모두에게 더 나은 결과를 가져올 것이다. "모두의 도움이 필요하다 *it takes a village*"라는 속담이 있다. 말 그대로 다양한 분야의 교사들이 비슷한 비전을 공유해야, 다양한 교육 상황과 수많은 커뮤니티의 니즈를 만족시킬 수 있는

결과를 낼 수 있다는 뜻이다..[10]

운 좋게도 소마틱스 트레이닝을 받을 수 있는 기회가 점차 많아지고 있고, ISMETA 같은 단체를 통해서도 여러 형태의 독립적인 프로그램을 배울 수 있게 되었다. 국내외 몇몇 대학에서는 소마틱스와 소마틱스 관련 연구를 진행하는 심화된 학위 과정도 개설하고 있다. 특정한 소마틱스 원리를 배운 무용 교사들은 점차적으로 무용과 움직임 학습에 통합시키고 있으며, 고무적인 것은 대만 타이퉁 대학의 "소마틱스와 스포츠 레저" 분과에서 세계 최초로 소마움직임교육을 학부생들의 학위 과정에 포함시켰다는 점이다. 다음 세대들은 소마틱스 수련에 대한 이해가 더욱 깊어질 것이기 때문에, 이에 따라 보다 성공 가능성이 높은 수련법을 새로운 교육 모델에 포함시켜야만 할 것이다.

마지막으로, 청소년 교육에 소마틱스 수련을 포함시키도록 제안할 때 부각되는 중요한 질문들이 존재한다. 체화 기법을 디자인하고 통제하는 주체는 누구이며, 우리의 청소년에게 전달하여 습득시킬 가치에는 무엇이 있는가에 대한 질문이다. 교육자들은 청소년들에게 신체 교육을 제공할 때 그 기반에 깔린 가치가 무엇인지 인식하고 있어야 한다. 또 교육자 자신의 편향성과 프로그램의 효율성에 대해서도 인지해야만 한다. 이미 연구를 통해서도 제시되었지만, 소마 교육자들은 체화 교육이 그것을 받는 사람들의 가능성의 방향과 발달 경로에 영향을 미치고, 결국 그들의 개성에도 통합된다는 사실을 알고 있어야 한다.[11]

우리가 학생들에게 제공한 커리큘럼은 그들이 소속된 문화에 영향을 미치게 된다. 소마교육 프로그램을 통해 인지와 감수성이 높아진 청소년들은 새로운 인지를 개발하고 더 나은 선택을 하기 때문이다. 무용가이자 무용인류학자인 신시아 노박 Cynthia Novack은 이런 말을 했다. "문화는 체화다…. 우리의 움직임 경험의 본성, 즉 움직임 그 자체와 그게 발생하는 맥락 모두를 어느 정도는 파악할 수 있다. 이를 통해 우리가 누구인지, 그리고 우리의 삶을 형성하는 가능성에 대해서도 이해할 수 있다."[12]

우리는 청소년들이 자아에 대한 감각을 체화하고 스스로의 관심사를 추구할 수 있게 만들어, 내면에서부터 발전이 이루어질 수 있도록 도움을 줄 수 있다. 또한 그들이 전체적인 시야를 갖고 책임감과 열정이 있는 리더로 성장할 수 있도록 고무시킬 수 있다. 십대 환경 활동가인 시우테즈칼 마르티네즈Xiuhtezcal Martinez는 요즘의 십대들 대부분이 자신과 타인에게서 유리되었으며, 그로 인해 이 복잡한 세상에서 마주할 수밖에 없는 많은 문제들을 껴안게 되었다는 말을 한다. 그는 2016년 키노트 연설을 통해 십대들을 자신, 타인, 그리고 지구와 재연결시키고, 개인적인 공헌을 할 수 있게 해야 한다는 인상적인 선언을 한다.

> *우리는 우리와 지구의 관계를 바라보는 방식을 바꿔야 합니다. 사람들은 말합니다. "오, 그럼 해결책은 뭐지?" "세상을 어떻게 고치겠다는 거야?" 그러면 나는 이러죠. 젠장, 난 16살이라구요. 나도 생각을 쥐어짜고 있잖아요. 사람들은 늘 이렇게 반응합니다. "오, 니가 미래다. 젊은이들이 정말 중요하지." 나는 결국 세대 간의 움직임이 창출되는 것이 그 무엇보다 중요하다는 사실을 이해하게 되었습니다... 혁신, 창조성, 그리고 열정. 젊은이들은 이토록 놀라운 것들을 지니고 있죠. 이는 너무도 강력합니다. 우리의 목소리가 사람들의 관심을 끌고, 그래서 사람들이 우리 목소리에 힘이 있다고 한다면, 우린 리더가 될 수 있습니다. 젊은이여, 정상으로 오르세요!*[13]

소마교육은 청소년 각자가 지닌 창조적 발달 과정을 촉진시킬 수 있는 필수적인 요소를 내포하고 있다. 그러므로 소마움직임교육이 청소년 교육 과정에 포함된다면, 이 생동감 넘치고 변화 가득한 삶의 단계를 불안한 신체와 감정으로 항해하는 십대들에게 큰 도움을 줄 수 있다. 우리의 젊은이들이 스스로를 탐험하고, 인간 존재가 무엇인지 알아가며, 이 행성 위에서 지속적으로 체화의 삶을 살아갈 수 있는 기회를 갖게 하는 일은 21세기 교육에서 정말 중요한 가치이다.

우리 자신, 타인, 그리고 이 행성을 돌보는 법을 배우는 일은 우리 시대의 소명이다. 그러므로 청소년들이 체화 교육을 받게 된다면, 자신의 가능성을 온전히 발전시킬 수 있는 최고의 장비를 갖추고, 건강하고 의미 있는 삶을 살아갈 수 있는 활력을 얻게 될 것이다.

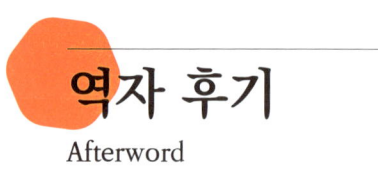
역자 후기
Afterword

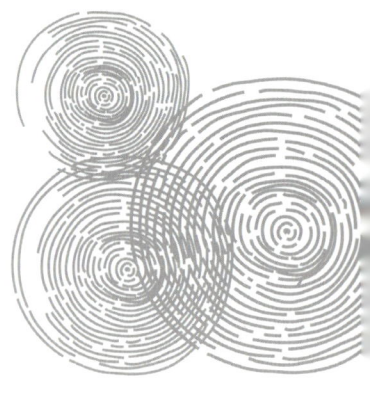

내일은 우리가 어제로부터 무엇인가 배웠기를 바란다.

- 존 웨인 John Wayne

또 한 권의 책을 마무리합니다. 2022년 8월에 『근막이완요법』을 번역해 출간하고 바로 이 책의 번역에 들어갔으니, 거의 7개월 정도의 시간이 걸렸네요. 코로나 기세가 꺾여가던 2022년의 뜨거운 여름 끝자락에서부터, 전쟁과 지진 소식이 세상을 가득 채우고 있는 추운 2023년의 첫 두 달을 시간 가는 줄 모르고 원고와 씨름했습니다. 마무리를 하고 역자 후기를 쓰는 지금, 세상의 안 좋은 소식에도 마음은 아주 개운합니다. 전쟁과 지진 소식에도 불구하고, "지금 여기서" 제가 세상의 흐름을 긍정적으로 바꾸는 일을 하고 있다고 여기며 "자기돌봄"을 하고 있기 때문인가 봅니다. 청소년을 위해 쓰여진 소마틱스 탐험이 소개된 책을 통해 나를 조금 더 탐험할 수 있는 계기가 되었나봅니다.

『청소년을 위한 소마틱스』 원저자인 수잔 바우어의 관심 어린 독촉 때문에 게으름을 이기고 번역을 밀고 나갔지만, 참으로 만만한 책은 아니었네요. 일단 번역 분량도 그렇지만, 마치 소마틱스 종합 전시장 같은 내용을 최대한 깊게 이해하고 번역을 하기 위해 자료 조사도 다른 어떤 책 번역할 때보다 많이 했습니다.

이 책은 소마틱스의 다양한 원리를 본격적으로 청소년 교육에 적용하는 법을 담은 세계 최초의 텍스트 매뉴얼입니다. 저자의 경력을 보면 아시겠지만, 그녀가 살아오면서 배운 모든 것이 이 책 안에 녹아 있습니다. 바디마인드센터링, 심상운동학, 경험해부학, 무용 기법, 청소년 교육 원리 등이 기본입니다. 알렉산더테크닉, 펠덴크라이스, 소마운동, 바르테니에프 기초원리, 타말파 등이 보조를 합니다. 청소년 교육에 소마틱스 원리를 적용하기 위해 저자가 겪은 기법들만 세어도 아마 소마틱스 테크닉 대부분을 아우를 듯 합니다. 마음챙김과 발리 댄스, 요가의 태양경배 자세도 이 책의 탐험 안에 녹아 있습니다. 사회소마틱스, 에코소마틱스, 무용인류학, 오센틱무브먼트 같은 것은 저도 처음 들어봤습니다. 이 책을 번역하면서 해당 사이트와 영상을 찾아보며, '이런 것들도 있었네! 소마틱스에 대해 내가 도대체 뭘 알고 있었지?' 했습니다.

　　요가의 태양경배 자세가 50개 탐험 중에 소개되어 있는데, 그 느낌을 제대로 느껴보려고 아쉬탕가 요가원에 다니기 시작해 벌써 7개월이 지났습니다. 20년 넘게 선앤숨에너지명상(선학仙學) 수련을 하고 있고, 또 15년 가까이 소마틱스 분야의 이런저런 테크닉들을 온몸으로 실험하며 움직임 탐구를 하지만, 본격적으로 요가를 시작하니 "노화시계가 되돌아가는" 느낌입니다. 수잔 바우어의 주장을 적용하자면, 자유롭고 즉흥적이며 인지가 가미된 움직임도 필요하고, 구조화되고 정형화된 시퀀스 또는 프레이즈도 필요함을 다시 깨닫습니다. 배움은 끝이 없습니다.

　　소마틱스 영역은 정말 방대합니다. 그런데 단순히 알렉산더테크닉, 펠덴크라이스 요법의 전형적인 동작, 또는 무언가 "인지가 들어간 동작"을 하면 그걸 소마틱스의 전부로 오해하시는 분들도 주변에 많아졌습니다. 매우 고무적인 현상입니다. 적어도 "아무런 오해도 없는" 상태보다는 "오해라도 하는" 상태는 관심이 있다는 방증이니까요. 소마틱스가 그만큼 대중에게 아주 조금 스며들었다고 여겨도 무방할 것 같습니다. 그럼에도 불구하고, 이 넓고 깊은 소마틱스 영역을 탐구하는 분들이 증가하는 과정에서, 단지 "노화시계를 되돌리는" 소마틱스뿐만 아니라 "청소년을 위한" 소마틱스, 더 나아가 "영유아, 임산부, 장애우를 위한" 소마틱스, 더더 나아가 "이 사회와 지구를 위한" 소마틱스를 하는 이들이 많아지길 희망합니다. 이 책에서 가볍게 소개하고 넘어간 소셜소마틱스, 에코소마틱스, 소마심리학 등도 배우는 이들이 점점 많아지기를 바랍니다. 펠덴크라이스의 말을 빌리자면 "우리 안의 동물적 본성을 억누르는 방식보다는 인지를 추구하는 방식이 훨씬 나은 선택"이라고 믿기 때문입니다.

　　며칠 전 신문에서 한국 출산율이 0.78명(여성 1인당 평균 출산 신생아 수)으로 OECD 국가 중에서 최저라는 기사를 보았습니다. 2020년부터 출산율이 1명 이하로 떨어졌다고 하니, 이제 매년 전체 인구가 점점 줄어드는 추세로 접어들었습니다. 언젠가 대한민국 인구가 1명이 되는 때가 오지 않을까요? ChatGPT가 진화하여 안드로이드 인간이 국가 인구를 대체하는 날이 올지도 모르지만, 어쨌든 현재는 출산율 감소 때문에 청소년 교육이 더욱 중요해졌습니다. 정권이 바뀌어도 제발 교육정책은 제대로 이루어지길 빕니다. 그 어떤 교육정책과 상관없이 우리의 청소년들은 늘 기성세대보다 훌륭할 거라는 믿음이 있습니다.

　　이 책이 한국의 청소년 교육에 조금이나마 보탬이 되길 기원합니다. 소마틱스 체화 원리를 한국의 청소년 교육 환경에 적용하는 일은 이제부터 시작입니다.

2023년 3월 7일
수원 소마코칭스튜디오에서
진성 최광석

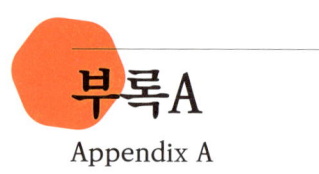 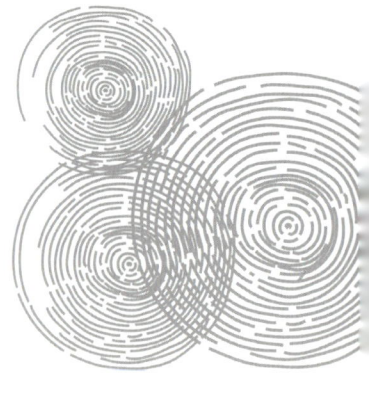

부록 A
Appendix A

8가지 SME 교육학 원리 요약

1. 객관적 경험과 주관적 경험

핵심 원리: 소마틱스 수련에서 효과를 보기 위해서는 해부학과 움직임을 소개할 때 객관적 정보와 주관적 경험을 포함시키도록 한다.

어떤 정보를 습득할 때, 살아있는 경험에서 우러나온 것이 진정한 지식이다. 그러므로 이런 지식을 전할 때는 체험이 중요하다. 학생들이 자신의 감각과 인식에 집중하게 하면서 학습 과정에 학생들의 주관적 경험이 녹아들게 하라. 이게 바로 소마다. 소마란 안에서부터 경험된 몸, 즉 생생한 경험 자체이다.

2. 학생이 주도하는 커리큘럼

핵심 원리: 학생들이 이미 알고 있는 것에서부터 시작하고 거기에서부터 그들의 관심 영역을 넓혀 나간다.

자신이 이미 알고 있는 것이 무엇인지 발견하고 그 지식을 전체적으로 공유할 기회가 생긴다면 스스로의 발전 과정에 자신감을 갖는다. 이런 학생들은 이미 알고, 경험하고 있어야만 한다고 누군가 주장하는 외적인 기준에 흔들리지 않는다.

3. 감각 경험과 운동 경험의 균형

핵심 원리: 고요하게 내부를 감지하고 능동적으로 몸을 움직이는 활동 사이에서 균형을 잡아야 수업에 대한 몰입도를 높일 수 있다.

운동 활동이 가미되면 십대들이 좀 더 내부에 감각을 집중하게 된다. 운동 활동motor activities은 교감신경계(외부지향적 활동)를 자극하고, 감각 활동sensory activities 부교감신경계(내부지향적 활동)를 자극한다. 휴식과 활동의 균형 또는 내부 집중과 외부 집중의 균형이 있어야 정말로 건강하고 활력 넘치는 상태가 된다.

4. 고유수용감각과 방향감각

핵심 원리: 고유수용감각(우리의 "자기-수용자" 세포)에 대해 가르쳐라. 새로운 기술과 움직임 패턴을 익힐 때 이 감각 세포가 어떤 역할을 하는지 알려주어라. 그러면 학생들은 운동감각 학습 과정에서 인내를 가지고 새로운 것을 수용할 것이다. 새로운 것을 익히기 위해서는 오래된 패턴을 재학습하는 과정이 필요한데, 이때 방향감각상실을 경험하곤 한다.

학생들에게 고유수용감각과 운동감각을 가르쳐 소마학습 과정을 이해할 수 있도록 도와라. 새로운 학습이 일어날 때 방향감각상실(새로운 정보에 의해 안전지대 느낌이 다양하게 변화하는 현상)이 일어나는 것을 허용하라. 그 과정에서 학생들이 편안함을 느낄 수 있도록 "넓은 안목"을 갖춰라.

5. 중첩학습법

핵심 원리: 중첩학습법을 적용하면 학생들이 별다른 어려움 없이 수련도를 높여 나갈 수 있다. 중첩학습법이란 이전에 익혔던 것에 새로운 내용을 더하는 방식이다.

이전의 지식을 넘어서는 새로운 정보와 도전 과제가 주어진다면 중첩학습법을 사용하라. 그때의 활동들이 단순 반복 형태로 진행되지 않고 익숙해질 수 있도록 하라. 새로운 형태의 신체 학습이 일어날 수 있게 안전성을 확보하는 일련의 수단을 제공하라.

6. 울타리를 만들고 유대감 쌓기

핵심 원리: 존중하고 애정과 동감이 함께 할 때 학습 효과가 극대화된다. 그러니 상호존중과 친절함이 학습과 성장의 바탕이 되는 유대감을 형성하라.

소마틱스 탐험을 할 때 집중하는 환경을 조성하려면 모든 활동에서 명확한 방향성과 경계를 형성하라.(이는 접촉을 동반한 탐험을 할 때 특히 중요하다) 구조와 즉흥성에 적절한 균형을 갖추어야 십대들이 이러한 체화 활동에서 안전한 유대감을 느낄 수 있다. 애정으로 가르쳐라. 교사는 교육 과정의 일환으로라도 학생들의 의견과 경험을 존중하고 인간적으로 대해야 한다.

7. 새로운 과제와 경험이 통합될 수 있는 시간

핵심 원리: 탐험의 마지막에 걷기와 같은 활동을 포함시켜라. 그러면 탐험했던 소마운동을 좀 더 내재화시킬 수 있도록 부교감신경을 자극할 수 있다. 또한 여러분이 진행하는 수업이나 세션이 무엇이든, 다음 탐험을 잘 헤쳐나갈 수 있도록 해준다. 최종 토론 후에 여유의 시간을 갖게 하라. 그러면 학생들이 그날의 경험을 더 쉽게 통합시킬 수 있다.

수업을 마치기 전에 이렇게 여유 시간을 두고 그룹을 다시 모이게 한 후, 학생들이 떠나기 전에 필요한 부연 설명이나 질문을 던질 수 있다. 소마틱스 수업을 진행할 때 정말 중요한 것은 그 시간에 꼭 맞는 우선 순위를 지킬 때 유연성을 유지하는 일이다.

8. 스스로의 몸으로 이해하고 경험한 것을 가르쳐라. 자신을 믿어라.

핵심 원리: 여러분은 학생들에게 구조가 잘 갖추어진 탐험을 전하는 존재이기도 하지만 자신의 움직임을 통해서도 가르친다는 사실을 명심하라. 교사이면서 또 학생이라는 사실을 수업 과정에서 기꺼이 밝혀라.

체화 수련을 가르칠 때는 말보다 신체적 현존 자체가 더 중요하다. 과거와 현재, 자신에게 체화된 경험이 수업을 진행하는 핵심 요소이기 때문이다. 교사 자신의 몸/움직임을 통해 "전이"시키는 가르침이라는 것을 기억하라. 또한 구조화된 활동을 제공하라. 동시에, 체화 과정에서는 우리 모두가 학생이라는 사실을 잊지 말라.

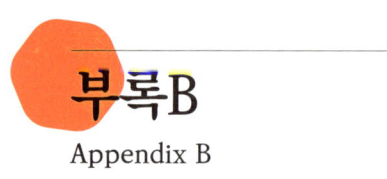

부록 B
Appendix B

의도적 접촉을 가르칠 때 필요한 4가지 가이드라인 요약

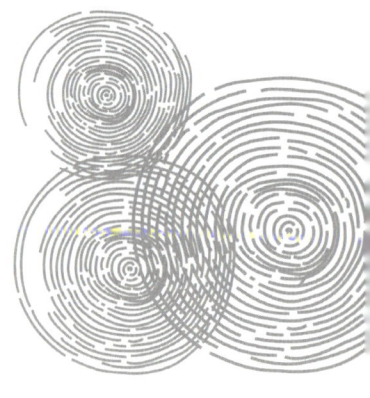

이 내용은 6장에서 이미 다루었지만, 커리큘럼 안에 접촉 기법을 포함시키려면, 교사, 부모, 그리고 학교 관계자들을 수업 중에 참여시켜 적절한 조언을 구하며 그들을 안심시켜야 한다. 그리고 그런 수업을 진행할 때는 의사결정 과정에 참여하는 모든 이들과 미리 그 탐험의 목적과 범위를 명확히 하여야 한다.(자기접촉 또는 파트너 접촉) 커리큘럼의 일환으로 접촉기반 활동이 포함된 다음엔, 아래의 교육학적 가이드라인을 지키는 것이 도움이 될 것이다.

1. 자기접촉 기법부터 시작하라.

핵심 원리: 먼저 자기접촉 기법을 소개하라. 그래야 학생들이 신체인지를 위한 기본적인 접촉 기법에 익숙해지고 자기돌봄 기술을 습득할 수 있다.

일단 이 책의 커리큘럼에 소개된 자신의 발 뼈 추적 탐험 등을 통해 자기접촉에 익숙해지면, 학생들은 쉽고도 효율적인 자기돌봄 도구를 갖게 된다. 자기접촉은 경험해부학적인 측면에서도 매우 중요한 기법이다. 접촉과 움직임 활동을 통해 학생들은 자기 몸의 구조, 기능 간의 차이를 발견하는 단계로 나아갈 수 있다. 이 과정에서 고유수용감각 인지가 높아지고 움직임의 보다 편안해진다.

2. 접촉 기반 활동을 할 때는 특수한 가이드라인을 제공하라.

핵심 원리: 명료한 가이드라인을 활용하라. 그리고 사용하는 접촉 방식과 그 목적에 특화된 가이드라인을 제공하라.

교사는 학생들에게 직접적으로 다음과 같은 내용을 전하며 의도적 접촉의 단계를 설정해 목적에 부합되는 접촉 수단을 활용하라. 1) 활동의 목적; 2) 사용된 접촉 기법의 종류; 3) 그러한 접촉 기법을 사용한 이유. 방향성을 명료하게 해야 학생들이 수업을 좀 더 편안하게 느낀다. 자기접촉과 파트너와 함께 하는 접촉 모두 해당 탐험의 목적과 맥락에 명확하게 부합되어야 한다.

3. 파트너와 함께 하는 접촉 탐험: 접촉 기반 활동을 할 때는 교육적 맥락을 형성하라.

핵심 원리: 파트너와 또는 그룹 안에서 접촉 기법을 전할 때는 이를 치료적인 목적으로 접근하지 말고 명료한 교육적 맥락을 형성하라.

파트너와 함께할 때는 교육적 맥락을 형성해야 한다. 즉, 접촉을 하는 학생이나 접촉을 받는 학생 모두 능동적으로 배우는 존재임을 명시해야 한다는 뜻이다. 이를 위해, 먼저 접촉에 대해 학생들이 가지고 있는 고정관념을 인지하게 해야 한다. 보통 접촉 기법을 시행하는 이가 타인의 몸을 "교정"하거나, "치료"한다는 고정관념을 가지고 있으며, 그렇기 때문에 접촉을 받는 이보다 더 많은 지식을 보유하고 있다고 가정한다. 이에 대해 학생들과 토론하면서, 접촉 탐험의 참여자 모두 경험 측면에서 보면 동등하다는 사실을 주지시켜야 한다. 이렇게 프레임 재설정을 한 후엔, 탐험 과정에서 파트너 각자가 언어로써 서로에게 적극적인 피드백을 할 수 있는 교육적 맥락을 형성시켜야 한다. 특히 접촉을 받는 학생의 피드백이 중요하다.

4. 파트너와 함께 하는 접촉 탐험: 동의와 소통의 프로토콜을 마련하라.

핵심 원리: 접촉 기반 활동을 할 때는 감각 경험에 집중을 하면서도 파트너 간에 서로 동의를 하고 적절한 소통을 하는 시스템을 만들어야 한다.

모든 종류의 접촉 기반 활동에서 동의 프로토콜을 갖추어야 한다. 하지만 그 프로토콜은 단순해야 한다. 접촉을 하는 학생이 파트너에게, "준비가 됐나요?"라고 물어보면, 접촉을 받는 학생은, "네, 이제 시작해요" 또는 그냥 "네" 하는 대답을 하게 하라. 이렇게 명료하고 섬세한 소통 과정을 마련하면 신뢰감이 형성되고 안전한 분위기가 형성되어, 학생들은 이완된 상태에서 탐험에 바로 집중한다.

부록B. 의도적 접촉을 가르칠 때 필요한 4가지 가이드라인 요약

일러스트레이션   Illustrations

8장
사진 8-5. 태양경배: 셔터스톡, 발레이카 타마라 Baleika Tamara

9장
사진 9-3b. 골반: 셔터스톡, 세바스티안 카울리츠키 Sebastian Kaulitzki
사진 9-5. 전완: 셔터스톡, 세바스티안 카울리츠키
사진 9-7. 골격계: 세바스티안 카울리츠키
사진 9-9d. 발: 세바스티안 카울리츠키

10장
사진 10-1. 윤활관절, 마르헤 밀스-튜센 Marghe Mills-Thysen

11장
사진 11-6. 골격계와 장부: 마이클 릿지 Michael Ridge / 보니 베인브릿지 코헨 제공

14장
사진 14-1. 척추와 몸통 측면 모습: 셔터스톡, 세바스티안 카울리츠키
사진 14-14. 척추 그림: 마르헤 밀스-튜센
사진 14-15b, d. 척추 그림: 마르헤 밀스-튜센

17장
원 그림, 셔터스톡, 서원보이 Sewonboy

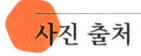

사진 출처 **Photo Credits**

기증 사진, 키에라 브로드스키 체이스 Kiera Brodsky Chase

저자 사진, 신이치 이오바-코가 Shinichi Iova-Koga

115, 286페이지 야외 사진, 이브 세인트 존 Yve St. John

282, 310페이지 자연 사진, 수잔 바우어

"교육에서 체화" 트레이닝에서 찍은 사진, 수잔 바우어 또는 워크숍 참가자들

출처를 밝히지 않은 사진 대부분, 모니카 슈 Monica Xu & 대니 응유옌 Danny Nguyen

사진을 기반으로 한 그림은 수잔 바우어가 그렸지만, 엠마 코포드 Emma Cofod 의 고마운 기술 지원을 받았습니다.

대만 소마교육소사이어티 Somatic Education Society 의 허락을 얻고 받고 기재한 사진에 대해 특별히 감사한 마음을 전합니다.

Notes

서론

1. 파우스Paus, 케샤반Keshavan, 지드Giedd의 글 "Why Do Many Psychiatric Disorders Emerge during Adolescence?" 브로데릭Broderick의 책, *Learning to Breathe* 177페이지에서 인용

2. 이 코스의 대부분은 올슨Olsen의 책 *BodyStories*에 포함되어 있다.

3. 2017년 9월 22일 작가와 개인적인 이메일을 통해 허가를 받고 사용.

4. 더 많은 정보를 원하면 알렉산더의 책, *Constructive Conscious Control of the Individual*을 참조하라.

5. Moo Baan Dek은 1978년 설립되었으며, 고아와 소외된 아이들에게 무료 교육과 쉼터를 제공하는 아이들 마을(Children's Village)이다. http://www.ffc.or.th에 가면 더 많은 정보를 알 수 있다. 여기서 했던 내 교육은 비영리단체인 SEM(Spirit in Education Movement)의 후원과 기획으로 이루어졌다. SEM 설립인 중에는 틱낙한도 포함된다. 자세한 정보는, http://www.sem-edu.org를 참조하라.

6. 이 프로그램의 첫 번째 버전은 내가 설계하여 2006년 Moving on Center School에 제공하였다. 그곳에서 나는 2006년부터 2009년까지 프로그램 디렉터로 일하였다. 이후에 이 프로그램은 Somatics in Education으로 불리게 되었고, 여기엔 외래 위원으로 Caryn McHose와 Deane Juhan도 참가하였다.

1장

1. Steinberg, *Age of Opportunity*, 148.

2. Association for Mindfulness in Education, Mindful Education Map; 더 많은 정보를 보려면 http://www.mindfuleducation.org/mindful-education-map/을 참조하라.

3. CASEL website, Partner Districts; 더 많은 정보를 보려면 다음을 확인하라. http://www.casel.org/partner-districts/districts/

4. PE의 보다 진보적인 프로그램에는 요가, 무예 등과 같은 영역의 움직임을 차용하여 쓰기도 한다. 이에 대해서는 이 책의 마지막 장에서 더 깊게 논의하고 있다.

5. Caldwell, "Mindfulness and Bodyfulness," 80.

6. Ogden et al., "Trends in Obesity Prevalence," quoted in Centers for Disease Control and Prevention, "Child Obesity Facts."

7. "Childhood Obesity."

8. Porges, *The Pocket Guide to the Polyvagal Theory*, 222

9. Ibid.

10. Bainbridge Cohen, *Sensing, Feeling, and Action*, 114.

11. Schwartz, "Creativity and Dance," 9.

12. Gardner, *Frames of Mind*, 2006

13. Whitehouse, "Creative Expression in Physical Movement Is Language without Words," 35.

14. McHugh, "Restoring Original Grace," 16.

15. Juhan, *Job's Body*, 338-39.

16. Embodiment in Education 2012년 워크숍에서 딘 후안*Deane Juhan*이 했던 강의에서 발췌. 허락을 받고 기재함.

17. Tsabary, *The Awakening Family*, 2016, 12.

18. Claxton, *Intelligence in the Flesh*, 290.

19. Ibid., 290-91.

20. 1964년 마리온 다이아몬드*Marion Diamond*가 처음으로, 인간은 환경의 자극을 오랜 시간 받으면 뇌의 뉴런들 사이의 결합이 증가한다는 과학적 증거를 내놓았다. 사실 다이아몬드는 교육 분야에 관심이 많아서, 그녀가 했던 실험 대부분은 학교의 청소년들 대상으로 이루어졌다. 그녀는 열정적으로 우리의 교육 모델을 발전시킨 장본인이다.

21. Claxton, *Intelligence in the Flesh*, 274.

22. Hasse et at., "When the Brain Does Not Adequately Feel the Body."

23. Singh, "Physical Activity and Performance at School," 2012.

24. Eddy, "Somatic Practices and Dance."

25. "National Health Education Standards," Center for Disease Control and Prevention. 2016년 9월 18일, https://www.cdc.gov/healthyschools/sher/standards/index.htm에 업데이트 되었다.

26. Ibid.; 2008년 3월 https://www.cde.ca.gov/be/st/ss/documents/healthstandmar08.pdf에 업데이트된"Health Education Content Standards for California Public Schools"을 보라.

27. 더 많은 정보를 보려면 다음을 확인하라. https://www.casel.org.

28. Gutman, *The Impact of Non-Cognitive Skills*, 4.

29. Steinberg, *Age of Opportunity*, 121.

30. Ibid., 162.

31. 2013년 Embodiment in Education 워크숍에서, 딘 후안은 감각인지와 움직임을 통한 경험적 학습에 대해 언급하였다. 이 과정에서 형성되는 감각지성이야말로 자기발전의 핵심 3단계인, 자기인지, 자기조절, 그리고 자기적응 과정에서 가장 중요하다는 말을 하였다. 더 많은 정보를 보려면 다음을 확인하라. https://www.jobsbody.com/resistance-release-and-re-coordination-the-deane-juhan-method/

32. Merleau-Ponty, *Phenomenology of Perception*.

33. Kabat-Zinn, "Father of Mindfulness on What Mindfulness Has Become."

34. Steinberg, *Age of Opportunity*, 16.

35. 더 많은 정보를 보려면 다음을 확인하라. https://www.mindandlife.org.

36. 세속화된 형태의 마음챙김 수련이 교육 분야에 소개된 것은 주로 존카밧진의 혁신적인 작업 덕분이다. 그는 매사추세츠 메디컬 센터에서 1979년 MBSR(마음챙김 기반의 스트레스 감소) 테크닉을 개발했고, 전세계의 학교와 병원에서 가르쳤다. 이 프로그램은 주로 명상에 기반을 두고 있는데, 불안을 감소시키고 집중력을 높이는 등, 건강에 여러 방면으로 큰 도움을 준다는 연구 결과가 나왔다. 다른 연구에서는 마음챙김 수련이 금기증으로 작용하는 경우도 있다는 사실이 밝혀졌다. 그러니 교육자들은 학생들을 가르치는 상황과 특수한 집단 형태에 따라 신중한 선택을 해야 한다.

37. Kabat-Zinn, *Mindfulness for Beginners*, 1.

38. Eddy, *Mindful Movement*, 264.

39. Kee et al., "Mindfulness, Movement Control, and Attentional Focus Strategies."

40. 아이들에게 고요함에 대해 가르치는 "mindful body" 접근법은 "Mindful Schools"에서 활용하는 메소드에서 확인할 수 있다. 다음의 사이트를 확인하라. www.mindfulschools.org. "K-5 Curriculum Demo: Class One - Mindful Bodies and Listening 1st Grade"라는 제목의 비디오는 다음 사이트를 참조하라. http://www.mindfulschools.org/resources/explore-mindful-resources/(2017년 9월 26일 접근)

41. Caldwell, "Mindfulness and Bodyfulness," 79. 우리가 어떻게 느끼는지 보통 잘 모르는 것, 또는 우리에게 중요하지 않거나, 적극적으로 무시하는 것에 이름을 붙일 만한 적절한 어휘가 부족하다는 사실을 지적하면서, 그녀는 bodyfulness란 단어로 그러한 체화 상태에 이름을 붙이자고 제안한다.

42. Kabat-Zinn, *Mindfulness-Based Stress Reduction (MBSR)*, 21.

43. 예를 들어 세계적으로 많이 활용되는 Learning to Breath라는 대중화된 마음챙김 커리큘럼도 있다. 여기서는 "emotion regulation, attention, and performance"를 탐구한다. 하지만 Broderick이 쓴 *Learning to Breathe*에서는 횡격막에 대한 언급이 보이지 않는다.

44. Martinez et al., "School Climate in Middle School," 3, referencing Zins et al., *Building Academic Success on Social and Emotional Learning*.

45. Ibid., 6, and Dweck, Walton, and Cohen, *Academic Tenacity*, 27.

46. Dweck, Walton, and Cohen, *Academic Tenacity*.

47. growth mindset vs. fixed mindset theory에 대해 더 많은 정보를 보려면 스탠포드 대학 심리학자 Carl S. Dweck 박사의 책 *Mindset: The New Psychology of Success*를 참조하라.

48. Rosenthal, "Some Dynamics of Resistance," 361.

2장

1. Murphy, *Future of the Body*, 38.

2. Johnson, *Body*, 154.

3. www.ISMETA.org를 보라.

4. Eddy, *Mindful Movement*, 27.

5. Ibid., 25.

6. 작가와 개인적 소통을 통해 허락을 받고 사용. 2017년 9월.

7. Eddy, *Mindful Movement*, 192. Eddy 또한 신체적 기술이 향상된다고 했으며, Kleinman의 연구에서도 이 프로그램에 참가한 학생들에게서 인지적인 측면과 신체적인 측면에서 그 수준과 집중력이 향상되었음을 보여준다.

8. Berland, *Sitting*, 22.

9. www.bodymindcentering.com을 보라.

10. Dowd, *Taking Root to Fly*, 7-8.

11. Mulder, in Berland, *Sitting*, 24.

12. Dowd, *Taking Root to Fly*, 8-9.

13. www.bodymindcentering.com을 보라.

14. Bainbridge Cohen, *Sensing, Feeling, and Action*, 2.

15. Ibid., 2-3.

16. Hartley, *Wisdom of the Body*, xxviii.

17. 1990년대 후반에 부각된 장신경계와 관련된 책이 넘쳐난다. Michael Gershon이 1998년에 쓴 *The Second Brain*, Jackie D. Wood가 쓴 *The Gut, Our Second Brain*, Emeran Mayer가 쓴 *The Mind-Gut Connection* 등을 참고하라.

18. Enghauser, "Quest for an Eco-Somatic Approach to Dance Pedagogy."

19. Somatic Expression에 대해서는 www.somaticexpression.com을 참조하라.

20. Bauer, "Dancing with the Divine," 401.

21. www.workthatreconnects.org를 참조하라.

22. 나는 1995년 처음으로 웨슬리언 대학에서 Cynthia Jean Cohen Bull(예명 Cynthia Novack)과 함께 하는 무용인류학 코스를 소개받았다. 다음엔 UCLA의 Joann Kealiinohomoku와 연구를 하게 되었다.

23. Eddy, *Mindful Movement*, 233. 사실 그녀의 아티클, "Somatic Practices and Dance: Global Influences"에서 에디는 문화적 영향에 따른 몸-마음 분리에 관한 연구가 토마스 한나의 저작에 그대로 반영되었다고 생각한다. 그녀는 토마스 한나가 감정과 문화적 맥락을 별로 고려하지 않고 자국중심주의와 남성중심으로 소마틱스를 설정했다고 비판한다.(46-62) 이런 관점에서 보면 사회소마틱스는 인간 경험을 보다 광범위한 측면에서 회복시키려는 시도이다.

24. Eddy, *Mindful Movement*, 234; Carol Swann, quoted in Leguizaman et. al.

25. Contact Improvisation에 대서 더 알고 싶으면 Cynthia J. Novack의 *Sharing the Dance*를 참조하라.

26. Whitehouse가 죽은 후 Adler는 Mary Starks Whitehouse Institute를 1981년 매사추세츠 노샘프턴에 설립하여 Whitehouse의 "movement in depth" 또는 "authentic movement" 수련과 연구를 지속한다. Adler는 현재 그녀의 접근법을 Discipline of Authentic Movement라고 부른다. www.disciplineofauthenticmovement.com을 참조하라.

27. Adler, *Offering from the Conscious Body*를 보라.

28. Osen, "Being Seen, Being Moved," 47. 나는 종종 Authentic Movement 워크숍을 "Mindfulness in Motion"이라 명명하여 가르치곤 했다. 나는 몸, 스피치, 그리고 마음에 있어 명상 상태를 심화시키기 위해 Authentic Movement를 오랫동안 수련해 왔다.

29. Authentic Movement 철학은 무의식과 집단 무의식에 대한 융 학파 개념에도 영향을 받았다. Authentic Movement는 종종 우리 자신의 그러한 측면에 접근하는 방식으로도 볼 수 있다. 개인적인 차원에서 그 과정을 심화시키기 위해서는 안전한 울타리를 확보할 수 있는 특수한 가이드라인이 필요하다. 정확하게 말하면, Authentic Movement는 일반적으로 특정 커리큘럼의 일부가 아니다. 비록 이게 특수한 치료적 맥락에서 적합할 수는 있지만, 나는 이 접근법을 교육적 맥락에서 청소년들에게 제공하는 것은 추천하지 않는다.

3장

1. Biermeier, "Inspired by Reggio Emilia," 74.

2. Steinberg, *Age of Opportunity*, 5.

3. 난 수업 말미에도 학생들에게 평가폼을 제공한다. 물론 이에 대해 함께 토론을 한다. 토론을 지속하며 학생들이 행하는 방

식에 있어 최선의 평가 방법을 찾으려고 하지, 무작정 수업이 끝날 때까지 평가폼 제공을 미루는 것은 아니다.

4. 나는 "Cooperative Learning"이란 이름의 교육적 접근법에 관한 이론을 기반으로 소규모 그룹 활동 대부분을 진행한다. 이 접근법은 그룹 경험을 활용하여 학생들 사이에 상호작용과 긍정적인 상호의존 분위기를 형성시킬 수 있다. 또한 개인의 참여율을 높일 수도 있다. 나는 특히 Johnson and Johnson에 의해 소개된 Learning Together 모델을 차용했다. 이 모델은 Kapitan의 *Cooperative Learning in the Classroom*에서 확인할 수 있다. 보다 최근의 cooperative learning 모델도 현재 활용 가능하다.

4장

1. Bainbridge Cohen, *Sensing, Feeling, and Action*, 64.

2. Weber, "Integrating Semi-Structured Somatic Practices and Contemporary Dance Technique Training," 2009.

3. Dweck, Walton, and Cohen, *Academic Tenacity*, 26-28.

4. Steinberg, *Age of Opportunity*, 161.

5. Neff, *Self-Compassion*.

6. Jinpa, *A Fearless heart*, 156-57.

7. Ibid., 158-57.

8. Gutman and Schoon, "Impact of Non-Cognitive Skills on Outcomes for Young People."

9. Steinberg, *Age of Opportunity*, 140.

10. Sroufe et al., quoted in Broderick, *Learning to Breathe*, 9.

11. Broderick, *Learning to Breathe*, 9.

12. Ibid.

5장

1. Olsen, *BodyStories*, 122; *visualize, imagine* 그리고 다른 용어에 대한 올슨의 관점을 확인하려면 121-123페이지를 보라.

2. Bonnie Bainbridge Cohen도 이러한 관점을 지지한다. 발달학에서는 뼈의 지지 구조가 먼저 발달하고, 근육이 거기에 달라붙어 움직임을 만든다고 본다. 워크숍 노트를 허락 받고 인용하였다.

3. Hartley, *Wisdom of the Body*, xxxii.

4. Ibid.

5. Bainbridge Cohen, *Sensing, Feeling, and Action*, 11.

6. Ibid., 12.

7. Ibid., 13.

8. Ibid. Bonnie Bainbridge Cohen 또한, 이러한 방식으로 가르치는 의도는, 사람들이 그 내용을 나중에 적당한 자신만의 때가 되었을 때, 보다 의식적으로 "발견"할 수 있게 하는 것이라는 언급을 하였다. 그렇게 되면 정보가 단지 외부에서 주어졌을 때보다 자기주도적인 측면이 살아난다.

6장

1. Hartley, ***Wisdom of the Body***, 16.

2. Juhan, ***Touched by the Goddess***, 42-43.

3. Field, "Touch for Socioemotional and Physical WellBeing," 2010.

4. Field, "Violence and Touch Deprivation in Adolescents," 2002.

5. Juhan, ***Touched by the Goddess***, back cover.

6. Juhan, 2013년 Embodiment in Education 워크숍 강의 내용. 허락을 받고 사용.

7. 성에 초점을 맞춘 경험해부학 커리큘럼이 나온 장은 Olsen의 BodyStories, 141페이지를 참조하라.

8. Chadwick, ***To Shine One Corner***, 78.

7장

1. Body Listening이라는 용어는 Andrea Olsen과 Caryn McHose의 책 ***BodyStories***에도 사용되었다. 여기서는 신경계와 관련해 소개되어 있다. ***BodyStories***, 119-25

2. Todd, ***Thinking Body***, 175-79.

3. 이 자세를 제대로 만들어 생리학적, 정신적 이득을 극대화하려면 Sweigard의 책 ***Human Movement Potentioal***, 215-21을 참조하라. 안정위 자세에 해서는 Dowd의 책 ***Taking Root to Fly***에도 자세한 설명이 나와 있다.(에너지라인 그림과 설명은 2, 3, 8, 15페이지를 참조하라) 또 Olsen의 책 ***BodyStories***도 참조하라.(설명과 내용은 13페이지에 나와 있다)

4. McHose and Frank, ***How Life Moves***, 2006, 2, 7.

5. "yielding"이라는 개념은 바디마인드센터링의 기본 원리이다. 다음을 확인하라. Bainbridge Cohen, 1993, and Hartley, 1995.

9장

1. 이 탐험에서 하는 움직임 관련 내용은 Anna Halprin에게서 영감을 받았다. 그녀가 주관하는 탐험에서 우리는 파트너로 여기서 소개한 척추 움직임 인지와 비슷한 작업을 하였다.(한 사람은 앞에 앉고, 다른 사람은 뒤에 앉아 손을 파트너의 등에 댄다)(사진 9-11 참조)

10장

1. McHose and Frank, ***How Life Moves***, 95-96.

2. Bainbridge Cohen, ***Sensing, Feeling, and Action***, 11.

3. Mable Elsworth Todd, ***Thinking Body***, 175-79를 확인하면 이 활동과 관련된 그녀의 글을 확인할 수 있다.

11장

1. Berland, *Sitting*, 68.

2. "bellital alignment"에 대한 보다 심화된 기술은 Olsen의 *BodyStories* 91페이지를 참조하라.

3. Hartley, *Wisdom of the Body*, 191.

4. Ibid., 184-88.

5. McHose and Frank, *How Life Moves*, 29-31.

6. Ibid.

7. 더 많은 설명을 보려면 Bainbridge Cohen의 책 *Seeing, Feeling, and Action* 10페이지를 보라. 여기엔 Bonnie Bainbridge Cohen의 인터뷰가 실려 있는데, 그녀는 움직임 구동과 관련해 용기와 내용물 개념을 소개한다.

8. 서양 해부학 관점에서는 장부가 다양한 인체 시스템에 포함되지만, 바디마인드센터링에서는 장부를 단일한 "인체 시스템"으로 정의한다. 각각의 장부는 독특한 움직임을 지니고 있고, 관련된 감정 표현이 있다. 그리고 개별적으로 체화될 수도 있다. 여러분도 이 책에서 소개한 탐험들을 통해 보다 특수한 형태로 여러 장부를 체화할 수 있는데, 그 과정에서 충만함, 삼차원성 등과 같은 물리적 질감을 느낄 수 있다. 장부를 표현할 때 보통 풍선을 활용하는데, 이는 비슷한 질감을 촉발시키기 위함이다.

9. 작가와 개인적 소통을 통해 허락을 받고 기재하였다.

10. "contents and container" 개념은 바디마인드센터링의 주요한 개념이다.

12장

1. 접촉과 의도에 관해서 더 많은 토론을 확인하려면 Dowd의 "Use of Intentional Touch"를 참조하라.

2. Rolf, *Rolfing*, 39. 37페이지에서 43페이지 사이에 fascia와 관련해 많은 내용이 기재되어 있다.

3. "다양한 감정 상태를 구동하는 움직임" 개념은 바디마인드센터링의 주요한 개념이다.

13장

1. Whitehouse, "Creative Expression in Physical Movement Is Language without Words," 35.

14장

1. Steve Paxton의 Small Dance에 대한 설명은 "Transcription"이라는 글을 참조하라.

2. 척추의 네 가지 만곡에 대해 이야기하자면, 보니 베인브릿지 코헨도 두개골의 후두골 만곡을 또다른 만곡으로 규정한다. 그러므로 기능적인 활용 측면에서 두개골도 척추에 포함될 수 있다. 워크숍 노트를 허락 받고 기재하였다.

3. 이 활동에 대해서는 McHose와 Frank의 책 *How Life Moves* 64페이지를 참조하라.

15장

1. hissing sound 사용에 대해 처음으로 기술된 책은 Todd의 *Thinking Body*, 290-92이다.

2. "contents and container" 개념은 바디마인드센터링의 주요한 개념이다.

3. 천을 활용한 활동은 횡격막 움직임을 자극하는데, 이에 대해서는 교사 Jessica Cerrulo가 내게 소개해주었다. 그녀는 Embodied in Education 트레이닝에서 하는 "professional application lab"의 일부로 이 탐험을 만들었는데, 이는 다른 소마틱스 기법들에서 활용되기도 한다.

4. Martinez, "What Are We Fighting For?" 2016.

16장

1. California Department of Education, "January 2005 Physical Education Model Content Standards for California, Public Schools, Kindergarten Through Grade Twelve," 55.

2. Bainbridge Cohen, *Sensing, Feeling, and Action*, 117.

3. Dowd, "Biomechanically Sound but Aesthetically Pleasing Warm-up," 1.

4. Ibid., 2.

5. 나는 이 Responsive Moving 탐험을 Authentic Movement 수련에서 영감을 받아 개발했다. Authentic Movement 철학은 무의식과 집단 무의식에 대한 융 학파 개념에도 영향을 받았다. Authentic Movement는 종종 이러한 깊은 의식층에 접근하는 방식으로도 볼 수 있다. 나는 이 커리큘럼의 목적을 위해서는 그러한 방식으로 사용하지는 않았다. 그래서 이 활동을 Authentic Movement의 단순화된 버전으로 볼 수도 없다. 사실 나는 Authentic Movement를 교육적 맥락에서 청소년들 수련을 위해 제공하는 것은 추천하지 않는다.

6. Bainbridge Cohen, *Sensing, Feeling, and Action*, 14.

7. Ibid.

8. 이 탐험은 cross-lateral connectivity를 강조하는 Bartenieff Fundamentals 운동에서 차용한 것이다. 이에 대한 보다 자세한 설명과 그 움직임 시퀀스를 촉진하는 대체 기법에 대해 확인하고 싶다면, Peggy Hackney가 *Making Connection* 189페이지에서 193페이지 사이에서 소개한 "Turning Over Using Diagonal Connections"를 참조하라. 여기서 Hackney는 비록 이 움직임 시퀀스가 복잡하긴 하지만 Bartenieff가 초보자들에게 사용하는 것을 주저하지 않았다고 설명한다. 내가 "Star-fish Cross Stretch"라고 명명한 것은, 그 이미지를 불가사리 이미지에서 가져왔기 때문이다. 이 활동에서는 장부 지지에 집중하면서 동시에 근육을 참여시키고, 또한 유동적이고 순차적인 관절 움직임도 결합한다.

후기

1. Juhan, *Touched by the Goddess*, 15.

2. Martha Eddy, Anne Gilbert, Eleanor Criswell Hanna, Paul Linden, Beth Riley 등과 같은 저명한 교육자들이 미국 학교에서 청소년 교육에 참여하고 있다. 이 후기는 내가 프로그램을 진행하면서 만났거나 전문 상담을 직접 해왔던 교육자들과의 토론 내용을 요약한 것이다.

3. Centers for Disease Control and Prevention, "Youth Physical Activity Guidelines Toolkit."

4. American Heart Association, "Teaching America's Kids."

5. Ibid.

6. American Academy of Pediatrics, "Let Them Sleep."

7. 내가 캘리포니아에서 본 몇몇 혁신적인 프로그램에도 응용되었다. 다음 사이트를 참조하라. www.lwhs.org(high school), www.␣milleniumschool.org(middle school), www.theberkeleyschool.org(middle and elementary school)

8. Eddy, *Mindful Movement*, 242.

9. 내가 이 단체와 작업을 했을 때 예술 감독을 Melanie Rios Glaset이 담당했었다. 그녀는 Embodiment in Education 프로그램에도 참여했으며, 자신이 지도하는 학생들에게 소마틱스를 가르칠 때 매우 참신한 접근법을 시도하였다. 이 프로그램은 Wooden Floor라는 이름으로 불리며 새로운 감독이 그 진행을 담당하고 있다. 다음을 참조하라. www.thewoodenfloor.org.

10. 소마틱스 교육에 있어 보다 다양한 전문 영역을 구축하는 데 성공하려면 광범위하고 심도 깊은 커뮤니티 조력이 있어야 한다. 1994년 캘리포니아 오클랜드에서 설립된 Moving on Center는 "bridging the somatic and performing arts for social change"라는 슬로건을 내걸며 이를 강력히 지지하고 있다. 필라델피아에 있는 Institute for Somatics와 Social Justice는 2017년에 설립되었는데, 미국에서 소마교육에 접근할 수 있는 다양성을 확장시키기 위해 새로운 프로그램을 제공하는 미션을 수행하고 있다. 이들도 노력도 주목해야 한다.

11. Shilling, *The Body*, 58.

12. Novack, *Sharing the Dance*, 8.

13. Martinez, "What Are We Fighting For?"

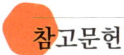 참고문헌

Bibliography

Adler, Janet. *Offering from the Conscious Body*. Rochester, VT: Inner Traditions, 2002.

Adolescent Sleep Working Group, Committee on Adolescence, and Council on School Health. "School Start Times for Adolescents." *Pediatrics*, August 2014. http://pediatrics.aapublications.org/content/early/2014/08/19/ped.2014-1697.

Alexander, F. Matthias. *Constructive Conscious Control of the Individual*. London: Methuen, 1923.

American Academy of Pediatrics. "Let Them Sleep: AAP Recommends Delaying Start Times of Middle and High Schools to Combat Teen Sleep Deprivation." Press release, August 25, 2014. https://www.aap.ort/en-us/about-the-aap/aap-press-room/pages/let-them-sleep-aap-recommends-delaying-start-times-of-middle-and-high-schools-to-combat-teen-sleep-deprivation.aspx.

Amritanandamayi Devi, Sri Mata. *Cultivating Strength and Vitality: An Address* by Sri Mata Amritanandamayi Devi. Translated by Swami Amritaswarupananda Puri. Kerala, India: Mata Amritanandamayi Mission Trust, 2010.

Aposhyan, Susan. *Natural Intelligence: Body-Mind Integration and Human Development*. Baltimore, MD: Williams & Wilken, 1999.

Aston, Judith. *Moving Beyond Posture*: In Your Body on the Earth. With Kimberly Ross and Kimberly Ruess Bridgeman. Self-published by Amazon Digital Services, 2007.

Bainbridge Cohen, Bonnie. *Sensing, Feeling, and Action: The Experiential Anatomy of Body-Mind Centering*. Northampton, MA: Contact Editions, 1993.

Bartenieff, Irmgard. Body Movement: *Coping with the Environment*. With Doris Lewis. New York: Gordon and Breach Science, 1980.

Bauer, Susan. "Body and Earth as One: Strengthening Our Connection to the Natural Source with Ecosomatics." *Conscious Dancer*, Spring 2008, 8-9.
----- "A Body/Mind Approach to Movement Education for Adolescents." Master's thesis, Wesleyan University, 1994. [Reprinted by the author 2005, 2008.]
----- "Dancing with the Divine: Dance Education and Embodiment of Sprit, from Bali to America." In *Dance, Somatics and Spiritualities: Contemporary Sacred narratives*, edited by Amanda Williamson, Glenna Batson, Sarah Watley, and Rebecca Weber, 375-416. Bristol, UK: Intellect, 2014. Distributed by University of Chicago Press.
----- "Find Your Position: An Embodied Approach to Movement and Daily Life." In *Embodied Lives: Reflection on the Influence of Suprapto Suryodarmo and Amerta Movement*, edited by Katya Bloom, Margit Galeanter, and Sandra Reeve, 211-20. Axminster, UK: Triarchy Press, 2014.
----- "Finding the Bone in the Wind: A Journey with Prapto Suryadarmo in Bali, Indonesia." *A Moving Journal*. 12, no.3(Fall/Winter 2005): 14-20.
----- "Must to the Mountain: A Journey with Sardono Kusumo at UCLA." *Contact Quarterly*, 23, no.2(Summer/Fall 1998): 21-37.
----- "Oracles, Authentic Movement and the IChing." In *Authentic Movement, Moving the Body, Moving the Self, Being Moved*, A Collection of Essays, Volume Two, edited by Patrizia Pallaro, 364-67. London and Philadelphia: Jessica Kingsley Publications, 2007.
----- "Somatic Movement Education: A Body/Mind Approach to Movement Education for Adolescents, Part 1." *Somatics Journal* 12, no.2(Spring/Summer 1999): 38-43.
----- "Somatic Movement Education: A Body/Mind Approach to Movement Education for Adolescents, Part 2." *Somatics Journal* 12, no.3(Fall/Winter 1999/2000): 40-47.

----- "Welcome to City of Nice People: Cross Cultural Dialogues on Authentic Movement in Thailand." *Contact Quarterly* 32, no.1(Winter/Spring 2007): 48-55.

Berland, Erika. *Sitting: The Physical Art of Meditation*. Boulder: Somatic Performer Press, 2017.

Biermeier, Mary Ann. "Inspired by Reggio Emilla: Emergent Curriculum in Relationship-Driven Learning Environments." *Young Children* 70, no. 5. http://www.naeyc.org/yc/node/324.

Broderick, Patricia C. *Learning to Breathe: A Mindfulness Curriculum for Adolescents to Cultivate Emotion Regulation, Attention, and Performance*. Oakland, CA: New Harbinger, 2013.

Caldwell, Christine. "Mindfulness and Bodyfulness: A New Paradigm." *Journal of Contemplative Inquiry* 1(2014): 77-96. https://www.naropa.edu/documents/faculty/bodyful-art-joci-2014.pdf.

Centers for Disease Control and Prevention. "Child Obesity Facts." Updated January 25, 2017. https://www.cdc.gov/healthyschools/obesity/facts.htm.
-----. "Youth Physical Activity Guidelines Toolkit." Accessed September 2017. https://www.cdc.gov/healthyschools/physicalactivity/guideines.htm.

Chadwick, David, ed. *To Shine One Corner of the World: Moments with Shunryu Suzuki*. New York: Broadway Books, 2001.

"Childhood Obesity." Harvard T.H. Chan School of Public Health. Accessed September 23, 2017. https://www.hsph.harvard.edu/obesity-prevention-source/obesit-trends/global-obesity-trends-in-children/.

Claxton, Guy. *Intelligence in the Flesh: Why Your Mind needs Your Body Much More Than It Thinks*. London: Yale University Press, 2015.

Dowd, Irene. "The Biomechanically Sound but Aesthetically Pleasing Warm-up." Paper presented at the National Dance Association Symposium on the Science and Somatics of Dance, Salt Lake City, 1991.
----- *Taking Root to Fly: Ten Articles on Functional Anatomy*. Northampton, MA: Contact Editions, 1990.
----- "The Use of Intentional Touch." *Contact Quarterly* 16, no. 1(Winter 1990): 21-29.

Dweck, Carol S. *Mindset: The New Psychology of Success*. Rev. ed. New York, Ballantine, 2016.

Dweck, Carol S., Gregory M. Walton, and Geoffrey L. Cohen. *Academic Tenacity: Mindsets and Skills That Promote Long-Term Learning. Seattle*: Bill and Melinda Gates Foundation, 2014. https://ed.stanford.edu/sites/default/files/manual/dweck-walton-cohen-2014.pdf.

Eddy, Martha. *Mindful Movement: The Evolution of the Somatic Arts and Conscious Action*. Bristol, UK: Intellect. Distributed by University of Chicago Press, 2016.
----- "Somatic Practices and Dance: Global Influences." *Dance Research Journal* 34, no. 2(2002): 46-62.

Enghauser, Rebecca. "The Quest for an Eco-Somatics Approach to Dance Pedagogy." *Journal of Dance Education* 7, no.3(2007): 80-90.

Feldenkrais, Moshe. *Awareness Through Movement*. New York: HarperCollins, 1972, 1977.

Field, Tiffany. "Touch for Socioemotional and Physical WellBeing: A Review," in *Developmental Review*, 30, no. 4(2010): 376-83.
----- "Violence and Touch Deprivation in Adolescents. Retrieved December 17, 2017. from https://www.thefreelibrary.com/Violence+and+touch+deprivation+in+adolescents.-a097723210.

Gantz, Judy. "Cultivating Body Knowledge." *Somatics Journal* Vol XVII no. 3, 2015.

Gardner, Howard. *Frames of Mind: The Theory of Multiple Intelligences*. New York: HarperCollins, 1985.

Goleman, Daniel. *Emotional Intelligence: Why It Can Matter More Than IQ*. New York: Bantam Books, 1995.

Gutman, Leslie Morrison, and Ingrid Schoon. "The Impact of Non-Cognitive Skills on Outcomes for Young People: Literature Review." London: Institute of Education, 2013.

Hasse, Lori, Jennifer L. Steward, Brittany Yourself, April C. May, Sara Isakovic, Alan N. Sommons, Dougalas C. Johnson, Eric G. Potterat, and Martin P. Paulus. "When the Brain Does Not Adequately Feel the Body." *Biological Psychology* 113(January 2016): 37-45. http://www.sciencedirect.com/science/article/pii/S030105111530079X.

Hackney, Peggy. "Remembering Irmgard." Contact Quarterly 18, no. 1(Winter/Spring 1993): 13-20.
----- *Making Connections: Total Body Integration through Bartenieff Fundamentals*. London: Gordon & Breach,1998.

Halprin, Anna. *Moving Toward Life, Five Decades of Transformational Dance*. Middletown, CT: Wesleyan University Press, 1995.

Hartley, Linda. *Wisdom of the Body: An Introduction to Body-Mind Centering*. Berkeley, CA: North Atlantic Books, 1989, 1995.

H'Doubler, Margaret N. *Dance: A Creative Art Experience*. Madison: University of Wisconsin Press, 1957.

Jinpa, Thupten. *A Fearless Heart: How the Courage to Be Compassionate Can Transform Our Lives*. New York: Hudson Street Press, 2015.

Johnson, Don Hanlon. *Body: Recovering Our Sensual Wisdom*. Berkeley, CA: North Atlantic Books, 1983.

Johnson, Rae. *Embodied Social Justice*. New York: Routledge, 2018.

Juhan, Dean. *Job's Body: A Handbook for Bodywork*. New York: Station Hill Press, 1987.
-----. *Touched by the Goddess: The Physical, Psychological, and Spiritual Power of bodywork*. New York: Station Hill Press, 1994, 1995, 1996, 2002.

Kabat-Zinn, Jon. "The Father of Mindfulness on What Mindfulness Has Become: An Interview with Jon Kabat-Zinn, Creator of Mindfulness-Based Stress Reduction." By Drake Baer. Thrive Global, April 12, 2017, https://journal.thriveglobal.com/the-father-of-mindfulness-on-what-mindfulness-has-become-ad649c8340cf.
----- *Mindfulness-Based Stress Reduction(MBSR): Authorized Curriculum Guide*, 2017. Worcester, MA: Center for Mindfulness in Medicine, Health Care, and Society, University of Massachusetts Medical School, 2017.
----- *Mindfulness for Beginners: Reclaiming the Present Moment - and Your Life*. Boulder: Sounds True, 2012.

Kabat-Zinn, Myla, and Jon Kabat-Zinn. *Everyday Blessing: The Inner Work of Mindful Parenting*. New York: Hyperion, 1997.

Kapit, Wynn, and Lawrence M. Elson. *The Anatomy Coloring Book*. New York: Harper & Row, 1977.

Kapitan, Roxanne, ed. *Cooperative Learning in the Classroom*. Massachusetts: Regional Alliance for Education Reform, 1993.

Kee, Ying Hwa, Nikos N. L. D. Chatzisarantis, Pui Wah Kong, Jia Yi Chow, and Lung Hung Chen. "Mindfulness, Movement Control, and Attentional Focus Strategies: Effects of Mindfulness on a Postural Balance Task." *Journal of Sport and Exercise Psychology* 34, no. 5(2012): 561-79.

Leguizamon, T. Zea, Samuel Grant, Carol Swan, and Martha Edd (n.d.). "Key Principles of Social Somatics," http://www.carolswann.net/socialsomatics/principles/. Accessed October 2014.

Levine, Peter. *Waking the Tiger, Healing Trauma*. Berkeley, CA. North Atlantic Books, 1997.

Macy, Joanna. *Coming Back to Life: Practices to Reconnect Our Lives, Our World*. Canada: New Society Publishers, 1998.

Martinez, Lorea, Susan Stillman, Ilaria Boffa, and Tommasso Procicchiani. "School Climate in Middle School: What Are Students Telling Us about Their Experience in Schools?" Paper presented at the AERA Annual Conference, Washington, DC, April 2016.

Martinez, Xiuhtezcatl. *We Rise: The Earth Guardians Guide to Building a Movement That Restores the Planet*. Emmaus, PA: Rodale/MacMillan, 2017.
----- "What Are We Fighting For?" speech given at the Bioneers Conference in Martin, CA. 2016. https://www.youtube.com/watch?v-5OiOpSiWq9Q.

McHose, Caryn, and Kevin Frank. *How Life Moves: Explorations in Meaning and Body Awareness*. Berkeley, CA: North Atlantic Books, 2006.

McHugh, Jamie. "Restoring Original Grace: Movement as Medicine." Unpublished Manuscript. 2015.

Merleau-Ponty, Maurice. *The Phenomenology of Perception*. Translated by Colin Smith. London: Routledge & Kegan Paul, 1962.

Miller, Gill, Pat Ethridge, and Kate Morgan, eds. *Exploring Body-Mind Centering. An Anthology of Experience and Method*. Berkeley, CA: North Atlantic Books, 2011.

Montagu, Ashley. *Touching: The Human Significance of the Skin*. 3rd ed. New York: Harper & Row, 1986.

Mulder, T.H. "Motor Imagery and Action Observation: Cognitive Tools for Rehabilitation," *Journal of Neural Transmission*, 114, no. 10(October 2007): 1265-78

Murphy, Michael. *The Future of the Body: Explorations into the Further Evolution of Human Nature*. Los Angeles: Jeremy P. Tarcher, 1992.

Neff, Kristin. *Self-Compassion: The Proven Power of Being Kind to Yourself*. New York: HarperCollins, 2011.

Nhat Hanh, Thich. *Peace Is Every Step: The Path of Mindfulness*. New York: Bantam Books, 1991.

Novack, Cynthia J. *Sharing the Dance: Contact Improvisation and American Culture*. Madison: University of Wisconsin Press, 1990.

Ogden, C.L., M.D. Carroll, H.G. Lawman, C.D. Fryar, D. Kruszon-Moran, B.K. Kit, and K.M. Flegal "Trends in Obesity Prevalence among Children and Adolescents in the United States, 1988-1994 through 2013-2014." JAMA 315, no. 21(2016): 292-99.

Olsen, Andrea. "Being Seen, Being Moved: Authentic Movement and Performance." *Contact Quarterly* 18, no. 1(Winter/Spring 1993): 46-53.
----- *Body and Earth: An Experiential Guide*. Lebanon, NH: University Press of New England, 2002.
----- *BodyStories: A Guide to Experiential Anatomy*. In collaboration with Caryn McHose. Barrytown, NY: Station Hill Press, 1991.
----- *The Place of Dance: A Somatic Guide to Dance and Making*. In collaboration with Caryn McHose. Middletown, CT: Wesleyan University Press, 2014.

Paus, Tomas, Matcheri Keshavan, and Jay N. Giedd. "Why Do Many Psychiatric Disorders Emerge during Adolescence?" *Nature Reviews: Neuroscience* 9, no. 12(2008): 947-57.

Paxton, Steve. "Transcription." *Contact Quarterly* 11, no. 1(Winter 1986): 48-50.

Porges, Stephen W. *The Pocket Guide to the Polyvagal Theory: The Transformative Power of Feeling Safe*. New York: W. W. Norton and Company, 2017.

Rolf, Ida P. Rolfing: *The Integration of Human Structures*. New York: Harper & Row, 1977.

Rosenthal, Leslie. "Some Dynamics of Resistance and Therapeutic Management in Adolescent Group Therapy." *Psychoanalytic Review* 58, no. 3(1948): 353-66.

Saltzman, Amy. *A Still Quiet Place: A Mindfulness Program for Teaching Children and Adolescents to Ease Stress and Difficult Emotions*. Oakland: New Harbinger, 2014.

Schwartz, Peggy. "Creativity and Dance: Implications for Pedagogy and Polity." *Arts Education Policy Review* 95, no. 1 (September/October 1993): 8-16.

Shilling, Chris. *The Body: A Very Short Introduction*. Oxford: Oxford University Press, 2016.

Sing, Amici and Leonie Uijtdewilligen. "Physical Activity and Performance at School: A Systematic Review of the Literature Including a Methodological Quality Assessment," in JAMA Pediatrics, American Medical Association, Jan. 1, 2012. Accessed Dec. 17, 2017. https://jamanetwork.com/journals/jamapediatrics/fullarticle/1107683.

Sroufe, L. Alan, Byron Egeland, Elizabeth A. Carlson, and W. Andrew Collins. *The Development of the Person: The Minnesota Study of Risk and Adaptation from Birth to Adulthood*. New York: Guilford Press, 2005.

Steinberg, Laurence. *Age of Opportunity: Lessons from the New Science of Adolescence*. New York: Houghton Mifflin

Harcourt, 2014.

Sweigard, Lulu E. *Human Movement Potential: Its Ideokinetic Facilitation*. New York: Harper & Row, 1974.

Todd, Mabel Elsworth. *The Thinking Body*. Brooklyn: Dance Horizons, 1937.

Tsabary, Shefali. *The Awakened Family: A Revolution in Parenting*. New York: Viking, 2016.

Weber, Rebecca. "Integrating Semi-Structured Somatic Practice and Contemporary Dance Technique Training." *Journal of Dance and Somatic Practices 1,* no. 2(December 2009): 237-54. doi:10.1386/jdsp.1.2.237_1.

Whitehouse, Mary. "Creative Expression in Physical Movement Is Language without Words." In *Authentic Movement: Essays by Mary Starks Whitehouse, Janet Adler, and Joan Chodorow*, edited by Patrizia Pallaro, 33-40. London and New York: Jessica Kingsley, 1999. First time published; written c. 1956.

Zins, Joseph E., Roger P. Weissberg, Margaret C. Wang, and Herbert J. Walberg. eds. *Building Academic Success on Social and Emotional Learning: What Does the Research Say?*. New York: Teachers College Press, 2004.

청소년을 위한 소마틱스
The Embodied Teen

1판 1쇄 펴냄, 2023년 3월 27일
지은이 : 수잔 바우어
옮긴이 : 최광석
디자인 : 권정열
교정·교열 : 김지안
표지일러스트 : 아귀
인쇄 : 북크림
펴낸곳 : 소마코칭출판사
출판등록 : 2018년 10월 29일 / 제 2018-000058호
주소 : 경기도 수원시 장안구 파장천로54 금감빌딩, 3층 소마코칭스튜디오
전화 010-9686-4896 / 메일 claozi13@naver.com / 홈페이지 somacoaching.kr

ISBN 979-11-966815-8-6

이 책의 한국어판 출판권은 North Atlantic Books와의 계약으로 소마코칭스튜디오에 있습니다.
저작권법에 의해 한국 내에서 보호를 받는 저작물이므로 무단 복제와 전재를 금합니다.
이 책에 나온 정보는 의료적 치료를 목적으로 하지 않습니다.
치료가 필요한 독자는 의사의 상담을 받아야 합니다.
책에 나온 운동을 시행하기 전 또는 시행한 후에 통증이 증가한다면, 의사의 상담이 필요하다는 징후입니다.